Niels Eckstein

Rauschdrogen

Niels Eckstein

# Rauschdrogen

## Bekannte und Neue psychoaktive Substanzen

Mit Beiträgen von
Niels Eckstein | Meike Grzonka | Bodo Haas | Karen Hilss | Sascha K. Manier | Izabela Reluga | Florian Schwermer | Jenni Teipelke | Matthias Vogel | Alexander Voltz

Mit 286 Abbildungen und 45 Tabellen

WVG
Wissenschaftliche Verlagsgesellschaft Stuttgart

**Zuschriften an**
lektorat@dav-medien.de

**Anschrift des Autors**
Prof. Dr. Niels Eckstein
Mirabellenstr. 12
53340 Meckenheim
Niels.Eckstein@hs-kl.de

**Hinweis**
Um die Lesbarkeit des Buches zu verbessern, verzichten wir auf die gleichzeitige Nennung männlicher und weiblicher Sprachformen. Alle personenbezogenen Begriffe beziehen sich unterschiedslos auf Menschen jeden Geschlechts.
Alle Links zu externen Inhalten wurden gewissenhaft überprüft. Wir bitten jedoch um Verständnis, dass der Verlag keinen Einfluss auf die dauerhafte Verfügbarkeit externer Online-Ressourcen hat und demzufolge keinen zeitlich unbegrenzten Zugang zu diesen Inhalten gewährleisten kann.



Bibliografische Information der Deutschen Nationalbibliothek
Die Deutsche Nationalbibliothek verzeichnet diese Publikation in der Deutschen Nationalbibliografie; detaillierte bibliografische Daten sind im Internet unter https://portal.dnb.de abrufbar.


1. Auflage 2023
ISBN 978-3-8047-4302-1 (Print)
ISBN 978-3-8047-4378-6 (E-Book, PDF)


Birkenwaldstraße 44, D-70191 Stuttgart
www.wissenschaftliche-verlagsgesellschaft.de

Printed in Germany

Programmplanung: Dr. Tim Kersebohm
Lektorat: Lisa K. Rebenstock, Silvia Rädlein
Satz: abavo GmbH, Buchloe
Druck und Bindung: Grafisches Zentrum Cuno, Calbe
Umschlagabbildung: blackday/stock.adobe.com
Umschlaggestaltung: deblik, Berlin

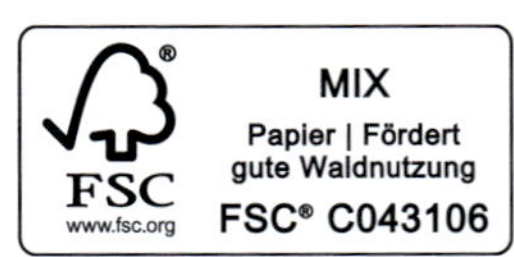


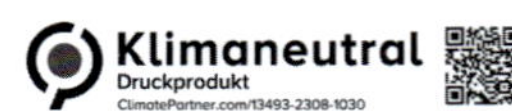

**Den Opfern des Drogenkrieges**

*A lie doesn't become truth,*
*wrong doesn't become right,*
*and evil doesn't become good,*
*just because it is accepted by a majority.*
Rick Warren

# Inhaltsverzeichnis

## B
## SPEZIELLER TEIL

## Zum Titel des Buches

**Rauschdrogen – Bekannte und Neue psychoaktive Substanzen**
**Niels Eckstein**

So wie jedes meiner Projekte hat auch dieses im Laufe der Zeit eine Eigendynamik entwickelt und endete, wie immer, in einem Gemeinschaftsprojekt, zu dem viele engagierte Autoren etwas beigetragen haben. Am Ende steht nie ein „Ich allein", sondern immer ein „Niels and friends" und so gilt schließlich auch mein Dank all meinen tüchtigen und fleißigen ehemaligen Studierenden und wissenschaftlichen Hilfskräften („HiWis"), die dieses Projekt durch ihr tolles Engagement möglich gemacht haben.

Begonnen haben wir damit, ein paar Substanzen im Internet zu bestellen, weil wir uns einen Vorteil davon erhofften, über Substanzen zu verfügen, die sonst niemand besitzt (zumindest nicht sofort, wenn sie auf dem Markt erscheinen) – es erschien uns hilfreich, ein Alleinstellungsmerkmal zu haben. Allerdings wurden wir von der Dynamik der Ereignisse ein wenig überrollt und in der Praxis war es gar nicht mehr so einfach, Betäubungsmittel (BtM), Neue psychoaktive Stoffe (NPS), Arzneimittel und Dopingsubstanzen zu trennen.

Ein Dealer verriet mir einmal freimütig in einem Interview: „Ist mir egal, wie das reguliert ist. Wenn er es haben will und zahlen kann, kriegt er es. Wenn ich erwischt werde, geh ich 'n paar Jahre in den Bau, ob für 'n Kilo Koks, Mephe oder Testo ist egal." Solche Aussagen unterstützen das Bild vieler Menschen – geprägt durch Filme und Serien sowie die Medien –, dass Drogendealer ein fieses und gewissenloses Pack sind und ihnen die Gesundheit und das Leben ihrer Kunden völlig egal sind. Das erwähnte Interview jedoch sollte dieses Bild ins Wanken bringen. Mein Gegenüber, der dem Rocker-Milieu zuzuordnen war, unterbreitete mir nämlich nach Beendigung des Interviews ein unerwartetes Angebot. Ich hatte im Vorfeld eine Probe Kokain von ihm mit den Methoden der instrumentellen Analytik untersuchen lassen und im Gespräch wenig verwundert nur mit einem Nebensatz erwähnt: „Wie erwartet: Kokain enthalten, aber gestreckt mit einer weißen, kristallinen, organischen Substanz." Daraufhin bot er mir an, dass – wenn ich jedes Kilo von ihm mit dieser Methodik untersuchen ließe – ich dafür pro Analyse ein Gramm für den „privaten Gebrauch" als Gegenleistung bekäme. Interessanterweise wollte er gerne, entgegen obengenanntem Klischee, eine Art Qualitätsmanagement etablieren.

So hat sich dieses Projekt Schritt für Schritt entwickelt, beginnend mit Rx-Arzneimitteln, über Designerdrogen und gelegentlich (versehentlich) den BtM-Bereich[1] bis hin zu Doping-Präparaten. Der geplante Titel des Buches, das ursprünglich nur eine Broschüre werden sollte, lautete „Designerdrogen – A Practical Approach". Dieser Titel ließ sich allerdings nicht aufrechterhalten, denn oftmals ging es gar nicht mehr nur um Designerdrogen – oder „Neue psychoaktive Stoffe", wie sie juristisch bezeichnet werden. Doch wo es **Neue** psychoaktive Stoffe gibt, muss es wohl auch **Alte** psychoaktive Stoffe geben. Was ist denn nun eigentlich der Unterschied? Da Alte wie Neue psychoaktive Stoffe sowohl beruhigende (*Downer*) als auch aufputschende (*Upper*) Substanzen, Psychedelika und Dissoziativa mit unterschiedlichsten Strukturformeln enthalten, kann der Unterschied nicht pharmakologisch, toxikologisch oder klinisch bedingt sein. Der Unterschied

1 Manchmal bekommt man ein BtM gesendet, obwohl man ein NPS bestellt hat, was in jedem Fall illegal ist, da der globale Postvertrag besagt, dass BtM generell nicht auf dem Postweg versendet werden dürfen.

besteht schlicht in der Regulation: Alte, im Sinne von „bekannte", psychoaktive Stoffe, umgangssprachlich schlicht „Drogen" genannt, unterliegen dem Betäubungsmittelgesetz (BtMG). Neue psychoaktive Stoffe, also Designerdrogen, unterliegen dem Neue-psychoaktive-Stoffe-Gesetz (NpSG). Aber eigentlich ist der Begriff „Regulation" weder hier noch dort angebracht; beide sind schlussendlich wieder vereint, denn beide sind Gegenstand einer Prohibition und nicht einer Regulation im eigentlichen Sinne des Wortes. Dies hat brutale Konsequenzen, wie beispielsweise in ▸ Kap. 16 und ▸ Kap. 17 dargestellt wird.

## Prolog

Substanzen, die heute als „Neue psychoaktive Stoffe" (NPS) bezeichnet werden, sind unter diversen, mehr oder weniger zielführenden Namen wie etwa „Designerdrogen", „Research Chemicals", „Legal Highs", „Badesalze", „Kräutermischungen" oder „Raumerfrischer" bekannt. Über einen langen Zeitraum herrschte Unsicherheit darüber, ob man an diesen Substanzen „einfach so" forschen darf oder ob man hierzu eine behördliche Genehmigung benötigt, so wie bei Substanzen, die dem Betäubungsmittelgesetz (BtMG) unterliegen. Schlussendlich schafften das Urteil des Europäischen Gerichtshofs[2] (EuGH) und die nachfolgende Implementierung des Gesetzes über Neue psychoaktive Stoffe (NpSG) Rechtssicherheit in der regulatorischen Landschaft. Etwa ein Jahr nachdem das NpSG in Kraft getreten war, hatte ich mich entschlossen, ein Projekt durchzuführen, das online bestellte Designerdrogen nicht nur auf Identität, Reinheit und Gehalt untersuchen (ähnlich Arzneimitteln), sondern auch deren Distributionswege aufklären sollte. Das Projekt war weder so groß angelegt, wie es sich später entwickeln sollte, noch hatte ich damit gerechnet, in eine derart absurde Welt einzutauchen. Auch keiner der späteren Projektteilnehmer hätte sich vorher vorstellen können, dass Onlinehändler (engl. *online vendors*) von psychotropen Substanzen eventuell selbst gar nicht wissen, welche Substanzen die Plastik-Zippertütchen tatsächlich enthalten, die unter Fantasie-Namen verschickt werden. Ebenso unvorstellbar war für uns die permanente Verfügbarkeit eines Onlinehandels, der sich den *Elephant in the Room* (Amazon) zum Vorbild genommen hat, seine Produkte mit 1 bis 5 Sternen von Kunden bewerten lässt und mit den Widrigkeiten des Kapitalismus (feindliche Übernahme, Marktkonzentration durch Unternehmensfusionen, Realisierung von Synergieeffekten) zu kämpfen hat.

Einige Jahre später und vielleicht etwas klüger geworden, stellte ich bei Vorträgen an Schulen und vor Laien fest, dass es nahezu keine laienverständliche Tertiärliteratur zum Thema Designerdrogen gibt, während eine Unmenge an Literatur über „klassische Drogen" im Sinne von Betäubungsmitteln (BtM) existiert. Die Grenze zwischen beiden ist allerdings fließend: Im Wortsinn von (partial-)synthetisch hergestellten oder derivatisierten psychotropen Substanzen wäre MDMA eine Designerdroge. MDMA, oftmals leider fälschlicherweise als „Ecstasy" bezeichnet, ist allerdings bereits im Methusalem-Alter, wenn man Research Chemicals im engeren Sinne als beginnend mit dem Onlinehandel von Spice und Mephedron betrachtet. Dieses Buch ist also vor dem Hintergrund einer wissenschaftlichen Studie mit dem Zweck der Aufklärung entstanden. Die Adressaten sind beide Gruppen: interessierte Laien und Fachleute. Wenn uns als Autorenkollektiv an manchen Stellen die sprichwörtliche Quadratur des Kreises nicht gelungen ist, möge der Laie ein paar Seiten überblättern oder das Fachpublikum uns manche längst bekannte Passage verzeihen. Nichtsdestotrotz denken wir, dass es hilfreich sein kann, auch in diesem Kontext weitgehend laienverständliche Tertiärliteratur zur Verfügung zu haben.

Uns als Autoren bleibt die faszinierte Feststellung, dass wir uns bei keinem anderen wissenschaftlichen Projekt so oft und so sehr gewundert haben wie bei der Beschäftigung mit diesen Substanzen und ihrer Distribution.

Meckenheim, im Sommer 2023 Niels Eckstein

2 Der Handel mit Designerdrogen darf nach einem Urteil des Europäischen Gerichtshofs nicht als ein Verstoß gegen das Arzneimittelgesetz geahndet werden: Designerdrogen haben keine Indikation oder medizinische Wirksamkeit (engl. *efficacy*). Ihnen fehlt damit ein substanzieller Bestandteil der Legaldefinition eines Arzneimittels.

# Abkürzungsverzeichnis

## A

| | |
|---|---|
| 2-OxO-PCE | Deschloro-*N*-ethylketamin |
| ADHS | Aufmerksamkeitsdefizit-Hyperaktivitätsstörung |
| AI | Aminoindan |
| AIDS | *acquired immune deficiency syndrome* |
| Alpha-PVP (α-PVP) | α-Pyrrolidinovalerophenon |
| AMG | Arzneimittelgesetz |
| Amphetamin | **A**lpha-**M**ethyl-**Phe**n-**Et**hyl-**Amin** |
| AMWHV | Arzneimittel- und Wirkstoffherstellungsverordnung |
| APB | Aminopropylbenzofuran |
| APDB | Aminoproypldihydrobenzofuran |
| AT | Aminotetralin |
| ATMP | *advanced therapy medicinal products* |
| AUC | *area under the curve* |

## B

| | |
|---|---|
| BDPC | Bromadol |
| BfArM | Bundesinstitut für Arzneimittel und Medizinprodukte |
| BHO | Butan Hash Oil |
| BHS | Blut-Hirn-Schranke |
| bk | beta-keto |
| bk-2C-B | beta-keto-2C-B |
| bk-DMBDB | bk-Dimethylbenzodioxolylbutanamin |
| bk-EBDB | bk-Ethylbenzodioxolylbutanamin |
| BNDD | Bureau of Narcotics and Dangerous Drugs |
| BOPST | Bundesopiumstelle |
| BtM | Betäubungsmittel |
| BtMG | Betäubungsmittelgesetz |
| BtMVV | Betäubungsmittel-Verschreibungsverordnung |
| BZgA | Bundeszentrale für gesundheitliche Aufklärung |
| BZP | Benzylpiperazin |

## C

| | |
|---|---|
| cAMP | zyklisches Adenosinmonophosphat |
| CAS | Chemical-Abstracts-Service |
| CB | Cannabioid |
| CBD | Cannabidiol |
| CDC | Center for Disease Control and Prevention |
| CES | Carboxylesterase |
| CIA | Central Intelligence Agency |
| CIBA | Chemische Industrie Basel |
| CJNG | Cartel Jalisco Nueva Generación |
| COMT | Catechol-*O*-Methyltransferase |
| CPP | *conditioned place preference,* konditionierte Platzpräferenz |

| | |
|---|---|
| CRL | Chicago Regional Laboratory |
| CTMP | Dichloromethylphenidat |
| CYP | Cytochrom-P450-Oxidoreduktase |

## D

| | |
|---|---|
| DA | Dopamin |
| DAD | (Photo-)Diodenarray-Detektor |
| DAT | Dompamin-Transporter |
| DBDD | Deutsche Beobachtungsstelle für Drogen und Drogensucht |
| DC | Dünnschichtchromatographie |
| DCK | Deschloroketamin |
| DDD | *defined daily dose* |
| DEA | Drug Enforcement Administration |
| DFMDA | Difluoromethylendioxyamphetamine |
| DHS | Deutsche Hauptstelle für Suchtfragen |
| DMA | Dimethoxyamphetamin |
| DmMV | Dopingmittel-Mengen-Verordnung |
| DMT | Dimethyltryptamin |
| DOB | Dimethoxybromamphetamin |
| DOF | Dimethoxyfluoramphetamin |
| DOTFM | Dimethoxytrifluoromethylamphetamine |
| DOX | Dimethoxyamphetamine |
| DPT | Dipropyltryptamin |

## E

| | |
|---|---|
| $ED_{50}$ | mittlere effektive Konzentration |
| EDA | Ethylendioxyamphetamin |
| EG | Europäische Gemeinschaft |
| EKG | Elektrokardiogramm |
| EMA | Europäische Arzneimittel-Agentur |
| EMCDDA | Europäische Beobachtungsstelle für Drogen und Drogensucht |
| EPH | Ethylphenidat |
| ESI | Elektronensprayionisation |
| EuGH | Europäischer Gerichtshof |

## F

| | |
|---|---|
| F&E | Forschung und Entwicklung |
| FA | Fluoroamphetamin |
| FAS | fetales Alkoholsyndrom |
| FBN | Federal Bureau of Narcotics |
| FDA | Food and Drug Administration |
| FEA | Fluoroethylamphetamin |
| FMA | Fluoromethamphetamin |
| FMO | flavinhaltige Monooxygenase |
| F-PHP | Fluoropyrrolidinohexaphenon |
| FPM | Fluorophenmetrazin |

## G

| | |
|---|---|
| GABA | Gamma-Aminobuttersäure |
| GBL | Gamma-Butyrolacton |
| GC | Gaschromatographie |
| GC-MS | Gaschromatographie-Massenspektroskopie-Kopplung |
| GCP | Good Clinical Practice |
| GH | *growth hormones*, Wachstumshormone |
| GHB | Gamma-Hydroxybuttersäure |
| GHS | *growth hormone secretagogues* |
| GMP | Good Manufacturing Practice |
| GPCR | G-Protein-gekoppelte Rezeptoren |
| GRK | G-Protein-gekoppelte Rezeptorkinasen |
| GTN | Glyceroltrinitrat |
| GÜG | Grundstoffüberwachungsgesetz |

## H

| | |
|---|---|
| HEK | *human embryonic kidney* |
| HIV | humanes Immundefizienz-Virus |
| HPLC | Hochleistungsflüssigkeitschromatographie |
| HT | Hydroxytryptamin |
| HTR | *head-twitch response* |

## I

| | |
|---|---|
| i. m. | intramuskulär |
| i. v. | intravenös |
| $IC_{50}$ | mittlere inhibitorische Konzentration |
| ICSS | *intracranial self-stimulation* |
| IFT | Institut für Therapieforschung |
| IPH | Isopropylphenidat |
| IPS | Institute for Psychoactive Substances |
| IR | Infrarotspektroskopie |
| IRCCA | Instituto de Regulación y Control del Cannabis |
| IS | Islamischer Staat |
| IUPAC | International Union of Pure and Applied Chemistry |

## J

| | |
|---|---|
| JWH | John W. Huffman |

## K

| | |
|---|---|
| KE | Konsumeinheiten |
| kg | Kilogramm |

## L

| | |
|---|---|
| L | Liter |
| LC | Flüssigkeitschromatographie |
| LDD | *low-dose dependency* |

LEAP — *law enforcement against prohibition*
LSD — Lysergsäurediethylamid

## M

MAO — Monoaminooxidase
MBDB — Methylbenzodioxolylbutanamin
MCDA — *multicriteria decision analysis*
MDA — Methylendioxyamphetamin
MDAI — Methylendioxyaminoindan
MDE(A) — Methylendioxy-*N*-ethylamphetamin
MDMA — Methylendioxymethamphetamin
MDPBP — Methylendioxy-α-pyrrolidinobutiophenon
MDPEA — Methylendioxyphenethylamin
MDPHP — Methylendioxypyrrolidinohexiophenon
MDPPP — Methylendioxypyrrolidinopropiophenon
MDPV — Methylendioxypyrovaleron
MEC — Methylethylkathinon
MeO — Methoxy(-Gruppe)
Mephe — Mephedron
MK-ULTRA — Mind Control Ultra
ml — Milliliter
MMAI — Methoxymethylaminoindan
MMC — Methylmethkathinon (Mephedron)
mmHg — Millimeter Quecksilbersäule
MPA — Methiopropamine
MPH — Methylphenidat
mRNA — Messenger-Ribonukleinsäure
MS — Massenspektroskopie
MTA — Methylthioamphetamin
MXE — Methoxetamin
MXP — Methoxyphenidin

## N

NA — Noradrenalin
Naphyron — Naphthylpyrovaleron
Narcos — Narcotraficantes (span. Drogenschmuggler)
NASA — National Aeronautics and Space Administration
NAT — Noradrenalin-Transporter
NDE — *near-death experience*, Nahtoderfahrung
NEM — Nahrungsergänzungsmittel
NM-2AI — *N*-Methyl-2-Aminoindan
NMDA — *N*-Methyl-D-Aspartat
NOD — News on Drugs
NPS — Neue psychoaktive Substanzen
NpSG — Neue-psychoaktive-Stoffe-Gesetz
NSAR — nichtsteroidales Antirheumatikum

| | |
|---|---|
| NT | Neurotransmitter |
| NTID | *narrow therapeutic index drug* |
| NVDA | *non-violent drug abuse* |

## O

| | |
|---|---|
| OK | Organisierte Kriminalität |

## P

| | |
|---|---|
| PAK | Polyzyklische aromatische Kohlenwasserstoffe |
| PCP | Phenylcyclohexylpiperidin |
| PEA | Phenethylamin(e) |
| PEI | Paul-Ehrlich-Institut |
| PIHKAL | *Phenethylamines I Have Known and Loved* |
| PNS | peripheres Nervensystem |
| POPP | Peer Overdose Prevention Program |
| PPAR-δ | Peroxisom-Proliferator-aktivierter Rezeptor Delta |
| PSRA | Psychoactive Substances Regulatory Agency |
| PTSD | posttraumatic stress disorder, posttraumatische Belastungsstörung |

## Q

| | |
|---|---|
| QK | Qualitätskontrolle |

## R

| | |
|---|---|
| RC | Research Chemical |
| REACH | *registration, evaluation, authorisation of chemicals*, Registrierung, Bewertung und Zulassung von Chemikalien |
| REITOX | Réseau Européen d'Information sur les Drogues et les Toxicomanies, Informationsnetzwerk zu Drogen und Drogensucht der Europäischen Union |
| REV-ErbA (REV-Erb-α) | auch: NR1D1, *nuclear receptor subfamily 1 group D member 1* |
| RoA | *route of administration* |
| Rx-Arzneimittel | verschreibungspflichtige Arzneimittel (von lat. *recipe*, „Nimm", „Man nehme") |

## S

| | |
|---|---|
| SAMHSA | Substance Abuse and Mental Health Service Administration |
| SAR | *structure-activity relationship*, Struktur-Wirkungsbeziehung |
| SARM | selektiver Androgenrezeptor-Modulator |
| SERT | Serotonin-Transporter |
| SSRI | *selective serotonin reuptake inhibitor*, selektiver Serotonin-Wiederaufnahmehemmer) |
| StGB | Strafgesetzbuch |

## T

| | |
|---|---|
| TFM | Trifluormethyl |
| THC | Tetrahydrocannabinol |

| | |
|---|---|
| TIKAL | Tryptamines I Have Known and Loved |
| TOF | *time-of-flight* |
| TOR | *the onion router* |

**U**

| | |
|---|---|
| UCP | *uncoupling protein*, Entkopplungsprotein |
| UNODC | United Nations Office on Drugs and Crime |

**W**

| | |
|---|---|
| WADA | Welt-Anti-Doping-Agentur |
| WBB | Wasserstoffbrückenbindung |
| WW | Wechselwirkung |

**Z**

| | |
|---|---|
| ZNS | Zentrales Nervensystem |

# A
# Allgemeiner Teil

# 1 Einleitung

Niels Eckstein

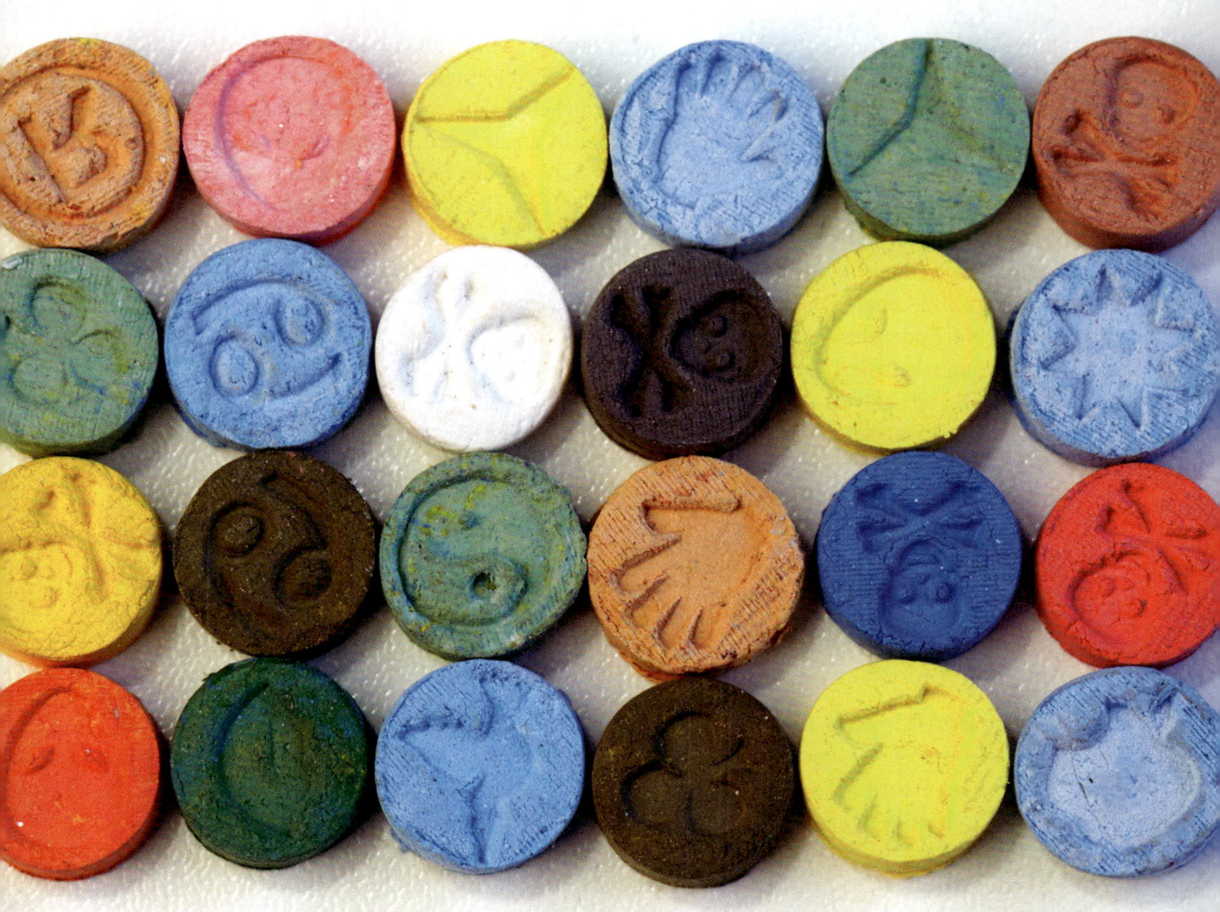

## 1.1 Sucht kommt nicht von „suchen"

Beginnen wir mit dem von den USA initiierten und nachfolgend internationalisierten Kampf gegen psychotrope Substanzen, dem Drogenkrieg oder „War on Drugs", wie Präsident Richard M. Nixon (selbst ein verurteilter Krimineller) ihn nannte.

Sinn und Unsinn des *War on Drugs*: Die Begriffsbezeichnung an sich ist bereits falsch, und so trägt denn auch eine interessante Dokumentation zu diesem Thema den Titel „Drogen kann man nicht erschießen". Anders ausgedrückt: Wenn Kriegswaffen gekauft werden (Kartelle und Banden) oder die Polizei mit Sturmgewehren und gepanzerten Fahrzeugen militarisiert wird (US-Behörden), geschieht dies nicht, um gegen Substanzen zu kämpfen, sondern gegen Menschen. Genau genommen handelt es sich auch nicht um *einen* Krieg, sondern um *zwei Kriege* – einen gegen die Konsumenten und einen gegen die Dealer von Drogen. Ein etwas weniger martialischer Lösungsvorschlag wäre, den Krieg gegen die Konsumenten als gesundheitliches Problem nicht mit den Werkzeugen des Strafrechts zu behandeln, sondern mit den Werkzeugen der Gesundheitsfürsorge: Aufklärung an Schulen und Jugendeinrichtungen, Prophylaxe, psychosomatische Behandlung und Therapiekonzepte zur Verhaltensänderung. Im Krieg gegen die Dealer sollte mit Mitteln des Strafrechts geahndet werden, vor allem aber sollte mit den Möglichkeiten der Verhältnismäßigkeit zu legalen Drogen dieser Sumpf trockengelegt bzw. ihm zumindest die Gefährlichkeit genommen werden. Definitiv ist keiner der beiden Kriege – ein ohnehin recht martialischer Ausdruck für das in Rede stehende Phänomen – mit militärischer Gewalt zu gewinnen. Vor allem aber kennt jeder Krieg einen Anfang und ein Ende, allein der Drogenkrieg kennt bisher nur einen Anfang, ein Frieden oder wenigstens ein Waffenstillstand ist nicht in Sicht. Vielleicht ist es also an der Zeit, einmal die Reset-Taste zu drücken und neue Lösungen zu erarbeiten. Schön wäre es, den radikalen Strömungen weniger Raum zu geben. Die derzeit überwiegende (rechtsextreme) Position eines laut gebrüllten „*Prohibit it!*" erscheint bei nüchterner Betrachtung ebenso wenig hilfreich wie die dystopische (linksextreme) Position eines genauso laut gebrüllten „*Legalize it!*". Es ist wie so oft im Leben: Die, die am lautesten brüllen, haben selten Gutes im Sinn. Ich werde daher am Ende dieses Buches einen Vorschlag machen, der wenig dogmatisch ist, und ruhig auch kritisiert werden darf (vorzugsweise scharf von beiden Extremen, dann liegt man meistens richtig). Hierzu muss man allerdings mehr zu Papier bringen als einen rechts- oder linksextremen Slogan von zwei Schlagwörtern. Oder, um es mit den Worten eines deutsch-französischen Liedermachers zu sagen, der selbst als Meister der leisen Töne gilt:

> *Und es passt, was ich mir denke,*
> *auch wenn ich mich sehr beschränke,*
> *nicht auf einen Knopf an meiner Brust.*
> Reinhard Mey

## 1.2 Der Ist-Zustand im Drogenkrieg

Es wurde versucht, die sogenannten „Narcos" (Kurzform für span. *narcotraficantes*, dt. Drogenschmuggler) in Mexiko, Kolumbien, Bolivien, Peru, Honduras, Guatemala, Nicaragua, El Salvador etc. mit militärischer Gewalt zu bekämpfen, das eigentliche Problem wurde jedoch nicht gelöst. Nur eskalierende Gewalt und hunderttausende Tote waren (und sind weiterhin) das Ergebnis, ebenso wie eine überbordende Menge an verarmten und traumatisierten Flüchtlingen, welche unter der Präsidentschaft von Donald Trump zusätzlich verbal diskreditiert und beschimpft wurden (Zitat: „*... they are rapists, drug dealers ...*"; dt. „... sie sind Vergewaltiger, Drogenhändler ..."). Eine ganze Reihe von Staaten gilt in Bezug auf die Drogenthematik als *failed states* (dt. gescheiterte Staaten; z. B. Afghanistan, El Salvador) und die Brutalität ist entgrenzt und außer Kontrolle (z. B. in Lateinamerika). Die Idee, eine Enthauptung zu filmen und ins Netz zu stellen, stammt nicht allein vom IS oder von Al-Kaida. Die religiös Verbrämten und die gewaltberauschten Drogenkartelle haben sich nur gegenseitig nachgeahmt. Der Unterschied besteht nur in der (fehlenden) Berichterstattung in den Medien. Rein quantitativ könnte man die IS-Toten, verglichen mit den Toten des globalen Drogenkriegs, als relativ geringen „Kollateralschaden" bezeichnen. Nach so vielen Toten allein seit 2006, als Felipe Calderon das mexikanische Militär gegen die Kartelle mobilisiert hat, wird eines langsam unübersehbar: **The War on Drugs is lost.**

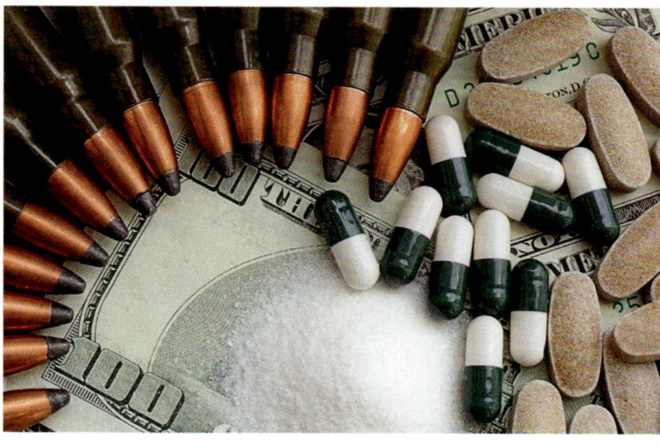

Man kann dies auf unterschiedliche Arten ausdrücken: Das US-amerikanische Onlineportal VICE News beendet seine Beiträge der Reihe News on Drugs (NOD) oftmals mit einem ironischen Glückwunsch: „*We congratulate drugs for winning the war on drugs.*" Man kann es aber auch mit den ernüchterten Worten eines US-amerikanischen Drogenfahnders sagen: „*Man, if that's winning a war, I don't wanna see it loosing.*"

Für den Fall eines Zweifels: Substanzen und Pflanzen(-teile), die dem Betäubungsmittelgesetz (BtMG) unterliegen, sind an jeder – analogen und digitalen – Ecke erhältlich. Der *War on Drugs* ist ein aus der Zeit gefallenes Artefakt, das einen neutralen Beobachter zu verwundertem Augenreiben nötigt. Dem US-amerikanischen System folgend, ist klar, dass man weinen soll; dem Deutschen BtMG folgend, ist nicht immer ganz klar, ob man lachen oder weinen soll. Hierzu ein paar Fakten:

- 25 % aller Strafgefangenen weltweit sitzen in einem einzigen Staat ein: den USA – die Mehrzahl wegen Drogen-Straftaten ohne Gewaltzusammenhang (NVDA, *non-violent drug abuse*). Zur Beantwortung der Frage, ob eine Freiheitsstrafe zielführend bei Straftaten ohne Gewaltanwendung ist, mag das Beispiel von Clyde Barrow dienen: Der junge Clyde saß in einem Texanischen „Horrorknast" wegen Einbruch und Autodiebstahls ein. Dort wurde er von einem Mithäftling mehrfach vergewaltigt und verwandelte sich nach diesen traumatischen Erlebnissen selbst zu einem extrem brutalen Gewalttäter. Zunächst ermordete er seinen Peiniger, später gingen mindestens zwölf weitere Morde auf das Konto der Bande um „Bonnie und Clyde", bevor die beiden von Sicherheitskräften erschossen wurden.
- Nur 1,5 % der weißen, jungen, männlichen Amerikaner sitzen im Gefängnis, bei den afroamerikanischen jungen, männlichen Bürgern strebt die Zahl streng monoton steigend gegen 10 % – wieder die überwiegende Zahl wegen Verstößen gegen das Betäu-

bungsmittelgesetz (engl. *narcotics drug act*). Und dies, obwohl seit langem bekannt ist, dass Drogenkonsum nicht von der Zugehörigkeit zu einer Ethnie abhängig ist. Salopp gesagt: Drogen sind nicht rassistisch, können aber für eine rassistische Diskriminierung missbraucht werden.

- Es gibt kein Land, das derzeit einen größeren prozentualen Anteil seiner Bevölkerung inhaftiert hat als die USA (auch von den USA selbst als autokratisch oder diktatorisch geschmähte Länder wie Russland oder China nicht). Mittlerweile gibt es sogar eine eigene Vokabel für das Phänomen: Masseninhaftierung (engl. *mass incarceration*) und das im *land of the free* (dt. Land der Freien). Es sitzen in den USA mehr Personen wegen Drogenvergehen ein als wegen allen anderen Straftatbeständen zusammen. Dies folgt der ökonomischen Logik, dass (zumindest teilweise) privatwirtschaftlich orientierte Unternehmen für den Strafvollzug verantwortlich sind und entsprechend vorfinanzierte Plätze auch belegt werden müssen.
- Drogen (beispielsweise Kokain) fließen von den Anbauländern Kolumbien, Bolivien und Peru über das sogenannte „Nördliche Dreieck" (Guatemala, El Salvador, Honduras) nach Mexiko („das mexikanische Trampolin") in die USA, während Kriegswaffen, die die militärische Gewalt der Kartelle befeuern, den umgekehrten Weg nehmen. Eines verbindet allerdings die mittellosen Bauern in Peru mit den Bewohnern des Hindukusch, den Bewohnern des mexikanischen goldenen Dreiecks (zwischen Sinaloa, Durango und Chihuahua), denjenigen des klassischen goldenen Dreiecks (Laos, Thailand, Myanmar) und all den anderen Bewohnern von Drogenherkunftsländern: die Armut. Dieser Armut folgt die Alternativlosigkeit des Anbaus von Mohn, Koka, Kath oder Cannabis. Ginge es im Drogenkrieg um eine Bekämpfung des Drogenkonsums oder um die Volksgesundheit (engl. *public health*), würde in den Herkunftsländern die Armut bekämpft werden und in den industrialisierten Abnehmerstaaten gegen den Leistungsdruck, die Marginalisierung und die Vereinsamung angegangen. Aber es gibt zu viele Gewinner der Situation, daher kann man eine konstruktive Lösung des Problems als eher wenig wahrscheinlich ansehen. Oder, wie Eric Stehfest es einmal in Bezug auf seine durch Crystal-Meth-Abhängigkeit geprägte Autobiographie „9 Tage wach" ausgedrückt hat: „Der Junkie per se ist gewollt vom System und der Politik."

An dieser Stelle sei rückblickend angemerkt, dass es bereits einen weithin bekannten Präzedenzfall gibt, aus dem man hätte lernen können: den Gesamtverlauf des *War on Drugs* hat die Alkoholprohibition in den USA der 20er-Jahre vorweggenommen. Was geschah, als amerikanische Hypermoralisten (und vor allem Hypermoralistinnen) das Alkoholverbot durchgesetzt hatten und damit die Herstellung, der Grenzübertritt und Ausschank bzw. der Verkauf verboten wurden? Es bildeten sich Kartelle ungeahnten Ausmaßes à la Al Capone u. a., die Hochprozentiges schmuggelten und nach heutigem Wert Milliarden damit verdienten. Al Capone selbst allerdings ist eher als sanftes Lämmchen anzusehen, vergleicht man ihn mit seinen Nachfolgern Pablo Escobar, Joaquín Guzmán, Khun Sa oder Amado Carrio Fuentes. Es hat schon einen Grund, dass Carlos Lehder, der Erfinder der Bahamas-Route für das Kokain von Pablo Escobar, einen 30er-Jahre-Cadillac nach der Art desjenigen von Al Capone am liebsten fuhr (von seinen insgesamt 22 Autos in den 80er-Jahren). Auch alles Weitere nahmen die 20er-Jahre vorweg: Die Brutalität wuchs, die Bargeldbestände wurden so groß, dass sich eine Geldwäsche-Industrie um die Alkoholorganisationen herum bildete, um dem „Problem" überbordender Geldmengen Herr zu werden. Erinnert dies alles nicht nahezu buchstabengetreu an die „Probleme“ eines Pablo Escobar in Kolumbien oder eines Joaquín „El Chapo“ Guzmán in Mexiko?

Und auch ein weiteres Phänomen wurde hier bereits beobachtet: Vor dem Inkrafttreten der Prohibition war Bier das beliebteste Getränk in amerikanischen Bars (und ist es heute wieder). Doch Bier wurde während der Prohibition von Whiskey abgelöst, da es viel zu voluminös war, bezogen auf den geringen Alkoholgehalt. Es war zum Schmuggeln, was rechtlich nichts anderes als ein illegaler Grenzübertritt ist, denkbar ungeeignet. Auch dieser Mechanismus ist ein ständig wiederkehrendes Phänomen, wenn Pflanzen oder weniger starke Zubereitungen illegalisiert werden: Masse und Volumen werden minimiert, um so viel psychotrope Wirksubstanz wie möglich auf ein kleines Volumen zu konzentrieren und über eine Grenze zu schmuggeln. So greifen heutige Kartelle zum isolierten Kokain statt zu Bündeln an Kokablättern, wie sie ursprünglich und weit weniger gefährlich in den Anden von der indigenen Bevölkerung gekaut wurden (und nicht geraucht, geschnupft oder gespritzt wie in den Industrienationen). Bis 1929 konnte man Heroin und Kokain übrigens rezeptfrei in Apotheken kaufen und manches Tonikum enthielt geringe Mengen Kokain oder Opium. Gab es damals mehr suchtkranke Personen als heute? Nein, denn Abhängigkeitserkrankungen sind eine psychosomatische Gruppe von substanzbezogenen, aber auch nicht-substanzbezogenen Erkrankungen wie Kauf-, Spiel-, Internet- und Sex-Sucht. Es ist nicht die Substanz allein, die die Sucht auslöst. Es müssen drei Komponenten konzertiert zusammenspielen: die Substanz, die Voraussetzungen im Konsumenten und die Umgebungsbedingungen (*drug, set and setting*). Ohnehin macht es wenig Sinn, den Substanzen die alleinige Schuld zuzuschieben. Einige der tödlichsten Abhängigkeitserkrankungen sind, wie Essstörungen (Anorexia nervosa) und Spielsucht zeigen, eben nicht substanzbezogen (▸Kap. 5). Hinzu kommt die folgende Vereinfachung im Falle einer substanzbezogenen Abhängigkeit: Ein von einer bestimmten psychotropen Substanz abhängiger Patient kann wenigstens eine Abstinenzentscheidung fällen, das wird bei den Essstörungen nicht möglich sein. Betroffene Patienten müssen folglich lernen, mit einer Substanz (bzw. einem Lebensmittel), von der (bzw. dem) eine Abhängigkeit besteht, umzugehen und mit dieser zu leben. Ein kleines Gedankenexperiment hierzu: Stellen Sie sich bitte einmal vor, man würde eine Opioidentwöhnung dergestalt durchführen, dass man dem Patienten nahelegt, den Konsum fortzuführen, jedoch bei einer bestimmten Dosierung und Darreichungsform (z. B. 50 mg Oxycodon täglich, peroral als Tablette) zu bleiben.[1] Dieses einfache Beispiel verdeutlicht, wie ungenügend der Ansatz ist, die Substanzen allein als Problem anzusehen und ihre Prohibition als Lösungsansatz. Prohibition ist keine Lösung, sondern eher ein Brandbeschleuniger. Es liegt mir als Hauptautor dieses Buches nichts an einer unreflektierten Legalisierung psychotroper Substanzen ohne deren Gefährlichkeit auf der Ebene der einzelnen Substanz als isolierte Einzelfallentscheidung sorgfältig hinsichtlich der Eigengefährdung, der Fremdgefährdung und der sozialen Gefährdung zu bewerten. Aber über ernsthafte Lösungen, wie einen Drogenführerschein, eine Gleichbehandlung mit Alkohol oder Tabak, eine *harm reduction* (dt. Schadensminderung), *Drug-Checking* (dt. Drogenprüfung) oder ähnliche konstruktive Ansätze, muss zumindest ohne die derzeitigen Stigmata diskutiert werden. Psychotrope Substanzen gehören, wie der Ethylalkohol auch, in die Hände des Staates und seiner Behörden, genauso wie Gewaltmonopol und Hoheitsrechte in einer freiheitlich-demokratischen Grundordnung in die Hände des Staates und damit dem öffent-

1 Beim Alkohol nennt man diesen Approach „kontrolliertes Trinken“.

lichen Recht unterstellt gehören. Solche Substanzen müssen reguliert und ein ernsthafter Jugendschutz muss implementiert werden. Außerdem gehören kriminelle Banden von den immensen Gewinnen des Drogenhandels abgeschnitten. Ein Zustand wie er derzeit herrscht, also, dass es für einen 14-Jährigen einfacher ist, sich Cannabis zu beschaffen, als den staatlich regulierten Alkohol, den es erst ab 16 Jahren gibt, ist nicht tragbar. Ohnehin ist der derzeitige Zustand, in dem Cannabis als Betäubungsmittel ähnlich streng eingestuft wird wie Heroin, an Absurdität nicht zu überbieten und entbehrt jeder pharmakologisch-toxikologischen Grundlage. Eigentlich müsste es der Legislative bereits zu denken geben, dass es in Deutschland, wie in den USA, Vereinigungen von Polizeibeamten, Richtern und Staatsanwälten gibt, die ein Umdenken in der Drogenpolitik fordern (LEAP, *law enforcement against prohibition*; www.leap-deutschland.de). Ebendiese Forderung erwächst auch aus wissenschaftlichen Erhebungen. Die Leugnung von Drogen als gesellschaftliche Realität darf keine weitergehende Akzeptanz finden. Menschen streben nach berauschten Zuständen. Man kann das bedauern oder gutheißen, Realität bleibt es ungeachtet einer emotionalen Bewertung. Der Mensch ist übrigens nicht das einzige Lebewesen, das sich hierin hervortut:

- Rentiere schaben im Schnee nach psychedelischen Pilzen (die Derivate des Tryptamins enthalten), obwohl sie eigentlich gerade im Winter alle Energie für die Nahrungssuche aufwenden sollten.
- Diverse Tiere berauschen sich an alkoholischen, vergorenen Früchten.
- Feldhasen und bestimmte Affenarten verwenden gezielt pflanzliche Wirkstoffe wie Arzneimittel zur Linderung bestimmter Beschwerden.

Amerikanische Neuropsychologen sprechen mittlerweile von einem vierten Trieb. Befürwortet oder nicht, die Beobachtungen aus der belebten Natur lassen vermuten, dass dies eine gesellschaftliche Realität abbildet. Es stellt sich die Frage, warum Harry Anslinger als erster Chef des Federal Bureau of Narcotics[2] einen derart emotionalen, man ist fast geneigt zu sagen fanatischen Feldzug gegen Marihuana initiierte. Die Antwort ist ernüchternd: Seine zunächst winzige Behörde konnte somit nicht der kompletten Bedeutungslosigkeit anheimfallen. Hiernach blies beinahe jeder amerikanische Präsidentschaftskandidat ins gleiche Horn (es sei denn, es gab bereits einen anderen Krieg, der die Wiederwahl garantierte). Warum ausgerechnet Richard M. Nixon 1971 – also während des Vietnamkrieges – den *War on Drugs* erneut (nach Anslinger) ausrief, erklärt sich durch die fehlende Popularität des Vietnamkriegs. Er wollte schlicht vom verlorenen Krieg in Indochina ablenken. Eines muss man jedoch fast zynisch festhalten: Die knapp 60 000 toten GIs (gefallene US-Soldaten) des Vietnamkrieges sind eine ziemlich geringe Zahl (und jeder einzelne ist dennoch einer zu viel) verglichen mit den Abermillionen Toten des *War on Drugs* weltweit. Noch absurder ist, dass es ohne den französischen Indochina- und den amerikanischen Vietnamkrieg wohl nie ein goldenes Dreieck (Thailand, Laos, Burma), eine *French Connection* über Marseille, einen Frank Lucas in New York und einen Khun Sa als ersten „reichsten Drogenbaron aller Zeiten“ (*Drug Kingpin*) gegeben hätte. Wenn ein Krieg den unrühmlichen Titel eines „Weltkrieges“ verdient hat, dann der Drogenkrieg.

Angesichts der aktuellen Situation in Amerika fällt es schwer, sich nicht in Absurditäten zu verlieren – zu groß sind die Widersprüche. Im Jahr 2017 rief der Präsident den Gesundheitsnotstand wegen der sogenannten „Opioidkrise“ aus. Diese hat ihren

2 Die heutige DEA (Drug Enforcement Administration)

Ursprung allerdings weder im unregulierten Schwarzmarkt von Heroin aus Afghanistan oder Mexiko noch im Onlinehandel mit synthetischem Fentanyl und seinen Underground-Derivaten aus China, sondern im vermeintlich streng regulierten Arzneimittelmarkt der USA. Die Firma Purdue Pharma inc. hatte das stark wirksame Opioid Oxycodon massiv auch für vorübergehende Schmerzzustände beworben und hochgradig aggressiv mit falschen Versprechungen in den Markt gedrückt. Solange der Nachschub auf Rezept nicht versiegte, hieß die Devise: „Sucht, wo ist Dein Stachel?" Doch wenn beim verschreibenden Arzt hinsichtlich einer Abhängigkeitsentwicklung die Alarmglocken läuten und er die weitere Verordnung verweigert, bleibt dem mittlerweile schwerstabhängigen Patienten nur noch der Griff zum schwarz gehandelten und deutlich preiswerteren Straßenheroin. Erhält man jedoch das je nach Derivat 100- bis 10000-fach potentere China White (Fentanyl, Carfentanyl, 3-Methylfentanyl etc.), stirbt man an einer Atemdepression, an multiplem Organversagen oder man erstickt am eigenen Erbrochenen. *A warm welcome to the home of the brave.* Bleibt die Frage, warum sich die industrialisierte Welt den Umgang mit psychoaktiven Substanzen von einem derart schlechten Beispiel wie den USA diktieren lässt. Doch warum in die Ferne schweifen, das Absurde liegt auch in Deutschland sehr nah. Werfen wir einen Blick auf die Regulation in Deutschland: Wehe, Sie erwerben oder besitzen Methylendioxymethamphetamin (MDMA; besser bekannt unter dem irreführenden Namen „Ecstasy"). MDMA ist regulatorisch betrachtet ein Betäubungsmittel. Allein der Besitz ist strafbewehrt mit Geld- und Haftstrafen. Trotzdem wird es im Tonnenmaßstab gehandelt und konsumiert. Das leicht synthetisch abgewandelte 6-APB[3] war lange Zeit ein sogenanntes „Legal High" (dt. legaler Rausch) – es durfte also erworben werden, hat aber den gleichen pharmakodynamischen Wirkmechanismus wie MDMA, sogar die Dosierung ist ähnlich. Mittlerweile ist 6-APB dem BtMG unterstellt und damit in so extremer Form strafbewehrt, dass sich konsumierende Partygänger oft nicht einmal trauen, Rettungskräfte zu verständigen, wenn ein Mitkonsument Intoxikationserscheinungen wie zum Beispiel ein Serotoninsyndrom oder eine bedrohliche Steigerung der Körpertemperatur zeigt.

Das nochmals leicht chemisch derivatisierte 6-APDB[4] ist auch weiterhin kein BtM, es fällt folglich unter das Neue-psychoaktive-Stoffe-Gesetz (NpSG). Für NpSG-Substanzen gilt: Erwerb, Besitz und Konsum sind zwar verboten, aber nicht strafbewährt. Wer jetzt geneigt ist, zu denken: „Das macht doch keinen Sinn!", liegt falsch. Gerade dieser Aspekt des NpSG ist ein erster Schritt in Richtung einer Regulation, die Menschen schützt. Wenn es nicht strafbewährt ist, warum sollte man dann nicht die Rettungskräfte rufen? Absurd ist eher die unverhältnismäßige Strenge des BtMG, denn sie drängt Konsumenten in Vertuschung und Illegalität. Dazu kommt, dass ein kleiner Straßendealer von Marihuana (regulatorisch ein BtM) üblicherweise nach einer vorübergehenden Festnahme und maximal einer Nacht im Gefängnis wieder auf freien Fuß kommt. Aber Gnade Ihnen Gott, wenn Sie etwas zu verlieren haben. Das BtMG ist voll von Konjunktiven: Bei Besitz von „geringen Mengen" **kann** die Staatsanwaltschaft ein Verfahren einstellen. Schon der einmalige Konsum sogenannter „harter Drogen" **kann** die Fahrerlaubnis kosten. Mit dem vermeintlichen Argument einer wie auch immer definierten langjährigen „Kultur" gilt dies übrigens nicht für den legalen Ethylalkohol. Hierzu ein paar Denkanstöße:

3 6-APB, 6-Aminopropylbenzofuran (Szenename: Benzofury)

4 6-APDB, 6-Aminopropyldihydrobenzofuran (Szenename: ebenfalls Benzofury)

- Der Heroinentzug (die akute körperliche Entgiftung) mag sich dramatischer darstellen, es versterben aber mehr Personen im akuten Alkoholentzug als bei der Entgiftung von Opioiden.
- Designerdrogen gelten als hochgefährlich, weil sie u. a. unbekannte Wirkmechanismen, neue Nebenwirkungen und Wechselwirkungen haben können. Zudem ist ihre Dosierung unklar. Allerdings hat auch Ethanol (Alkohol) eine derartige Fülle dämpfender und erregender Wirkungen auf das zentrale Nervensystem, dass man bis heute nicht davon reden kann, die Komplexität seiner Wirkungen auf den menschlichen Organismus vollständig verstanden zu haben, dabei gibt es mehrere, monatlich erscheinende wissenschaftliche Fachzeitschriften, die den Begriff „Alkohol" (engl. *alcohol*) direkt im Namen tragen.[5]
- Man kann MDMA aus pharmakologischer Sicht als neurotoxisch beschreiben. Dann müsste man jedoch auch korrekterweise darüber aufklären, dass der sporadische Konsum von MDMA weniger neurotoxisch ist als der wöchentliche oder tägliche Konsum von Alkohol. Neuere Untersuchungen zeigen, dass jeder noch so kleine Schluck ein Baby im Mutterleib zu schädigen vermag. Es gibt ohnehin keine „unbedenkliche Menge Alkohol". Das „Gläschen Sekt", das „Bierchen" und das kardioprotektive „Gläschen Rotwein" sind aus wissenschaftlicher Sicht nicht belastbar und treiben in ihrer Verharmlosung Suchttherapeuten die Zornesröte ins Gesicht.[6] Bei illegalen Drogen ist die Verharmlosung in der Sprache eher selten, von einem „Linechen" Kokain oder einem „Schüsschen" Heroin hört man nie. Trotzdem gibt es nach wie vor weite Teile der Gesellschaft in Deutschland, die den Konsum von Drogen als inakzeptabel ablehnen, in denen sich aber dennoch für das Nicht-Mittrinken gerechtfertigt werden muss. Aus objektiver Sicht kann hier wohl nur konstatiert werden, dass die Jahrzehnte andauernde Manipulation durch die Drogenprohibition Früchte trägt. Werden zur Selbstschädigung durch den Alkohol allerdings die Fremdschädigungen durch Autounfälle, Entgrenzung, häusliche Gewalt u. a. eingerechnet, wird der Alkohol rasch zur bei Weitem schädlichsten aller Drogen.

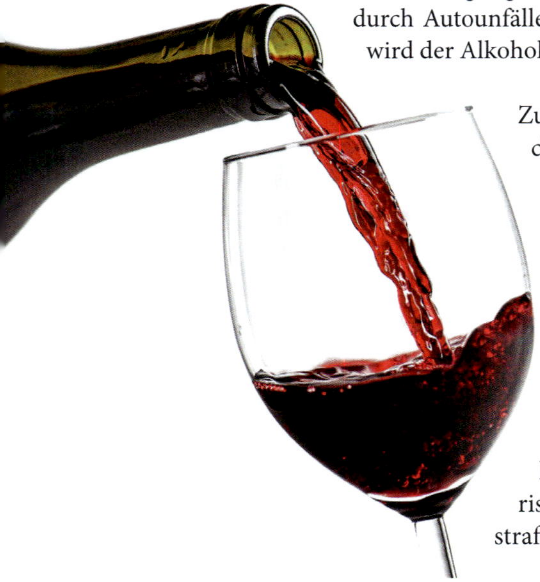

Zu den sogenannten „legalen Drogen" ist ein verbildlichender Vergleich recht aufschlussreich: An den Folgen des Tabakrauchens sterben jedes Jahr mehr Menschen als an allen illegalen Drogen, Gewaltverbrechen, Unfällen und Suiziden zusammen. Es sind allein in Deutschland weit über 100 000 Personen pro Jahr. Man extrapoliere einmal das amerikanische Strafmaß, wenn der grenzüberschreitende Handel und das In-Verkehr-Bringen von Tabak ähnlich geahndet werden würde wie der Handel mit illegalen Drogen. Tausende Male lebenslänglich gäbe es etwa für die Lenker von Philip Morris (allerdings nur in Bundesstaaten ohne die Todesstrafe, sonst …).

5 www.sciencedirect.com/journal/alcohol, https://academic.oup.com/alcalc (Stand 2022)
6 www.healthdata.org/news-release/new-scientific-study-no-safe-level-alcohol (Stand 2022)

„Die Zigarette ist das einzige Industrieprodukt, das bei bestimmungsgemäßem Gebrauch zum Tod führt.“, ist ein Zitat von Patrick Reynolds, dem Enkel des Gründers von Amerikas zweitgrößtem Tabakkonzern. Doch zu den legalen Drogen später mehr, zunächst soll ein weiteres Beispiel betrachtet werden, das sogenannte „Liquid Ecstasy“:

Der Szenebegriff „Liquid Ecstasy“ ist – wie übrigens derjenige von „Ecstasy“ auch – irreführend. Im engeren Sinne umfasst er zwei Substanzen (genau genommen sogar drei, aber das Butan-1,4-diol soll an dieser Stelle wegen seiner geringen Bedeutung außen vorgelassen werden). Diese beiden zumeist verwendeten Substanzen sind

1. Gamma-Hydroxybuttersäure (GHB) und
2. Gamma-Butyrolacton (GBL).

Beide Stoffe verhalten sich im menschlichen Körper, wenn sie peroral zugeführt werden, hinsichtlich der psychotropen Wirkung identisch. Dies hat einen einfachen Grund: GBL wird im Organismus quantitativ (also vollständig) in GHB umgewandelt. Diese Hydrolyse verläuft höchst effektiv und rasch, sodass nicht einmal eine zeitliche Verzögerung des Wirkungseintritts zu beobachten ist. Doch wie sieht es mit der Regulation der beiden Substanzen aus?

**GHB** ist in Deutschland als Betäubungsmittel ein zugelassenes Arzneimittel[7] unter dem Handelsnamen Somsanit®. Es wird unter anderem zur Behandlung der Narkolepsie (unüberwindlicher Schlafzwang am Tag) oder (heute jedoch nur noch sehr selten) bei Kaiserschnitten in der Geburtshilfe angewendet. Aufgrund seiner Regulation gilt juristisch in Deutschland: Gnade Ihnen Gott, wenn Sie auch nur 10 mg der Substanz veruntreuen. Diese Menge würde zwar selbst bei rascher, intravenöser (i. v.) Zufuhr oder auf nüchternen Magen geschluckt nicht ausreichen, um einen psychotropen Effekt auszulösen (dazu braucht es schon die hundertfache Menge, also ca. 1000 mg), aber die Substanz fällt unter das BtMG. Somit drohen Haft- oder Geldstrafen, der Verlust der Approbation als Arzt oder Apotheker, der Entzug des Führerscheins oder andere Maßnahmen extremer Schärfe und jahrelanger Konsequenzen.

Anders verhält es sich bei **GBL**: Die Substanz ist nicht arzneimittelrechtlich zugelassen, auch fällt sie nicht unter das BtMG. Obwohl GHB aus GLB hergestellt wird, fällt GBL jedoch auch nicht unter das Grundstoffüberwachungsgesetz (GÜG) und ist ebenso wenig im NpSG zu finden. Die Substanz ist regulatorisch sozusagen ein „weißer Fleck“. Sie können problemlos gegen Vorlage eines Personalausweises (Altersnachweis) und nach Ausfüllen einer Endverbleibserklärung einen 10-Liter-Kanister der Substanz im Internet bestellen. Nur: Warum ist das so? GBL ist eine großindustriell hergestellte Chemikalie, die in verschiedenen Industriezweigen als Lösungsmittel und zur Produktion unverzichtbar ist. Die Substanz unterliegt also dem Gefahrstoffrecht und muss entsprechend gekennzeichnet und gelagert werden. Der private Besitz und der Erwerb sind nicht strafbar, der nicht intendierte (psychotrope) Gebrauch allerdings schon. Für den privaten Gebrauch ist es als Felgenreiniger, Klebstoffentferner und als Lösungsmittel zur Graffitientfernung im Handel. Bedenken bezüglich eines Missbrauchs wie beim GHB als BtM bestehen im Fall einer wirtschaftlich wichtigen und schwer ersetzbaren Industriechemikalie augenscheinlich nicht.

7 Ein Betäubungsmittel kann eine arzneimittelrechtliche Zulassung haben – das eine schließt das andere nicht aus.

Ein weiteres Momentum verschärft die Kriminalisierung zusätzlich: Das Betäubungsmittelgesetz (BtMG) stellt, abgesehen von einzelnen chemischen Substanzen, auch Anbau, Besitz und Erwerb von bestimmten Pflanzen und Pflanzenteilen unter Strafe. Dies führt seitens der kriminellen Banden, die den Handel organisieren, zur Isolierung der wirksamen Bestandteile, Verstärkung der Wirkung durch chemische Derivatisierung und Schmuggel von Pulvern, die schlussendlich deutlich weniger Volumen und Masse aufweisen. Aus Sicht der Täter ist dies folgerichtig, denn je geringer Masse und Volumen des geschmuggelten Gutes sind, desto höher ist die Wahrscheinlichkeit, einen illegalen Grenzübertritt unentdeckt durchzuführen. Zudem dienen Verringerung von Masse und Volumen der Gewinnmaximierung. Einige Beispiele hierzu:

- Aus dem Schlafmohn (*Papaver somniferum*) wird Opium gewonnen, Morphin isoliert und zu Heroin derivatisiert. Sind einem Händler selbst beim Heroin noch Masse und Volumen zu hoch, wird zu vollsynthetischem Fentanyl übergegangen.
- Vom Kokastrauch (*Erythroxylon coca, Erythroxylon novogranatense*) werden die Blätter abgestreift, Kokainhydrochlorid isoliert und ggf. Crack als freie Base hergestellt. Der Begriff „Crack" beschreibt lediglich die freie Base (engl. *free base*), die durch Alkalisierung von Kokainhydrochlorid mittels Backpulver gewonnen wird.
- Vom Rauschhanf (*Cannabis sativa, Cannabis indica, Cannabis ruderalis*) werden weibliche Blütenstände (Marihuana) gewonnen, ebenso kann aber auch das Harz (Haschisch) geerntet werden, das deutlich höher konzentriert ist. Der Anbau birgt allerdings das Risiko einer Entdeckung, denn Cannabispflanzen verströmen einen unverwechselbaren Geruch. Wer den lästigen Anbau und grenzüberschreitenden Schmuggel nicht mehr riskieren möchte, kann dazu übergehen, sehr viel stärker wirksame synthetische Cannabinoide (beispielsweise Substanzen der JWH-Reihe) chemisch zu synthetisieren und sie als Designerdrogen online verkaufen.
- Weitere Beispiele sind der Kathstrauch und die synthetisch hergestellten Kathinone und der Kratombaum aus Südost-Asien, die entweder bereits verboten sind oder unter Beobachtung stehen.

Es stellt sich somit die Frage, ob der Gesetzgeber der Volksgesundheit (engl. *public health*), den Ermittlungsbehörden und der Kriminalitätsstatistik damit einen Gefallen tut, mildere Drogen zu kriminalisieren, wenn antizipiert werden kann, dass hieraus durch Isolierung und chemische Derivatisierung das eigentliche Problem vergrößert wird. Einer der Pioniere der Forschung auf dem Gebiet der serotonergen Substanzen, Dr. David Nichols, prägte hierzu die Warnung: *Every time you make a drug illegal, it's going to be replaced by a more dangerous one.* (Immer, wenn eine Droge illegalisiert wird, wird sie durch eine gefährlichere ersetzt.)

Ganz falsch scheint er damit nicht zu liegen, denn ein Blick in die Historie zeigt:

- Die Völker Ostafrikas und der arabischen Halbinsel sind das sogenannte „Kathkauen" seit Jahrhunderten gewohnt, ohne dass Gesellschaften zusammengebrochen sind. Die als Research Chemicals online verkauften Kathinone (z. B. Methylon, bekannt als „Explosion"; Mephedron, bekannt als „Badesalz"; Pentedron; etc.) sind als chemisch isolierte Substanzen um ein Vielfaches stärker und gefährlicher.

- Die Völker der Anden sind Jahrhunderte lang gut mit dem langsamen und bewussten Kokakauen ausgekommen, ohne dass gesellschaftliche Verwerfungen aufgetreten sind. Aber nasal appliziertes („geschnieftes") Kokain oder – deutlich gefährlicher – gerauchtes Crack sind tödliche Drogen.

Selbst die Polizeigewerkschaft fordert mittlerweile eine Entkriminalisierung von Cannabis. Währenddessen wünschen sich Ermittlungsbehörden, Ärzte und Notaufnahmen, Geschädigte, deren Angehörige und Suchtberatungsstellen in die „gute alte Zeit" zurück, als es noch keine vielfach potenteren Cannabinoide in Form von Designerdrogen (Spice) gab und man es „nur" mit Marihuana zu tun hatte.

Doch wie kommt es, dass man eine so starke Droge wie Kokain beherrschen kann? Was können südamerikanische Ureinwohner, was wir nicht können? Die Völker der Anden haben seit Jahrhunderten Kokablätter gekaut, ein Vorgang, der das Kokain langsam aus der Pflanze herauslöst und zum weniger aktiven Ecgonin hydrolysiert. Zum einen erfolgt so nicht die überwältigende Euphorie der raschen Zufuhr von Kokain durch Schnupfen, Rauchen oder Spritzen, zum anderen sind in Kokablättern nur maximal 1–2 % Kokain enthalten. Hierdurch entstand somit nie ein Drogenproblem größeren Ausmaßes. Isoliertes Kokain und seine freie Base (Crack) gelten allerdings als die am stärksten suchterzeugenden Substanzen, die bislang bekannt sind.

Dies legt den Finger in eine weitere Wunde der Prohibitionspolitik: Das Erzeugen einer Abhängigkeitsproblematik ist niemals eine alleinige Stoffeigenschaft. Es bedarf einer bestimmten psychischen Ausgangsposition, also einer Empfänglichkeit gegenüber der (süchtig machenden) Substanzwirkung, der *addictive personality*. Zudem muss das Umfeld stimmen. Es ist kein Zufall, dass mit der Zunahme des beruflichen Leistungsdrucks leistungssteigernde Substanzen (sogenannte „Arbeitsdrogen") wie beispielsweise Kokain, Kathinone und Amphetamine immer mehr nachgefragt werden. Mittlerweile ergibt sich ein weiterer, relativ neuer Trend: die Einnahme geringfügiger Dosen bestimmter Substanzen, welche nicht zu ausufernden psychotropen Effekten, sondern zur Optimierung der Leistungsfähigkeit angewendet werden, das sogenannte „Microdosing".

Als Fazit der oben angeführten Überlegungen lässt sich Folgendes formulieren: Bei der Betrachtung der wissenschaftlichen und gesellschaftlichen Realität, bei einer Diskussion, welcher Zahlen, Daten und Fakten zugrunde gelegt werden, ist es unumgänglich, eine andere Drogenpolitik als die unreflektierte Prohibition psychotroper Substanzen zu fordern. In dieser Hinsicht muss der Bundesrepublik Deutschland (vorsichtig) Anerkennung im Sinne einer langsamen Annäherung an die Realität gezollt werden: Das Neue-psychoaktive-Stoffe-Gesetz (NpSG) ist ein erster Schritt in Richtung Konsumentenentkriminalisierung. Indes gehen die USA ihren traditionell marktorientierten Weg weiter. Mit der Erkenntnis, dass die Gleichsetzung von Cannabis und Heroin (beides sogenannte „Class-I-drugs") hinsichtlich ihrer Gefährlichkeit naturwissenschaftlicher und medizinischer Unfug ist, hat man sich der Generierung von Steuern durch Legalisierung von Cannabis in einigen Bundesstaaten (Colorado, New York) zugewandt. *Hypocrisy at its best*: Die über Jahrzehnte kriminalisierten Cannabis-Anbauer aus Sinaloa bilden heute ein Geschäftsmodell im ländlichen Colorado und der größten Stadt der USA.

## 1.3 Neue psychoaktive Substanzen – eine epidemiologische Übersicht

### Neue psychoaktive Substanzen – Begriffsbestimmungen

**Legal Highs**

- unregulierte psychoaktive Substanzen, die meistens in ansprechend bunten Verpackungen vermarktet und online oder in Läden für Cannabiszubehör (Head- oder Smartshops) verkauft werden
- Zielgruppe: junge Freizeitkonsumenten

**Research Chemicals**

- psychoaktive Substanzen, die unter dem Deckmantel der Verwendung für wissenschaftliche Zwecke verkauft werden (die Deklaration „*Not for human consumption*" ist der Versuch, einer Strafverfolgung zu entgehen)
- Zielgruppe: Freizeitkonsumenten und sogenannte „Psychonauten", welche die Wirkung neuartiger Substanzen erforschen
- Verkaufsraum: Internet

**Nahrungsergänzungsmittel (NEM, food supplements)**

- Substanzen, die oftmals speziell die geistige Leistungsfähigkeit verbessern sollen (auch als „Nootropika" bezeichnet); bisher kein klinischer Wirksamkeitsnachweis im Sinne der Steigerung kognitiver Fähigkeiten vorhanden
- Zielgruppe: Menschen, die ihren Körper und Geist optimieren wollen
- Verkaufsraum: als Nahrung oder als Nahrungsergänzungsmittel (NEM) offen im Internet (teilweise von Designerdrogen-Händlern) und in Fitnessgeschäften (dann allerdings zum Muskelaufbau o.Ä. ohne die Intention einer Steigerung kognitiver Fähigkeiten)

**Designerdrogen (Designer Drugs)**

- Substanzen, die gezielt synthetisiert werden, um Betäubungsmittel wie MDMA, Kokain, Heroin oder LSD nachzuahmen
- Umgehung des BtMG aufgrund ihrer abgewandelten chemischen Struktur (Folge: kurzzeitig keine Regulierung)
- Produktionsort: meistens Asien (in der Regel China)

**Arzneimittel (Medicines)**

- Arzneimittel, die von Patienten umgeleitet oder illegal importiert und auf dem Drogenmarkt verkauft werden
- Anwendungsgebiet: Arzneimittel zur Gewichtsreduktion, zur Linderung von Schmerzen oder zum Muskelaufbau (Doping) [EMCDDA 2015]
- Verkaufsraum: Missbrauch von opioidhaltigen Schmerzmitteln (Oxycontin®, „Oxys") in den USA weit verbreitet

Der jährlich erscheinende europäische Drogenbericht der Europäischen Beobachtungsstelle für Drogen und Drogensucht (EMCDDA)[8] gibt einen Überblick über die aktuelle Lage in Europa. Die EMCDDA mit Sitz in Lissabon stützt sich auf Datenquellen von Drogenprüfstellen, Abwasseruntersuchungen[9], Onlineerhebungen, Spritzenrückstandsanalysen und Krankenhausnotfalleinweisungen. Der europäische Markt an NPS steigt so rapide, dass eine Regulierung nicht ausreichend schnell erfolgen kann. Einige Länder entscheiden sich daher für die Legalisierung oder Entkriminalisierung derartiger Substanzen und setzen fernab der Strafverfolgung ihren Schwerpunkt auf Prävention, öffentliche Gesundheit und den Konsumentenschutz. [EMCDDA 2016]

Damit ein schnelles Erkennen von NPS erfolgen kann, wurde von der EMCDDA ein Frühwarnsystem (engl. *early warning system*) eingerichtet. Dieses dient der Risikobewertung und der Überwachung (engl. *monitoring*) von NPS, um bei einem hohen Risikopotenzial schnell reagieren zu können. Ebenfalls können gesammelte Hinweise die Prävention und Therapie unterstützen, denn es werden nicht nur neu auftretende und konsumierte Substanzen, sondern auch auffällige Verunreinigungen und hohe Wirkstoffkonzentrationen detektiert.[10]

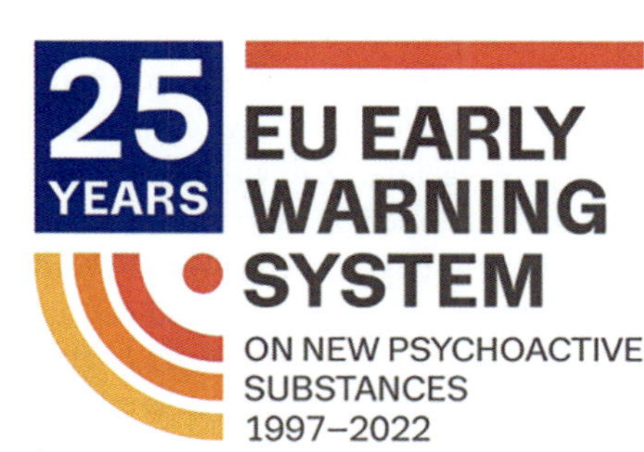


Europaweit wird beinahe wöchentlich eine neue psychoaktive Substanz gemeldet. Zu einem Rekordhoch kam es mit 101 neuen Meldungen von NPS an das europäische Frühwarnsystem im Jahr 2014. In den Jahren 2017 und 2018 stabilisierte sich die Anzahl bei 55 neuen Substanzen. Möglicherweise könnte ein Zusammenhang mit den verstärkten Regulierungen, vor allem im asiatischen Raum, bestehen. Mehr als 730 NPS wurden im Jahr 2018 kumulativ von der EMCDDA überwacht. In der Europäischen Union werden mit 15,4 % der jungen Erwachsenen (15–34 Jahre) in der Jahresprävalenz am häufigsten Cannabinoide konsumiert, gefolgt von Kokain mit 2,1 %, MDMA 1,7 % und Amphetaminen mit 1 % (Stand 2019). Dies deckt sich in etwa mit den Zahlen des deutschen Country Drug Reports von 2019. In Deutschland konsumieren 13,3 % der 18- bis 34-Jährigen Cannabinoide, 1,9 % dieser Altersklasse konsumierten Amphetamine, 1,3 % MDMA und 1,2 % Kokain. [EMCDDA 2019]

Global gesehen spielt der europäische Markt für synthetische Drogen eine tragende Rolle. Es werden sowohl in Europa hergestellte als auch geschmuggelte Waren aus anderen Ländern verkauft. Viele der „klassischen" Substanzen (Drogen) kommen aus West- und Zentralasien (Opium, Heroin), Nordafrika (Rif-Gebirge; Cannabis) und Südamerika (Kokain). NPS hingegen kommen vorwiegend aus China. Diese werden dort von Pharma- und Chemieunternehmen zum Teil im großen Maßstab synthetisiert. [EMCDDA 2019] Die Aussage über eine wichtige Rolle Europas stützt sich u. a. darauf, dass es vermehrt zu

8 EMCDDA, European Monitoring Center for Drugs and Drug Addiction

9 Da nicht nur konsumierte Drogen mit dem Urin ins Abwasser gelangen, sondern auch nicht konsumierte Reinsubstanzen, und aus Angst vor Entdeckung und Beschlagnahmung hastig heruntergespülte Drogen, stellt sich die Frage, wie verlässlich Werte aus Abwasseruntersuchungen sind.

10 Ärztekammer Niederösterreich, Drogenfrühwarnsystem, www.arztnoe.at/fortbildung/spezialfortbildungen/substitution/drogen-fruehwarnsystem (Stand 2022)

Beschlagnahmungen an den EU-Außengrenzen kommt. Die Zahl der Beschlagnahmungen von NPS stieg in den Jahren 2008 bis 2013 auf das 7-Fache an. Somit kam es im Jahr 2013 zu rund 46 730 Beschlagnahmungen von insgesamt 3,1 Tonnen NPS.

Von 2009–2019 wurden 49 neue synthetische Opioide festgestellt. Die überwiegende Mehrzahl davon (34 Opioide) ist den besonders gefährlichen Fentanylderivaten, also den potenziell tödlichen Opioiden, zuzuordnen. [EMCDDA 2015] Im Jahr 2017 gab es 300 Sicherstellungen von Carfentanyl, einem Opioid zur Betäubung von Großwild wie Elefanten und Nashörnern, welches eines der potentesten Opioide schlechthin ist. Zunehmend häufiger wird Carfentanyl in Fällen von Überdosierungen entdeckt. In Europa wurden insgesamt rund 4 kg und 250 ml Flüssigkeit von Carfentanyl sichergestellt. Das mag auf den ersten Blick wenig erscheinen, jedoch: bei einer Einzel-Dosis von 8–15 µg pro Applikation würde dies ausreichen, um fast die gesamte Einwohnerschaft von ganz Nordamerika (nicht nur die USA) einmal zu berauschen (500 000 000 Dosen). Trotz dieser besorgniserregenden Zahlen ist eine Opioidkrise, wie sie derzeit in den USA vorherrscht, in Deutschland nicht zu erwarten (▸ Kap. 16). Dennoch sind im Jahr 2019 Opioide in 85 % der Überdosierungen nachgewiesen worden. Im selben Jahr wurden 1300 Sicherstellungen von neuen synthetischen Opioiden an das EU-Frühwarnsystem gemeldet. Sowohl die Zahl an synthetischen Opioiden als auch die Zahl, Art und Verfügbarkeit von neuen Designer-Benzodiazepinen (Schlafmittel, Tranquilizer) steigen. Zudem scheint die Herstellung von synthetischen Drogen in Europa selbst zuzunehmen, denn es kommt auch vermehrt zu Sicherstellungen von Vorläuferstoffen (sogenannten „Grundstoffen") durch die europäische Polizeibehörde Europol. Die gut ausgebaute Infrastruktur nutzen Händler, um problemlos Produkte und Ausgangsstoffe über Landesgrenzen zu schmuggeln. [EMCDDA 2019]

Auch die Zahl der Verkäufe über das Internet scheint zuzunehmen. Schätzungen zufolge waren Dealer mit Sitz in der EU zwischen 2011 und 2015 für fast die Hälfte aller Drogenverkäufe im sogenannten „Darknet" verantwortlich. Anteilig spielen die Onlineverkäufe im Vergleich zum gesamten illegalen Drogenmarkt zwar derzeit noch eine geringe Rolle, aber Schätzungen zufolge steigen diese. Die Corona-Beschränkungen der Jahre 2020 bis 2022 jedenfalls haben gezeigt, wie schnell sich der Markt Richtung Internet verlagert, wenn legale Lieferketten während eines Lockdowns zusammenbrechen, in deren legalem Strom sich Drogen üblicherweise verstecken lassen. Neben dem Darknet, in dem primär BtM aber auch NPS verkauft werden, sind auch soziale Medien (WhatsApp, Facebook, Telegram etc.) und das herkömmliche Internet (das sogenannte „Clearnet") relevant. [EMCDDA 2018] So fand die Überwachung der EMCDDA 2013 insgesamt 651 Internet-Shops, die Legal Highs oder Research Chemicals verkauften. Zudem wird es noch viele weitere Shops geben, die psychoaktive Substanzen beispielsweise in Form von Nahrungsergänzungsmitteln verkaufen, die aber nicht regelmäßig von derartigen Überwachungssystemen erfasst und kontrolliert werden. [EMCDDA 2015]

# 2 Rechtliche Einordung

Niels Eckstein, Alexander Voltz

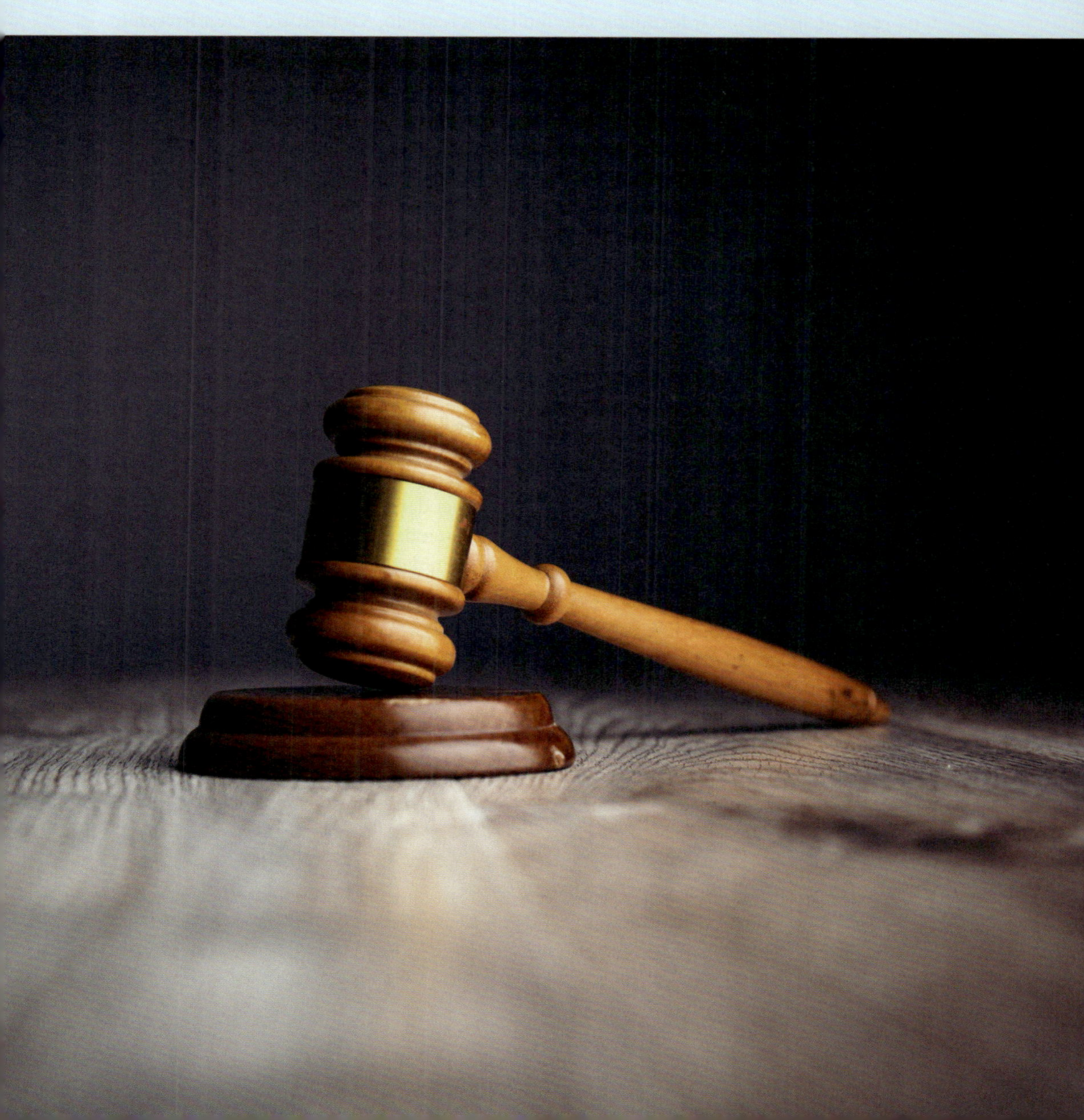

## 2.1 NpSG vs. BtMG – erlaubt, verboten, strafbar

Der direkte Vorläufer des BtMG trat erstmals im Dezember 1929 in Form des Opiumgesetzes in Kraft. Das BtMG selbst wurde im Jahr 1972 erlassen. (Schmid 2003) Es folgten zahlreiche Änderungen und Erweiterungen, die bis in die heutige Zeit anhalten.

In Anlage I zur Substanzklassifizierung, welche dem BtMG u. a. angehängt ist, sind alle nicht verkehrsfähigen Betäubungsmittel (BtM) aufgeführt. Ein Beispiel hierfür ist Lysergsäurediethylamid[1], bekannt als LSD. Ob dies sinnvoll oder hilfreich ist, sei dahingestellt. Die therapeutischen Ansätze, die mit LSD erzielt wurden, waren zwar nicht durchweg negativ, jedoch gibt es keine abschließend klinisch signifikanten Daten, die eine arzneimittelrechtliche Zulassung rechtfertigen könnten und mit der Klassifikation in Anlage I lässt sich dies wohl auch in Zukunft nicht erwarten. Die Anlage II fasst verkehrsfähige, aber nicht verschreibungsfähige Substanzen zusammen: Hierfür ist Codein als Reinsubstanz (also nicht galenisch formuliert in Tabletten, Kapseln, Tropfen o. Ä.) ein Beispiel. Dieses wird für die Herstellung zahlreicher Fertigarzneimittel benötigt.[2] Substanzen, die unter die Anlage II des BtMG fallen, dürfen nicht von einem Arzt verschrieben werden. Jedoch dürfen beispielsweise pharmazeutische Unternehmer[3] mit einer entsprechenden Genehmigung diese Substanzen zum Zweck der Weiterverarbeitung erwerben und einführen. Substanzen, die in der Anlage III des BtMG aufgeführt sind, sind verkehrsfähige und verschreibungsfähige BtM, also solche, die von einem Arzt verschrieben werden können. Eine Substanz, die in diese Kategorie fällt, ist Morphin, das einem Patienten beispielweise in Form von Tabletten verschrieben werden kann.[4]

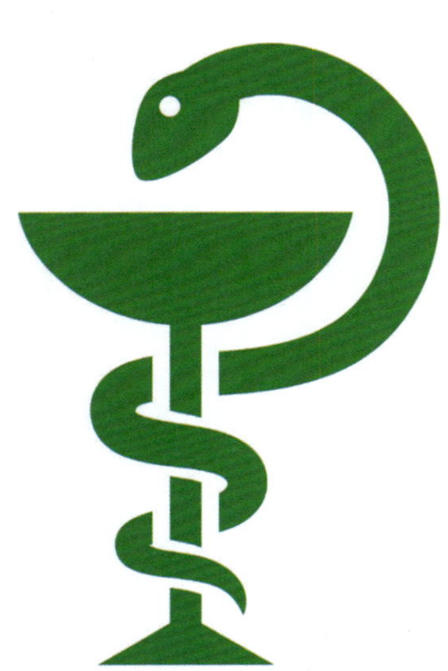

Mit dem Stand des Jahres 2023 befinden sich 464 Substanzen in den Anlagen des BtMG (◘ Tab. 2.1). Dies ist allerdings eine reine Momentaufnahme und ändert sich kontinuierlich mit nahezu jeder Sitzung des Sachverständigenausschusses für die Unterstellung unter das BtMG.

Eine Besonderheit bei der Verschreibung von BtM stellt das Abgabebelegverfahren dar. Das in eine Apotheke gelieferte BtM geht mit einem dazugehörigen Formblatt einher. Das schriftliche Abgabebelegverfahren vom Großhändler an die Apotheke besteht aus vier Teilen:

- Abgabemeldung,
- Empfangsbestätigung,
- Lieferschein und
- Lieferscheindoppel.

1 Anlage I BTMG, www.gesetze-im-internet.de/btmg_1981/anlage_i.html (Stand 2022)

2 Anlage II BTMG, www.gesetze-im-internet.de/btmg_1981/anlage_ii.html (Stand 2022)

3 Ein „pharmazeutischer Unternehmer“ ist laut § 4 AMG (18) wie folgt definiert:
Der pharmazeutische Unternehmer ist bei zulassungs- oder registrierungspflichtigen Arzneimitteln der Inhaber der Zulassung oder Registrierung […] [Quelle: Bundesministerium der Justiz, www.gesetze-im-internet.de/amg_1976/__4.html (2022)

4 Anlage III BTMG: www.gesetze-im-internet.de/btmg_1981/anlage_iii.html, (Stand 2022)

**Tab. 2.1** Anzahl der im BtMG gelisteten Substanzen und deren Zugehörigkeit zu einer der Anlagen

| Anzahl Substanzen im BtMG (Stand 2023) | |
|---|---|
| Anlage I | 175 |
| Anlage II | 202 |
| Anlage III | 87 |
| Gesamt | 464 |

Quelle: www.bfarm.de/SharedDocs/Downloads/DE/Bundesopiumstelle/Betaeubungsmittel/BtM-Stoffe.html (Stand 2023)

Dabei werden der Lieferschein und die Empfangsbestätigung mit dem BtM selbst an die Apotheke übergeben. Der Großhändler, welcher das BtM abgegeben hat, behält das Lieferscheindoppel ein, bis er die unterschriebene Empfangsbestätigung von der Apotheke erhalten hat. Nun kann das Lieferscheindoppel vernichtet werden. Es kann also zu jedem Zeitpunkt gegenüber einer Behörde dokumentiert werden, **wer**, **wann**, **an wen** das BtM übergeben hat, was ein hoher bürokratischer Aufwand ist. Lieferschein und Empfangsbestätigung müssen für je drei Jahre archiviert werden, was weiteren bürokratischen Aufwand (Zeit und Kosten) verursacht.[5] Die Abgabemeldung muss an die im Bundesinstitut für Arzneimittel und Medizinprodukte (BfArM) ansässige Bundesopiumstelle (BOPST) übermittelt werden.[6] Letztlich führt dieser hohe administrative Aufwand oftmals dazu, dass der legale BtM-Verkehr mit einer außerordentlichen Gefährlichkeit der betreffenden Substanzen assoziiert wird. In der Praxis kann beobachtet werden, dass ein und dieselbe Substanz als Liquid Ecstasy im Labor für viel gefährlicher gehalten wird als im Büro, wo sie als Klebstoffentferner jahrelang ungeschützt und für jeden zugänglich auf meinem Schreibtisch stand. In der Praxis scheint die Gefährlichkeit einer Substanz also eher subjektiv als objektiv ausgelegt zu werden. Substanzen, die unter das BtMG fallen, sind in einer ständig aktualisierten Tabelle auf der offiziellen Internetseite des BfArM zu finden, wo auch die Bundesopiumstelle ihren Sitz hat.[7] Durch das BtMG werden ganz konkret einzelne Substanzen verboten, keine Stoffgruppen. Liegt keine entsprechende Genehmigung des BfArM vor, sind der Anbau, die Herstellung, der Handel, die Ein- und Ausfuhr, die Abgabe, das Inverkehrbringen, der Erwerb und die Beschaffung verboten und strafbewehrt.[8] Das Strafmaß im BtMG ist stark abhängig von der Schwere des Straftatbestandes. So wird jeder, der ein Betäubungsmittel in einer nicht geringen Menge besitzt, es herstellt, mit ihm handelt, es unerlaubt abgibt oder verabreicht mit einer Freiheitsstrafe von mindestens einem Jahr bis hin zu 15 Jahren versehen. Das Strafmaß erhöht sich auf mindestens zwei Jahre (und kann dann nicht mehr zur Bewährung ausgesetzt werden), wenn bandenmäßiger Handel, Anbau oder Herstellung, die Abgabe

5 www.deutschesapothekenportal.de/rezept-retax/BTM/BTM-rezept-korrekte-belieferung/ (Stand 2022)

6 www.apotheke-adhoc.de/nachrichten/detail/apo-tipp/BTM-retoure-weitergabe-empfang-betaeubungsmittel-binnenhandelsverordnun/ (Stand 2022)

7 www.bfarm.de/DE/Bundesopiumstelle/Betaeubungsmittel/_node.html (Stand 2022)

8 http://ec.europa.eu/growth/tools-databases/tris/de/index.cfm/search/?trisaction=search.detail&year=2019&num=152&mLang=DE (Stand 2022)

**Tab. 2.2** Beispiele für nicht geringe Mengen ausgewählter Betäubungsmittel

| Substanz | Nicht geringe Menge |
|---|---|
| Heroin | 1,5 g Heroin-HCl |
| Cannabis | 7,5 g THC |
| Amphetamin (Speed) | 10 g Amphetaminbase |
| Lysergsäurediethylamid (LSD) | 6 mg oder 300 KE |
| Morphin | 4,5 g Morphin-HCl |
| Methylendioxymethylamphetamin (MDMA; Ecstasy) | 30 g MDMA-Base |

KE: Konsumeinheiten
Quelle: www.strafverteidiger-schueller.de/schwerpunkte/drogen-und-verhaltens-know-how/nicht-geringe-menge-g%C3%A4ngiger-btm/ (Stand 2023)

an Minderjährige, die Einfuhr von einer nicht geringen Menge (Tab. 2.2) oder die Gefährdung von Leben und Gesundheit eines anderen durch die leichtfertige Abgabe eines BtM vorliegen. Die sogenannten „geringen Mengen" werden als antizipierter Eigenbedarf des Konsumenten weniger hart bestraft als die nicht geringen Mengen, die einen Handel vermuten lassen.

Umgerechnet in Konsumeinheiten (KE) fällt auf, dass die im Gesetz definierte geringe Menge in der Stoffklasse der Opioide tatsächlich sehr gering ausfällt, während bei anderen Stoffklassen relativ viele KE-Werte noch unter den Begriff der „geringen Menge" fallen. An dieser Stelle ein einfaches Beispiel, um zu demonstrieren, wie hoch die hier angegebenen Mengen sind: 30 g MDMA reichen bei einem einmal wöchentlichen Freizeitkonsum mit einer Dosis von jeweils 150 mg für fast vier Jahre (und 150 mg sind eine relativ hohe Dosis). Zudem gibt es im BtMG strafmildernde und strafverschärfende Umstände, die das Maß der Strafe nochmals beeinflussen können. So wirkt es sich zum Beispiel strafmildernd aus, wenn der Straftäter selbst BtM-abhängig ist oder der Besitz nur zum Eigenkonsum bestimmt ist. Eine Erhöhung des Strafmaßes kann bei besonders gefährlichen Verkaufsmethoden (z. B. an Minderjährige) und bei einer besonders langen Zeit des Handels erfolgen. Durch den sich rasant entwickelnden Markt an Designerdrogen, oder – wie diese heute mehrheitlich bezeichnet werden – „Research Chemicals" (RCs), stößt das BtMG an seine Grenzen. Es ließ sich in vielen Fällen beobachten, dass eine neue Substanz auf dem Markt auftaucht und einige Monate später dem BtMG unterstellt wurde. Daraufhin wurde diese Substanz minimal modifiziert, z. B. durch eine Methylierung, Halogenierung etc., und wieder auf den Markt gebracht. Diese geringfügige Modifizierung, die in den meisten Fällen nahezu keine Veränderung des psychotropen Wirkprofils darstellt, reicht aus, um das BtMG zu umgehen. Ein wichtiger Punkt ist die durch das BtMG entstehende Blockade der Forschung an den jeweiligen Substanzen. Ist eine Substanz in die Anlagen des BtMG aufgenommen, ist eine Forschung an dieser Substanz nur noch nach Beantragung und Bewilligung einer Umgangsgenehmigung möglich. Allein das Beantragungsverfahren dauert oft mehrere Monate und selbst wenn die Genehmigung erteilt wird, muss jedes Milligramm einer Substanz lückenlos (Erwerb, Lagerung, Verbleib, Ver-

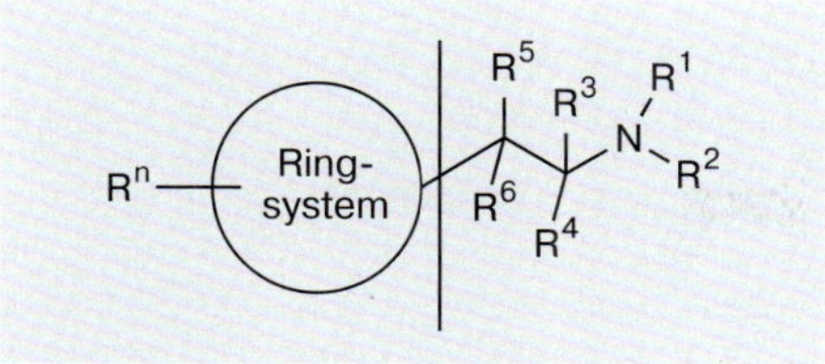

**Abb. 2.1** Grundstruktur der Phenethylamine

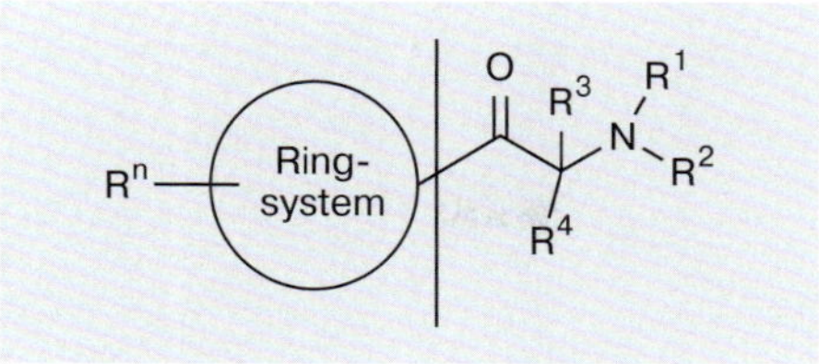

**Abb. 2.2** Grundstruktur der Kathinone

brauch, Entsorgung) dokumentiert werden. Allein der bürokratische Aufwand wirkt oftmals abschreckend genug, sodass die wissenschaftliche Untersuchung einer Substanz erschwert bzw. verzögert wird. Ein eventuell vorhandener therapeutischer Nutzen kann so nur mit massiver zeitlicher Verzögerung festgestellt werden. Man sollte sich an dieser Stelle auch darüber im Klaren sein, dass eine Substanz wie das MDMA in den USA nicht nur im Freizeitkonsum Anwendung findet, sondern auch in der Psychotherapie traumatisierter Kriegsheimkehrer (Indikation: *posttraumatic stress disorder*, PTSD). Viele andere Substanzen (Psilocybin, LSD) wurden viele Jahre lang gar nicht erst ausreichend auf einen vermuteten therapeutischen Nutzen hin untersucht. Dies ist umso erstaunlicher in Anbetracht der Tatsache, dass weder LSD noch MDMA oder Psilocybin ein dem Alkohol vergleichbares Abhängigkeitspotenzial besitzen. Erst in den letzten Jahren hat sich die Wissenschaft wieder der klinischen Erprobung der in Rede stehenden Substanzen zugewandt (▸ Kap. 20).

Aus den oben genannten Gründen der Umgehung des BtMG durch geringfügige chemische Derivatisierung wurde im November 2016 das Neue-psychoaktive-Stoffe-Gesetz (NpSG) in Kraft gesetzt. Anders als im BtMG werden durch das NpSG keine Einzelsubstanzen reguliert, sondern ganze **Stoffklassen** mit bestimmten, pharmakologisch wirksamen Strukturelementen (*lead structure*, Pharmakophor). Die drei folgenden Grundstrukturen bildeten die Basis des NpSG in seiner ersten, noch nicht erweiterten Form des Jahres 2016:[9]

- **Phenethylamin**-Grundstruktur (Abb. 2.1),
- **Kathinon**-Grundstruktur (Abb. 2.2),
- **Cannabinoid**-Grundstruktur (Abb. 2.3).

Durch das NpSG führt eine Modifikation der Substituenten nicht mehr zu einer Umgehung des Gesetzes. Die angeführten Grundstrukturen entsprechen der jeweiligen pharmakologischen Leitstruktur (engl. *lead structure*), die für den psychotropen Effekt essenziell ist. Insofern kann man die Ausgestaltung des NpSG als ein „molekular-pharmakologisch intelligentes" Gesetz bezeichnen, das dem Stand der medizinischen Wissenschaft eher Rechnung trägt als das BtMG. Im NpSG sind zahlreiche mögliche Substituenten und Ringsysteme aufgeführt. Die Substanzen müssen dahingehend überprüft werden. Um die noch bestehenden Lücken an nicht regulierten psychotropen Substanzen zu schließen, wurde im April 2019 ein Entwurf zur Ergänzung des NpSG vorgelegt. Hierdurch wurden

9 NPSG Abs. 1 und 2, www.gesetze-im-internet.de/npsg/anlage.html (Stand 2022)

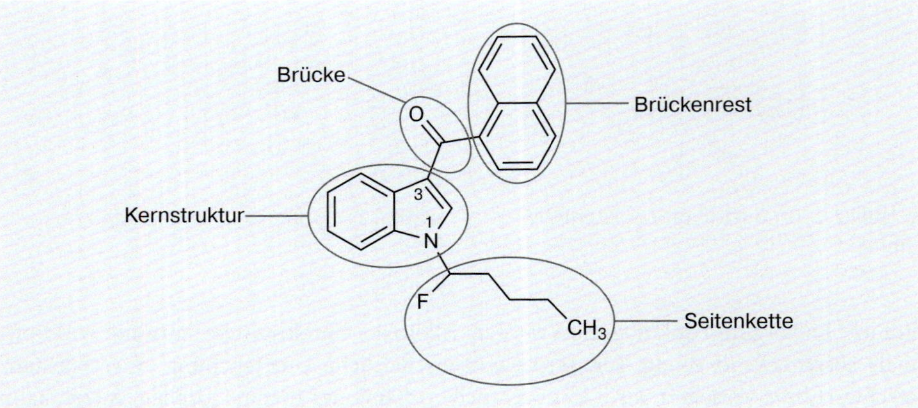

**Abb. 2.3** Grundstruktur der Cannabinoide

seitdem Substanzen mit einer der folgenden Grundstrukturen ebenfalls durch das NpSG abgedeckt:[10]

- Benzodiazepine (stark wirksame Schlafmittel, Muskelrelaxanzien, Antiepileptika und Tranquillanzien),
- Aminocyclohexylamide (Opioide der U-Reihe),
- Tryptamine (Psychedelika der LSD- und Psilocybin-Reihe).

Diese erste Gesetzesänderung erfolgte am 16. Juli 2019.

Im Juli 2021 wurden schließlich zwei weitere Stoffklassen ins NpSG aufgenommen:

- von **Arylcyclohexylamin** abgeleitete Verbindungen (Abb. 2.4),
- von **Benzimidazol** abgeleitete Verbindungen (Abb. 2.5).

Die Klasse der Arylcyclohexylamine ist schon seit Ende der 1960er-Jahre durch den Missbrauch von Phencyclidin (PCP; Angel Dust) in den USA bekannt. Ursprünglich als Anästhetikum entwickelt, haben diese – als „Dissoziativa" bezeichneten – Substanzen analgetische und halluzinogene Wirkungen. In Deutschland waren PCP und seine Derivate bis Anfang der 2000er-Jahre nicht sehr weit verbreitet. Neben der NMDA-Rezeptor-antagonistischen Wirkweise besitzen die Arylcyclohexylamine (worunter neben den von PCP

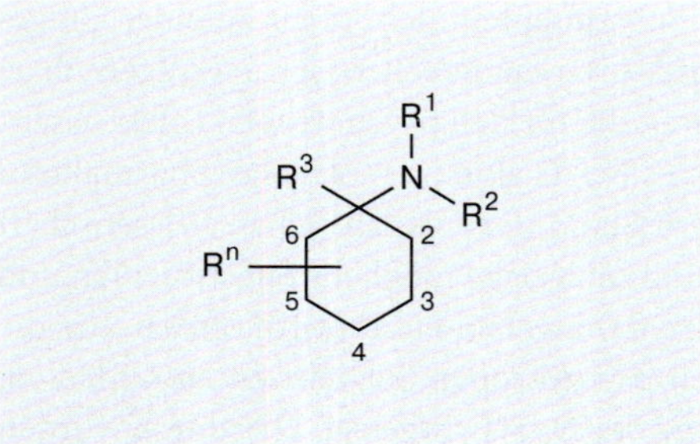

**Abb. 2.4** Grundstruktur von Arylcyclohexylamin

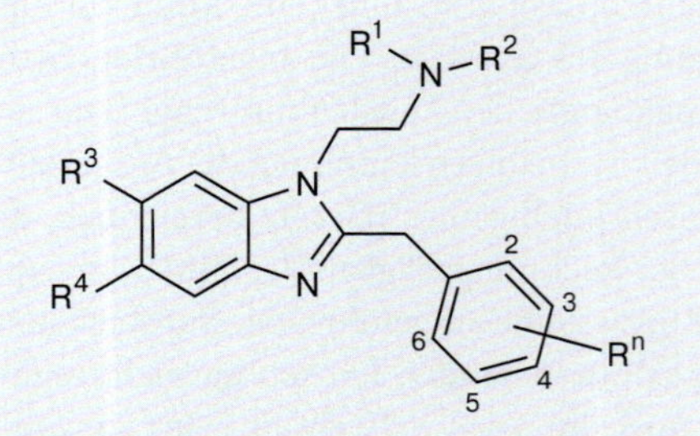


**Abb. 2.5** Grundstruktur von Benzimidazol

10 www.bundesgesundheitsministerium.de/service/begriffe-von-a-z/n/npsg.html (Stand 2022)

abgeleiteten Verbindungen auch andere Substanzen wie das Benocyclidin fallen) auch eine Dopamin-wiederaufnahmehemmende und eine μ-Opioidrezeptor-agonistische Wirkung. PCP ist nachweislich neurotoxisch und beim Konsum kann es zu Krampfanfällen und Atemlähmung kommen. Dauert der Missbrauch länger an, können schizophrenieartige Symptome auftreten, die über die Dauer des Konsums hinweg anhalten können.

Substanzen, die sich strukturell vom Benzimidazol ableiten, wie beispielsweise Isotonitazen und Etonitazen, zählen zu den synthetischen Opioiden. Diese und weitere Derivate, die überwiegend über den Internethandel vertrieben werden, haben aufgrund ihrer hohen analgetischen Potenz, die mit Morphin gleichzusetzen bzw. höher ist, ein hohes Missbrauchspotenzial. Etonitazen ist bereits in Anlage I des BtMG aufgenommen worden. Auch Isotonitazen soll mit der 32. Verordnung zur Änderung betäubungsmittelrechtlicher Vorschriften in Anlage II des BtMG aufgenommen werden. Darüber hinaus werden nun auch weitere Derivate wie Etazen, Metodesnitazen und Metonitazem durch die Aufnahme ins NpSG erfasst und verboten.

Für die Beobachtung von Designerdrogen ist, wie oben erwähnt, die EMCDDA zuständig. Diese sammelt in Kooperation mit Europol und den nationalen Knotenpunkten des REITOX-Netzwerkes Informationen und erstellt anschließend zu jeder Substanz, die bestimmte Kriterien erfüllt (s. unten), einen sogenannten *joint report* (dt. gemeinsamer Bericht). Seit 2004 wurden 25 dieser Berichte erstellt. Sie enthalten neben der chemischen und physikalischen Beschreibung der jeweiligen Substanz auch Informationen zu Konsum, Handel und Herstellung. Die joint reports werden von der EMCDDA sowohl an die Mitgliedstaaten, die EU-Kommission, als auch die Europäische Arzneimittel-Agentur (EMA) übermittelt. Anschließend kann die EU-Kommission die EMCDDA beauftragen, die möglicherweise von der neuen psychoaktiven Substanz ausgehenden Risiken zu bewerten und einen sogenannten *risk assessment report* (dt. Risikobewertungsbericht) zu erstellen, falls ein joint report Grund zu der Annahme gibt, die beschriebene Substanz könne hohe Risiken für die öffentliche Gesundheit und gegebenenfalls für die Gesellschaft darstellen. Auf Basis dieser Einschätzung können etwaige Maßnahmen zur Kontrolle und weiteren Überwachung ergriffen werden.[11]

Für die Erstellung eines joint reports zu einer NPS sollte mindestens eines der folgenden Kriterien erfüllt sein [EMCDDA 2007]:

1. Die Menge des beschlagnahmten Materials muss erheblich sein,
2. Beweise für eine Beteiligung der organisierten Kriminalität (OK),
3. Beweise für internationalen grenzüberschreitenden Handel,
4. Beweise für die Möglichkeit einer weiteren (raschen) Verbreitung,
5. eine Analogie zu besser untersuchten Verbindungen („klassischen Drogen") und
6. Hinweise auf Fälle von schweren Vergiftungen oder Todesfällen müssen vorliegen.

11 Verordnung (EU) 2017/2101 des europäischen Parlaments und des Rates vom 15. November 2017 zur Änderung der Verordnung (EG) Nr. 1920/2006 in Bezug auf den Informationsaustausch zu neuen psychoaktiven Substanzen und das Frühwarnsystem und das Risikobewertungsverfahren für neue psychoaktive Substanzen, ABL. Nr. L305/01 vom 21.11.2017, CELEX 32017R2101, www.emcdda.europa.eu/html.cfm/index96437EN.html (Stand 2022); www.emcdda.europa.eu/themes/new-drugs/early-warning (Stand 2022)

**Das REITOX-Netzwerk**

Das REITOX Netzwerk (Réseau Européen d'Information sur les Drogues et les Toxicomanies) ist das Informationsnetzwerk zu Drogen und Drogensucht der EU. Die nationalen Knotenpunkte sammeln und analysieren Daten über einheitliche Verfahren, welche der EMCDDA weitergleitet werden. In Deutschland bilden die Bundeszentrale für gesundheitliche Aufklärung (BZgA), die Deutsche Hauptstelle für Suchtfragen e.V. (DHS) und das Institut für Therapieforschung (IFT) zusammen die Deutsche Beobachtungsstelle für Drogen und Drogensucht (DBDD). Diese bildet den deutschen Knotenpunkt im REITOX-System. Insgesamt gibt es in Europa bisher 31 dieser Knotenpunkte im Netzwerk.

Das Strafmaß bei einem Verstoß gegen das NpSG unterscheidet sich hinsichtlich des Konsums stark von dem des BtMG. Im NpSG steht nicht die Bestrafung des Besitzes, Erwerbs oder Konsums, sondern die des Handels im Vordergrund. So wird derjenige, der mit NpSG-Substanzen Handel treibt, zu einer Freiheitsstrafe von bis zu drei Jahren verurteilt. Eine Freiheitsstrafe von bis zu 10 Jahren droht bei gewerbs- oder bandenmäßigem Handel, bei Verabreichung an Minderjährige oder bei fahrlässiger Gefährdung einer großen Anzahl von Personen. Dass das Verbot ganzer Stoffgruppen wie im NpSG sehr schnell zu spürbaren Ergebnissen führt, zeigt die folgende Beobachtung: Nur ein einziges Jahr nachdem das NpSG in Kraft trat, gibt es fast keine Onlinehändler mehr, die NpSG-Substanzen vertreiben, mit Sitz in Deutschland. Natürlich gibt es weiterhin Onlinehändler, die mit Sitz in einem EU-Mitgliedstaat NpSG-Substanzen vertreiben, aber auch diese liefern vermehrt nicht mehr nach Deutschland und die Beschaffung wird sichtlich erschwert. Bei den wenigen Händlern, die noch nach Deutschland liefern, ist die Auswahl an Substanzen dezimiert auf Substanzen, die nicht dem NpSG unterliegen (z. B. Nootropika oder NEM). Bei Beschlagnahmung einer Postsendung mit NPS durch den Zoll droht ein Ermittlungsverfahren wegen Bannbruchs. Bei einem Bannbruch handelt es sich um die Anstiftung oder Durchführung von Einfuhr, Ausfuhr oder Durchfuhr eines Gegenstandes entgegen einem gesetzlichen Verbot. Der ursprüngliche Begriff „Legal High" ist also nicht mehr zutreffend. NPS sind mittlerweile also eher „Illegal Highs".

## 2.2 Weitere Regulation – Das Grundstoffüberwachungsgesetz (GÜG) und die Muskatnuss

In Deutschland werden nicht nur psychoaktive Substanzen erfasst und reguliert (in der Regel einer Prohibition unterworfen), sondern auch Ausgangsstoffe, die zur Herstellung solcher Substanzen dienen können. Das Gesetz, das sich mit der Regulation von Ausgangsstoffen zur Herstellung von Substanzen mit Missbrauchspotenzial beschäftigt, ist das Grundstoffüberwachungsgesetz (GÜG)[12]. Die Einteilung der Substanzen erfolgt je nach potenziellem Einsatzzweck in drei Kategorien:

**Kategorie 1** umfasst Stoffe, die als Grundstoffe bzw. Vorstufen für missbräuchlich verwendete BtM dienen können. Ein- und Ausfuhr, Handel und Herstellung sind der Bundesopiumstelle zu melden und müssen vor Beginn der Tätigkeit genehmigt werden. Ein

12 www.gesetze-im-internet.de/g_g_2008/BJNR030610008.html (Stand 2022)

**Tab. 2.3** Grenzwerte für Substanzen der Kategorie 2, die dem GÜG unterliegen

| Substanz | Grenzwert |
|---|---|
| Essigsäureanhydrid | 100 l |
| Phenylessigsäure | 1 kg |
| Anthranilsäure | 1 kg |
| Piperidin | 0,5 kg |

Quelle: www.apothekermanagement.de/cms.php?applikation_id=33&parent_id=2&todo=showContent (Stand 2023)

Beispiel für eine Substanz aus dieser Kategorie ist das Safrol aus der Muskatnuss. Safrol kann zur Synthese von MDA (3,4-Methylendioxyamphetamin) und MDMA (3,4-Methylendioxymethamphetamin) verwendet werden.[13] Man sollte also einen guten Grund haben, wenn man mit großen Mengen Muskatnuss bei der Einreise nach Deutschland nach diesem gefragt wird. Grundstoffe der Kategorie 1 sind unter anderem:

- 1-Phenyl-2-propanon, 3,4-Methylendioxyphenylpropan-2-on, Ephedrin, Ergometrin, Ergotamin, Isosafrol, Lysergsäure, Norephedrin, Piperonal, Pseudoephedrin, Safrol, Chlorephedrin.

In der **Kategorie 2** sind Stoffe aufgeführt, die als übliche Reagenzien für die Herstellung von BtM dienen könnten. Wie bei Stoffen der Kategorie 1 sind Ein- und Ausfuhr, Handel und Herstellung registrierungspflichtig. Jedoch muss die Registrierung erst ab Überschreitung eines Grenzwertes erfolgen. Einige Grenzwerte sind in Tab. 2.3 beispielhaft aufgeführt.

Stoffe der **Kategorie 3** sind beispielsweise organische Lösungsmittel. Der Verkehr mit ihnen ist nicht wie bei Kategorie 1 und 2 rechtlich reglementiert. Es ist auch keine Endverbleibserklärung notwendig. Da es sich um viel genutzte Substanzen handelt, ist eine schärfere Regulierung nicht möglich. Ein Beispiel für eine Substanz der Kategorie 3 ist Aceton. Dieses wird, neben der Verwendung als Lösungs- und Extraktionsmittel, z. B. als Nagellackentferner verwendet. [Hart et al. 2002]

## 2.3 Arzneimittelgesetz, EuGH-Urteil und die Folgen

Die Rechtsprechung bezüglich Designerdrogen war bis vor wenigen Jahren nicht abschließend geklärt. So wurde z. B. Gamma-Butyrolacton (GBL), welches an sich kein Research Chemical ist, von einem Händler in großen Mengen eingekauft und dann in kleineren Packungsgrößen zum Zweck des Konsums an Privatpersonen verkauft. In diesem Fall

13 www.juraforum.de/lexikon/grundstoffueberwachungsgesetz (Stand 2022)

wurde GBL als Arzneimittel eingestuft, da es die nach deutschem Arzneimittelgesetz (AMG) geltenden Voraussetzungen für ein Arzneimittel erfüllte.[14]

Der Arzneimittelbegriff wird in § 2 AMG wie folgt definiert:

> „Arzneimittel sind Stoffe oder Zubereitungen aus Stoffen,
> 1. die zur Anwendung im oder am menschlichen oder tierischen Körper bestimmt sind und als Mittel mit Eigenschaften zur Heilung oder Linderung oder zur Verhütung menschlicher oder tierischer Krankheiten oder krankhafter Beschwerden bestimmt sind oder
> 2. die im oder am menschlichen oder tierischen Körper angewendet oder einem Menschen oder einem Tier verabreicht werden können, um entweder
> a) die physiologischen Funktionen durch eine pharmakologische, immunologische oder metabolische Wirkung wiederherzustellen, zu korrigieren oder zu beeinflussen oder
> b) eine medizinische Diagnose zu erstellen."[15]

Laut einem Urteil des EuGH (4. Kammer) vom 10. Juli 2014 ist diese Rechtsprechung jedoch nicht korrekt.

> „Nach alledem ist auf die Vorlagefrage zu antworten, dass Art. 1 Nr. 2 Buchst. b der Richtlinie 2001/83/EC dahin auszulegen ist, dass davon Stoffe wie die in den Ausgangsverfahren in Rede stehenden nicht erfasst werden, deren Wirkungen sich auf eine schlichte Beeinflussung der physiologischen Funktionen beschränken, ohne dass sie geeignet wären, der menschlichen Gesundheit unmittelbar oder mittelbar zuträglich zu sein, die nur konsumiert werden, um einen Rauschzustand hervorzurufen, und die dabei gesundheitsschädlich sind."[16]

Der hier angeführte Art. 1 Nr. 2 der Richtlinie 2001/83/EC besagt Folgendes:

> „Arzneimittel: […]
> b) alle Stoffe oder Stoffzusammensetzungen, die im oder am menschlichen Körper verwendet oder einem Menschen verabreicht werden können, um entweder die menschlichen physiologischen Funktionen durch eine pharmakologische, immunologische oder metabolische Wirkung wiederherzustellen, zu korrigieren oder zu beeinflussen oder eine medizinische Diagnose zu erstellen."[17]

Da der EuGH die höchstrichterliche Instanz innerhalb Europas ist, müssen sich künftige Urteile an dem Urteil des EuGH orientieren. Hierdurch tat sich eine Gesetzeslücke auf, die mit dem NpSG geschlossen wurde.[18] Die Antwort auf eine Bürgeranfrage an das BfArM bezüglich der Anwendbarkeit des AMG auf Substanzen, die weder unter das

14 www.bundesgerichtshof.de/SharedDocs/Pressemitteilungen/DE/2009/2009249.html (Stand 2022)
15 www.gesetze-im-internet.de/amg_1976/__2.html (Stand 2022)
16 https://eur-lex.europa.eu/legal-content/DE/TXT/PDF/?uri=CELEX:62013CJ0358&from=DE (Stand 2022)
17 https://eur-lex.europa.eu/legal-content/DE/TXT/?uri=CELEX:32001L0083 (Stand 2022)
18 www.bundesaerztekammer.de/fileadmin/user_upload/downloads/pdf-Ordner/Stellungnahmen/Stn_NpS-Gesetz.pdf (Stand 2022)

BtMG noch unter das NpSG fallen, lautete: „Sollte einer der genannten Stoffe darüber hinaus (z. B. in Rezepturen, im Rahmen klinischer Prüfungen) als Mittel mit Eigenschaften zur Heilung oder Linderung oder zur Verhütung menschlicher oder tierischer Krankheiten oder krankhafter Beschwerden oder zur Beeinflussung einer physiologischen Funktion verwendet werden, so entspricht dies der Legaldefinition eines Arzneimittels und die Regularien des AMG finden Anwendung."[19] Wichtig ist an dieser Antwort eher das, was nicht in ihr enthalten ist: Eine Substanz, die weder dem BtMG noch dem NpSG unterliegt und keine klinisch nachgewiesene Wirksamkeit besitzt (im Sinne eines Arzneimittels, das innerhalb seiner klinisch geprüften Indikation angewendet wird), bleibt also nur durch die europäische Verordnung 1907/2006/EC, kurz „REACH" (engl. *registration, evaluation, authorisation and restriction of chemicals*) genannt, reguliert. Diese Verordnung gilt EU-weit und befasst sich mit der toxikologischen Bewertung und der darauf basierenden Distribution von Chemikalien.

Zudem wurde zum Oktober 2021 explizit das Betreiben krimineller Handelsplattformen im Internet unter Strafe gestellt. Der „Pionier" dieser Art der Cyberkriminalität, Ross Ulbricht, Gründer der ersten Handelsplattform dieser Art (Silk Road), wurde 2015 zu zweimal lebenslänglich und weiteren 40 Jahren Haft ohne Möglichkeit einer vorzeitigen Haftentlassung verurteilt. Beim Betreiben einer kriminellen Handelsplattform handelt es sich allerdings nicht um eine im engeren Sinne pharmazeutische Regulation, sondern um einen allgemeinen Straftatbestand. Es geht hier um eine ganze Reihe inkriminierter Waren: Betäubungsmittel sind ebenso erfasst wie Waffen, gestohlene Kreditkartendaten, Kinderpornographie etc. Somit verwundert es nicht, dass es sich hierbei nicht um die Änderung oder eine Novelle eines einzelnen pharmaspezifischen Gesetzes handelt, sondern um eine Änderung bzw. Erweiterung der §§ 127 und 128 des Strafgesetzbuches (StGB).



19 Bürgeranfrage vom 4.10.18, E-Mail vom Sekretariat Abteilung Zulassung 3

# 3 Konsum – Risiken, Vorgehensweisen und Hilfe

Niels Eckstein, Alexander Voltz

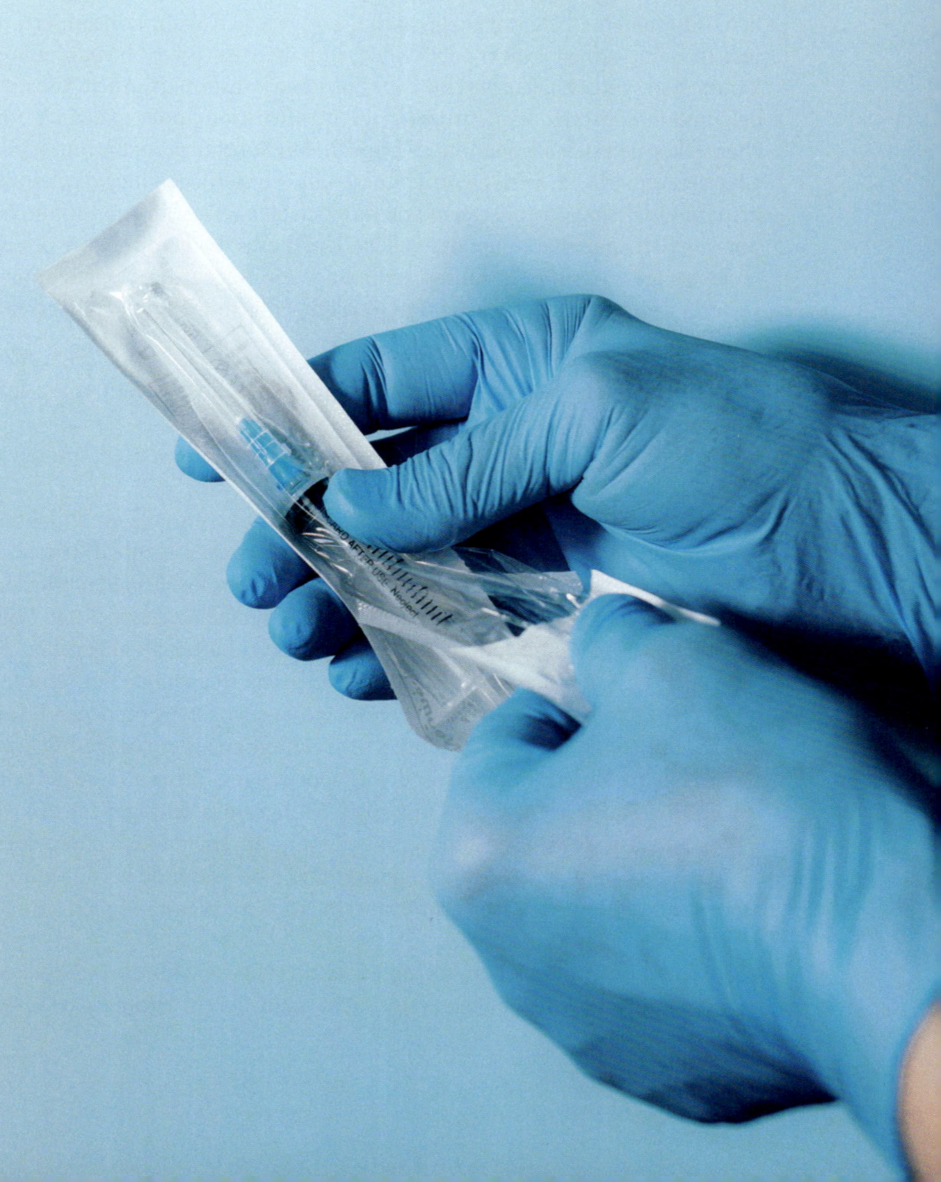

## 3.1 Safer Use

Da der Konsum psychotroper Substanzen nicht zu verhindern ist, stellt sich unter realistischen Bedingungen eher die Frage, wie man den Konsum hinsichtlich seines Gefährdungspotenzials abschwächen kann. Zu diesem Zweck wurde ein Regelwerk erschaffen. Dass der Konsum von unbekannten und nicht erforschten Substanzen ein schwer abschätzbares Risiko birgt, ist einleuchtend, doch auch für klassische Drogen bestehen erhebliche Unterschiede zwischen weniger gefährlichen und deutlich gefährlicheren Arten der Anwendung (engl. *route of administration*, RoA). Beispielsweise ist das Rauchen der freien Kokainbase deutlich stärker und schneller suchterzeugend als die nasale Applikation des Kokainhydrochlorids. Ebenso ist das intravenöse Injizieren von hochgradig verunreinigtem Heroin ungleich gefährlicher als der perorale Konsum von Opium im China vergangener Jahrhunderte („Opium-Esser"). Doch trotz der unbekannten Gefahren von unerforschten Substanzen konsumieren täglich tausende von Menschen neuartige Designerdrogen. Hinsichtlich des unbekannten Risikos ist es dabei unerheblich, ob man eine bekannte (klassische) Droge wie Kokain konsumiert, und nicht weiß, was in dem weißen Pulver tatsächlich enthalten ist, oder ob man eine gänzlich unbekannte neu synthetisierte psychotrope Substanz konsumiert. Auch jede neue Charge einer bekannten Substanz kann unerwartet hochwirksam oder gänzlich unwirksam sein, ebenso können sich sogenannte „Nester" hoher Substanzkonzentration bilden oder ganze Chargen unwirksam sein. Denn schlussendlich unterliegen illegal gehandelte Substanzen keinem Qualitätskontrollsystem wie dies beispielsweise bei Arzneimitteln mit ihren eng umgrenzten Spezifikationen der Fall ist. Um dieses Risiko durch unvorsichtigen Konsum nicht weiter zu erhöhen, sollten unbedingt die Regeln des sogenannten *Safer Use* (dt. sicherer Gebrauch) berücksichtigt werden. Folgende Punkte gilt es in jedem Fall zu beachten:

- Informationen über die Substanz sollten aus möglichst vielen unterschiedlichen Quellen eingeholt werden.
- Tripberichte vorheriger Konsumenten sollten gelesen werden, um die Wirkung besser abschätzen zu können.
- Nach Möglichkeit sollten nur Substanzen gekauft werden, deren Identität sichergestellt ist. Auch bei den von uns untersuchten Substanzen stimmte die Identität nicht immer mit der Angabe des Herstellers überein. In harmlosen Fällen wurden anorganische Substanzen wie Sand oder fein gemahlenes Sägemehl verschickt, in kritischeren Fällen Substanzen, die eine andere chemische Struktur hatten als angegeben. Solche Substanzen sind hinsichtlich ihrer Wirkungen auf den Organismus nur schwer einzuschätzen.
- Die Dosis sollte exakt auf einer Feinwaage abgewogen werden, der Toleranzbereich der Waage ist unbedingt zu beachten. Am besten eine Feinwaage mit einer Genauigkeit von einem Milligramm verwenden (Laborwaage), insbesondere bei potenten Substanzen. Bei Substanzen, die im niedrigen Milligramm oder gar im Mikrogrammbereich psychoaktiv sind (Benzodiazepine, Lysergsäurederivate, Fentanylderivate u. a. m.), sollte unbedingt eine Lösung angesetzt und eine passende Verdünnung berechnet werden, um eine sichere Dosierung zu ermöglichen. Wenn möglich sind Substanzen derart hoher Potenz zu meiden.
- Vor dem Konsum der psychotrop wirksamen Dosis sollte ein Allergietest durchgeführt werden. Dazu wird üblicherweise nicht mehr als ein Hundertstel (1 % oder weniger)

der wirksamen Dosis gewählt. Dazu sollte wiederum eine Lösung angesetzt werden. Nach dem ersten Test sollte man mindestens einige Stunden verstreichen lassen. Es sollten keinerlei immunologische (allergische) Reaktionen spürbar sein. Sollten zudem keine pharmakologischen Effekte erkennbar sein (auch keine Nebenwirkungen oder unerwünschte Effekte, die auf eine andere Substanz schließen lassen) kann die Dosierung um maximal das 10-Fache angehoben werden (zweiter Vortest mit maximal 10 % der psychotrop wirksamen Dosis). Nach diesem weiteren Test sollte man ebenfalls zumindest einige Stunden verstreichen lassen.

- Die anfängliche Dosierung sollte sehr vorsichtig gewählt werden. Berichte anderer Konsumenten sind dahingehend häufig nicht aussagekräftig. Oft liegt ein Mischkonsum mit anderen Substanzen vor. Zudem ist eine psychotrope Schwelldosis oft individuell verschieden. Eine weitere wichtige Rolle spielen die Toleranz gegenüber der Substanz und (insbesondere bei Stimulanzien) die Tachyphylaxie[1]. Daher sollte man sich immer langsam an die wirksame Dosis herantasten und dabei die Halbwertszeit und einen eventuell späteren Wirkungseintritt beachten. Ein „Nachlegen", also eine weitere Dosis der Substanz vor dem Wirkeintritt der ersten Dosis, sollte unbedingt vermieden werden, sonst droht eine Überdosis.
- Set und Setting spielen eine wichtige Rolle. Es sollte ein kontrolliertes Umfeld mit bekannten Personen vorliegen. Zudem sollten psychoaktive Substanzen nur bei einer stabilen psychischen Verfassung und in guter Stimmung angewendet werden. Besonders wichtig sind Set and Setting bei Substanzen, die Halluzinationen bzw. Pseudohalluzinationen hervorrufen (Tryptamine, Lysergsäurederivate, Phencyclidinanaloga, Ring-substituierte Substanzen der 2C-Reihe).
- Besonders bei halluzinogenen Substanzen sollte immer ein unbedingt nüchterner sogenannter „Tripsitter" (eine Begleitperson) anwesend sein.
- Bei Substanzen, die Appetit und Durst unterdrücken (Phenethylamine, Entaktogene) sollte besonders auf ausreichende Flüssigkeits- und Nahrungszufuhr geachtet werden.

Diese Grundregeln des Safer Use sollten in allen Fällen beachtet werden. Ein seriöser Ratgeber im Sinne von kumulativ zusammengetragenen Informationen ist die Website: www.neuepsychoaktivesubstanzen.de.

Ein weiterer wichtiger Punkt ist die gewählte Applikationsform der Substanz. Dabei wird oft von der *route of administration* (RoA) gesprochen. Je nach Applikationsform sind verschiedene zusätzliche Sicherheitsvorkehrungen zu beachten:

**Safer Sniffing:**

- Der perorale Konsum ist dem nasalen grundsätzlich vorzuziehen, da die Nasenschleimhäute sehr empfindlich sind. Die Schädigung der Nasenschleimhaut bis hin zur Auflösung der Nasenscheidewand ist eine oft beobachtete Nebenwirkung des anhaltenden Kokainmissbrauchs. Dies gilt jedoch ebenso für alle anderen blutgefäßverengenden Substanzen (Amphetamine, Kathinone, aber auch abschwellende Nasensprays als Arzneimittel).

1 Der Begriff der Tachyphylaxie beschreibt die Entleerung präsynaptischer Vesikel für Neurotransmitter. Sind diese Vesikel bereits weitgehend entleert und es wird neue Substanz zugeführt („nachgelegt"), ist die Wirkung schwächer als es der Konsument basierend auf der zugeführten Dosis erwartet. Diese Form der erhöhten Toleranz gegenüber der Substanz bezeichnet man als Tachyphylaxie. (▶ Infobox „Toleranz und Tachyphylaxie")

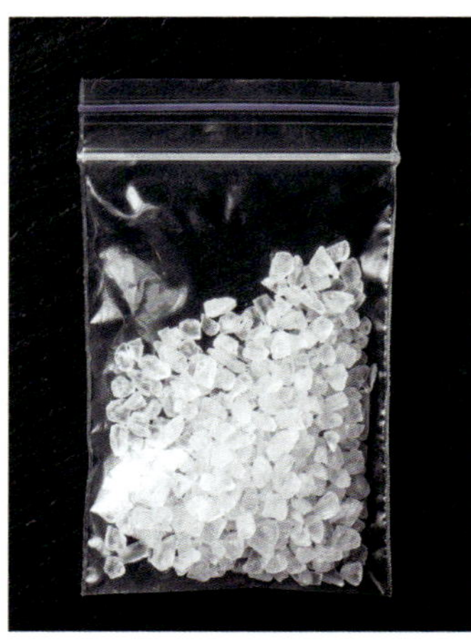

- Es sollte ein geeignetes Ziehrohr verwendet werden und keine Geldscheine, da diese eine hohe Kontaminationsgefahr bergen. Von der Verwendung von Strohhalmen sollte auf Grund der Verletzungsgefahr durch scharfe Kanten ebenfalls abgesehen werden.
- Das Ziehrohr sollte stets nur eine Person verwenden und nicht anderen zum Gebrauch überlassen werden, sonst droht eine gegenseitige Ansteckung mit Infektionskrankheiten. Nach jedem Gebrauch ist es gründlich zu reinigen und zu desinfizieren.
- Es sollte eine geeignete und möglichst harte Unterlage verwendet werden, um das Einatmen von Abrieb der Unterlage zu vermeiden.
- Die Substanz sollte so weit wie möglich zerkleinert werden, um eine unnötige Schädigung der Nasenschleimhaut durch große und scharfkantige Kristalle zu vermeiden.
- Nach der Substanzeinnahme sollte eine Nasendusche angewendet werden, um die Nasenschleimhaut von Substanzrückständen zu befreien.

Nach jedem hedonistisch motivierten Konsum einer Substanz sollte eine Pause eingelegt werden[2]. Oftmals ist ein regelmäßiger Konsum nicht nur gefährlich, sondern geht auch mit einem Wirkungsverlust einher. Erklären lässt sich dies durch die Entleerung der Neurotransmittervesikel in der Präsynapse und/oder die Desensibilisierung von Rezeptorproteinen. Die Suchtgefahr neuer Substanzen ist fast nie abschätzbar. Substanzen aus der Klasse der Opioide und Benzodiazepine sind bekanntermaßen stark suchterzeugend. Hier sollte besonders auf große zeitliche Abstände zwischen den Konsumvorgängen geachtet werden: Der Mindestzeitraum beträgt vier Wochen. Ähnliches gilt für Barbiturate und (zumindest theoretisch) auch für Alkohol.

### Toleranz und Tachyphylaxie

Für die Abschwächung der Empfindlichkeit gegenüber einer Substanz gibt es im Grunde zwei Wege. Der erste Weg wird als **Toleranz** bezeichnet. Zu einer Toleranzentwicklung kann es durch die Induktion von Enzymen kommen, die den Abbau des Stoffes beschleunigen und somit eine schnellere Ausscheidung forcieren (Barbiturate). Ebenfalls zur Toleranz kommt es bei einer Herabregulation (engl. *downregulation*) der Rezeptorpopulation durch eine unphysiologisch lange Stimulation durch die Substanz (Opioide). Auch eine Phosphorylierung eines Rezeptorproteins oder eine Entkopplung vom G-Protein führt zu einer verminderten intrinsischen Aktivität einer Substanz und nachfolgend zu einem teilweisen Wirkverlust. In beiden Fällen kann die Erhöhung der Dosis zumindest zeitweise die vorherige Wirkung wieder hervorrufen.

2 Dies steht oftmals im Gegensatz zu einem Einsatz als Arzneimittel, bei dem eine kontinuierliche Einnahme nach einem ärztlich angeordneten Einnahmeschema erfolgt (bspw. Opioide, Phenidate, Kathinone).

Anders als die Toleranz, welche ein Prozess über einen längeren Zeitraum ist, kann es auch zu einer rapiden Wirkungsabschwächung bis hin zu einem Wirkungsverlust während einer einzigen, wenige Tage andauernden Konsumphase kommen. Dies nennt man **Tachyphylaxie.** Ein Beispiel für diesen Mechanismus ist die Gabe eines indirekten Sympathomimetikums. Amphetamin wirkt (unter anderem) über die Blockade der Wiederaufnahmetransporter für Noradrenalin und Dopamin. Somit fördert es den Verbleib dieser Neurotransmitter im synaptischen Spalt. Dadurch kommt es bei einer andauernden, hochdosierten Gabe von Amphetaminen und verwandten Substanzen (Kreuztoleranz) zu einer Entleerung der entsprechenden Neurotransmittervesikel. Die Auffüllung dieser Speicher nimmt einige Wochen in Anspruch. Damit würde eine weitere Gabe von Amphetamin in kurzen Abständen nur noch zu einem schwachen oder ganz ausbleibenden Effekt führen. Nach Absetzen der Substanz kann bei erneuter Gabe nach mehreren Wochen wieder der gleiche Effekt wie beim Erstkonsum erzielt werden.[3] [Lüllmann et al. 1966]

## 3.2 Drug-Checking – eine Methode in der Diskussion



Die Illegalität von Betäubungsmitteln zieht es nach sich, dass es in diesem Marktsegment keine Qualitätskontrolle (QK) gibt wie im normalen Pharmamarkt. Im Arzneimittelmarkt spricht man von der sogenannten „Arzneibuchqualität", die aus einer intensiven Untersuchung der pharmazeutischen Qualität vor (Ausgangsstoffe), während (Inprozesskontrollen, IPK) und nach (Freigabeanalytik) der Fertigung besteht. Pharmazeutische Qualität nach § 4 des Arzneimittelgesetzes besteht aus Prüfungen von Identität, Reinheit und Gehalt. Es wird also geprüft:

- Ist das drin, was draufsteht? (Identität)
- Ist nur das drin, was draufsteht? (Reinheit)
- Ist exakt so viel drin, wie draufsteht? (Gehalt)

Das QK-System ist es, was den hohen Preis von Arzneimitteln bedingt, nicht die reine Summe der Ausgangsstoffe, die Kosten für Fertigung und die Gewinnmarge. Die hohen Preise von Drogen sind der Gier derjenigen Kriminellen geschuldet, die für das Risiko bezahlt werden, bei einem illegalen Grenzübertritt oder beim Veräußern bei Zoll oder Polizei in Erscheinung zu treten. Der Beginn und das Ende der Lieferkette sind übrigens schlecht bezahlt: Weder der verarmte Kokaanbauer in Bolivien noch der meist unterprivilegierte Straßendealer in Deutschland verdienen größere Summen am Kokainhandel. Ohne QK-System weiß man bei illegal erworbenen Substanzen nie

- was,
- in welchem Reinheitsgrad und
- in welcher Menge

in einem Pulver, einer Tablette oder Kapsel enthalten ist. Die Ungewissheit über jeden einzelnen dieser drei Aspekte kann lebensgefährlich sein. Es gab schon Verwechselungen, in denen eine komplett andere Substanz enthalten war (2C-B-Fly wurde mit Bromo-Dragonfly verwechselt, was zu Todesfällen führte), Verunreinigungen großen Schaden

3 www.gesetze-im-internet.de/btmg_1981/__3.html (Stand 2022)

anrichteten (neurotoxisch, hepatotoxisch) oder auch die Reinheit so unerwartet hoch war („Blue Magic"-Heroin), dass Konsumenten schwerste Schäden oder den Tod davongetragen haben. In verschiedenen Ländern besteht die Möglichkeit, illegal erworbene Substanzen in darauf spezialisierten Laboren untersuchen zu lassen, um die Identität zu bestätigen und eventuell vorhandene Verunreinigungen zu identifizieren. In Deutschland besteht die Möglichkeit des sogenannten „Drug-Checking" nur theoretisch in Apotheken. Dort darf eine Substanzanalyse gegen ein Entgelt durchgeführt werden. Andere Stellen sind in Deutschland nicht zur Analyse von BtM befähigt, da eine Genehmigung nach § 3 BtMG vorliegen muss. Eine Erlaubnis zum Umgang mit BtM wird vom BfArM nur für wissenschaftliche Zwecke oder zum Zwecke des öffentlichen Interesses erteilt.[4] Liegt eine solche Genehmigung nicht vor, handelt es sich um einen Verstoß gegen § 29 Abs. 1 BtMG:

> „Mit Freiheitsstrafe bis zu fünf Jahren oder mit Geldstrafe wird bestraft, wer BtM unerlaubt anbaut, herstellt, mit ihnen Handel treibt, sie, ohne Handel zu treiben, einführt, ausführt, veräußert, abgibt, sonst in den Verkehr bringt, erwirbt oder sich in sonstiger Weise verschafft …"[5]

So wurde im Jahr 1996 die Zusammenarbeit von eve&rave Münster e. V., einem Verein, der sich für die Förderung der Techno-Kultur einsetzte und nach eigenen Aussagen zur Minderung der Drogenproblematik beitragen möchte, mit der Berliner Charité durch ein eingeleitetes Strafverfahren beendet.[6]

In einigen anderen Ländern ist das Drug-Checking allerdings legal. So gibt es z. B. in Österreich die Organisation „CheckiT". Diese ist beispielsweise auf Events anzutreffen (Raves, Konzerte etc.) und wird von der Suchthilfe Wien gGmbH betrieben. Konsumenten können in das dort aufgebaute mobile Labor die erworbene Substanz bringen. Die Substanz wird, falls sie in Tablettenform vorliegt, genau dokumentiert. MDMA-Tabletten haben oft sehr spezifische Prägungen, Formen und Farben. Die Analysen werden vor Ort durchgeführt und das Ergebnis wird nach Abschluss bekanntgegeben. Dabei gibt es drei mögliche Resultate:

1. **weißer Zettel:** erwartete Substanz und Gehalt,
2. **gelber Zettel:** unerwartete, aber gängige Substanz enthalten,
3. **roter Zettel:** unbekannte oder gesundheitlich besonders gefährliche Substanz oder sehr hohe Dosierung (eine sehr hohe Dosierung ist in den letzten Jahren besonders häufig bei MDMA Tabletten zu beobachten).

Anschließend wird eine Aufklärung über Risiken und Gefahren durch einen Mitarbeiter durchgeführt.[7] Die Resultate der Analyse werden einige Tage nach der Untersuchung auf der Webseite veröffentlicht. Diese Dienstleistung wird in Österreich seit 1997 angeboten. Die deutschen Bedenken basieren auf der Annahme, dass ein solches System des legalisierten Analysierens von psychotropen Substanzen den Drogenkonsum fördern würde. In der Praxis lässt sich diese Annahme mit Daten aus Ländern, in denen Drug-Checking

4 www.gesetze-im-internet.de/btmg_1981/__3.html (Stand 2022)

5 www.gesetze-im-internet.de/btmg_1981/__29.html (Stand 2022); www.eve-rave.net/abfahrer/info.sp (Stand 2022); www.bundestag.de/resource/blob/411848/0f5bced02952c7a8be4d9f372ab06c49/WD-9-201-10-pdf-data.pdf (Stand 2022)

6 www.focus.de/politik/deutschland/ecstasy-pech-mit-glueckspillen_aid_161825.html (Stand 2022)

7 https://checkit.wien/drug-checking-2/ (Stand 2022)

erlaubt ist, nicht bestätigen. Das Gegenteil scheint eher der Fall zu sein: Wird evident, dass die Substanz nicht oder nicht in der angegebenen Menge oder Reinheit enthalten ist (sehr häufig der Fall) und wie stark gestreckt und verunreinigt Kokain in den Straßenhandel gelangt, besteht eher die Chance, dass der geplante Konsum nicht durchgeführt wird. Ein weiteres System wird z. B. von Organisationen in den USA praktiziert. Dort besteht die Möglichkeit, die Substanzen per Post und völlig anonym an das Labor zu senden. Dabei kann ein Ablauf wie folgt aussehen:

- Die Substanz muss gut verpackt zusammen mit Geld für die Dienstleistung an das Labor gesendet werden. Pulver sollte dabei in Kapseln gefüllt werden. Es werden eine Menge von 20 mg Substanz oder eine ganze Tablette verwendet, dabei darf eine Höchstmenge von 400 mg nicht überschritten werden.
- Der Preis richtet sich hierbei nach der Dienstleistung:
  - 40 US-Dollar für MDMA-Tabletten (in den USA „Molly" genannt),
  - 100 US-Dollar für MDMA-Kapseln, LSD-Blotter, RCs etc.,
  - 150 US-Dollar für Arzneimittel und pflanzliche Mittel.
- Ein Formular mit weiteren Informationen wie Kaufdatum und Region muss beigelegt werden. Diese werden später mit dem Testresultat und den Bildern der Substanz/Darreichungsform veröffentlicht. Unter welchem Substanznamen das Produkt verkauft wurde, muss ebenfalls angegeben werden. Um Verwechslungen auszuschließen, kann ein fünfstelliger Code zur eindeutigen Identifizierung hinzugefügt werden.[8]

Eine weitere Möglichkeit zur Überprüfung von Substanzen bietet die Stadt Zürich in Form eines Drogeninformationszentrums (DIZ) an. Hier wird ein stationäres Drug-Checking angeboten. Es können dienstags und freitags Proben zur Analyse abgegeben werden. Damit verbunden ist ein obligatorisches Beratungsgespräch. Die Resultate der Analysen können immer freitags ab 16 Uhr telefonisch oder per Mail abgefragt werden (Abb. 3.1).[9]

**DIZ Drogeninformationszentrum**

**Resultatauskunft für:** DIZ 13201
**Kennwort:** HTC WC
**Datum der Probe:** 09.07.2019

**Vom Labor wurden folgende Inhaltsstoffe analysiert:**

**Cocain*HCl:** 91.4 %

**Bemerkungen:**
Sonst enthält die Probe keine pharmakologisch wirksamen Substanzen, der Rest sind Streckmittel ohne Wirkung wie z.B. Milchzucker. Die von uns analysierten Kokainproben enthielten 2018 durchschnittlich 77.8 % Kokain*HCl. Die Spannweite des Kokaingehaltes reichte von 2.3 % bis 99.9 %. 35.7 % der von uns analysierten Kokainproben waren mit mindestens einer oder mehreren pharmakologisch wirksamen Substanzen gestreckt.

Allgemeine Informationen zu Kokain:
http://www.saferparty.ch/kokain.html
Ausführliche Informationen zu den Kokain-Streckmitteln:
http://www.saferparty.ch/78.html

Beim Teilen von Röhrchen und anderen Hilfsmitteln zum Sniffen besteht die Gefahr einer Infektion mit Hepatitis-C. Verwende deshalb immer deine eigenen Sniffutensilien.

Zürich, 12.07.2019

**Abb. 3.1** Resultat (exemplarisch) einer Analyse aus dem DIZ Zürich

8 www.ecstasydata.org/ecstasydata_print_submission_form_fillable.pdf (Stand 2022); www.ecstasydata.org/send_sample.php (Stand 2022)

9 https://en.saferparty.ch/angebote/drug-checking (Stand 2022)

Ein interessanter digitaler Ansatz liegt in der für Android- und IOS-Geräte verfügbaren App **KnowDrugs**. Dort werden aktuelle Analysenergebnisse mit den dazugehörigen Bildern der Tabletten oder Blotter (Papier/Pappe) veröffentlicht (o Abb. 3.2). Zudem erfolgt eine Einstufung der Analyseergebnisse und eine Warnung bei besonders hoch dosierten oder falsch deklarierten Verabreichungsformen. Dazu kommen Informationen zum Safer Use und eine umfangreiche Substanzbibliothek.

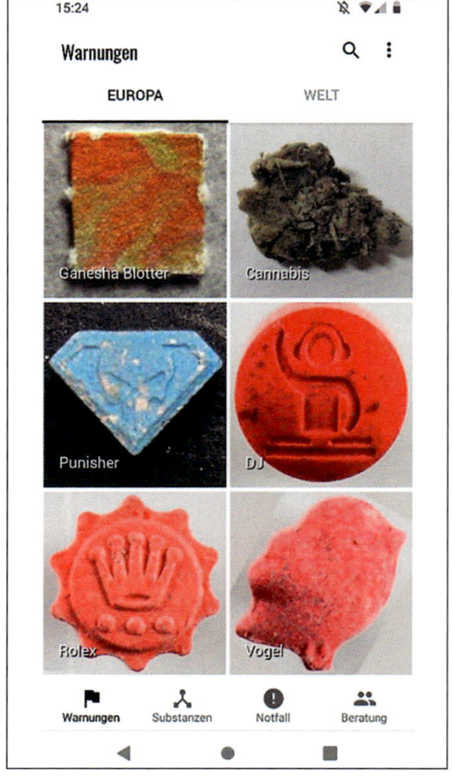


o **Abb. 3.2** Screenshots aus der App KnowDrugs

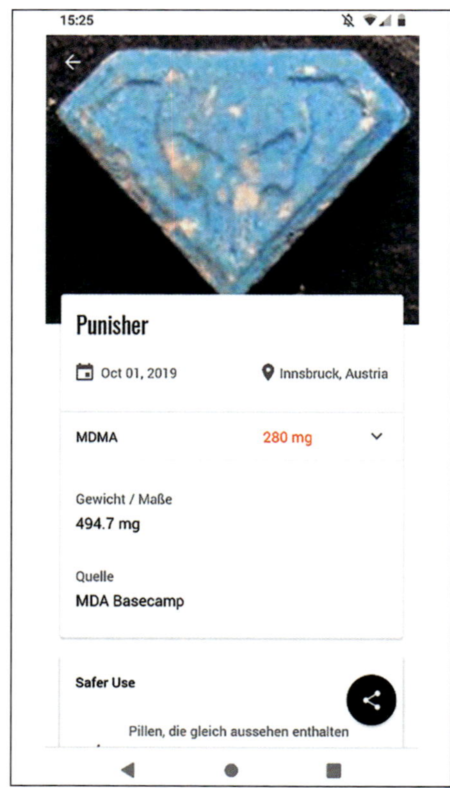


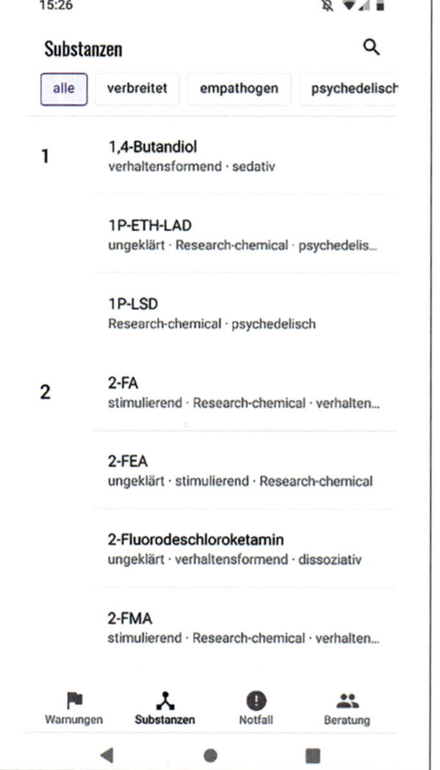

# 4 Onlinehandel und Distribution von Research Chemicals

Niels Eckstein, Alexander Voltz

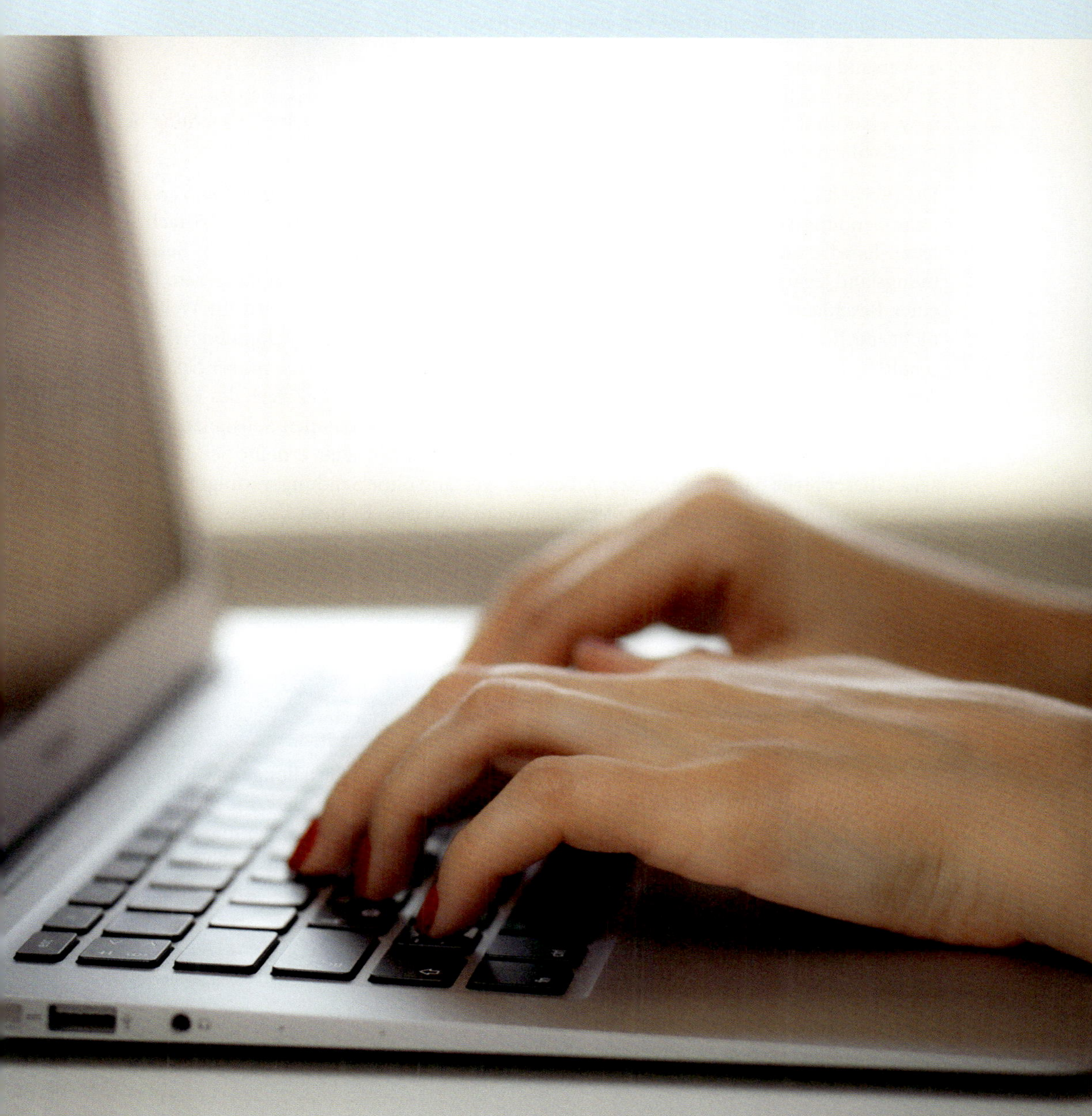

## 4.1 Versand mit Liefergarantie

Um den Versandhandel mit Designerdrogen genauer zu untersuchen, wurden im Rahmen unseres Forschungsprojektes (▸ Kap. 8) kontinuierlich Testkäufe getätigt und systematische Recherchen durchgeführt. Es kommt durchaus vor, dass sich in diesem Marktsegment Betrüger tummeln und keine Versendung der angebotenen Substanzen erfolgt. Oftmals kann man dem jedoch vorbeugen und vertrauenswürdige Anbieter (engl. *trusted vendors*) im Netz recherchieren. Interessant in diesem Zusammenhang ist, dass nach der Implementierung des NpSG in die regulatorische Landschaft nahezu alle deutschen Versender von Research Chemicals (RCs) vom Markt verschwunden sind (Ausnahme: ▸ Kap. 10) Oftmals stammten daher die Lieferungen zu den getätigten Testbestellungen nicht aus Deutschland. Ein Großteil der Substanzen wurde aus den Niederlanden versendet.

Oft bieten die Händler drei Versandoptionen an:

- Versand ohne Sendungsverfolgung,
- Versand mit Sendungsverfolgung (*track and trace*),
- Versand mit Sendungsverfolgung und garantierter Lieferung (zweite Versendung bei Beschlagnahme durch die Zollbehörden – *reship*).

Die Preise dieser Versandoptionen steigen mit dem Leistungsumfang. So ist der Versand ohne Sendungsverfolgung sehr günstig und der mit Liefergarantie in etwa 7,5-fach so teuer. Es wird zudem explizit darauf hingewiesen, dass nur Substanzen, die im Bestimmungsland legal sind, bestellt werden dürfen. So wird versucht, dem Empfänger im Falle einer Beschlagnahmung die Schuld zuzuweisen. Der Begriff „legal" wird im Weiteren nicht spezifiziert: Die Bestellung einer NpSG-Substanz kann in Deutschland für Wissenschaftler, Behörden und industrielle Zwecke, also alle Tatbestände, die im § 3 NpSG als Ausnahme definiert sind, legal und für den privaten Gebrauch zum Zweck des Konsums illegal sein. Sollte eine Lieferung mit im Bestimmungsland verbotenen Substanzen beim Grenzübertritt beschlagnahmt werden, erfolgt laut Verkäufer keine erneute Sendung. Es sei an dieser Stelle darauf hingewiesen, dass der Versand ohne Sendungsverfolgung keine Möglichkeit bietet, die tatsächliche Versendung zu beweisen. Es kann also passieren, dass ein *trusted vendor* die Gelegenheit der fehlenden Beweisbarkeit nutzt und gar keine Versendung stattfindet. Man nennt dieses Ausnutzen einer günstigen Gelegenheit im Onlinehandel mit Designerdrogen ein *occasional scamming*. Der Volksmund sagt dazu: Gelegenheit macht Diebe.

## 4.2 Diskrete Verpackung

Bei allen im Rahmen des Forschungsprojekts durchgeführten Bestellungen (▸ Kap. 8.2) waren die erhaltenen Substanzen mehrfach verpackt. Durchschnittlich war jede Substanz in einem Polyethylen-Zippertütchen mit der Strukturformel, dem Namen und der Aufschrift: „*Not for human consumption*" versehen. Mehrere Substanztütchen waren in der Mitte gefaltet und in ein weiteres, größeres Tütchen verpackt, welches sich in einem Luftpolsterumschlag und gelegentlich in Carbonpapier befand (○ Abb. 4.1).

Bei einigen Sendungen erfolgte ein Einschweißen in gleich drei Tüten. Der Grund dafür könnte die Angst vor Suchtmittelspürhunden beim Grenzübertritt sein, die wohl

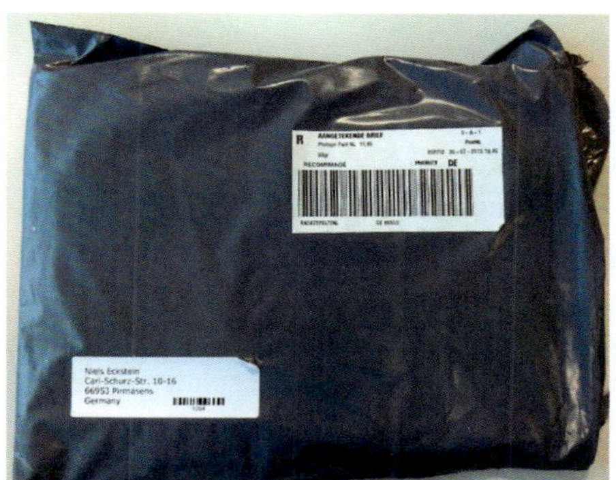


**o Abb. 4.1** Beispiel für eine erhaltene Sendung

NOT FOR HUMAN CONSUMPTION
NAME: EPT
Quantity: 100mg
HARMFUL: X(n) -R22, S2, S3, S7, S8
USE: Laboratory Reagent ONLY

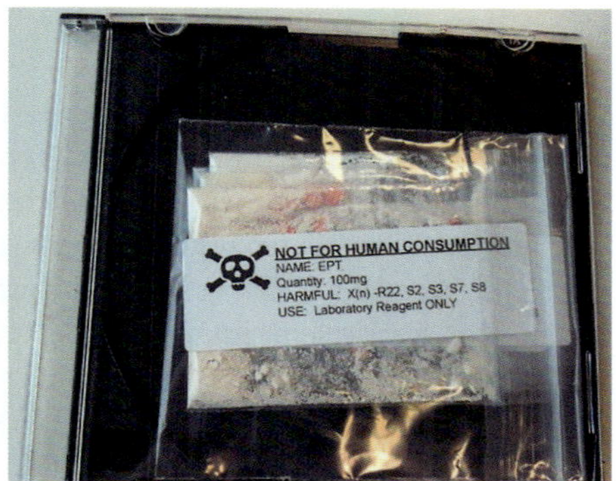

**o Abb. 4.2** In eine DVD-Hülle verpackte Substanzen

wirkungsvollste Waffe der Zollbehörden. Auch im Rahmen des Projektes wurden mehrere Sendungen erschnüffelt – der Versand ist somit für den Besteller nicht ohne Risiko.

In einem Fall bestand die Option, die bestellte Substanz in einer DVD-Hülle verpacken zu lassen. Gegen einen geringen Aufpreis wurden die einzelnen Tüten schließlich in eine DVD-Hülle verpackt (o Abb. 4.2), welche dann wiederum in einem Luftpolsterumschlag steckte. Ohne den Brief zu öffnen, konnte so nur die DVD-Hülle ertastet werden.

Zudem wurde die Adresse oft von Hand auf die Briefe geschrieben. Wahrscheinlich wurden die Briefe nicht mit gedruckten Etiketten versehen, um den Eindruck eines privaten Briefes zu erwecken und so bei Kontrollen auf Sicht nicht aufzufallen.



Doch nicht nur der Vertriebsweg an sich zeigte einige unerwartete Besonderheiten, sondern auch die vertriebenen Substanzen. So wurden extrem potente Substanzen mit wirksamen Dosen im Mikrogrammbereich, die für einen Laien ohne entsprechende Laborausrüstung nicht zu dosieren sind, als Pulver in 500 mg Einheiten verkauft. Ein Beispiel dafür ist die Substanzklasse der Benzodiazepine, auf die später noch detailliert eingegangen wird (▸ Kap. 7.2).

## 4.3 Vorsicht: Exit Scam!

Die Auswahl an Händlern für RCs im Clearnet ist groß. Doch kommt es nur in einigen Fällen überhaupt zur Lieferung der Substanzen. Da die Händler fast alle nur eine Zahlung per Vorleistung als Banküberweisung oder Bitcoin akzeptieren, muss der Käufer einen Vertrauensvorschuss gewähren. Eine Garantie für die Lieferung gibt es nicht. Oftmals bleibt es bei der Zahlung und es werden keine Substanzen geliefert. Dieses Prinzip, welches auch als „Scam" oder in großem Maßstab bei Aufgabe der Website als „Exit Scam" bezeichnet wird, findet bei einer Vielzahl der Seiten statt. Man kann dies als übliches Dilemma der Illegalität bezeichnen: In einem illegalen Marktsegment wird sich wohl niemand über den Betrug bei der Polizei beschweren. Allerdings ist dies auch beim Straßenhandel nicht unbekannt, insbesondere bei Großevents, wo Händler und Konsumenten sich nicht kennen, wird dieses Verhalten auch im klassischen Drogenhandel beobachtet.

## 4.4 Das Darknet

Das Darknet ist als illegaler Marktplatz für Drogen, Waffen, Kreditkartendaten und andere materielle sowie immaterielle Güter bekannt. Man findet dort beispielsweise auch Angebote für Auftragsmorde und Ähnliches. Hier ist es allerdings schwierig, echte Angebote von Fake-Angeboten und Betrügern (engl. *scammer*) zu unterscheiden. Immer wieder werden Angebote für Waffen und Auftragsmorde als Betrugsangebote entlarvt. Für Drogen im klassischen Sinne, also Substanzen, die unter das BtMG fallen (Heroin, Kokain, MDMA, etc.), ist das Darknet allerdings ein wichtiger Umschlagplatz geworden. In regelmäßigen Abständen werden Darknet-Plattformen, auf denen schwunghafter Handel mit Drogen getrieben wird, von den Behörden stillgelegt und die Betreiber zu hohen Haftstrafen verurteilt (Silk Road). Der Vorteil für den Drogenhandel liegt im Bezahlsystem, den Kryptowährungen. Es ist mit der entsprechenden Technologie schwierig, den Handel Bitcoin gegen BtM rechtssicher nachzuweisen. Nahezu unmöglich ist es, dies für einen einfachen Bestellvorgang **mit vertretbarem Aufwand** zu beweisen. Somit können Behörden eigentlich nur gegen die Händler mit vertretbarem Aufwand vorgehen. Denn wie kann rechtssicher bewiesen werden, dass ein Beschuldigter eine geringfügige Menge eines BtMs tatsächlich bestellt hat? Hierzu müsste die Zahlung eindeutig bewiesen werden. Oftmals kommt es vor, dass gerade im Grenzgebiet zu den Niederlanden unbescholtene Bürger oder Unternehmen mehrere Briefsendungen beispielsweise mit Kokain erhalten, weil kriminelle Banden die entsprechende Adresse als Absender illegaler Briefsendungen missbrauchen. Um einen Bestellvorgang rechtssicher zu beweisen, müsste ebenso der Bezahlvorgang nachgewiesen werden, was im Fall von Bitcoin allerdings nur mit einem elektronischen Durchsuchungsbeschluss möglich ist. Dies wiederum ist für zigtausende dieser Bestellvorgänge täglich nicht mit vertretbarem Aufwand zu bewerkstelligen.

Das Darknet ist nicht nur für kriminelle Handlungen ein idealer, weitgehend anonymer Raum. Auch für Leaks geheim gehaltener Informationen wurde das Darknet in den letzten Jahren immer bekannter. Der Ursprung des Darknets, wie es heute besteht, liegt in einer auf den ersten Blick überraschenden Quelle: Mitte der 1990er-Jahre wurde sich das US-Militär des wachsenden Potenzials des Internets bewusst. Die einfache Kommunikation über das Internet von nahezu jedem Ort der Erde aus war für Militär und Geheimdienste attraktiv. Schon damals war man sich bewusst, dass das Internet (genauer gesagt das Clearnet) kein sicherer Weg ist, um unverschlüsselte Informationen zu übertragen. Wie gefährlich dies sein kann, wurde 2022 im Rahmen des Ukraine-Krieges evident. Aus diesem Grund starteten bereits seinerzeit einige Forschungseinrichtungen des US-Militärs mit der Entwicklung eines Verschlüsslungssystems, das sowohl den Absender als auch den Empfänger der Information verbirgt. Aus nicht völlig geklärten Gründen stellte das US-Militär die neu entwickelte Software unter einer freien Lizenz der Öffentlichkeit zur Verfügung. Es besteht die Vermutung, dass ein größerer Informationsfluss das Auffinden militärischer oder geheimdienstlicher Informationsübertragung erschweren soll. Für die Pflege des Projektes ist inzwischen „The TOR Project“ zuständig.[1]

1 www.expressvpn.com/internet-privacy/tor/history/ (Stand 2022)

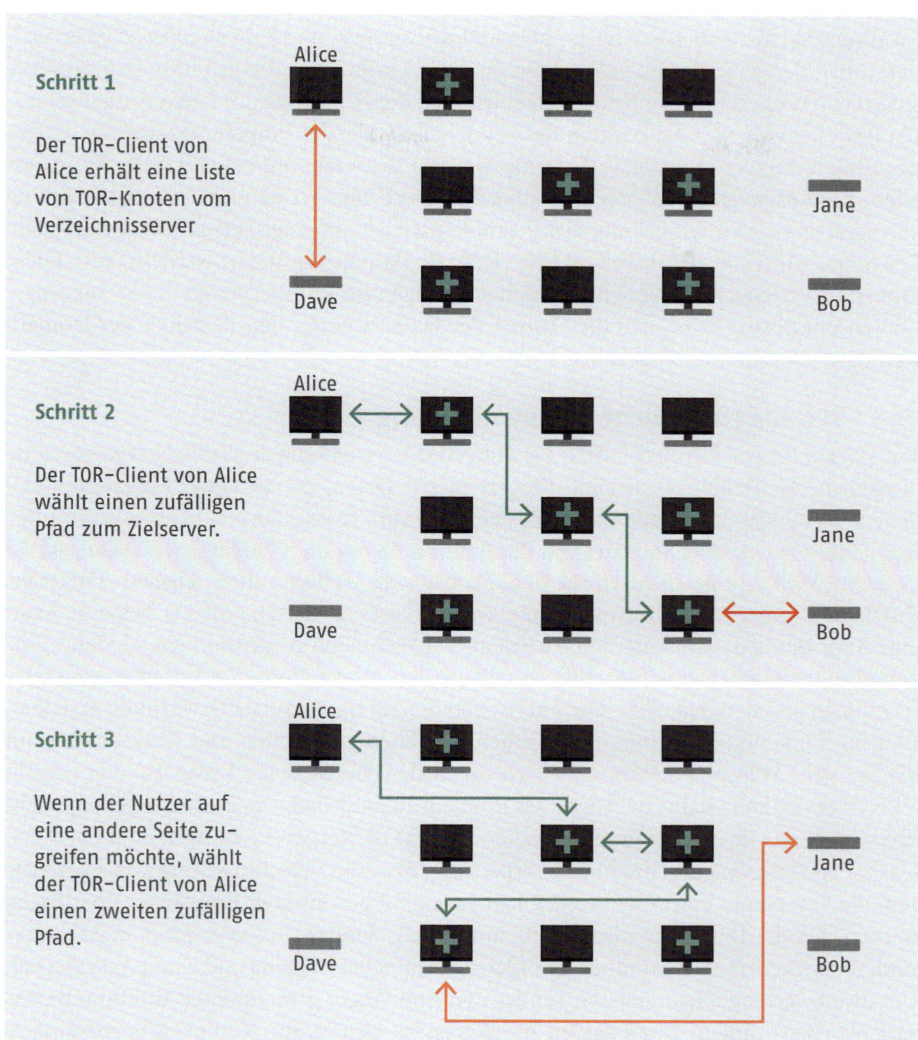


**Abb. 4.3** TOR-Client, Schritte 1–3. +: TOR-Knoten; rot: unverschlüsselte Verbindung; grün: verschlüsselte Verbindung

4

### 4.4.1 Die Anonymisierungssoftware TOR

TOR steht für den Ausdruck „The Onion Router". Das TOR-Netzwerk wird durch freiwillige Helfer unterstützt, welche die sogenannten „Knoten" (engl. *nodes*) zur Verfügung stellen. Um die Vor- und Nachteile des TOR-Netzwerkes nachzuvollziehen, muss man grob verstehen, wie dieses Netzwerk funktioniert: Am Anfang steht die Verbindung zu einem Eingangsknoten (Abb. 4.3, Schritt 1). An diesen wird die verschlüsselt zu übertragende Information gesendet. Auch alle eingehenden Informationen werden über diesen Knoten erhalten, dessen physische Position dabei keine Rolle spielt. Der Eingangsknoten leitet die verschlüsselte Information an einen weiteren Knoten weiter und dieser dann an den Ausgangsknoten (Abb. 4.3, Schritte 2 und 3). Ein wichtiger Grundsatz ist dabei zum einen, dass der Eingangsknoten nur weiß, wo **der Sender** der Information lokalisiert ist, nicht aber, wo der Empfänger lokalisiert ist, und zum anderen, dass er auch den Inhalt der verschlüsselten Information nicht kennt. Beim Ausgangsknoten verhält es sich genau umgekehrt. Der Knoten, der zwischen dem Eingangs- und dem Ausgangsknoten liegt, kennt weder die Position des Senders noch die des Empfängers und auch nicht den Inhalt der verschlüsselten Information. Ein Schwachpunkt dieses Systems ist vor allem der Ausgangsknoten, der über eine *Transport-layer-security*-(TLS-)Verschlüsslung verfügen muss. Eine Umgehung dieser Problematik ist mit einer *.onion*-Adresse möglich. Die *.onion*-Adresse stellt keine reguläre Domain dar, die registriert werden kann. Diese Domains setzen sich aus alphanumerischen Strängen zusammen, wodurch der Ausgangsknoten überflüssig wird, was die Ortung des Nutzers durch den Betreiber der Domain unmöglich macht und umgekehrt.[2]

### 4.4.2 VPN als zusätzliche Anonymisierung

Ein *Virtual Private Network* (VPN) bietet bei der Verwendung des TOR-Netzwerkes eine zusätzliche Sicherheit. Zwar sind die gesendeten Daten, die an einen Eingangsknoten gehen, verschlüsselt, es kann aber z. B. über eine vom Massachusetts Insitute of Technology (MIT) entwickelte Software von der Art und Menge der übertragenen Daten auf die besuchte Webseite geschlossen werden. So hat jede Webseite ihren eigenen Fingerabdruck, der vorher identifiziert werden muss. Ist dieses spezifische Muster bekannt, kann eine Zuordnung der Datenströme zu bekannten Webseiten vorgenommen werden.[3] Eingangsknoten können zum einen überwacht werden, zum anderen sind sie aber auch relativ einfach selbst zu erstellen. Die überwachten oder eigens zur Überwachung erstellten Eingangsknoten können nun die eingehenden Daten verarbeiten und Rückschlüsse auf die besuchte Webseite liefern, ohne den Inhalt der übertragenen Daten zu kennen. Ein VPN[4]-Service kann dabei helfen, dieses Problem zu umgehen. Der Benutzer gelangt nicht direkt über das Internet zum Eingangskonto ins TOR-Netzwerk, sondern über ein VPN. Das VPN-*Tunneling* beschreibt die Verpackung bzw. die Verschlüsselung von Datensätzen, die von einem bestimmten Absender zu einem bestimmten Empfänger übertragen werden. Da die Daten für niemanden, außer dem Sender und dem Empfänger, lesbar sind, wird eine Art „Datentunnel" gebildet, der nur einen Eingang und einen Ausgang hat. Um dies zu ermöglichen, müssen Sender und Empfänger gemeinsamen Konfigurationsvariablen zustimmen. Dazu zählen die Adresszuweisung, die Kompressionsparameter und das Verschlüsslungsprotokoll.

### 4.4.3 Handel mit klassischen Drogen im Darknet

Der Handel mit RCs spielt im Darknet nur eine sehr untergeordnete Rolle. Anders als im Clearnet sind hier wenig RCs zu finden und wenn, dann meist nur in sehr großen Mengen, oft mehrere hundert Gramm bis in den Kilogrammbereich, also zur weiteren Veräußerung gedacht. Das in ○ Abb. 4.4 abgebildete Angebot ist die kleinste erhältliche Menge der Designerdroge 3-MEC.

Das Angebot an klassischen Drogen wie Kokain (○ Abb. 4.5) und Heroin (○ Abb. 4.6) ist hingegen sehr groß. Anders als bei praktisch allen Angeboten für RCs im Clearnet

2 www.expressvpn.com/internet-privacy/tor/how-it-works/ (Stand 2022)
3 https://nakedsecurity.sophos.com/2015/08/03/can-you-trust-tors-entry-guards/ (Stand 2022)
4 https://technet.microsoft.com/pt-pt/library/cc779919(v=ws.10).aspx (Stand 2022)

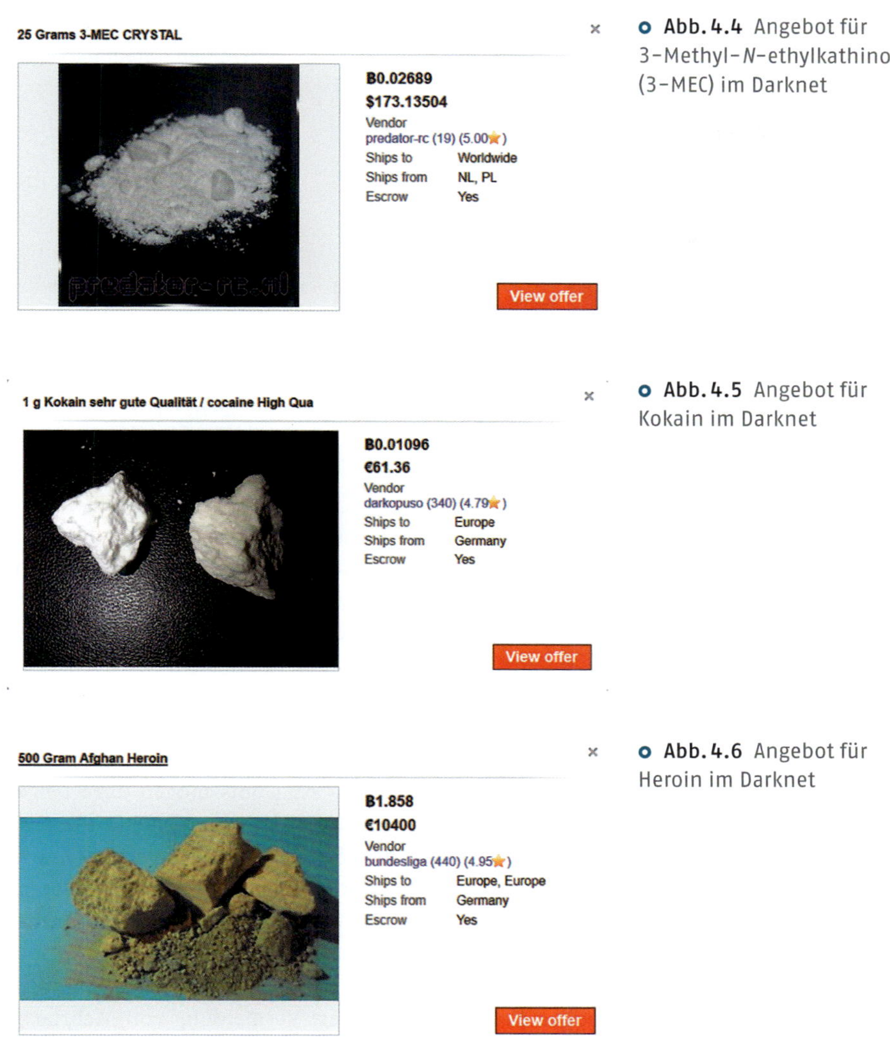


**Abb. 4.4** Angebot für 3-Methyl-*N*-ethylkathinon (3-MEC) im Darknet

**Abb. 4.5** Angebot für Kokain im Darknet

**Abb. 4.6** Angebot für Heroin im Darknet

werden klassische Drogen von Darknet-Händlern oftmals aus Deutschland verschickt. Auch werden oft große Mengen für den Weiterverkauf gehandelt (*wholesale*).

### 4.4.4 Handel mit Arzneimitteln im Darknet

Auf den anonymen Marktplätzen im Darknet werden nicht nur eine Vielzahl von Drogen angeboten, sondern auch verschreibungspflichtige Arzneimittel (Abb. 4.7). Hierbei lassen sich vor allem Arzneimittel mit einem hohen Missbrauchspotenzial finden. Die Angebote gehen von Dopingsubstanzen wie Testosteron über sogenannte „Roofies", also Flunitrazepam, bis hin zu Opioiden und Barbituraten. Häufig stammen die Angebote aus dem osteuropäischen Ausland. Die rechtliche Verfolgung der Händler gestaltet sich schwierig, da sich diese durch die Anonymität des Darknets schützen. Hin und wieder kommt es

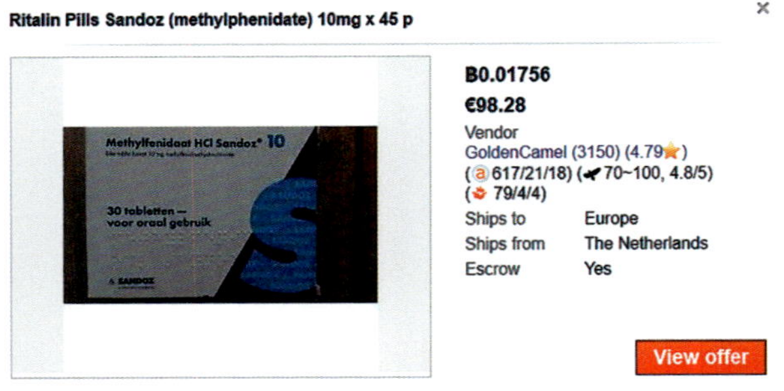


**Abb. 4.7** Angebot für Methylphenidat im Darknet

allerdings auch zu Fahndungserfolgen. Der Großteil der Arzneimittelhändler im Darknet kann aber wohl relativ ungestört ihrem illegalen Geschäftsmodell nachgehen.[5]

### 4.4.5 Bitcoin als Zahlungsmittel

Der **Bitcoin** (Abb. 4.8) ist zurzeit die meistgenutzte Kryptowährung. Anfang Oktober 2018 waren über 17 Millionen Bitcoins mit einem Stückpreis von ca. 5700 Euro im Umlauf. Während der Corona-Pandemie stieg der Bitcoin-Preis allerdings auf ein extrem hohes Niveau von 50 000 Euro oder mehr pro Bitcoin an. Während des ersten Lockdowns 2020 brachen traditionelle Lieferketten zusammen und damit auch der Nachschub an psychotropen Substanzen, die sich im legalen Warenstrom verstecken. Spekulationen mit Kryptowährungen und die Verengung des Angebots mögen dazu beigetragen haben, dass der Bitcoin-Preis so extremen Schwankungen unterworfen war (und ist). Erstmals veröffentlicht wurde das Funktionsprinzip bzw. die Idee zum Bitcoin-System im Jahre 2008 von einem Entwickler, der unter dem Pseudonym Satoshi Nakamoto tätig war.[6] Die Kryptowährung Bitcoin beruht auf dem Prinzip der Blockchain.

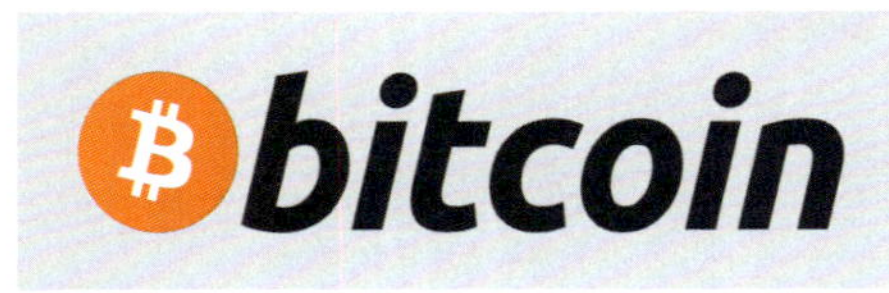


**Abb. 4.8** Bitcoin

Die wichtigsten Punkte für eine funktionierende und sichere Kryptowährung sind die eindeutige Zuweisung zum richtigen Empfänger und eine Vermeidung von Mehrfachzahlungen mit dem gleichen Geldwert. Dazu wird eine dritte Partei benötigt, die den Zahlungsverkehr zwischen Sender und Empfänger kontrolliert. Da im Bitcoin-System auf die üblichen Institutionen wie Banken verzichtet wird, kommt an dieser Stelle die Blockchain ins Spiel. Die **Blockchain** ist eine Datenbank, die die Zahlungshistorie jedes Bitcoins, der im Umlauf ist, enthält. Durch die Blockchain wird betätigt, wer der rechtmäßige Besitzer des Bitcoins ist. Diese Blockchain wird an Tausende von Computern weitergegeben und ist somit von jedem kontrollierbar. Durch eine komplexe Verschlüsselung bietet dieses System einen hohen Grad an Vertrauenswürdigkeit und Sicherheit. Allerdings ist der Energieverbrauch durch diese Technologie vergleichsweise hoch.

Das Blockchain-Prinzip lässt sich mithilfe eines einfachen Beispiels besser begreifen:

5 www.aerzteblatt.de/archiv/173358/Darknet-Handel-Die-Apotheken-der-digitalen-Unterwelt (Stand 2022)

6 https://bitcoin.org/bitcoin.pdf (Stand 2022)

Der Sender und der Empfänger der Bitcoin-Zahlung besitzen ein **Bitcoin-Wallet**, also eine Art digitalen Geldbeutel, in dem Bitcoins gespeichert werden können. Die Wallets greifen auf die Blockchain zu, ohne dabei die Identität der Nutzer preiszugegeben. Das Wallet des Senders schlägt eine Änderung der Blockchain vor, was dazu führen würde, dass das Wallet des Senders leerer und das des Empfängers voller wird. Der Prozess geht dabei innerhalb des Bitcoin-Netzwerkes durch mehrere Schritte, um die Änderung der Blockchain zu bestätigen. Dabei wird durch die verschiedenen Knoten überprüft, ob der Sender der Zahlung auch der Besitzer des zu sendenden Bitcoins ist. Wenn es keine Unstimmigkeiten gibt, kommt es zur Erstellung eines neuen Blocks in der Blockchain. Dabei wird der Block kryptographisch verarbeitet und in eine Reihe von Zeichen mit einer definierten Länge umgewandelt. Das Produkt aus diesem Prozess wird als **Hash** bezeichnet. Dabei kann man durch die erzeugende Hash-Funktion leicht von den Daten auf den Hash schließen. Der umgekehrte Vorgang ist unmöglich. Aus dem Hash kann nicht auf die Daten geschlossen werden. Der Hash enthält zwar keine Daten, ist aber einmalig, also eine Art sicherer Code. Bereits kleinste Änderungen im Block würden zu einer Änderung des Hashs führen. Ein Betrug ist somit aller Wahrscheinlichkeit nach ausgeschlossen.[7] Dennoch bietet der Bitcoin keine vollständige Anonymität: Da die Blockchain für jeden einsehbar ist, können jegliche Transaktionen zurückverfolgt werden. Bitcoins müssen mit regulären Währungen oder anderen Kryptowährungen erworben werde. Es sind somit immer Eingänge zu dem jeweiligen Wallet vorhanden. Diese Einzahlungen können zurückverfolgt werden, was die Anonymität der Beteiligten zerstört.[8] Dies lässt jedoch keine Rückschlüsse auf einen Kauf von Drogen oder generell illegalen Gütern zu, da mit Bitcoin auch legale Transaktionen durchgeführt werden.

4

### 4.4.6 Bitcoin Laundrys im Darknet

Bisher war das beschriebene Erwerben und Verwalten von Bitcoins legal, das vorliegende Kapitel jedoch bildet den Übergang zum illegalen Agieren, basierend auf dem Straftatbestand der Geldwäsche (engl. *money laundering*). Eine Möglichkeit, die Anonymität zu wahren, sind sogenannte „Bitcoin-mixing-Dienste". Diese bieten gegen eine Gebühr von ca. 5 % das „Waschen" der Bitcoins an. Im Gegensatz zur klassischen Geldwäsche im Nachgang von Drogendeals wird hier im Vorhinein eine Geldmenge anonymisiert (was bereits illegal ist). Dazu werden der gewünschte Betrag und die Gebühr in Form von Bitcoins oder einer anderen Kryptowährung vom eigenen Wallet aus an den Mixing-Dienst gesendet. Dieser sendet dann einen anderen Bitcoin (bzw. den Teil eines Bitcoins) an ein vorher angegebenes Wallet weiter, welches nicht mehr mit der Identität des Absenders in Verbindung steht. Der Nutzer des Mixing-Dienstes erhält dadurch einen Betrag in Bitcoin, bei dem durch die Blockchain nicht auf die Identität des Nutzers geschlossen werden kann.[9] In Deutschland und vielen anderen Ländern sind diese Dienste illegal, da es sich juristisch um Geldwäsche handelt.[10]

---

7 www.economist.com/briefing/2015/10/31/the-great-chain-of-being-sure-about-things (Stand 2022)

8 https://coinrivet.com/bitcoin-transactions-can-be-tracked/ (Stand 2022)

9 www.btc-echo.de/bitcoin-transaktionen-anonymisieren-mit-coinmixer/ (Stand 2022)

10 www.heise.de/newsticker/meldung/Anonymitaet-beim-Bitcoin-Mixing-Dienst-Bitmixer-io-eingestellt-3783848.html (Stand 2022)

# B
# Spezieller Teil

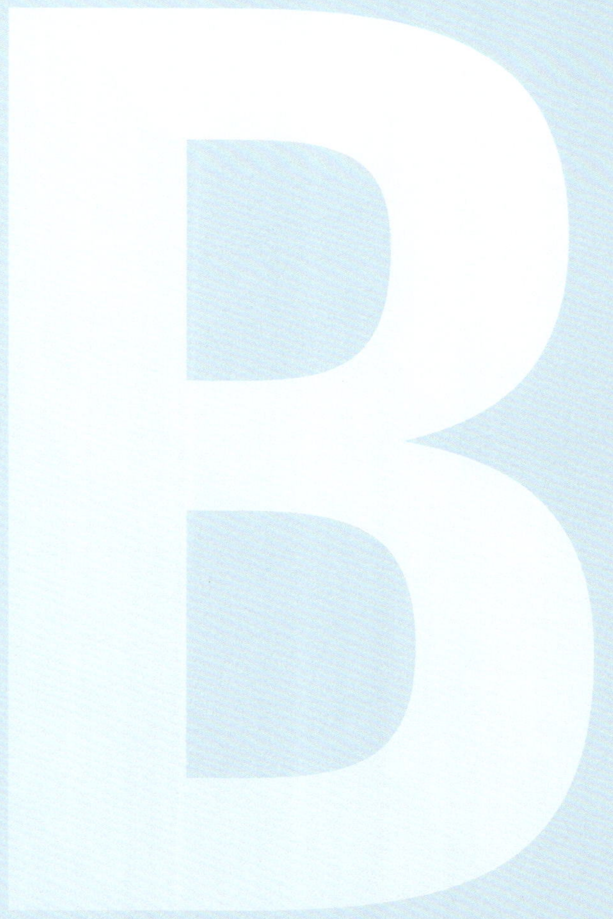

# 5 Neurobiologische Grundlagen der Abhängigkeit

Niels Eckstein, Meike Grzonka

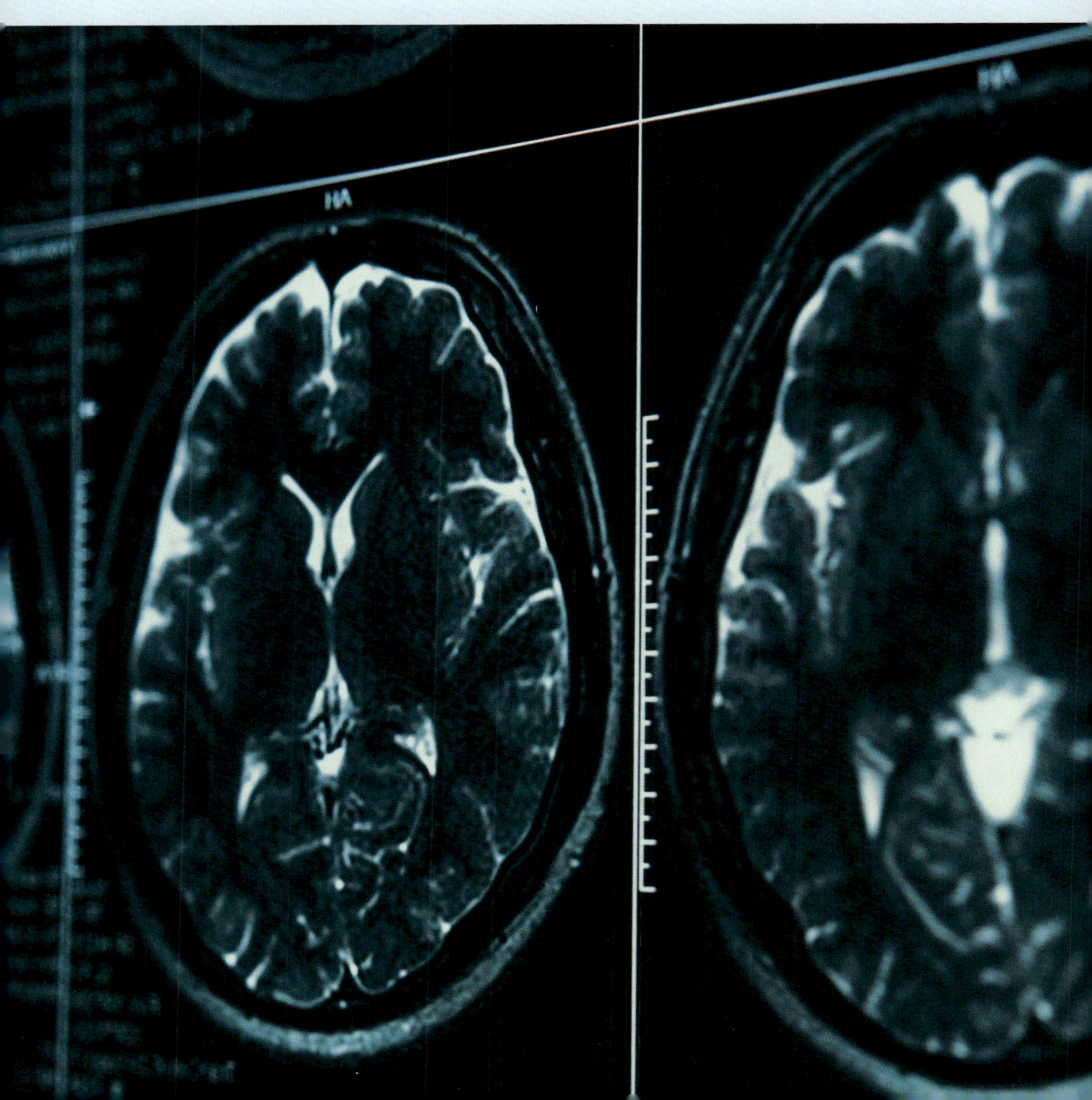

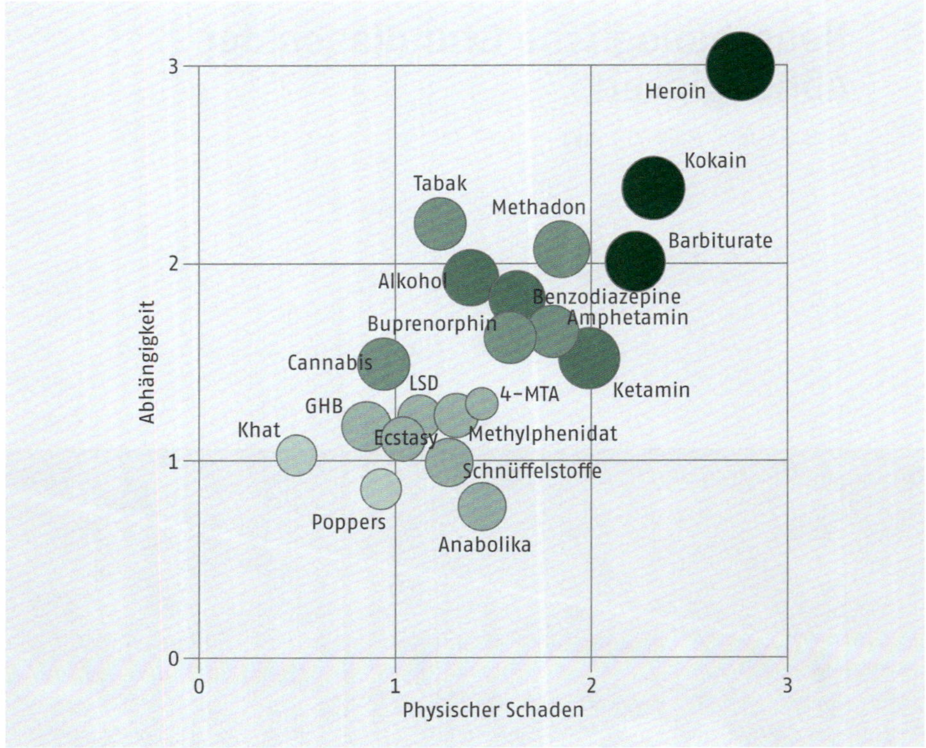


**Abb. 5.1** Grafische Darstellung von Abhängigkeit und physischem Schaden verschiedener psychotroper Substanzen. Die Kreisdurchmesser sind auf das mittlere soziale Schadenspotenzial skaliert (z. B. bei Barbituraten 2,00; bei Methylphenidat ca. 1) . Nach Nutt et al. 2007

Eine Abhängigkeitserkrankung, früher (und heute) im allgemeinen Sprachgebrauch noch trivial „Sucht“ genannt, wird im ICD-10, das von der Weltgesundheitsorganisation (WHO) herausgegeben wird, als **Abhängigkeit** (engl. *addiction*) bezeichnet. Die Diagnose Abhängigkeit sollte nur dann gestellt werden, wenn mindestens drei der folgenden Kriterien gleichzeitig während des letzten Jahres vorhanden waren:

- ein **starker Wunsch** oder eine Art Zwang, psychotrope Substanzen zu konsumieren (oder, bei nicht substanzbezogenen Abhängigkeiten, ein bestimmtes Verhalten zu wiederholen),
- **verminderte Kontrollfähigkeit** in Bezug auf den Beginn, die Beendigung oder die Menge des Konsums,
- ein **körperliches Entzugssyndrom** bei Beendigung oder Reduktion des Konsums, nachgewiesen durch substanzspezifische Entzugssymptome oder durch die Aufnahme der gleichen oder nahe verwandter Substanzen, um Entzugssymptome zu vermindern oder zu vermeiden,
- Nachweis einer **Toleranz gegenüber der Substanz**, im Sinne von erhöhten Dosen, die erforderlich sind, um die ursprüngliche, durch niedrigere Dosen erreichte Wirkung hervorzurufen,

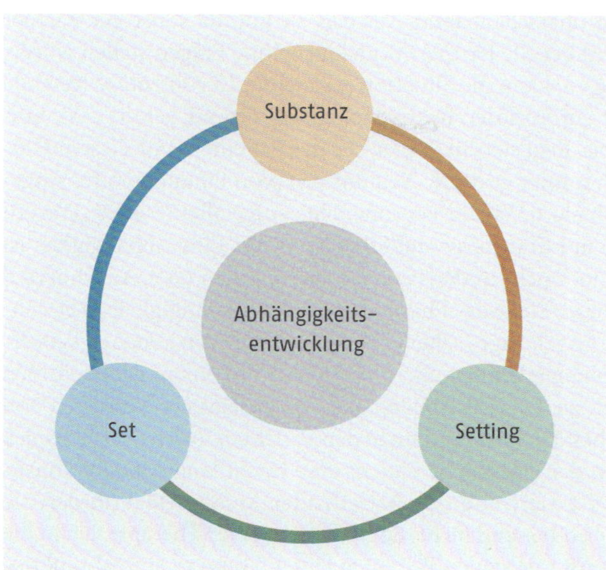


**o Abb. 5.2** Beeinflussende Faktoren einer Abhängigkeitsentwicklung: Substanz, Set und Setting

- **fortschreitende Vernachlässigung anderer Vergnügungen oder Interessen** zugunsten des Substanzkonsums sowie ein erhöhter Zeitaufwand, um die Substanz zu konsumieren oder sich von den Folgen zu erholen,
- **anhaltender Substanzkonsum** trotz des Nachweises eindeutig schädlicher Folgen.



Abhängigkeitserkrankungen lassen sich in substanzbezogene und nicht substanzbezogene Erkrankungen unterteilen. Die Liste der Beispiele für Substanzen ist dabei lang: Heroin, Kokain, (Meth-)Amphetamin, Kathinone, Alkohol, Tabak, Benzodiazepine, Barbiturate, Opioide usw. Die Fähigkeit einer Substanz, eine Person zum wiederholten Konsum zu veranlassen, wird Abhängigkeits- bzw. Suchtpotenzial genannt. David Nutt hat das Abhängigkeitspotenzial in Bezug auf den physischen Schaden verschiedener psychotroper Substanzen in einer Grafik dargestellt (o Abb. 5.1).

Substanzen, die im Gehirn eine sehr schnelle Anflutgeschwindigkeit besitzen, und somit zu einer schnell einsetzenden Euphorie führen, werden als sehr stark suchterzeugend eingestuft. Zusätzlich spielt die Konsumform eine Rolle, da die Substanzen bei intravenöser Injektion (sofortige hundertprozentige Bioverfügbarkeit) oder Inhalation schneller im Gehirn anfluten als bei oralem Konsum (bei letzterem besteht zudem ein First-Pass-Effekt). Neben der Substanz müssen jedoch auch gewisse „Umgebungsbedingungen" vorhanden sein, die eine Einnahme wahrscheinlicher machen und dadurch ebenfalls einen Einfluss auf die Abhängigkeitsentwicklung haben (Substanz, Set und Setting; o Abb. 5.2): Gerade ein „Rückzugsverhalten", also das Isolieren von sozialen Kontakten, ist bezeichnend für die Entwicklung einer Abhängigkeitserkrankung. Der Patient zieht sich zurück, um konsumieren zu können, was anderenfalls den Eltern, dem Partner, Freunden etc. auffallen würde. Insofern ist diese sogenannte „soziale Kontrolle" von entscheidender Bedeutung bei der Stabilisierung von Patienten und deren Wegfallen kann ein entscheidender Auslöser (ein Auslöser, nicht ein Grund!) für eine Konsumperiode sein. Als Beispiel: Eine Person trinkt kontinuierlich Alkohol, kann sich allerdings noch so weit beherrschen, dies nur abends und in überschaubarem Ausmaß zu tun, da sonst der Partner (oder in der Praxis deutlich häufiger die Partner*in*) unangenehme Fragen stellen würde. Steht eine Trennung/Scheidung an, kann die Situation eskalieren. Der so zutage tretende Auslöser ist allerdings stets nur ein Auslöser. Der pathologische Grund, gerade auch hinsichtlich einer kausalen Therapie, liegt stets in der Psyche des Patienten. Vor diesem Hintergrund ist auch eine wie auch immer geartete „Schuldfrage" von Freunden oder Angehörigen in diesem Zusammenhang („Warum ist mir nichts aufgefallen?" oder „Warum habe ich nichts gesagt/getan?") nur destruktiv und führt zu nichts. Eine Abhängigkeit ist ein autoaggressives Verhalten und nicht in der Person von Freunden oder Angehörigen begründbar. Allerdings ist an dieser Stelle das Phänomen der Co-Abhängigkeit zu erwähnen. Dies betrifft vornehmlich Angehörige (seltener auch Freunde) von abhängigkeitserkrankten Personen. Die Co-Abhängigkeit hat allerdings nichts mit einem gemeinsamen Konsum oder Konsum generell zu tun. Co-Abhängigkeit beschreibt ein Verhalten von nahestehenden Personen, welches die Sucht und nicht den Patienten fördert. Als Beispiel: Wenn eine Partnerin, nachdem der eigentliche Patient eine Nacht lang Alkohol konsumiert hat, den Arbeitgeber kontaktiert und den Betreffenden krankmeldet, fördert sie dadurch nur weitere Konsumepisoden und nicht die Einleitung einer Therapie. Denn die Take-Home-Message an den konsumierenden Patienten lautet: Wenn es einmal funktioniert hat, wird es dies auch wieder tun. Dies ist allerdings nicht dem Fehlverhalten des Konsumierenden zuzuordnen, sondern demjenigen der Angehörigen, der vermeintlich „aus der Patsche hilft". Dieses Verhalten bezeichnet man als Co-Abhängigkeit. Oftmals betrifft dies besonders empathische Partnerinnen und nicht selten ist es so, dass Abhängige sich geradezu intuitiv co-abhängige Partner/Innen zu suchen scheinen. Doch wie gesagt: auch hier ist keine bösartige Strategie im Spiel, vielmehr scheinen sich bestimmte Konstellationen unintendiert zu suchen und zu finden, was zu einem Problem werden kann.

Hinsichtlich der suchterzeugenden Wirkung bestimmter Substanzen und deren Einnahmeumgebung muss allerdings eine Differenzierung vorgenommen werden. „Partydrogen", wie MDMA, die sporadisch am Wochenende auf einer Party eingenommen werden, stehen dabei in keinem Verhältnis zu beispielsweise Heroin oder Kokain, die von Konsumenten in stressigen Lebenslagen (hochrangige Jobs, Familie, Privatleben) konsumiert werden, um in einer von Leistungsdruck geprägten Gesellschaft ihren Alltag meistern zu können. Auch legale Substanzen wie Tabak und Alkohol haben ein deutlich höheres Abhängigkeitspotenzial als etwa Cannabis. Allerdings werden das tägliche Feierabendbier und die Zigarette gesellschaftlich akzeptiert, eine Cannabis-Zigarette jedoch nicht.

Es wäre jedoch falsch, allein der Substanz die suchterzeugende Wirkung zuzuschreiben. Denn neben den substanzbezogenen Abhängigkeiten existieren, wie bereits in ▸Kap. 1 erwähnt, auch nicht substanzbezogene Abhängigkeiten, wie beispielsweise die

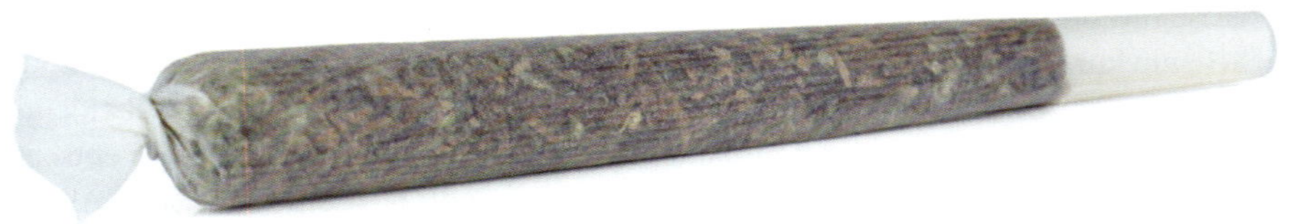

Kauf- oder Spielsucht. Diese können durch Verlust des gesamten Vermögens, Gefährdung des Arbeitsplatzes, Generierung hoher Schulden bis zur persönlichen Insolvenz und Verlust der Beziehung zu Familie und Freunden bis hin zum Suizid führen. Zudem gibt es Erkrankungen, gegen die nicht einmal mit Abstinenz vorgegangen werden kann: Essstörungen (z. B. die Anorexia nervosa). Hier ist das Weglassen der abhängigkeitsauslösenden Komponente keine Lösung, es muss zwingend der richtige Umgang damit erlernt werden.

## 5.1 Körperliche vs. psychische Abhängigkeit

Der menschliche Organismus kann sich einem kontinuierlichen Konsum anpassen und seinen Stoffwechsel bis zu einem gewissen Grad so umstellen, dass er die Substanz zum „normalen" Funktionieren benötigt. Wird diese Substanz abrupt abgesetzt, macht sich die körperliche Abhängigkeit durch Stoffwechselstörungen und Entzugserscheinungen, wie im Fall der Opioide durch Zittern, Schweißausbrüche, Schmerzen, Magenkrämpfe, Diarrhoe u. a. m., bemerkbar. Diese Symptome können durch erneuten Konsum der Substanz sofort wieder verschwinden. Ein weiteres Anzeichen für eine körperliche Abhängigkeit ist eine Toleranzentwicklung. Das heißt, dass der Organismus Mechanismen aktiviert hat, die der kontinuierlichen Intoxikation entgegenwirken und zunehmend mehr der missbrauchten Substanz bewältigen kann. Dies ist typischerweise der Zeitpunkt, an dem die Dosis gesteigert wird: Die Phase der Dosis-Eskalation setzt ein.

Bei einer psychischen Abhängigkeit verspüren die Konsumenten ein unwiderstehliches und krankhaftes Verlangen nach der Substanz. Dieses Gefühl wird auch als „Craving" bezeichnet. Die Konsumenten erleben einen Kontrollverlust und vernachlässigen sonstige Interessen, Familie und Freunde. Der Konsum steht (trotz bekannter und bewusst erlebter schädlicher Folgen) an erster Stelle. Ein Absetzen der Substanz kann zu psychischen Entzugserscheinungen wie Depressionen, Unruhe und Angstzuständen führen. Die psychischen Folgen der Abhängigkeit sind oftmals langwieriger und schwerer zu überwinden als die körperlichen. Ein Beispiel für eine solche Substanz ist das Kokain, das ein sehr starkes Craving auslöst.



## 5.2 Neuronale Effekte bei der Entwicklung einer Abhängigkeit

Das Gehirn ist maßgeblich an der Entwicklung einer Abhängigkeitserkrankung beteiligt. Es kann in vier große Bereiche aufgeteilt werden: Großhirn, Kleinhirn, Mittelhirn und Stammhirn (bzw. Hirnstamm).

Das Großhirn, das aus Sicht der Evolution den jüngsten Teil des menschlichen Gehirns darstellt, steuert vielfältige Aufgaben wie Muskelbewegungen, Wahrnehmungs- und Gefühlsverarbeitung und die Planung und Entscheidung von Lebensereignissen. Im dazu gehörenden Frontallappen wird das menschliche Bewusstsein lokalisiert. Die Koordination von Bewegungen wird vom Kleinhirn gesteuert. Der Hirnstamm, der den ältesten Teil des Gehirns darstellt, regelt existenzielle Funktionen des menschlichen Überlebens, darunter Atmung, Herzschlag und Darmtätigkeit. Diese Funktionen unterliegen nicht der willentlichen Kontrolle (autonomes oder vegetatives Nervensystem). Im Mittelhirn befindet sich das limbische System. Hier sind emotionale Verarbeitungsprozesse und

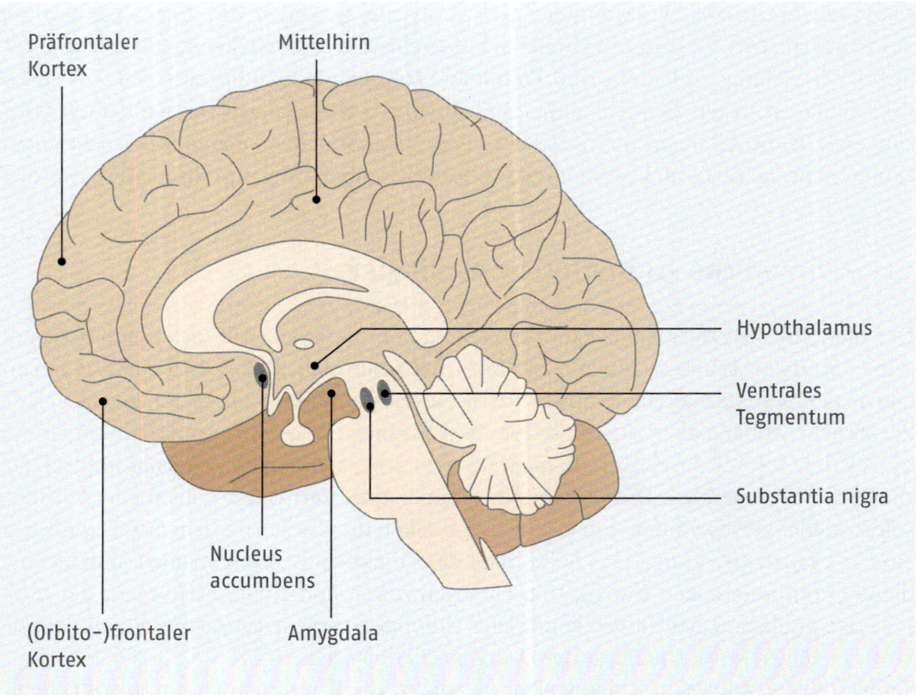


**Abb. 5.3** Areale des Gehirns, die bei der Abhängigkeitsentwicklung eine Rolle spielen

Gedächtnisstrukturen verankert. Die dort verarbeiteten Wahrnehmungen können einen Einfluss auf Bewusstseinsprozesse nehmen.

Entwicklungsgeschichtlich betrachtet ist das limbische System eine der ältesten Hirnstrukturen. Es besteht wiederum aus verschiedenen Gehirnstrukturen, u. a. dem Hippocampus und der paarig angelegten Amygdala (dem Mandelkern), und hängt eng mit dem Hypothalamus (Steuerung der Körperfunktionen wie Regulation der Körpertemperatur, circadianer Rhythmus, Nahrungsaufnahme) und dem präfrontalen Kortex (kognitive Funktionen, Planung, Motivation und Entscheidungsfindung) zusammen (Abb. 5.3). Hier fließen Informationen aus mehreren Hirnstrukturen zusammen, wodurch das limbische System einen Einfluss auf viele verschiedene Bereiche im Körper hat (u. a. auf das endokrine System, auf das autonome Nervensystem und somit auf Funktionen wie Atmung, Verdauung und Herzrhythmus).

Führt man bestimmte Tätigkeiten aus oder erreicht ein persönliches Ziel, aktiviert das den Nucleus accumbens im Gehirn. Die Rezeptoren der Nervenzellen des Nucleus accumbens werden von dem Neurotransmitter Dopamin stimuliert. Durch eine Bindung an den Rezeptor werden weitere Gehirnstrukturen angeregt, die uns Zufriedenheit und Freude spüren lassen. Durch diesen Belohnungsschaltkreis, der aus dem ventralen Tegmentum und dem Nucleus accumbens besteht, lernt das Gehirn, ob ein bestimmtes Verhalten positive Konsequenzen hat und ob dieses Verhaltensmuster demnach in Zukunft wiederholt wird.

Um das Gefühl von Freude und Zufriedenheit immer wieder erleben zu können, müssen die Dinge, bei denen (unter anderem) Dopamin ausgeschüttet wird, wiederholt werden. Ob Sport machen, shoppen, eine gute Note erhalten, befördert werden oder Sex haben – das alles löst ein Glücksgefühl aus. Dieses Glücksgefühl wird zum ständigen Motivator und der Grund, warum Menschen überhaupt arbeiten, anstatt den ganzen Tag bequem herumzuliegen. Denn dieses Glücksgefühl ist eine lebenswichtige Grundlage: Sie dient seit jeher zur Fortpflanzung und Selbsterhaltung des Menschen.

Es gibt allerdings auch einen Weg, eigentlich eine Abkürzung, um das Belohnungssystem auf „unnatürliche" Weise zu stimulieren. Durch Zigaretten, Alkohol oder klassische Drogen kann auf unterschiedliche Art und Weise in das Belohnungssystem des Gehirns eingegriffen werden. Die Zellen des Nucleus accumbens werden durch den Konsum länger und stärker aktiviert als durch „normale" Tätigkeiten. Dem Gehirn wird dadurch eine Belohnung signalisiert und der Mensch erfährt ein Glücksgefühl – er wird **high**. Dass dieser Reiz bis zu zehn Mal stärker sein kann als ein „normaler" Verstärker, verführt schnell zur Wiederholung. Denn schon allein die Aussicht auf eine Belohnung erhöht die Dopaminkonzentration und die Motivation zur Wiederholung steigt – die Sucht entsteht. Erhöht ein gutes Essen die Dopaminkonzentration im Nucleus accumbens also beispielsweise um 50 Prozent, bewirken Drogen, wie z. B. Kokain, einen Dopaminanstieg um bis zu 500 Prozent. Aber nicht nur Dopamin ist als Neurotransmitter bei der Suchtentstehung beteiligt. Im Gehirn gibt es eine Vielzahl weiterer Botenstoffe (▸ Kap. 5.3, ◘ Tab. 5.1), die bei den komplex ablaufenden Vorgängen eine Rolle spielen und Auswirkungen auf umfassende Dinge wie Schlaf oder die Gemütsverfassung haben. Neben dem dopaminergen System sind dabei auch das serotonerge und das cholinerge System von Bedeutung. Die hier angeführte Betrachtung von Dopamin im Belohnungszentrum bildet allerdings sehr eindrucksvoll ab, warum es eben auch eine große Menge an nicht substanzbezogenen Abhängigkeitserkrankungen gibt.

Das serotonerge System ist, neben vielen anderen Aufgaben im Körper (z. B. Gefäßengstellung, Appetit, Kontrolle der Körpertemperatur und des Schlaf-Wach-Rhythmus), auch an der Regulation der Stimmung beteiligt. Ein Serotoninmangel kann zu Depressionen und Angstzuständen führen. Aus diesem Grund nehmen Antidepressiva häufig einen Einfluss auf das serotonerge System. Nach der Ausschüttung des Serotonins in den synaptischen Spalt wird dieses normalerweise wieder in die Speichervesikel der Präsynapse zurück aufgenommen (engl. *reuptake*). Diese Wiederaufnahme wird durch eine Reihe bestimmter Antidepressiva (selektive Serotonin-Wiederaufnahmehemmer; *selective serotonin reuptake inhibitors*, SSRI) gehemmt, wodurch der Neurotransmitter Serotonin länger im synaptischen Spalt verweilt und auf die Rezeptoren der Postsynapse einwirken kann. Durch die längere Verweildauer im synaptischen Spalt verlängert sich die Wirkung des Serotonins. Dies hat einen positiven Einfluss auf die Stimmung. Auch Drogen wie MDMA und Kokain haben einen Einfluss auf das serotonerge System. Sie verhindern, ähnlich wie SSRIs, eine Wiederaufnahme des Serotonins in die Vesikel und bewirken zusätzlich eine stärkere Ausschüttung des Neurotransmitters. Ist das Serotonin jedoch im Überfluss im Gehirn vorhanden, kann das zu Unruhe, Hyperthermie und Kreislaufstörungen führen.

Das cholinerge System rund um den Neurotransmitter Acetylcholin spielt an der Schnittstelle zwischen motorischen Nerven und der Skelettmuskulatur und im parasympathischen System zwischen Neuron und Erfolgsorgan eine entscheidende Rolle. Acetylcholin wirkt dabei auf zwei verschiedene Rezeptortypen, die jeweils verschiedene Subtypen haben: die nikotinischen (ligandgesteuerte Ionenkanäle) und muscarinischen (G-Protein-gekoppelte Rezeptoren) Rezeptoren. Im Gehirn wirkt das Acetylcholin stimulierend auf die nikotinischen Acetylcholinrezeptoren, wodurch eine Reihe von anderen Botenstof-

**Tab. 5.1** Neurotransmitter bzw. Botenstoffe, die bei den Vorgängen im Gehirn eine Rolle spielen

| Name | Dopamin | Adrenalin | Serotonin |
|---|---|---|---|
| Zuordnung | Biogenes Amin | Hormon, das zur Gruppe der Catecholamine gehört | 5-Hydroxytryptamin, Gewebshormon und Neurotransmitter |
| Strukturformel | HO, HO, $NH_2$ | OH, HO, HO, H N | H N, HO, $NH_2$ |
| Rezeptoren bzw. Subtypen | Dopaminerge Rezeptoren ($D_{1-5}$-Subtypen) | α-Adrenorezeptoren ($\alpha_{1A-C}$- und $\alpha_{2A-C}$-Subtypen) und β-Adrenorezeptoren ($\beta_{1-3}$-Subtypen) | 5-HT-Rezeptoren ($5\text{-}HT_{1A-F}$-, $5\text{-}HT_{2A-C}$- und $5\text{-}HT_{3-7}$-Subtypen) |
| Merkmale | ▪ Wichtige Funktion bei der Bewegungssteuerung<br>▪ Gilt als Motivator und beeinflusst das Verhalten<br>▪ Bei Morbus Parkinson: Dopaminmangel | Wird bei Erregungs- und Stresszuständen ausgeschüttet → *fight or flight* | ▪ Bei Imbalance: depressive Störung<br>▪ Antidepressiva erhöhen den Serotoninspiegel<br>▪ Kommt überall im Körper vor (z. B. Gastrointestinaltrakt) |

fen wie Dopamin, Serotonin, Adrenalin, Noradrenalin und Cortisol freigesetzt wird, die ihrerseits wiederum unterschiedliche Effekte im Körper hervorrufen. Durch das Enzym Acetylcholinesterase wird der Neurotransmitter anschließend rasch wieder abgebaut. Das cholinerge System spielt jedoch auch bei der Nikotinabhängigkeit eine zentrale Rolle, da das Nikotin die Funktion des Acetylcholins imitiert. Nach Inhalieren des Tabakrauchs kann Nikotin die Blut-Hirn-Schranke in wenigen Sekunden passieren. Im Gehirn aktiviert es dann, wie der Name vermuten lässt, die nikotinischen Acetylcholinrezeptoren. Dadurch wird u. a. die Dopaminproduktion angeregt, was wiederum ein Wohlgefühl und ein Gefühl der Beruhigung auslöst. Dies wirkt sich wiederum positiv auf das Belohnungssystem aus. Nikotin kann von der Acetylcholinesterase nicht abgebaut werden, wodurch es länger an die Rezeptoren bindet und die Erregung länger andauert. Deshalb braucht die Zelle länger, um nach der Erregung wieder in den Ruhezustand zu gelangen und ein erneutes Signal weiterleiten zu können. So gesehen hemmt das Nikotin die Zelle also. Langfristig werden deshalb weitere Rezeptoren in die Zellmembran eingebaut. Nachdem das Nikotin abgebaut und über die Leber oxidiert wurde, sind die neu eingebauten Rezeptoren frei und die nachgeschalteten Nervenzellen werden nicht mehr im gleichen Maße erregt. Dadurch sinkt der Dopaminspiegel und das Verlangen nach einer weiteren Zigarette entsteht. Wird dem Körper bei einem Entzug kein Nikotin mehr zugeführt, entwickeln sich Entzugssymptome wie Unruhe, Gereiztheit, Unkonzentriertheit u. a. m.

| GABA | Acetylcholin | Glutamat |
|---|---|---|
| Gamma-Amino-Buttersäure; wichtigster inhibitorischer Neurotransmitter | Quartäre Ammoniumverbindung | Exzitatorischer Neurotransmitter |
| 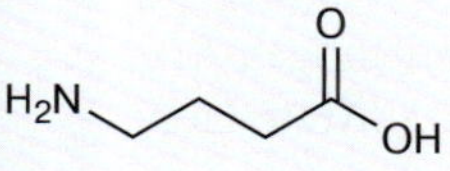 | 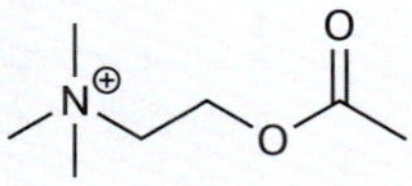 | 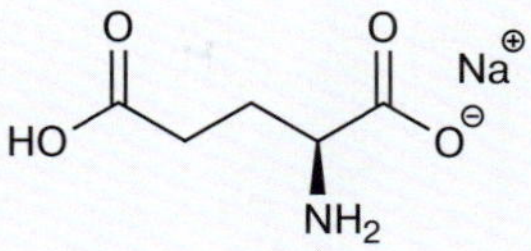 |
| $GABA_{A-C}$-Subtypen | Muscarinische Rezeptoren ($M_{1-5}$-Subtypen) und nikotinische Rezeptoren | Ionotrope NMDA-Rezeptoren (*N*-Methyl-D-Aspartat), $Ca^{2+}$-abhängige AMPA-Rezeptoren, Kainat-Rezeptoren |
| ▪ Gegenspieler von Glutamat<br>▪ Precursor von GABA ist Glutamat<br>▪ Angriffspunkt der Benzodiazepine | Transmitter an der muskulären Endplatte (erster Transmitter am Ganglion) | ▪ Gegenspieler von GABA<br>▪ Ist im ZNS am quantitativ stärksten vertreten<br>▪ Leitet sich aus der Aminosäure Glutamin ab |



Neben dem dopaminergen, cholinergen und serotonergen System spielen auch das glutamaterge System und der Neurotransmitter Gamma-Aminobuttersäure (GABA) eine Rolle in der Abhängigkeitsentwicklung. GABA ist der wichtigste inhibitorische Neurotransmitter und der funktionelle Gegenspieler des exzitatorischen Glutamats. GABA selbst wirkt jedoch nicht ausschließlich direkt inhibitorisch, es hemmt auch die präsynaptische Freisetzung von exzitatorischen Neurotransmittern. Am GABA-ergen System greift die Gruppe der Benzodiazepine an. Benzodiazepine wirken angstlindernd und beruhigend und sind deswegen auch als Tranquilizer (engl. *to tranquilize*, beruhigen) bekannt. Darüber hinaus wirken sie muskelrelaxierend und antikonvulsiv (krampflösend, also antiepileptisch). Sie wirken im Gehirn als allosterische Modulatoren am $GABA_A$-Rezeptor, wodurch der Neurotransmitter GABA mit höherer Affinität an den $GABA_A$-Rezeptor binden kann und auf zellulärer Ebene eine Dämpfung der Reizweiterleitung resultiert. Anwendungsgebiete sind Angststörungen, Unruhezustände oder die Epilepsie. Durch ihre dämpfende Wirkung haben die Benzodiazepine allerdings auch Auswirkungen auf die Aufmerksamkeit, die motorische Koordination (Cave: Sturzgefahr, v. a. bei älteren Patienten!) und auf das Gedächtnis, also die kognitiven Fähigkeiten. Sie sollten daher mit Vorsicht und nur für kurze Zeit eingenommen werden, da schnell sowohl eine körperliche als auch eine psychische Abhängigkeit entstehen kann. Schon bei niedrigen, ärztlich verschriebenen Dosen kann sich eine sogenannte *low-dose dependency* (LDD)

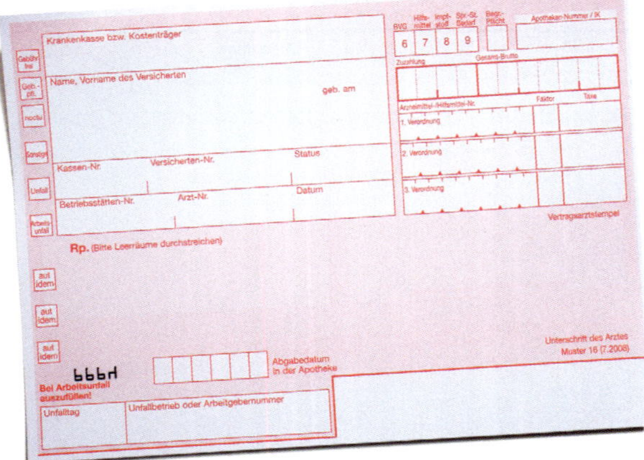

Krankenkasse bzw. Kostenträger
Gebühr frei
Geb.-pfl.
noctu
Sonstige
Unfall
Arbeitsunfall
Name, Vorname des Versicherten
geb. am
Kassen-Nr. Versicherten-Nr. Status
Betriebsstätten-Nr. Arzt-Nr. Datum
BVG Hilfsmittel Impfstoff Spr.-St. Bedarf Begr.-Pflicht Apotheken-Nummer / IK
6 7 8 9
Zuzahlung Gesamt-Brutto
Arzneimittel-/Hilfsmittel-Nr. Faktor Taxe
1. Verordnung
2. Verordnung
3. Verordnung
Vertragsarztstempel
Rp. (Bitte Leerräume durchstreichen)
aut idem
aut idem
aut idem
Unterschrift des Arztes
Muster 16 (7.2008)
6664
Abgabedatum in der Apotheke
Bei Arbeitsunfall auszufüllen!
Unfalltag
Unfallbetrieb oder Arbeitgebernummer

entwickeln. Dieser Prozess passiert oft schleichend und über Jahre hinweg, da eine Abhängigkeit bei niedriger Dosierung meist nicht auffällt. Weil der Alltag ohne Benzodiazepine oft nicht mehr zu bewältigen ist, konsultieren die Patienten verschiedene Ärzte, um an Rezepte für die verschreibungspflichtigen Arzneimittel zu gelangen („Ärzte-Hopping").

Der exzitatorische Neurotransmitter Glutamat ist im zentralen Nervensystem quantitativ am stärksten vertreten. Besondere Bedeutung hat er bei motorischen Funktionen, der Sinneswahrnehmung und der Informationsverarbeitung. Glutamat wirkt an verschiedenen Rezeptoren, darunter dem *N*-Methyl-D-Aspartat-Rezeptor (NMDA). Dieser Rezeptortyp hat eine wichtige Funktion beim Lernen und weiteren Gedächtnisfunktionen. Eine Blockade der NMDA-Rezeptoren (beispielsweise durch den NMDA-Rezeptor-Antagonisten Ketamin) kann aufgrund der narkotischen und analgetischen Wirkung medizinisch zur Anästhesie genutzt werden. Als Nebenwirkungen können u. a. Halluzinationen bzw. die Dissoziation von Körper und Geist ausgelöst werden. Aufgrund dieser Effekte werden NMDA-Rezeptor-Antagonisten wie Ketamin oder Phencyclidin (PCP, Angel Dust) als Freizeitdroge missbraucht. Sie lösen halluzinogene Wirkungen, Nahtoderlebnisse (engl. *near-death experience*, NDE) und das Gefühl, den eigenen Körper zu verlassen aus. Neben neurotoxischen Wirkungen bei Missbrauch und dem damit einhergehenden Untergang von Neuronen kann eine Überdosierung zum Tod durch Atemstillstand führen. Vor allem bei Jugendlichen kann ein Ketaminkonsum für Störungen bei der Gehirnentwicklung sorgen. Durch die Blockade der NMDA-Rezeptoren kann das Glutamat, das an wichtigen Reifeprozessen bei der Gehirnentwicklung beteiligt ist, nicht mehr binden. Charakteristisch für einen langjährigen Ketaminabusus ist die irreversible Schädigung der Harnblase, die sich üblicherweise durch Blut im Urin ankündigt.

Eine weitere Klasse von Stoffen, die bei der Abhängigkeitsentwicklung eine Rolle spielen, stellen Opioide dar. Sie binden an die vier Rezeptor-Subtypen des antinozizeptiven Systems ($\mu_1$-, $\mu_2$-, $\kappa$- und $\delta$-Opioidrezeptoren[1]), die im Gehirn, im Rückenmark und in Blasenwand- und Darmmuskulatur vorkommen. Opioidrezeptoren sind durchweg G-Protein-gekoppelte Rezeptoren. Opioide bewirken nach Bindung an diese Rezeptoren eine Öffnung von nachgeschalteten Kaliumkanälen und dadurch eine Hyperpolarisation der Postsynapse des antinozizeptiven Systems. Zusätzlich wirken sie inhibierend auf die Freisetzung des Schmerzmediators Substanz P aus den Nervenenden des nozizeptiven Systems. Normalerweise binden körpereigene Stoffe, sogenannte „Endorphine" (wörtl. innere Morphine), an diese Rezeptoren. Medizinisch werden Opioide u. a. zur Schmerzstillung eingesetzt und sind in bestimmten Bereichen wichtige unersetzliche Arzneistoffe

1 Eventuell gehören der $\varepsilon$-Rezeptor und der ORL-Rezeptor auch zu den Opioid-Rezeptoren, die wissenschaftliche Bewertung dieser beiden Rezeptor-Systeme ist allerdings nicht abgeschlossen. Der $\sigma$-Rezeptor wird jedoch definitiv nicht mehr zu den Opioid-Rezeptoren gezählt.

(onkologisch bedingte Schmerzen, postoperative Schmerzen). Ein Beispiel für ein exogen zugeführtes Opioid ist das Morphin, welches als Naturprodukt im Opium enthalten ist. Durch die Bindung des Morphins wird neben einer Hemmung des nozizeptiven Neurons auch indirekt die Dopaminproduktion im ventralen Tegmentum angeregt. Ein halbsynthetisches Derivat, das durch die Acetylierung von Morphin entsteht, ist das Heroin (chemisch: Diacetylmorphin, DAM). Es kann die Blut-Hirn-Schranke schneller überwinden und wirkt deutlich stärker, was mit einer höheren Abhängigkeitsgefahr einhergeht. Im Körper wird das Heroin zu Morphin (und einigen anderen Nebenprodukten) metabolisiert, wodurch sich seine Wirkungen pharmakodynamisch erklären lassen. Eine Heroineinnahme bewirkt ein beruhigendes, euphorisierendes Gefühl, bei dem Schmerzen nicht mehr wahrgenommen werden und Probleme und Ängste in den Hintergrund treten. Durch die massive Dopaminfreisetzung verursacht Heroin (wie andere Opioide auch) eine starke körperliche und psychische Abhängigkeit. Bei einem Opioidentzug spürt der Konsument dann die genau entgegengesetzten Effekte, die der Substanzkonsum hat. Es kommt u. a. zu Schmerzen, Unruhe, Zittern, Angst und (aufgrund der Opioidrezeptoren im Darm) Diarrhoen. Molekular gesehen entstehen diese Symptome durch eine Enthemmung noradrenerger Neuronen. Dieser sogenannte „Noradrenalin-Sturm“ wird ausgelöst, weil die Opioidrezeptoren im Zentralnervensystem mit $\alpha_2$-Autorezeptoren des Sympathikus vergesellschaftet vorkommen. Deswegen kann zur Linderung der Symptome beispielsweise das zentrale Antisympathotonikum Clonidin verabreicht werden.

## 5.3 Veränderungen im Gehirn

Durch eine Abhängigkeit verändern sich verschiedene Vorgänge im Gehirn. Für den Abhängigen dreht sich vieles nur noch darum, wie er sich die nächste Dosis beschaffen kann. Andere Dinge, wie Familie, Freunde oder bisherige Interessen, rücken in den Hintergrund. Zusätzlich sind die Dauer und das Ausmaß der Stimulation von Zellen im Gehirn unphysiologisch lange und stark, weshalb der Körper mit verschiedenen protektiven Mechanismen reagiert: Er entwickelt eine Toleranz gegenüber der chronischen Intoxikation mit der Substanz. Das bedeutet, dass trotz der Anwesenheit der Substanz keine oder nur noch eine geringe Reaktion erfolgt. Toleranzen sind gegenüber vielen Stoffen bekannt, wie Opioiden, Alkohol und Stimulanzien vom Amphetamin-Typ.

Eine Form der Toleranz ist die Downregulation der Rezeptoren, bei der eine zahlenmäßige Herunterregulierung der Rezeptoranzahl für die Toleranzentwicklung ursächlich ist. Die verminderte Rezeptordichte auf der Zellmembran führt dazu, dass die gleiche Menge an „Wirkstoff“ eine geringere Wirkung auslöst. Umgekehrt bedeutet das, dass der Konsument für den gleichen Effekt immer mehr Substanz konsumieren muss.

Eine weitere Form der Toleranz ist die Tachyphylaxie. Sie tritt schon nach kurzer Zeit bei wiederholten Gaben eines (Arznei-)Stoffes auf. Grundlage dafür ist eine Erschöpfung der neurochemischen Mechanismen. Im Normalfall wird der Neurotransmitter im synaptischen Spalt nach der Signalübertragung auf die postsynaptische Zelle durch spezielle Transportproteine wieder in die präsynaptische Zelle aufgenommen, damit eine erneute Erregungsübertragung stattfinden kann. Diese Transportproteine können allerdings durch bestimmte Stoffe blockiert werden. Die Konsequenz ist eine erhöhte Neurotransmitterkonzentration im synaptischen Spalt, was zunächst zu einer effektiven und schnellen Signalübertragung führt. Die Transmitter werden nach und nach verbraucht und aufgrund der fehlenden Wiederaufnahme können sie nur noch deutlich reduziert aus der präsynaptischen Zelle freigesetzt werden. Dies geschieht so lange, bis nahezu keine Transmitter mehr freigesetzt werden und die Signalübertragung schließlich gar nicht mehr stattfinden kann. Ein Wirkungseintritt bleibt so gänzlich aus. Auch eine Erhöhung der Dosis bleibt demnach ohne Wirkung. Dies geschieht so lange, bis die neurochemischen Mechanismen wieder ihre Ausgangssituation hergestellt haben und eine erneute Signalübertragung möglich ist.

Auf die dauerhafte Anwesenheit eines Agonisten reagieren die Zellen außerdem mit einer Desensibilisierung, wodurch das ursprünglich induzierte Signal abgeschwächt wird. Dies ist für die Zelle notwendig, um bei einer langanhaltenden Stimulierung nicht aus dem Gleichgewicht zu geraten und eine Überstimulation zu vermeiden. Bei G-Protein-gekoppelten Rezeptoren (GPCRs) führt eine dauerhafte Stimulation zur sogenannten „Desensitisierung“. Unterschieden wird hierbei zwischen der homologen (durch den Rezeptor ausgelösten) und der heterologen (durch andere Signale ausgelösten) Desensitisierung. Bei der homologen Desensitisierung wird der Signalweg der GPCRs durch eine Phosphorylierung von G-Protein-gekoppelten Rezeptorkinasen (GRKs) reguliert, woraus ein schneller Funktionsverlust des GPCRs resultiert. Durch die Ligandenbindung wird eine Konformationsänderung des Rezeptors ausgelöst. Die GRKs erkennen dies und können den GPCR phosphorylieren. Durch die Phosphorylierung wird die Affinität des Rezeptors für bestimmte Proteine, die Arrestine, erhöht. Das Arrestin kann an den phosphorylierten Rezeptor binden, worauf es zu einer funktionellen Entkopplung des Rezeptors von seinem G-Protein kommt. Nach der Bindung von Arrestin kann ein weiteres Protein, das Clathrin, binden, was zu einer Membraneinstülpung (*clathrin-coated pit*) führt. Durch die GTPase Dynamin wird die Abschnürung eines Vesikels von der Plasmamembran ins Zytoplasma vermittelt. Um recycelt zu werden, können die Vesikel mit dem frühen Endosom fusionieren und die GPCRs durch spezifische Phosphatasen wieder dephosphoryliert werden. Anschließend können die Rezeptoren resensitiviert wieder an die Zelloberfläche zurückgelangen, um erneut eine Signaltransduktion durchzuführen (Resensitisierung). Die Alternative zum Recyceln der Rezeptoren ist die Degradation der GPCRs im Lysosom.

Bei der heterologen Desensitisierung erfolgt die Phosphorylierung des Rezeptors durch Kinasen, die durch Second Messenger (z. B. cAMP, zyklisches Adenosinmonophosphat) aktiviert werden, wie die Proteinkinase A oder C. Hierbei können sowohl aktivierte, also agonistenbindende, als auch nicht aktivierte GPCRs phosphoryliert werden. Die Signalkette kann folglich unabhängig von einer Ligandenbindung unterbrochen werden.

Durch diese biochemischen Prozesse versucht das Gehirn die Wirkung einer zu lange andauernden oder zu starken Rezeptoraktivierung zu senken. Im Konsumenten löst das jedoch Gefühle von Ängstlichkeit oder Dysphorie aus. Daraus resultiert wiederum der Wunsch nach einem erneuten Konsum, um aus dem negativen Gefühlszustand auszubrechen. Dies kann so weit gehen, dass bei der Abhängigkeit nicht mehr die positiven Gefühle, die durch die Substanz ausgelöst werden, im Mittelpunkt stehen, sondern durch den Konsum nur noch versucht wird, die negativen Gemütszustände, die sich durch Abstinenz einstellen, zu umgehen. Für diesen Prozess ist langanhaltender Kokainkonsum ein prominentes Beispiel.

# 6 Godfathers of Dope – die BtM-Vorbilder der NPS-Nachahmer

Niels Eckstein

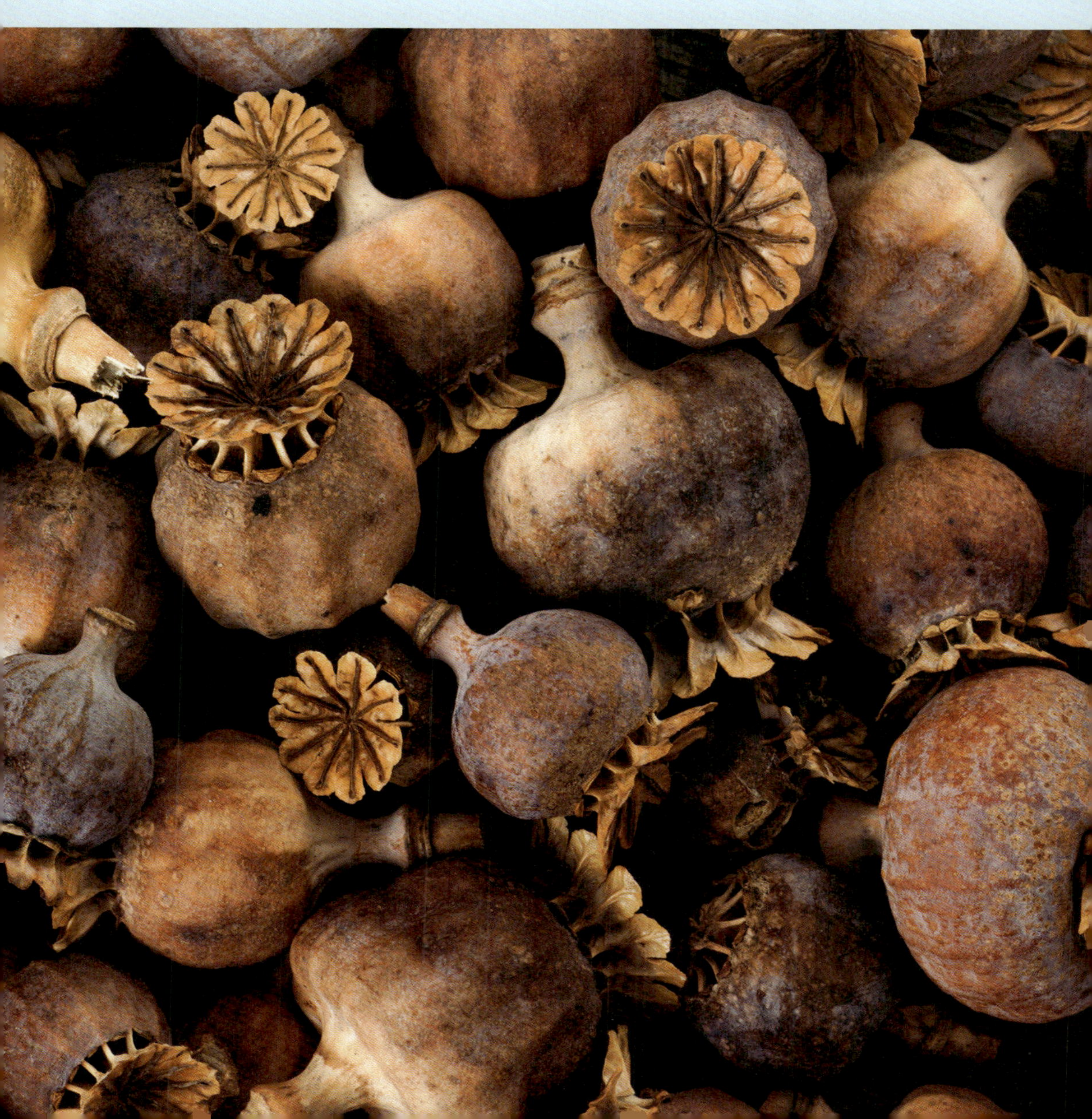

## 6.1 Kokain

Kokain ist heutzutage eigentlich der verkürzte Name für ein Salz, das Kokainhydrochlorid. Die freie Base wird in der Szene oftmals nach dem Aufkochen mit alkalisch reagierenden Agenzien ($NaHCO_3$, Backpulver) als „Crack“ bezeichnet. Das Alkaloid Kokain kommt zu 1–2 % in den Blättern von *Erythroxylon coca*, einem in den Anden beheimateten Strauch vor. 1860 erfolgte in Göttingen die erste Isolierung des Alkaloids aus den Blättern durch Albert Niemann. 1879 wurde die lokalanästhetische Wirkung des Kokains in Würzburg entdeckt. Dies soll allerdings nicht darüber hinwegtäuschen, dass die Pflanze und deren Blätter bereits seit Jahrtausenden von der indigenen Bevölkerung Südamerikas arzneilich und zur Leistungssteigerung bei schwerer körperlicher Arbeit in den Anden verwendet werden. Der Anbau der Pflanze sowie das Ernten der Blätter sind in einigen Ländern Südamerikas erlaubt. Erst die Isolierung des Kokains aus den Blättern ist dann illegal. Seit 1884 wird Kokain als Reinsubstanz in der Augenheilkunde verwendet, wo es heute noch eine Indikation hat. Kokain hat vier Chiralitätszentren (asymmetrische C-Atome) und besitzt gleich zwei Ester-Partialstrukturen (Abb. 6.1). Es ist also ein eher instabiles Molekül, das in der Blutbahn rasch einer Spaltung durch Esterhydrolyse unterliegt.

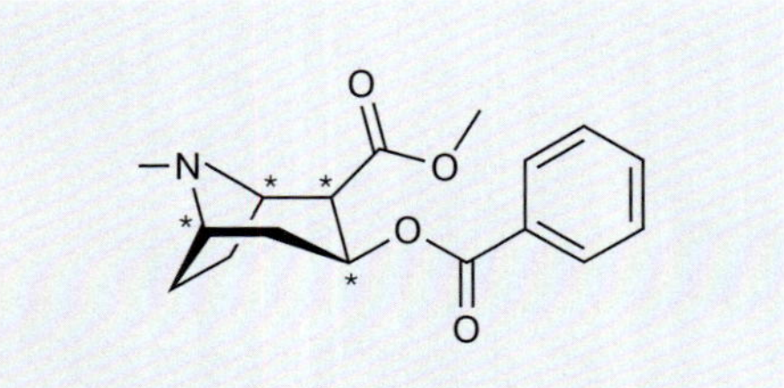

**Abb. 6.1** Strukturformel von Kokain mit asymmetrischen C-Atomen

Hinsichtlich der lokalanästhetischen Wirkung blockiert Kokain $Na^+$-Kanalproteine und verhindert so die Reizweiterleitung eines Schmerzimpulses. Diese Wirkung von der psychotropen Wirkung des Kokains zu isolieren und separieren, gelang mit den Methoden der pharmazeutischen Chemie recht schnell. Bereits 1905 wurde Procain synthetisiert, später dann Lidocain und 1963 das heute oftmals in Zahnarztpraxen verwendete Bupivacain. Moderne Lokalanästhetika haben heute also keine psychotrope Wirkung mehr und werden seit 1948 nach dem sogenannten „Löfgren-Prinzip“ synthetisiert.

Die psychotrope Wirkung des Kokains war jedoch zu diesem Zeitpunkt bereits weithin bekannt und nicht mehr aus der Welt zu schaffen. Sie beruht (leider) auf einem einzigartigen Gemisch an molekularen Angriffspunkten. Kokain bewirkt die Hemmung der Wiederaufnahme bestimmter Neurotransmitter in die Präsynapse und verursacht somit eine Steigerung der Aktivität ebendieser Neurotransmitter. Es sind dies im Einzelnen Noradrenalin, Dopamin und Serotonin, die bei der Wirkung im Vordergrund stehen. Vielfach wurde versucht, die Wirkung des Kokains zu imitieren. Man hat Substanzen aus anderen Leitstrukturen untersucht, die ebenfalls eine stark stimulierende Wirkung auf das ZNS zeigen wie die Amphetamine, Methamphetamin oder Kathinone. Dies war allerdings nicht erfolgreich, da die serotonerge Wirkkomponente weniger ausgeprägt ist als beim Kokain. Beim MDMA steht die serotonerge Wirkung sehr stark im Vordergrund. Solchen Substanzen fehlt dafür die Ego-puschende und die extrem das Selbstbewusstsein stimulierende Wirkung des Kokains. Es wurden sogar die Substanz selbst – trotz des hohen Preises von hochreinem Kokain – partialsynthetisch über metallorganische Grignard-Verbindungen zu Phenyltropanen umgesetzt und Substanzen der RTI-Reihe untersucht (RTI-111, Troparil). Diese haben allerdings eine deutlich unangenehmere Wirkung als das Kokain und gelten in der Konsumentenszene als nicht vergleichbar mit Kokain. Bisher ist es also nicht gelungen eine dem Kokain vergleichbare Substanz zu synthetisieren. Dies ist bedauerlich, da der Kokainhandel auf allen Ebenen Leid, Gewalt, Umweltzerstörung, Korruption und Kriminalität erzeugt. Die Kokabauern in den Anbauländern haben aufgrund der relativen Preisstabilität oftmals keine nachhaltige Alternative zum Kokaanbau, das Monopson der Kartelle belässt sie allerdings durch ein Preisdiktat in prekären Verhältnissen. Während der Schmuggeltouren durch arme Länder wie Honduras, Guatemala, El Salvador, Mexiko, Nigeria, Marokko, Mali etc. erzeugt der Handel mit einer derart wertvollen, illegalen Ware extreme Formen der Gewalt. Und schlussendlich verursacht die stark suchterzeugende Wirkung des Kokains in den Konsumländern ebenso Leid und Verfall – insbesondere, wenn es als freie Base (Crack) geraucht wird. Kokain selbst sowie die Illegalität des Kokainhandels kennen also nur Verlierer. Interessanterweise konsumieren Millionen Menschen in den reichen Abnehmerstaaten (EU, USA), die normalerweise auf Fair Trade, Umweltschutz und Arbeitnehmerrechte achten, ungehemmt Kokain und dies, obwohl ebendiese Werte in keiner Lieferkette so sehr untergraben werden wie im globalen Kokainhandel. Die Substanz scheint das Potenzial zu haben, jegliche anderweitigen Überlegungen in den Hintergrund zu drängen. Problematisch am Kokain ist zudem das Image der Substanz. Während Cannabis als Hippie- und Aussteigerdroge (was übrigens nicht stimmt) und Heroin als Loser-Droge gilt, assoziiert man MDMA weitgehend noch immer mit Raves, Partys und der Technoszene (was genauso wenig stimmt). Nur das Kokain gilt weiterhin als Droge der Reichen, Schönen und Erfolgreichen. Trotz all des Leids und der Gewalt scheint das Image der Substanz unantastbar zu sein.

## 6.2 Morphin

Ein diametral entgegengesetztes Problem zeigt sich beim „Urvater der Opioide", dem Morphin (o Abb. 6.2).

Morphin ist das Leitalkaloid des pflanzlichen Vielstoffgemischs Opium. Opium wiederum ist der eingetrocknete Saft der unreifen Mohnkapseln des Schlafmohns (mit lateinischem Namen *Papaver somniferum*). Schlafmohn wird seit Jahrtausenden verwendet und ist bereits seit der Antike bekannt. Erste Erwähnungen lassen auf eine Verwendung von Opium seit mindestens 3000 v. Chr. im antiken Ägypten schließen. Morphin als Substanz war einer der ersten Arzneistoffe überhaupt, die als einzelnes Wirkprinzip aus einer pflanzlichen Matrix isoliert wurden. Dies geschah noch während der Napoleonischen Kriege (1804) durch den Apothekergehilfen Friedrich Wilhelm Sertürner. Er überprüfte seine Befunde mittels eines Tierexperiments am Hund und publizierte diese zwei Jahre später (1806). Darauffolgend ging Sertürner der Wirkung des Morphins auch im Selbstversuch nach und schilderte seine Erlebnisse in einer weiteren Publikation. Im Gegensatz zum Kokain handelt es sich bei der Gruppe der Opioide, die das

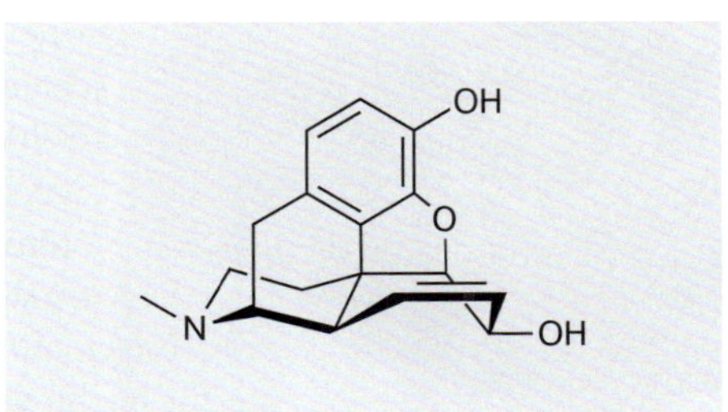

o **Abb. 6.2** Strukturformel von Morphin

Morphin begründet hat, nicht um eine einzelne Substanz, sondern um eine große Menge an ganzen Strukturklassen mit ähnlicher Wirkung. Allerdings ist es – auch im Gegensatz zum Kokain – nicht gelungen, die psychotrope Wirkung von der gewünschten, schmerzstillenden Wirkung zu trennen. Dies kann leider auch in Zukunft nicht gelingen, da beide Wirkungen, die suchterzeugende und die schmerzstillende, über den gleichen Rezeptor vermittelt werden. Es handelt sich dabei um den μ-Opioidrezeptor, der wie der Name schon vermuten lässt, sogar seinen Namen dem Morphin verdankt. In der Folge hat man auf vielfältige Weise versucht, das Morphinmolekül so zu verändern, dass es seinen suchterzeugenden Charakter verliert. Hierbei sind einige Substanzen entstanden, die im Laufe der letzten hundert Jahre die heftigsten Wellen an Opioidepidemien ausgelöst haben: Heroin, Oxycodon, Desomorphin („Krokodil") und viele andere mehr. Man kann also auch sehr alte, problembehaftete Substanzen wie Heroin (seit 1899) oder Oxycodon (seit den 1930er-Jahren) als eine Art „unbeabsichtigte Anfänge der Designerdrogen-Problematik" verstehen. Heutzutage gibt es eine Unmenge an opioidartig wirkenden Substanzen, die teilweise eine arzneimittelrechtliche Zulassung haben oder hatten und teilweise rein dem Schwarzmarkt zuzuordnen sind. Einige der prominenteren Beispiele sind u. a.:

- Morphin,
- Heroin,
- Codein/Dihydrocodein,
- Pentazocin,
- Pethidin,
- Tramadol,
- Tilidin,
- Fentanyl und seine vielfältigen Derivate,
- die Reihe der AP-Substanzen, die heute eine – wenn auch geringe – Bedeutung als Research Chemicals haben,
- Opioide der sogenannten „U-Reihe", die einstmals arzneimittelrechtlich zugelassen waren, heute aber durch das NpSG verboten sind, sowie
- Buprenorphin.

Auch pharmaziegeschichtlich ist im Zusammenhang mit dem Opium ein interessanter Aspekt der Namensgebung anzumerken. In Homers Odyssee schenkt Helena (die Tochter des Göttervaters Zeus) dem Sohn von Odysseus (Telemach) ein Getränk, das alle psychischen und körperlichen Schmerzen lindert. Es liegt nahe, anzunehmen, dass es sich dabei um mit Opium versetzten Wein handeln könnte. Bezeichnet wurde dieses Getränk als *pharmakon*. Die Namensgebung der fachlichen Disziplinen Pharmakologie, Pharmakognosie und Pharmazie leitet sich also aller Wahrscheinlichkeit nach von der schmerzlindernden Wirkung des Opiums ab. Analog hierzu entstammt auch der Begriff der Toxikologie der griechisch-römischen Antike. Dioskurides bezeichnet als *toxikon* eine Art halbfeste Zubereitung zum Auftragen auf Pfeilspitzen. Die Vermutung liegt nahe, dass hierfür hochtoxische Substanzen, beispielsweise das Aconitin des blauen Eisenhuts (*Aconitum napellus*), verwendet wurden.

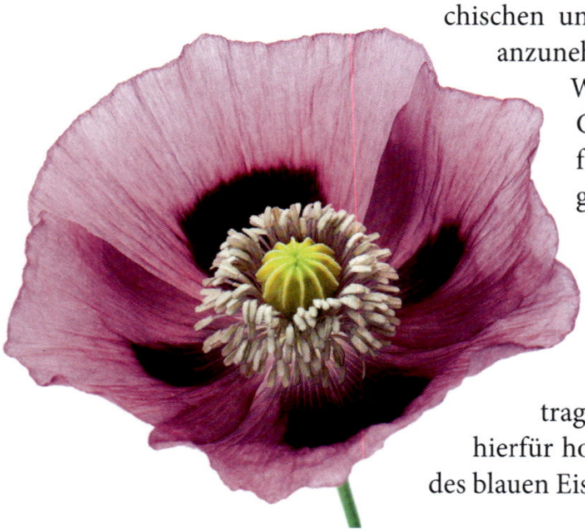

## 6.3 Cannabis

Cannabis mit seinen verschiedenen Stammpflanzen (*Cannabis sativa, Cannabis indica und Cannabis ruderalis*) ist eine der ältesten Kulturpflanzen der Welt. Die Pflanze ist in allen antiken Kulturen bekannt gewesen (China, Ägypten etc.) und es wird sogar angenommen, dass die Cannabispflanze bereits in der Steinzeit bekannt war und genutzt wurde. Nach mehreren Jahrtausenden des Gebrauchs von Hanfpflanzen zu den unterschiedlichsten – auch hedonistischen – Zwecken, wurde Cannabis in einem ideologischen Kreuzzug von Harry Anslinger erst in den USA, dann über die UNO auch international verboten und geächtet. Hierfür bemühte Anslinger verschiedene Werkzeuge der Lüge und Propaganda. Ein Beispiel hierfür ist der Propagandafilm „Refer Madness". Es handelt sich hierbei um einen amerikanischen Film in der rassistischen Machart von Goebbels Nazistreifen „Jud Süß". Er wurde erstellt, um der Lüge Vorschub zu leisten, weiße Amerikaner würden verrückt und sexuell hemmungslos unter Cannabis. Es wurde als Droge schwarzer Jazz-Musiker und Mexikaner mit den übelsten Methoden des Rechtsextremismus verunglimpft, nämlich dem Stereotyp, dass weiße Frauen unter dem Einfluss von Cannabis sexuelle Begierden „erlitten" oder von Männern (Schwarzen bzw. Latinos) unter Einfluss von Cannabis vergewaltigt würden. Das Federal Bureau of Narcotics (FBN) unter Harry Anslinger warnte zudem vor einer Vermischung der Rassen durch Cannabis, ein Umstand der in Deutschland zur Zeit des Nationalsozialismus unter Hitler als „Rassenschande" bezeichnet wurde und nach den Nürnberger Gesetzen verboten war. Leider hat es fast ein Jahrhundert gedauert, bis sich die Welt von den Lügen und dem institutionalisierten Rassismus eines Harry Anslinger zu befreien begann. Heute werden Cannabis und die daraus hergestellten Produkte in immer mehr Staaten der Welt zum medizinischen und gelegentlich auch hedonistischen Gebrauch aus der Prohibition ausgenommen. Zwei Leitsubstanzen sind die wichtigsten Cannabinoide der Pflanze: THC und CBD. THC steht für „Tetrahydrocannabinol" und die Abkürzung CBD für „Cannabidiol" (Abb. 6.3).

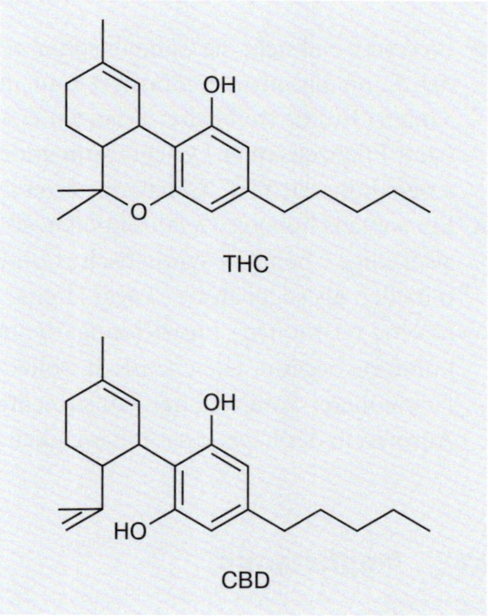

OH
O
THC
OH
HO
CBD

**Abb. 6.3** Strukturformeln von Tetrahydrocannabinol (THC) und Cannabidiol (CBD)

Nur das THC ist psychotrop wirksam. CBD wird in vielen unterschiedlichen Ölen, Nahrungsergänzungsmitteln und vielen anderen Produkten verarbeitet. Die ursprüngliche Cannabiskonsumform besteht darin, die getrockneten weiblichen Blütenstände der diözischen Pflanze zu rauchen oder diese in Fett oder Butter abzuklatschen[1] und zu essen. **Haschisch**, oder kurz **Hasch**, ist das Harz der Pflanze, das durch

1 Das sogenannte „Abklatschen" ist beispielsweise in der Mikrobiologie oder in einem GMP-akkreditierten Umfeld in der Pharmaindustrie als Abklatschtest zur Bestimmung einer mikrobiologischen Kontamination ein bekanntes Verfahren. Das Verfahren des Abklatschens beschreibt den direkten Kontakt zweier Flächen samt (eventueller) Übertragung stofflicher Komponenten.

Abstreifen, Extrahieren oder Abschaben gewonnen wird. Der arabischstämmige Begriff „Hasch" wird in Marokko häufig verwendet. Das Land gehört zu den größten Hasch-Lieferanten. Der Anbau erfolgt vor allem im Rif-Gebirge, wo Hasch von hoher Qualität gewonnen wird. Die geographische Lage legt nahe, dass es über Spanien in die EU geschmuggelt wird. Das Rauchen der weiblichen Blütenstände (**Gras**) oder des Harzes (Hasch) ist noch heute die häufigste Konsumform. Da das THC-Molekül sehr lipophil ist, kann es auch gut in fetthaltigen Süßspeisen verarbeitet werden. So entstehen die sogenannten „Space Cakes". Hinsichtlich der akuten Toxizität kann man sich beim inhalativen Konsum schwerlich eine tödliche Vergiftung zuziehen, da der Abstand der üblichen Konsummenge von einer eventuell tödlichen Dosis etwa einen Faktor von 1000 beinhaltet (therapeutische Breite ~ 1000). Vorsicht ist jedoch geboten bei kardial vorgeschädigten oder besonders empfindlichen Konsumenten. [Hartung et al. 2014] Im Allgemeinen ist jedoch davon auszugehen, dass Cannabis eine – in Relation zu anderen illegalen Drogen (Heroin, Methamphetamin, Oxycodon) – weniger schädliche Droge ist. Die Gefährlichkeit der Cannabinoide wurde allerdings durch zwei Neuentwicklungen in den vergangenen 40–50 Jahren befeuert:

- Im ersten Fall steht die Cannabispflanze und deren Zucht im Fokus.[2] Zum einen wurde der Cannabisanbau feminisiert und durch die samenlose (span. *sin semilla*, ohne Samen) Kultur weiblicher Pflanzen ein stärkerer Fokus auf die Erzeugung von Harz (statt Pflanzensamen) gelegt. Zum anderen wurden zielgerichtete Züchtungen hin zu einem höheren THC-Gehalt durchgeführt.
- Ein weitaus höheres Gefahrenpotenzial wurde im Bereich der Cannabinoide erreicht, als findige Chemiker synthetische Cannabinoide herstellten und diese später von Kriminellen als sogenannte „Legal Highs" „nachgekocht" und vermarktet wurden. Dies ist eine relativ neue Entwicklung, die in den ersten beiden Dekaden des neuen Jahrhunderts begann. Die chemisch isolierten reinen Wirkkomponenten bieten ein vielfach höheres Potenzial der Konsumentengefährdung und sind in einem viel höheren Ausmaß in der Lage, eine Abhängigkeitserkrankung auszulösen.

## 6.4 Amphetamin

Amphetamin ist einer der vielen „sprechenden Namen" (engl. *telling names*), wie man sie oft bei sehr alten Arzneistoffen findet. Amphetamin ist ein Akronym, das aus der veralteten chemischen Bezeichnung **A**lpha-**M**ethyl-**Ph**en-**Et**hyl-**Amin** abgeleitet wurde (○ Abb. 6.4). Die Substanz gehört somit zur großen Gruppe der Psychostimulanzien vom

2 Der private Anbau von Cannabis ist mit einem gewissen Gefahrenpotenzial der Entdeckung verbunden: Cannabispflanzen verströmen einen unverwechselbaren Geruch, der leicht unter tausenden anderen Gerüchen zu identifizieren ist. Auch das Rauchen der weiblichen Blütenstände (chemisch betrachtet die Pyrolyse) verursacht einen deutlich anderen Geruch als das Rauchen von Tabak.

β-Phenethylamin-Typ. Phenethylamine bilden eine umfangreiche, gut untersuchte Substanzklasse, die so unterschiedliche Unterklassen wie die Amphetamine, die Kathinone, die Phenidate oder die Substanzen der 2C-Reihe beinhaltet. Phenethylamin selbst ist pharmakologisch unwirksam, da es einem zu raschen enzymatischen Angriff der Monoaminoxidase (MAO) unterliegt. Fügt man jedoch nur eine einfache Methylgruppe am α-C-Atom hinzu, gelangt man zum Amphetamin, dem strukturell einfachsten Vertreter dieser Gruppe. Die α-Methylgruppe schirmt das Molekül sterisch vor einem Angriff der MAO ab und führt so zu einer pharmakologisch aktiven Substanz. Amphetamin bewirkt auf molekularer Ebene eine Ausschüttung bzw. eine Hemmung der Wiederaufnahme von Adrenalin, Noradrenalin und Dopamin. Dies übersetzt sich klinisch im Konsumenten in eine größere Aufmerksamkeit, Fokussierung und eine gesteigerte Bereitstellung von Energie. Aufgrund der starken körperlichen Leistungssteigerung ist Amphetamin in Wettkämpfen des organisierten Sports als Dopingmittel verboten. Die Substanz ist zudem aufgrund des Missbrauchspotenzials regulatorisch als BtM klassifiziert, hat aber gleichwohl eine Zulassung als Arzneimittel. Ähnlich wie das chemisch verwandte Methylphenidat, wird auch Amphetamin als Medikament gegen Narkolepsie und ADHS verwendet, wobei es landesspezifische Unterschiede gibt: In den USA gibt man eher dem Amphetamin den Vorzug, während in Europa eher Methylphenidat verschrieben wird. Pharmakodynamisch verhalten sich beide Substanzen sehr ähnlich.

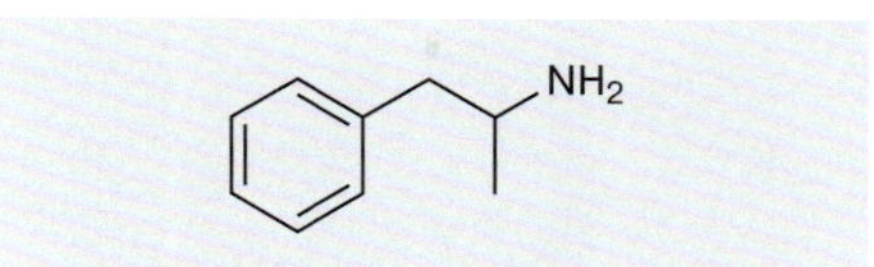


**Abb. 6.4** Strukturformel von Amphetamin

## 6.5 Fentanyl und Derivate

Die Substanz **Fentanyl** (Abb. 6.5) nimmt in jeglicher Hinsicht eine Zwischenposition ein. Fentanyl ist ein extrem starkes Opioid. Die Substanz besitzt eine arzneimittelrechtliche Zulassung, ist allerdings regulatorisch ein Betäubungsmittel. Fentanyl wird vollsynthetisch hergestellt und ist ca. 100-mal stärker als Morphin. Durch die rein synthetische Erzeugung in der Retorte öffnen sich vielfältige Wege, die Stammsubstanz durch strukturelle Modifikation abzuwandeln. Hierdurch entstehen Substanzen mit teils noch einmal deutlich gesteigerter Wirkstärke. So bildet die Substanz **3-Methylfentanyl** (3-MF, Abb. 6.5) die Schnittstelle zu den chemischen Waffen: Am 23. Oktober 2002 wurde in Russland eine beliebte Musical-Inszenierung zum Ziel eines terroristischen Angriffs. Etwa 40 tschetschenische Kämpfer stürmten die Vorstellung „Nord-Ost" im Moskauer Dubrowka-Theater und nahmen mehr als 800 Zuschauer als Geiseln. Bei der Befreiungsaktion drei Tage später starben ca. 130 Menschen. Vor der Erstürmung leiteten russische Spezialkräfte eine chemische Substanz – wahrscheinlich als Aerosol – in das Theater, bei der man davon ausgeht, dass es sich um 3-MF gehandelt haben könnte.

Die Substanz **Carfentanyl** (Abb. 6.5) wiederum ist so stark, dass sie nur als Narkosemittel für Großwild (also als Veterinärarzneimittel) zugelassen wurde. Carfentanyl ist etwa 10 000-fach stärker als Morphin, wobei es auf das verwendete Tiermodell ankommt.

Die einfache Derivatisierung von Fentanyl als *First-in-class*-Substanz zu einer Vielzahl unterschiedlicher biologisch hochaktiver Substanzen wiederum erklärt, warum Fentanyl und seine Derivate zudem auch zurecht als neue psychoaktive Substanzen betrachtet wer-

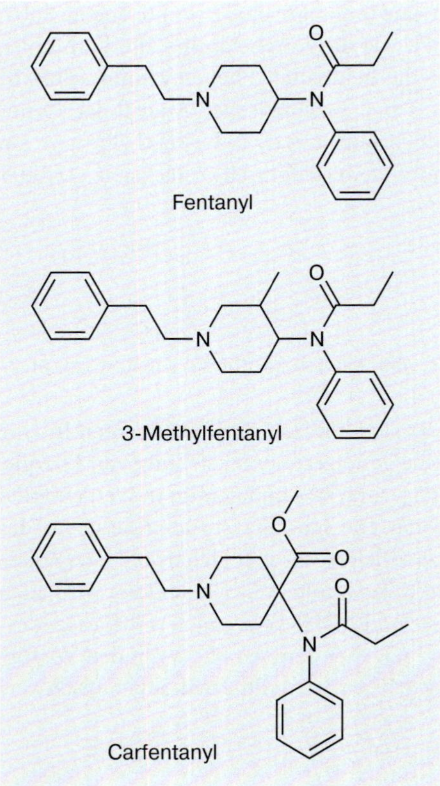

**o Abb. 6.5** Strukturformeln von Fentanyl, 3-Methylfentanyl (3-MF) und Carfentanyl

den können. Fentanyl und seine chemischen Abkömmlinge werden von der WADA als potenzielle Dopingsubstanzen im Sport verboten. Wenn Fentanyl und seine Derivate allerdings als psychotrope Substanzen missbraucht werden, stellen sie die tödlichste bisher bekannte Substanzklasse in der Geschichte des Drogenmissbrauchs dar.

Hierzu ein paar Fakten: Durch Fentanyl starben 2019 in den USA mehr junge Menschen (bis 25 Jahre) als an jeder anderen Todesursache (Autounfälle, Schusswaffengewalt etc.). Im Jahr 2018 starben ca. 68 000 US-Amerikaner an einer Drogenüberdosis, davon ca. 32 000 an Fentanyl und seinen Derivaten, 15 000 an Heroin sowie 13 000 an Oxycodon und ähnlichen partialsynthetischen Opioiden. Das heißt, von 68 000 tödlichen Überdosen entfallen allein auf die Substanzklasse der Opioide 88 %, also 60 000. [Flower u. Senthilingham 2019] Der DEA-Sonderbeauftragte sagt hierzu in einem Interview: „Fentanyl ist die gefährlichste Substanz in der Geschichte des Drogenhandels. Heroin und Kokain sind bedeutungslos, verglichen mit der Gefährlichkeit von Fentanyl.“ Dies lässt insbesondere vor dem Hintergrund all der Opioidkrisen, welche die USA bereits erlebt haben, aufhorchen. Nicht ohne Grund bezeichnete man die Opioidsucht initial als „Soldatenkrankheit“, da die Soldaten des Amerikanischen Bürgerkriegs als erste mit Morphin in parenteral applizierter Form behandelt und teilweise abhängig von der Substanz wurden. Die USA hatten zudem in den 60er und 70er-Jahren des letzten Jahrhunderts mit Heroinkrisen zu kämpfen, dann Crack in den 80er-Jahren, Oxycodon schlug ab Mitte der 90er-Jahre zu und Methamphetamin prägte den Beginn der 2000er-Jahre. Wenn also im Land mit dem größten Appetit auf Drogen weltweit eine solche Aussage von einem Vertreter der größten Drogenbehörde weltweit getätigt wird, ist dies schon bemerkenswert.

# 7 Substanzklassen

Niels Eckstein, Florian Schwermer, Alexander Voltz

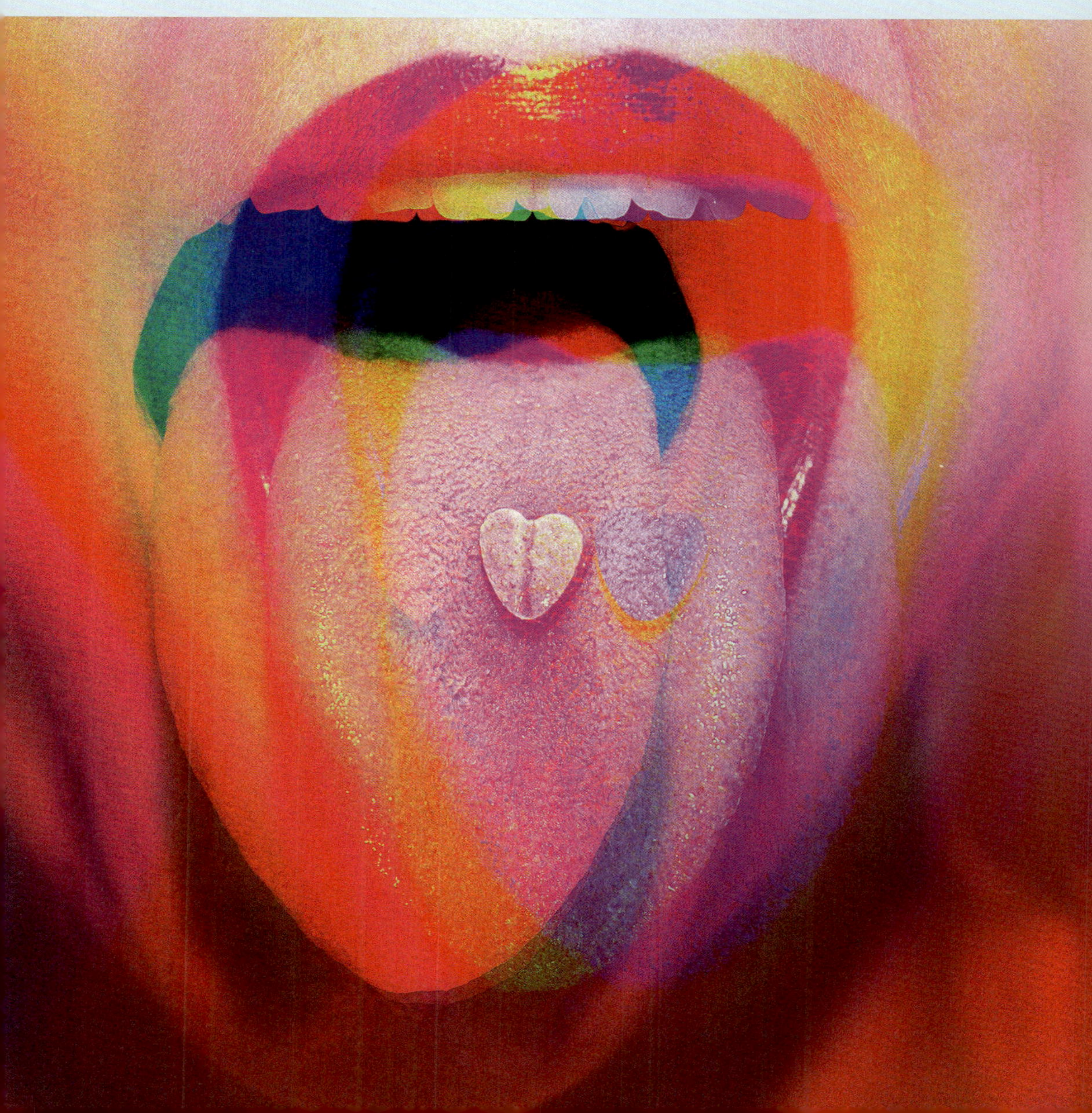

## 7.1 Die Sorgenkinder von Albert Hofmann

LSD, mit ganzem Namen Lysergsäure**d**iethylamid, wurde erstmals von Dr. Albert Hofmann synthetisiert. Hofmann studierte bis in das Jahr 1929 Chemie an der Universität Zürich und arbeitete anschließend in einem Forschungslabor der Sandoz GmbH an einer Forschungsreihe mit partialsynthetischen Mutterkornderivaten. Bei seiner Arbeit unter Prof. Dr. Arthur Stoll beschäftigte er sich mit der Erforschung von Naturstoffen. Nach einer anfänglichen Arbeit an herzwirksamen Glykosiden wandte er sich ab 1935 den Alkaloiden des Mutterkorns zu. Hofmann wählte dieses Forschungsgebiet, da Stoll bereits im Jahre 1918 Ergotamin aus Mutterkorn extrahieren konnte, welches zur Blutungsstillung nach Geburten und zur Migränetherapie eingesetzt wurde. Zu einer weiteren Erforschung der strukturellen Beschaffenheit von Mutterkornalkaloiden kam es im Anschluss jedoch nicht. Mutterkorn ist ein Pilz (*Secale cornutum*), der vor allem Roggen (*Secale cereale*) befällt. Durch diesen Pilz werden unterschiedliche, sogenannte „Secale-Alkaloide“ produziert, die auf die Grundstruktur der Lysergsäure (**o** Abb. 7.1) bzw. das Alkaloidgrundgerüst des Ergolins (**o** Abb. 7.2) zurückgehen.

Die Biosynthese des Ergolins erfolgt aus der essenziellen Aminosäure Tryptophan und aktiviertem Isopren. Die Grundstruktur des biogenen Amins Tryptamin ist noch deutlich zu erkennen. Wie bei vielen weiteren psychedelisch wirksamen Substanzen weist die Tryptamingrundstruktur auf eine Interaktion mit serotonergen Rezeptoren hin. Dies ist chemisch nicht weiter verwunderlich, leitet sich Serotonin als 5-Hydroxytryptamin (5-HT) doch ebenfalls vom Tryptophan ab.

Hofmanns Versuchsreihe mit Lysergsäurederivaten hatte das Ziel, einen Wirkstoff mit atem- und kreislaufanregenden Eigenschaften zu finden. Von Lysergsäurediethylamid (LSD, **o** Abb. 7.3) wurde eine solche Wirkung erwartet, da es strukturelle Ähnlichkeit zum Atem- und Kreislaufanaleptikum Nikotinsäurediethylamid zeigte. Erstmals synthetisiert wurde LSD im Jahre 1938. Zu diesem Zeitpunkt wurden allerdings noch nicht die psychotropen Effekte der Substanz entdeckt. In ersten pharmakologischen Untersuchungen zeigte LSD eine starke Wirkung auf die Gebärmutter. Zudem wurden die Versuchstiere nach Verabreichung der Substanz auch unter Narkose unruhig. Da die Substanz nicht die gesuchten pharmakologischen Eigenschaften aufwies, wurde sie fünf Jahre lang nicht weitergehend untersucht. Erst 1943 nahm Hofmann erneut die Versuche mit LSD auf. Dabei nahm er auf unbekanntem Weg eine kleine Menge der Substanz zu sich. Aller Wahrscheinlichkeit nach hatte er das LSD unwillentlich und unwissentlich eingeatmet. Schnell zeigten sich Wirkungen wie Farbillusionen und verschwommenes Sehen – eine Wirkung,

**o Abb. 7.1** Strukturformel von Lysergsäure

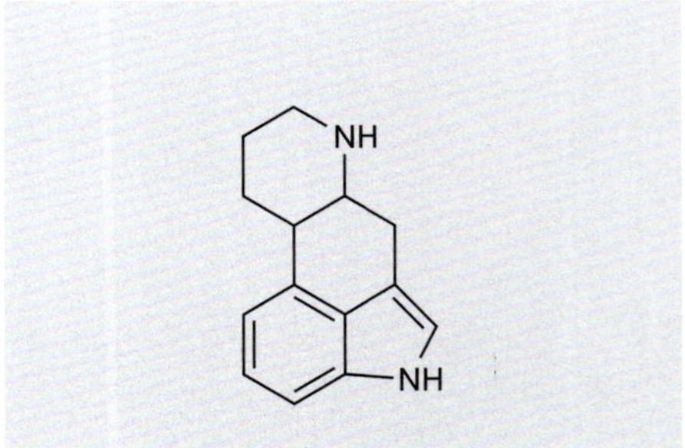


**o Abb. 7.2** Strukturformel von Ergolin

die die heutige Medizin als „Pseudohalluzinationen“ bezeichnet[1]. Um der Wirkung weiter nachzugehen, nahm Hofmann einige Tage später eine aus seiner damaligen Sicht geringe Menge von 0,25 mg (also nur 250 µg) LSD ein. Zum Vergleich: Heute gelten 50 µg, also ein Fünftel seiner damaligen Dosis, als wirksame Dosis. Damit gilt LSD auch heute noch als wirksamstes bekanntes Halluzinogen aus der Reihe der Tryptamine. [Scherbaum 2017] Durch die halluzinogene Wirkung wurde LSD als Modellsubstanz zur Erzeugung schizophrener Psychosen herangezogen. Angehende Psychiater wurden bspw. mittels LSD auf die Psychosen Ihrer zukünftigen Patienten vorbereitet. Viele unterschiedliche Indikationen wurden untersucht. Wie mit Psilocybin wurde auch mit LSD terminal Erkrankten die Auseinandersetzung mit dem eigenen Tod ermöglicht. Ein weiteres potenzielles Einsatzgebiet stellte die Alkoholabhängigkeit dar. Es wurden zahlreiche klinische Studien zu LSD durchgeführt, deren Ergebnisse auch heute noch zum Teil kontrovers diskutiert werden. [De Gregorio et al. 2016] Der wohl aber wichtigste Faktor für das vorzeitige Ende der Forschung zum therapeutischen Einsatz von LSD und seinen Derivaten war die Unterstellung unter das BtMG bzw. die Einstufung als sogenannte „schedule 1 controlled substance“[2] in den USA oder einfach ausgedrückt: die Illegalisierung der Substanz.[3]

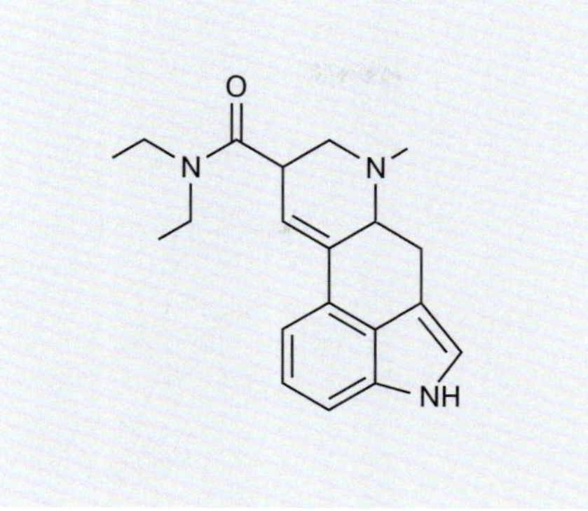


**Abb. 7.3** Strukturformel von unsubstituiertem Lysergsäurediethylamid (LSD)

Missbräuchlich als Droge eingesetzt wird LSD häufig in Form von Mikrotabletten oder als sogenannte „Blotter“, also mit LSD beträufelten Löschpapier-Schnipseln (häufig der Form nach als Briefmarke gestaltet). [Scherbaum 2017] Die Darreichungsform als Blotter ist durchaus üblich bei illegalen Substanzen, die in sehr geringen Dosierungen bereits ihre Wirkung entfalten. Durch das Auflösen in Flüssigkeit kann nach Volumen dosiert und durch Verdünnen die erforderliche geringe Dosierung erreicht werden. LSD ist allerdings als Substanz empfindlich gegenüber Luftsauerstoff und wird bei ungeschützter Lagerung rasch inaktiv. Die Hauptwirkung von LSD lässt sich durch die agonistische Wirkung am 5-Hydroxytryptamin-Subtyp-2A-(5-$HT_{2A}$-)Rezeptor erklären. Aber auch die Modulation der 5-Hydroxytryptamin-Rezeptorsubtypen 2C (5-$HT_{2C}$) und 1A (5-$HT_{1A}$) scheint eine Rolle zu spielen. Es wird vermutet, dass es durch die 5-$HT_{2A}$ Aktivierung zu einer Hemmung von inhibitorischen Prozessen im präfrontalen Cortex kommt. Lange Zeit stand man vor dem Problem, halluzinogene Wirkungen nur schwerlich in einem präklinischen Tiermodell untersuchen zu können. Die Messung der halluzinogenen Wirkung erfolgt heute bei Ratten durch die sogenannte *head-twitch response* (HTR). Diese ist ein Anzeichen für die halluzinogene Wirkung einer Substanz über den 5-$HT_{2A}$-Rezeptor. Bei der HTR kommt es zu einer schnellen Bewegung des Tierkopfes von einer Seite zur anderen.

1 Bei echten Halluzinationen ist der – beispielsweise psychotische – Patient der Ansicht, die optischen oder akustischen Wahrnehmungen seien „echt“, bei LSD-induzierten Pseudohalluzinationen „weiß“ der Konsument, dass die atypischen Wahrnehmungen chemisch herbeigeführt wurden.

2 Schedule-1-Substanzen sind Substanzen mit einem hohen Missbrauchspotenzial (Stand 2022).

3 www.drugs.com/article/csa-schedule-1.html (Stand 2022)

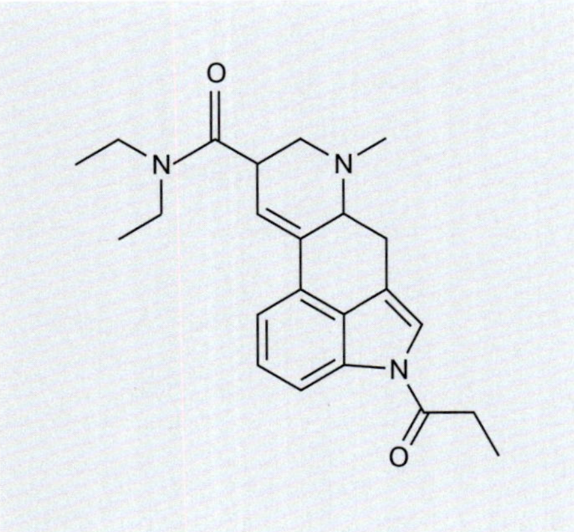

**Abb. 7.4** Strukturformel von 1-Propionyl-Lysergsäurediethylamid (1P-LSD)

Diese Bewegung kann durch einen am Kopf des Tieres befestigten Magneten, der durch ein umliegendes Magnetfeld detektiert wird, aufgenommen werden. Eine weitere Methode bieten Videokameras, die eine hohe Zahl von Bildern pro Sekunde aufnehmen können. In der Regel kommen hier Systeme mit 420 Hz zum Einsatz. Dabei wird ein farbiger, meist weißer Punkt am Kopf des Tieres befestigt. Dieser Punkt wird von der Kamera erkannt und gibt Aufschluss über die Bewegung des Kopfes. Teilweise werden beide Methoden in Kombination angewendet. [Halberstadt u. Geyer 2013]

Um den Status von LSD als BtM zu umgehen, wurden Substanzen entwickelt, die nicht von diesem Verbot betroffen sind. Die populärste dieser Substanzen war wohl 1-Propionyl-LSD (1P-LSD, Abb. 7.4). Dieses zeigt im HTR-Versuch ca. 38 % der Wirkstärke von LSD. Die mittlere effektive Konzentration ($EC_{50}$) von 1P-LSD beträgt 349,6 nmol/kg; die von LSD beträgt 132,8 nmol/kg. Um zu bestätigen, dass es sich bei dem halluzinogenen Effekt um einen über den 5-$HT_{2A}$-Rezeptor vermittelten Effekt handelt, wurde ein 5-$HT_{2A}$-Antagonist verabreicht (die Experimentalsubstanz M100907). Das HTR-Experiment bestätigte, dass 1P-LSD einen analogen Wirkmechanismus wie die Stammsubstanz LSD zeigt. [Brandt et al. 2016] 1P-LSD wirkt wahrscheinlich als Prodrug. Es wird eine Hydrolyse zu LSD vermutet, was sich in Versuchen mit humanem Serum und der Analyse per Gaschromatographie-Massenspektroskopie-Kopplung (GC-MS) bestätigen ließ. [Brandt et al. 2017]

## 7.2 Leo Sternbach und die Benzodiazepine

Leo Henryk Sternbach wurde 1908 als Sohn eines jüdischen Apothekers in Abbazia, Kroatien (damals Österreich-Ungarn), geboren. Schon seit frühester Kindheit interessierte er sich für Chemie. Besonders Form und Wachstum von Kristallen hatten es ihm angetan. Seinen Neigungen folgend studierte er in den 1920er-Jahren Pharmazie und Chemie in Krakau. Später interessierte sich Sternbach verstärkt für Edukte der Farbstoffindustrie. Seit 1940 arbeitete er für den Schweizer Pharmakonzern Hoffmann-La Roche. Während der europäischen Judenverfolgung wurde er von seinem Arbeitgeber aus Sicherheitsgründen in dessen US-amerikanische Niederlassung versetzt. Ab den 1950er-Jahren forschte er für Hoffmann-La Roche (heute Roche) an besser verträglichen Schlaf- und Beruhigungsmitteln. Die bis dahin auf dem Markt befindlichen Schlafmittel vom Barbiturat-Typ waren aus einer ganzen Reihe von Gründen problematisch. Zum einen kumulierten sie mit teils sehr langen biologischen Halbwertszeiten im Körper der Patienten, zum anderen waren sie tödlich bei einer akuten Überdosierung (u. U. in suizidaler Absicht). Zunächst ließ allerdings ein Erfolg auf sich warten. Erst als das Projekt beendet werden sollte, fiel einem seiner Mitarbeiter ein liegengebliebener Kristall auf. Bei der Untersuchung dieser Substanz, dem Chlordiazepoxid, staunte Sternbach nicht schlecht.

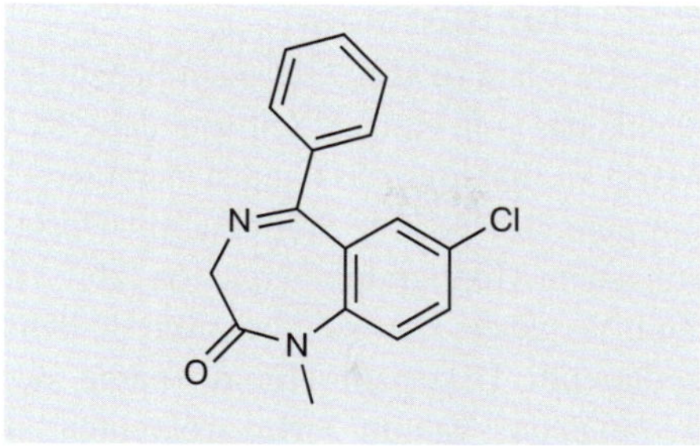


**Abb. 7.5** Strukturformel von Diazepam

In der pharmakologischen Testung zeigte die Substanz hervorragende tranquillisierende Eigenschaften. Erst später stellte sich heraus, dass Chlordiazepoxid ein allosterischer Modulator des zentral dämpfenden $GABA_A$-Rezeptors ist. Chlordiazepoxid wurde unter dem Handelsnamen Librium® als erstes Benzodiazepin in den Markt eingeführt. Die Substanz hat allerdings eine extrem lange Halbwertszeit von bis zu 200 Stunden. Das zweite in den Markt eingeführte Benzodiazepin, Diazepam (Valium®; Abb. 7.5), wurde dann allerdings zu einem Blockbuster par excellence. Zunächst recht unbedarft verschrieben, erkannte man erst langsam, dass die Abhängigkeit von Benzodiazepinen einem atypischen Muster folgt. Oftmals zeichnen sich Abhängigkeitserkrankungen durch eine Dosiseskalation aus. Diese Dosiseskalation erfolgt bei den Benzodiazepinen vielfach eben gerade nicht. Als Schlaf- und Beruhigungsmittel erfolgt eher die Ausbildung einer *low-dose dependency* (LDD). Da diese sehr viel schwerer zu diagnostizieren ist, wurde erst in den 1980er-Jahren gegengesteuert und das Verschreibungsverhalten der Ärzte änderte sich.[4] Bereits an dieser Stelle fiel die US-amerikanische Firma Purdue Pharma negativ auf. Durch aggressives Marketing drückte die Firma bereits Diazepam massiv in den Markt. Später fiel Purdue Pharma dann als Hauptakteur bei der Auslösung der heutigen Opioidkrise (engl. *opioid crisis*) in den USA auf (▸ Kap. 16).

Benzodiazepine wirken als positiv kooperative (affinitätsverstärkende) allosterische Modulatoren am Gamma-Aminobuttersäure-Subtyp-A-Rezeptor ($GABA_A$-Rezeptor). Durch eine Konformationsänderung des Rezeptors kommt es bei der Bindung des Neurotransmitters zu einer höheren Affinität des Rezeptors zu seinem endogenen Neurotransmitters GABA und in der Folge zu einer verstärkten inhibitorischen Wirkung. Der $GABA_A$-Rezeptor bildet einen Chlorid-Ionenkanal. Durch dessen Öffnung kommt es zu einem Einstrom von Chlorid-Ionen in die Zelle, was wiederum zu einer Hyperpolarisation der Zellmembran führt. Die Verstärkung des GABA-Effekts führt zu einer Dämpfung bestimmter Bereiche des Zentralnervensystems (ZNS). [Lüllmann et al. 2001] Da Benzodiazepine ohne die Anwesenheit von GABA nicht wirken können (allosterischer Mechanismus), ist eine letale Überdosierung mit ihnen allein nicht möglich. In Kombination mit Alkohol oder anderen zentral dämpfenden Substanzen (Opioiden, Barbituraten) kann es aber zur Atemdepression und somit zum Tod kommen. Da Benzodiazepine beim alleinigen Gebrauch deutlich sicherer sind, lösten sie die Barbiturate größtenteils ab. Barbiturate sind anders als Benzodiazepine keine allosterischen Modulatoren, sondern (unter anderem) direkte Agonisten am $GABA_A$-Rezeptor. [Lüllmann et al. 2001] Die Stoffklasse der Benzodiazepine fiel erst in den letzten beiden Jahrzehnten im Onlinehandel mit Designerdrogen auf.

4 www.praxis-suchtmedizin.ch/praxis-suchtmedizin/images/stories/referate/Benzodiazepine%20Gutenachtgeschichte%20%20Handout%20160907.pdf (Stand 2022)

### 7.2.1 Flunitrazolam

Flunitrazolam (○ Abb. 7.6) ist ein Benzodiazepin, das seit einiger Zeit auf dem RC-Markt zu finden ist. Es handelt sich hierbei um eine sehr potente Substanz mit Dosierungen im Mikrogrammbereich (□ Tab. 7.1). Zum Vergleich: Das wohl bekannteste Benzodiazepin Diazepam (Handelsname des Erstanbieters: Valium®) wird größtenteils in Tablettenform mit 2 mg, 5 mg oder 10 mg pro Tablette vertrieben.[5]

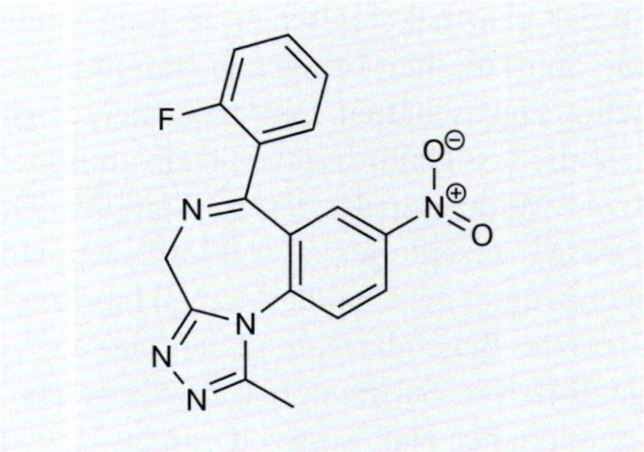

○ **Abb. 7.6** Strukturformel von Flunitrazolam

□ **Tab. 7.1** Dosierung von Flunitrazolam bei peroralem Konsum

| Wirkungsstärke | Dosierung |
|---|---|
| Erste Wirkeffekte | 30–40 µg (Schwellendosis) |
| Leichte Wirkung | 40–80 µg |
| Mittelstarke Wirkung | 80–150 µg (übliche Dosierung) |
| Starke Wirkung | 150–300 µg |

Quelle: http://drugs.tripsit.me/flunitrazolam (Stand 2023)

Auch andere Benzodiazepine wurden und werden missbräuchlich eingesetzt. So wird Flunitrazepam, Handelsname Rohypnol® und in der Drogenszene besser bekannt als „Roofies", als zentral dämpfendes Rauschmittel verwendet. Zudem ist es als sogenannte „Vergewaltigungsdroge" (engl. *date rape drug*) bekannt, da es in alkoholische Getränke gegeben wurde, um Frauen sexuell zu missbrauchen. Aus diesem Grund wurde zu Flunitrazepamtabletten der Farbstoff Indigokarmin zugegeben, um Getränke, die unwissentlich mit Flunitrazepam versetzt wurden, gelb oder blau einzufärben. Illegal hergestelltes Flunitrazepam enthält diesen Farbstoff nicht. Flunitrazepam ist ein sehr potentes Benzodiazepin mit einer therapeutischen Dosierung von 0,5 bis 1 mg.[6] Es kann verwendet werden, um die Symptome eines Opioidentzugs zu lindern. Das daraus chemisch abgeleitete Flunitrazolam als Designerdroge ist deutlich lipophiler und sogar noch stärker wirksam.

### 7.2.2 Clonazolam, Norflurazepam, Flualprazolam, Bromazolam

Zusätzlich zu Flunitrazolam sind in den letzten Jahren weitere Designerbenzodiazepine in den Markt gelangt. Dabei handelt es sich um Substanzen, zu denen – wie üblich bei Designerdrogen – kaum klinische Daten vorliegen. Zu der Substanz Clonazolam (○ Abb. 7.7, □ Tab. 7.2) etwa sind keinerlei klinische Daten vorhanden. Einzig Konsumentenberichte geben Anhaltspunkte für die hohe Potenz dieser Substanz.

5 https://medikamio.com/de-de/medikamente/flunitrazepam-ratiopharm-1-mg-tabletten/pil (Stand 2022)

6 www.pharmawiki.ch/wiki/index.php?wiki=flunitrazepam (Stand 2022)

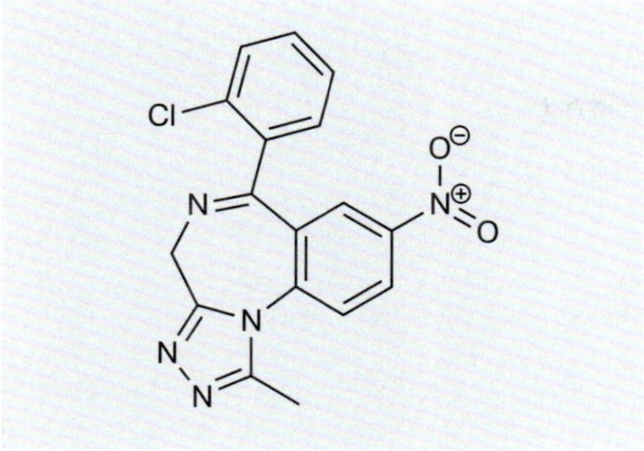

**Abb. 7.7** Strukturformel von Clonazolam

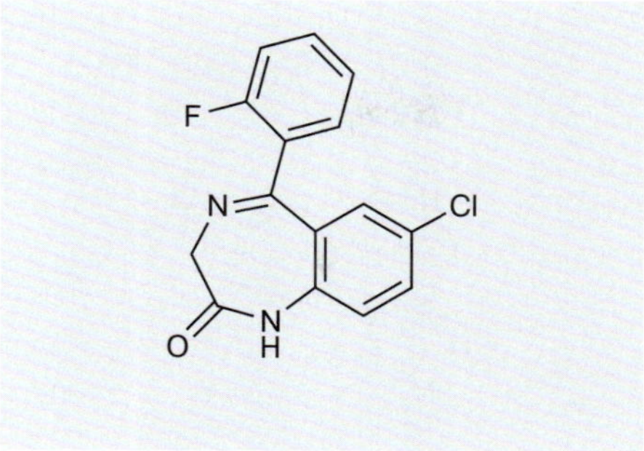

**Abb. 7.8** Strukturformel von Norflurazepam

**Tab. 7.2** Dosierung von Clonazolam bei peroralem Konsum

| Wirkungsstärke | Dosierung |
|---|---|
| Erste Wirkeffekte | 50–75 µg (Schwellendosis) |
| Leichte Wirkung | 75–200 µg |
| Mittelstarke Wirkung | 0,2–0,4 mg (übliche Dosierung) |
| Starke Wirkung | 0,5–1 mg |
| Sehr starke Wirkung | > 1 mg |

Quelle: www.eve-rave.ch/Forum/viewtopic.php?t=37780 (Stand 2022)

Aus Sicht der Struktur-Wirkungsbeziehung (*structure-activity relationship*, SAR) kann man über die Stoffklasse der 1,4-Benzodiazepine sagen, dass elektronenziehende Substituenten an den Positionen 7 und 2' einen wirkungsverstärkenden Effekt im Sinne einer erhöhten Affinität zur allosterischen Bindungsstelle haben. Insbesondere an Position 7 Nitro-substituierte Derivate fallen durch einen starken hypnotischen Effekt auf (Nitrazepam, Flunitrazepam etc.). Diese Substanzen sind somit als direkt schlafeinleitende Substanzen (Hypnotika) zugelassen, während Substanzen wie Diazepam, auch als Tranquillanzien (beruhigende Substanzen) mit vorwiegend angstlösender Wirkung am Tag, als Antiepileptika etc. zugelassen sind. Benzodiazepine haben eine zusätzliche zentral muskelrelaxierende Wirkung, welche Indikation und problematische Nebenwirkung zugleich ist: als Indikation bei Spasmen der Skelettmuskulatur und als problematische Nebenwirkung, wenn ältere Patienten Benzodiazepine erhalten und ein Sturz als Nebenwirkung droht. Gerade bei älteren Patienten kann ein Oberschenkelhalsbruch nach einem Sturz eventuell sogar tödlich enden, während jüngere Patienten daran in der Regel nicht versterben und bald wieder mobilisiert werden können.

Für die Substanz Norflurazepam (Abb. 7.8, Tab. 7.3), die auch unter dem Namen *N*-Desalkylflurazepam bekannt ist, wurden klinische Daten anhand von acht Patienten erhoben. Dabei wurden jeweils 2 mg der Substanz verabreicht. Die Plasmakonzentration der Substanz wurde in regelmäßigen Abständen mittels GC/MS detektiert. Die Eliminationshalbwertszeit betrug ca. 90 h (!). [Barzaghi et al. 1989]

Zu Flualprazolam (Abb. 7.9, Tab. 7.4) und Bromazolam (Abb. 7.10, Tab. 7.5) liegen zurzeit keine klinischen Daten vor.

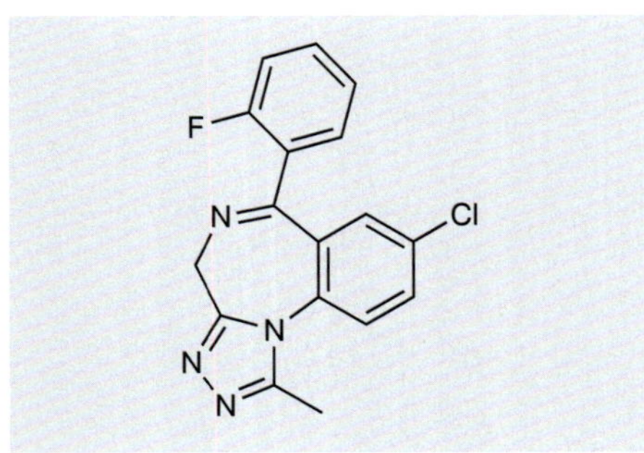


**Abb. 7.9** Strukturformel von Flualprazolam

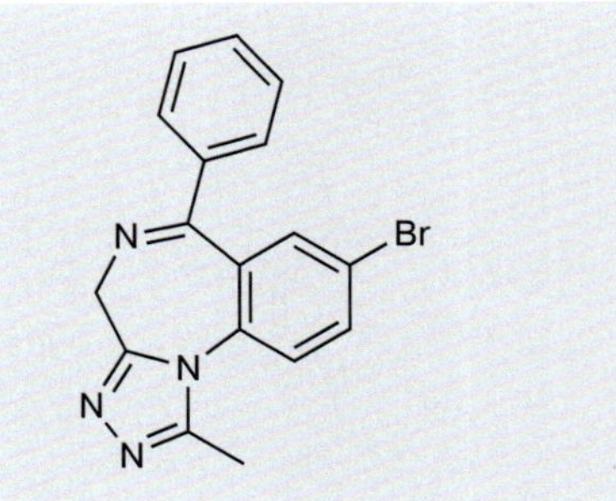


**Abb. 7.10** Strukturformel von Bromazolam

**Tab. 7.3** Dosierung von Norflurazepam bei peroralem Konsum

| Wirkungsstärke | Dosierung |
|---|---|
| Erste Wirkeffekte | 0,5–1 mg (Schwellendosis) |
| Leichte Wirkung | 2–5 mg |
| Mittelstarke Wirkung | 4–10 mg (übliche Dosierung) |
| Starke Wirkung | 10–15 mg |
| Sehr starke Wirkung | > 15 mg |

Quelle: http://neuepsychoaktivesubstanzen.de/norflurazepam/ (Stand 2023)

**Tab. 7.4** Dosierung von Flualprazolam bei peroralem Konsum

| Wirkungsstärke | Dosierung |
|---|---|
| Erste Wirkeffekte | 50–100 µg (Schwellendosis) |
| Leichte Wirkung | 100–150 µg |
| Mittelstarke Wirkung | 150–400 µg (übliche Dosierung) |
| Starke Wirkung | 400–900 µg |
| Sehr starke Wirkung | > 900 µg |

Quelle: http://neuepsychoaktivesubstanzen.de/flualprazolam/ (Stand 2023)

**Tab. 7.5** Dosierung von Bromazolam bei peroralem Konsum

| Wirkungsstärke | Dosierung |
|---|---|
| Leichte Wirkung | 0,5–1 mg |
| Mittelstarke Wirkung | 1–3 mg (übliche Dosierung) |
| Starke Wirkung | 3–5 mg |

Quelle: http://drugs.tripsit.me/bromazolam; https://eve-rave.ch/Forum/viewtopic.php?t=29509 (Stand 2022)

**Good Manufacturing Practice vs. „Drogenlabor"**

In der pharmazeutischen Industrie müssen bei der Herstellung eines Arzneimittels die Prinzipien der Good Manufacturing Practice (GMP) eingehalten werden. Der GMP-Leitfaden ist auf nationaler Ebene durch das Arzneimittelgesetz (AMG) und die Arzneimittel- und Wirkstoffherstellungsverordnung (AMWHV) in deutsches Recht implementiert.[7]

Ein wichtiger Aspekt der GMP-gerechten Herstellung von zugelassenen Arzneimitteln ist dabei die Qualifizierung von Anlagen, die Validierung von Prozessen sowie die Reinigungsvalidierung. Bei Letzterer werden alle produktberührenden Schritte, Geräte und Hilfsmittel betrachtet, also alle Bestandteile, die direkt mit der Produktion des Wirkstoffes oder der Fertigung des Arzneimittels in Zusammenhang stehen. Ziel ist es, auf Herstellungsstraßen, auf denen unterschiedliche Produkte hergestellt werden (*multi-purpose facilities*)[8], Kreuzkontaminationen zu vermeiden. Unter einer Kreuzkontamination oder einem Carry-over-Effekt versteht man die Verunreinigung eines Produkts mit einem anderen Produkt, das vorher auf der Herstellungsstraße gefertigt wurde. Betalactam-Antibiotika beispielsweise stellen dabei eine besondere Herausforderung dar. Sie sind bereits in sehr geringen Dosen allergen, was eine sichere Reinigung auch von kleinsten Restmengen nahezu unmöglich macht. Aus diesem Grund dürfen Arzneimittel, die als wirksamen Bestandteil Betalactame enthalten, oftmals nur auf Herstellungsstraßen erzeugt werden, auf denen ausschließlich Betalactame produziert werden (*single purpose facilities*).[9] Die Einhaltung der GMP-Richtlinien wird in Deutschland von der für die Durchsetzung des AMG zuständigen Landesbehörde kontrolliert.[10] Man ist also bemüht, alle Daten über einen gegebenen Arzneistoff zugrunde zu legen, um Maßnahmen der Risikoabwehr anzuwenden.

Im Gegensatz zu dieser hochgradig regulierten Herstellungspraxis in der Pharmazeutischen Industrie erfolgen Herstellung und Fertigung von Designerdrogen ohne Regularien oder Qualitätskontrollen. So kann es bei vielen Synthesewegen zu toxischen Verunreinigungen kommen, die ohne Aufreinigung des Endprodukts gravierende Schäden beim Konsumenten hervorrufen können. In diesem Zusammenhang gibt es diverse Beispiele für neurotoxische, kardiotoxische, nephrotoxische oder hepatotoxische Substanzen oder Verunreinigungen. Neurotoxische Verunreinigungen führten im Bereich der Opioide zu teilweise irreversiblen Nebenwirkungen, die in der Auslösung eines Morbus Parkinson (Schüttellähmung) bestanden. Kardiotoxische und hepatotoxische Wirkungen sind aus dem Bereich der Phenethylamine (Amphetamine) bekannt. Es besteht somit die Gefahr einer irreversiblen, eventuell vital bedrohlichen Schädigung. Oben genannte Kreuzkontaminationen können durch unbekannte Inhaltsstoffe zu allergischen Reaktionen und Wechselwirkungen führen.

7

7 AMWHV: www.gesetze-im-internet.de/amwhv/ (Stand 2022)

8 www.pharmasalmanac.com/articles/using-a-risk-based-approach-to-manufacturing-in-a-multi-product-facility (Stand 2022)

9 www.fda.gov/downloads/Drugs/DevelopmentApprovalProcess/SmallBusinessAssistance/UCM456377.pdf (Stand 2022)

10 www.zlg.de/index.php?eID=dumpFile&t=f&f=1876&token=c153ca87ce3d43e316568898ecf1fdaf8bea6f09 (Stand 2022)

Auch die Verpackung der Substanzen erfolgt nicht qualitätsgesichert. Die versendeten Substanzen werden in kleine Tütchen mit Zip-Verschluss verpackt. Gelegentlich waren die Tütchen, die im Forschungsprojekt erhalten wurden, an der Außenseite mit unbekanntem Pulver kontaminiert, ebenso der Bereich um den Verschluss. Dadurch kann eine gegenseitige Kontamination der Substanzen nicht ausgeschlossen werden. Zudem bietet diese Art der Verpackung bei hochaffinen Substanzen das Risiko der unbeabsichtigten Aufnahme (sei es durch Inhalation oder perkutan).

## 7.3 Barbiturate – der tödliche Schlaf

Im Gegensatz zu den Benzodiazepinen, sind die Barbiturate eine deutlich ältere Arzneistoffklasse. Sie dominierten den Markt für Hypnotika (Schlafmittel) viele Jahrzehnte lang bevor die Benzodiazepine durch Sternbach entdeckt wurden. Die Barbitursäure (**o** Abb. 7.11) stellt formal das Kondensationsprodukt aus Malonsäure und Harnstoff dar. Sie wurde erstmals 1864 von Adolf von Baeyer (in Gänze: Johann Friedrich Wilhelm Adolf Ritter von Baeyer) dem späteren Nobelpreisträger (1905) synthetisiert. [Baeyer 1864] Barbitursäure selbst liegt bei physiologischem pH-Wert anionisch vor und ist daher pharmakologisch nicht wirksam. Erst die 5,5-bisubstituierten Derivate sind zentralgängig und zeigen deutliche zumeist zentral dämpfende Effekte. Barbital (5,5-Diethylbarbitursäure, **o** Abb. 7.12) als erstes dieser Derivate wurde erstmals 1903 auf Anregung des Arztes Josef von Mehring von Emil Fischer synthetisiert. [Fischer u. von Mering 1903] Über diese später unter dem Handelsnamen Veronal® vermarktete Substanz rankt sich die folgende Legende: Angeblich nahm von Mehring die Substanz auf einer Bahnreise von Berlin nach Basel. Er schlief demzufolge so fest, dass er erst in Verona erwachte, als der Bahnhofsvorsteher über einen Lautsprecher den Bahnhof „Verona“ ausrief. Das Problem an Veronal® war seine extrem lange biologische Halbwertszeit, die den sogenannten „Hang-over-Effekt“ am nächsten Tag bedingt. Zudem sind Barbiturate hochpotente Enzym-Induktoren und führen bereits in relativ geringer Überdosierung zu Intoxikationen mit einer eventuellen Atemlähmung. Es handelt sich also um den Prototyp einer Arzneistoffklasse, die man heute als „Arzneimittel mit enger therapeutischer Breite“ (*narrow therapeutic index drug*, NTID) bezeichnen würde. Der Dosisabstand zwischen erwünschter und toxischer Wirkung ist also gering und ein Suizid durch Überdosierung ist durchaus möglich. Der Wirkmechanismus der Barbiturate ist nicht vollständig aufgeklärt. Es wird vermutet, dass Barbiturate das Membranpotenzial von Nervenzellen stabilisieren. Ein vermuteter Mechanismus ist die allosterische Förderung der inhibitorischen Funktion von $GABA_A$-Rezeptoren. Dies führt zu einer ver-

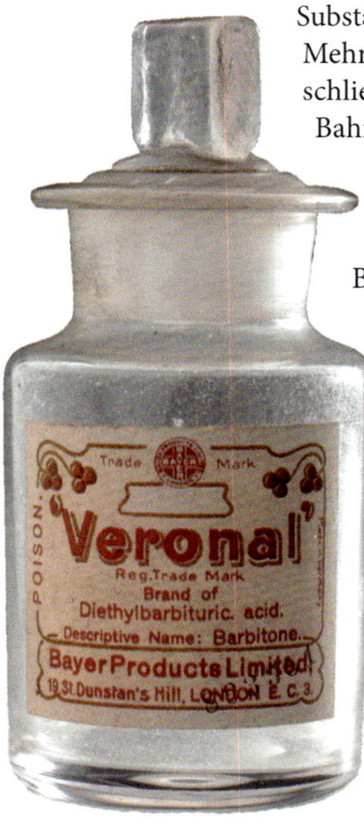

**o Abb. 7.11** Strukturformel von Barbitursäure

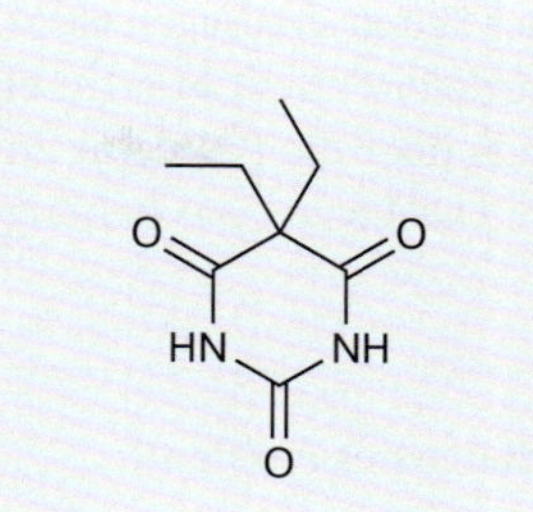


**o Abb. 7.12** Strukturformel von Barbital

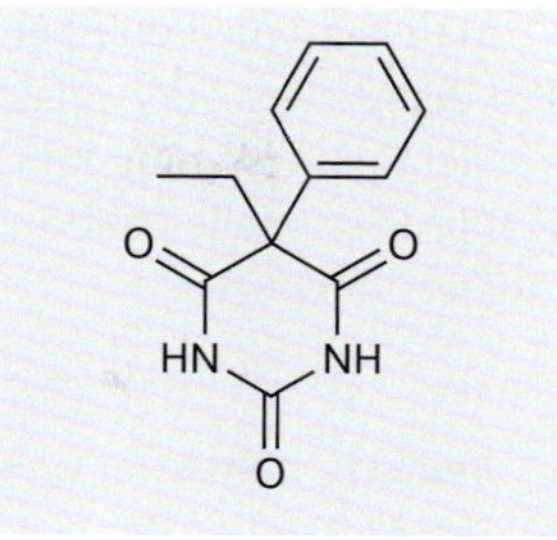


**o Abb. 7.13** Strukturformel von Phenobarbital

minderten Erregbarkeit der Neuronen. [Lüllmann 2016] Im Zusammenhang mit dem molekularen Wirkmechanismus der Barbiturate ist auch die direkte Blockade von Ionen-Kanal-Proteinen in Betracht zu ziehen.

Barbiturate sind seit mehreren Jahrzehnten nicht mehr als Schlafmittel in Deutschland zugelassen. Derzeitige Indikationen sind beispielsweise als Antiepileptika oder Injektionsnarkotika (Hexobarbital und Thiopental). In der Veterinärmedizin werden Barbiturate zum Einschläfern verwendet. In den USA wird bei Hinrichtungen mit der sogenannten „Giftspritze" eine Kombination aus einem Muskelrelaxans, Kaliumchlorid und einem Barbiturat wie Phenobarbital (o Abb. 7.13) verwendet. [Borsch 2016] Neuerdings wird auch das Benzodiazepin Midazolam in entsprechender Kombination verwendet.

Als Designerdrogen spielen Barbiturate zumindest zurzeit keine Rolle. Sie würden auch nicht in die klassische Betrachtung eines Legal Highs passen, da Barbiturate nahezu komplett dem BtMG unterstellt und somit illegalisiert wurden. Dies folgt der Beobachtung, die im Rahmen dieser Untersuchungen häufig gemacht wurde, dass Substanzen, die dem BtMG unterstellt werden, aus dem Clearnet verschwinden und fortan im Darknet gehandelt werden. Es ist also ein Trugschluss, anzunehmen, eine dem BtMG unterstellte Substanz würde vom Schwarzmarkt verschwinden. Sie verschwindet nur aus dem Blickfeld der Öffentlichkeit – verschwunden ist sie damit als *substance of abuse* noch lange nicht.

Allerdings wird eine BtMG-Substanz im Darknet zu höheren Preisen gehandelt. Eine Unterstellung unter das BtMG ist also aus Sicht der Dealer eine durchaus begrüßenswerte Maßnahme. Barbiturate sind allerdings durch ein besonders widerwärtiges Geschäftsmodell in den letzten Jahren im illegalen Onlinehandel aufgefallen. Wie oben angeführt, können die Substanzen auch missbräuchlich zum Suizid verwendet werden. Einige Onlineshops bieten Barbiturate daher zum Zweck des Suizids in extrem hoher Dosis ohne Rezept an. Da die meisten Barbiturate dem BtMG unterstellt sind, war eine Testbestellung im Rahmen des Forschungsprojektes und damit eine Überprüfung der Internetseiten (*Scamming* oder tatsächliche Versendung) und der Substanzen (Identität, Reinheit, Gehalt) auch zu wissenschaftlichen Zwecken nicht ohne extremen bürokratischen Aufwand möglich. Hinzu kommt, dass auf den entsprechenden Seiten ein ungeheuer hoher Preis verlangt wird (über 500 Euro). Der hohe Preis ist einer widersinnigen Logik nach auch gerechtfertigt: Der Suizid soll ja erfolgreich durchgeführt werden können, und so handelt es sich demnach auch nur um eine einmalige Investition.

Man kann die Betreiber solcher Seiten sozusagen als „Händler des Todes“ bezeichnen. Ein depressiver oder suizidgefährdeter Patient braucht eine sensible Ansprache und die vorsichtige Anregung im Gespräch über die Probleme zu sprechen und sich wenn möglich professionelle Hilfe zu holen. Das Letzte, was benötigt wird, ist eine Bestätigung suizidaler Tendenzen.

### Deutsch, deutscher ... – ein deutsches Problem?

Ein Umstand in der historischen Rückschau fällt ins Auge: Vielfach waren es deutsche Wissenschaftler oder Wissenschaftler an deutschen Instituten, die in die Entdeckung, Isolierung oder pharmazeutische Entwicklung von psychotropen Substanzen involviert waren. Die ◻Tab. 7.6 gibt einen Überblick über wichtige Substanzklassen und ihre Entdecker. Sind die „klassischen Drogen" also ein deutsches Problem? Sicher nicht. Fakt ist vielmehr, dass Deutschland bis zum ersten Weltkrieg aufgrund seiner führenden Position im Bereich der chemischen und pharmazeutischen Wissenschaften als „Apotheke der Welt" galt. Hinsichtlich der Aktivitäten im Bereich der Forschung und Entwicklung (F&E) wären heute sicher die USA auf einem der vorderen Ränge zu nennen und hinsichtlich der Herstellung und Formulierung wären sicher China und Indien nennenswerte „global Player". Die überwiegende Mehrzahl pharmazeutischer Neuentwicklungen kommt allerdings eher aus dem industriellen und angewandten Bereich als aus dem Bereich der Grundlagenwissenschaften. Zudem sind die großen Unternehmen der Pharmazeutischen Industrie (sogenannte „Big Pharma") mit Ihren Niederlassungen oftmals in einer ganzen Reihe an Ländern vertreten. Bezüglich der neueren Entwicklungen im NPS-Bereich handelt es sich um eine globale Entwicklung:

- John William Huffman, der Entdecker einer ganzen Reihe (JWH-Reihe) an synthetischen Cannabinoiden ist US-Amerikaner.
- David Nichols, der Entdecker von 6-APB und anderen serotonergen Stimulanzien, ist ebenso US-Amerikaner.
- Ralf Heim, der Entdecker von 2C-I-NBOMe, ist Deutscher.
- Alexander (Sasha) Shulgin, der die psychotrope Wirkung von MDMA untersuchte, ist US-Amerikaner russischer Herkunft.
- Matt Bowden, der Benzylpiperazine (BZP) als weniger gefährliche Alternative zu Methamphetamin entwickelte und als *„godfather of the legal highs industry"* bekannt wurde, ist Neuseeländer.

In China und Indien werden derzeit die meisten Designerdrogen und Vorläufersubstanzen hergestellt und vertrieben. Allerdings haben diese beiden Länder eben auch im Allgemeinen die Funktion der „Apotheke der Welt" inne. Insofern erscheinen wechselseitige Schuldzuweisungen wenig hilfreich. Ebenso wie die Drogenindustrie sich global vernetzt hat[11], wäre ein globaler Lösungsansatz eher hilfreich.

11 Beispielsweise werden Edukte zur Fentanyl-Synthese in China als Feinchemikalien hergestellt und nach Mexiko versendet. Dort von Drogenkartellen hergestelltes Fentanyl verdrängt gerade im US-amerikanischen Markt das traditionelle Heroin.

**Tab. 7.6** Psychotrope Substanzen und ihre Entdecker

| Substanz | Herkunft und Entdecker |
|---|---|
| Morphin | Der deutsche Apotheker **Friedrich Wilhelm Sertürner** war der erste, der Morphin als Leitalkaloid aus Opium isolierte. Opium ist der eingetrocknete Milchsaft, der nach dem Einritzen aus unreifen Kapseln des Schlafmohns (*Papaver somniferum*) austritt. Dieser ist zunächst weiß und färbt sich (meist über Nacht) in Folge der Aktivität von Phenolasen braun. Morphin ist als Leitalkaloid zu ca. 10 % im Opium enthalten. Weitere Alkaloide des Opiums aus der Benzylisochinolin-Reihe sind Codein, Thebain, Papaverin etc. Schlafmohn selbst ist eine uralte Kulturpflanze, die seit mehreren Jahrtausenden der Medizin bekannt ist. |
| Heroin | Heroin ist ein halbsynthetisches Derivat des Morphins. Es wurde zuerst 1874 durch den britischen Chemiker **Charles R. Alder Wright** durch Kochen von wasserfreiem Morphin mit Essigsäureanhydrid dargestellt. Erst als das Heroin, auch Diacetylmorphin oder kurz Diamorphin genannt, 1897 bei Bayer synthetisiert wurde, bekam es seinen heute meistbekannten Namen durch seine starke, „heroische" Wirkung: Heroin. Bemerkenswert erscheint in diesem Zusammenhang, dass Heroin zunächst als Medikament gegen Husten und Schmerzen ohne Rezept in Apotheken verkauft wurde. |
| Kokain | Kokain ist ein natürlich vorkommendes Alkaloid aus Arten der in Südamerika vorkommenden Rotholzgewächse (Erythroxylaceae); namensgebend ist Erythroxylum coca. Die Blätter der Pflanzen werden seit Jahrtausenden von der indigenen Bevölkerung gekaut. Die Isolierung gelang zuerst dem deutschen Apotheker **Friedrich Gaedcke** 1855. Die erste Totalsynthese und damit die erste biomimetische Synthese der Geschichte wurde 1898 durch den deutschen Chemiker **Richard Willstätter** durchgeführt (Nobelpreis für Chemie 1915 für die Aufklärung der Struktur des Chlorophylls). |
| MDMA | MDMA (3,4-Methylendioxymethamphetamin) wurde erstmals 1912 bei der Firma Merck durch den deutschen Chemiker **Anton Köllisch** hergestellt. Da die Substanz zu diesem Zeitpunkt nur als Zwischenprodukt diente, fand sie erst wenig Beachtung. Bekanntheit erlangte MDMA nach ersten Beschlagnahmungen durch die amerikanische Polizei 1970. MDMA wird in Amerika unter dem Namen „Molly" und in Europa unter dem Namen „Ecstasy" auf dem Schwarzmarkt gehandelt. Sasha Shulgin, der Entdecker der psychotropen Eigenschaften von MDMA, hat sich stets gegen diese Form der Trivialisierung durch Schwarzmarktbezeichnungen verwahrt. Es ist aus Sicht der Medizin sicherlich bedauernswert, dass der rekreationale Gebrauch (der Freizeitgebrauch als Partydroge) den Blick auf das therapeutische Potenzial der Substanz lange Zeit versperrt hat. MDMA hat ein vergleichsweise geringes Abhängigkeitspotenzial und reüssiert derzeit im Bereich der Traumatherapie. |
| LSD | Der Schweizer Chemiker **Albert Hofmann** synthetisierte LSD (Lysergsäurediethylamid) 1938 im Rahmen seiner Forschung zu Alkaloiden des Mutterkornpilzes (*Claviceps purpurea*). Da die erhoffte kreislaufstimulierende Wirkung im Tierversuch nicht eintrat, wurden die Arbeiten an der Substanz beendet. Durch eine Vermutung, etwas übersehen zu haben, prüfte Hofmann 1943 erneut mögliche Wirkungen, bei denen es zunächst unabsichtlich zur Entdeckung der halluzinogenen Wirkung durch Hofmann selbst kam. Durch gezielte Wiederholung der Einnahme wurde diese Wirkung bestätigt. |

**Tab. 7.6** Psychotrope Substanzen und ihre Entdecker (Fortsetzung)

| Substanz | Herkunft und Entdecker |
|---|---|
| Benzodiazepine | Das erste Benzodiazepin, Chlordiazepoxid, wurde 1955 durch den polnischen Chemiker **Leo Sternbach** bei Hoffmann-La Roche entwickelt. Da die pharmakologischen Eigenschaften auf den ersten Blick enttäuschend schienen, wurde die Entwicklung abgebrochen. Durch Zufall wurde die Substanz 1957 durch einen Mitarbeiter gefunden und ohne große Erwartungen auf pharmakologische Wirkung getestet. Die eindrucksvollen sedativen, antiepileptischen und muskelrelaxierenden Effekte führten zur schnellen Markteinführung als Librium® und Begründung der Substanzklasse. |
| Barbiturate | Die Barbitursäure, von der sich die Barbiturate ableiten, wurde 1864 erstmals hergestellt und für unwirksam befunden. Erst als der deutsche Chemiker **Emil Fischer** 1903 Barbital (5,5-Diethylbarbiturat) herstellte, welches durch den deutschen Arzt **Joseph von Mering** an Hunden getestet wurde, entdeckte man das Potenzial als Schlafmittel. Im selben Jahr erfolgte die Vermarktung als Schlafmittel für Menschen. Über 2500 Derivate mit teils unterschiedlicher pharmakologischer Wirkung wurden seitdem hergestellt. |
| Amphetamin | Nachdem Nagayoshi Nagai 1887 erstmals den Naturstoff Ephedrin aus dem Meerträubel (*Ephedra*) isolierte, wurde im selben Jahr durch den rumänischen Chemiker **Lazăr Edeleanu** an der Universität Berlin Amphetamin (Desoxynorephedrin) hergestellt. Seine sympathomimetischen Eigenschaften wurden jedoch erst 1927 durch einen Selbstversuch des amerikanischen Pharmakologen **Gordon Alles** entdeckt, als dieser unabhängig von Edeleanu auf der Suche nach einem Ephedrinersatz Amphetamin synthetisierte. |
| Methamphetamin | Methamphetamin (Desoxyephedrin) ist das *N*-Methylderivat des Amphetamins. Die Substanz wurde 1893, also 5 Jahre nach der Entdeckung des Amphetamins, durch den japanischen Chemiker **Nagayoshi Nagai** aus dem Naturstoff Ephedrin hergestellt. Durch die Reduktion mit rotem Phosphor und Iod wurde 1919 erstmals eine kristalline Form synthetisiert. Große Bekanntheit erlangte Methamphetamin im Zweiten Weltkrieg als Fertigarzneimittel Pervitin®, die sogenannte „Panzerschokolade". |

## 7.4 Die Ursprünge der Designerdrogen

### 7.4.1 Pethidin und seine synthetischen Analoga

Das erste vollsynthetische Opioid Pethidin (Abb. 7.14) wurde als Analgetikum eingesetzt und bildete unbeabsichtigt den Grundstein für die Entwicklung zahlreicher Designerdrogen. So wurde Pethidin in den 70er- und 80er-Jahren des letzten Jahrhunderts strukturell immer wieder leicht verändert und auf dem Schwarzmarkt vertrieben. Gerade dieser vollsynthetische Ansatz ist es, der die explosionsartige Verbreitung von Designerdrogen seit der Jahrtausendwende befeuert hat. Ein ähnliches Schicksal, wie dasjenige des Pethidins, hat in der Folge eine ganze Reihe an Substanzen ereilt, die chemisch leicht modifiziert anschließend online vertrieben wurden. Beispiele hierfür sind Kathinone, Cannabinoide, Benzodiazepine, Phencyclidinderivate, U-Substanzen der Opioidreihe,

Fentanylderivate und viele andere mehr. Viele dieser Derivate haben schlimme Wellen sogenannter „Zombiedrogen" verursacht (bspw. die Flakka-Krise durch Methylendioxypyrovaleron oder die Spice-Krise durch das synthetische Cannabinoid JWH-18). Sein tödliches Potenzial zeigt die chemische Derivatisierung allerdings erst in den letzten Jahren, als die dritte und tödlichste Welle der amerikanischen Opioid-Krise durch Fentanylderivate die USA erreichte.

**Abb. 7.14** Strukturformel von Pethidin

Initial erhoffte man sich durch die psychotrope Wirkung des synthetischen Opioids Pethidin große Gewinne. [Scherbaum 2017] Ein weiterer Aspekt, der den Verkauf von Pethidin über den Schwarzmarkt begünstigte, war der einfache Transport. Verglichen mit z. B. Rohopium wird in Bezug auf Masse und Volumen für die gleiche Wirkung nur ein Bruchteil an Pethidin benötigt. Die im Bezug zur Wirkung kleine Menge der Substanz erleichtert unbemerkte Grenzübertritte. Zudem kann man vollsynthetische Substanzen auch direkt im Land der Konsumenten herstellen und ist nicht auf eine ganze Kaskade an illegalen Grenzübertritten aus dem Erzeugerland bis ins Konsumentenland angewiesen. Das im illegalen Markt übliche Strecken der Substanz zur Gewinnmaximierung erfolgt auch hier erst am Bestimmungsort, also nach dem Grenzübertritt. Ein weiterer „Vorteil" liegt im unnachahmlichen (leicht unangenehmen) Geruch und Geschmack von Rohopium. Ein Drogenspürhund, der auf das Auffinden von Opium und daraus extrahiertem Morphin oder partialsynthetisch abgewandeltem Heroin konditioniert ist, spürt nicht ohne Weiteres auch vollsynthetisches Pethidin auf. Pethidin selbst war lange Zeit als zugelassenes Arzneimittel unter dem Handelsnamen Dolantin® in Deutschland auf dem Markt. Aufgrund seiner spasmogenen Eigenschaften wurde es mittlerweile von Substanzen mit besserer Verträglichkeit abgelöst. Da es allerdings recht einfach mittels einer zweistufigen Synthese hergestellt werden kann, ist es in vielen Ländern weiterhin ein zugelassenes Opioid zur Analgesie in der Medizin.

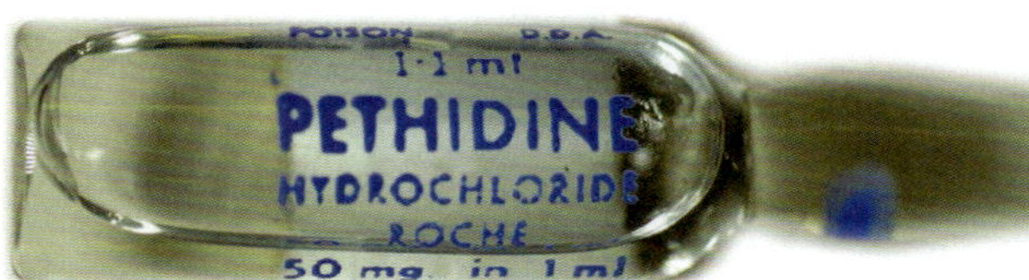


Im Laufe der Jahre wurden schließlich auch andere Stoffklassen der vollsynthetischen Opioide derivatisiert und illegal verkauft. So gelangten auch Fentanylderivate auf den Schwarzmarkt. Fentanyl ist ein synthetisches Opioid, das als Analgetikum und Anästhetikum eingesetzt wird und die ca. 100-fache Wirkstärke von Morphin aufweist. [Steinhilber et al. 2010] Einige der auf dem Schwarzmarkt gehandelten Derivate zeigen jedoch eine noch potentere Wirkung. Das als „China White" vertriebene 3-Methylfentanyl weist je nach Isomer eine 400- bis 6000-mal[12] stärkere Affinität zum μ-Opioidrezeptor auf als Morphin. Es steht im Verdacht, dasjenige chemische Kampfmittel gewesen zu sein, mit dem russische Spezialeinheiten 2002 das Musical „Nord-Ost" stürmten, das von tsche-

12 https://pubchem.ncbi.nlm.nih.gov/compound/61996 (Stand 2022)

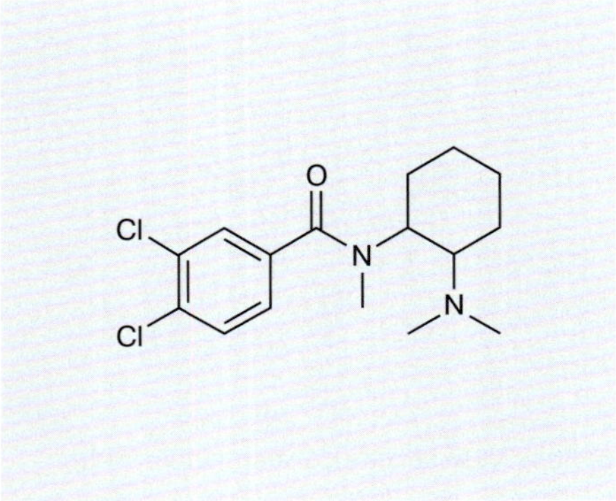

**Abb. 7.15** Strukturformel von U-47700

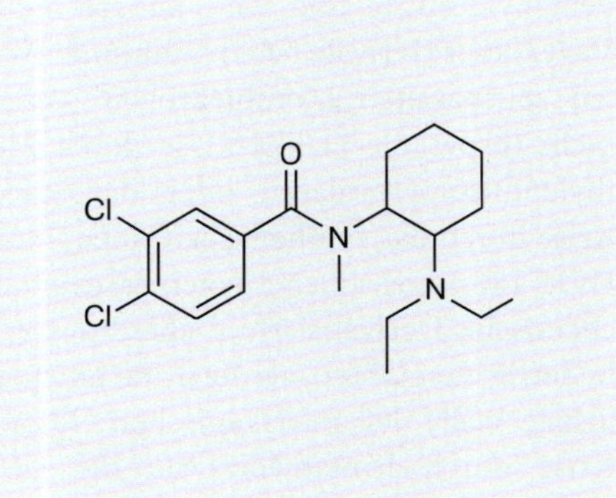


**Abb. 7.16** Strukturformel von U-49900

tschenischen Terroristen mit 800 Geiseln eingenommen worden war. Mindestens 130 Personen starben bei der Befreiungsaktion. Das Derivat Carfentanyl ist so stark, dass es nur in der Veterinärmedizin als Narkosemittel für Großwild eingesetzt wird.

Es gibt drei Subtypen von Opioidrezeptoren: Substanzen, die agonistisch am μ-Opioidrezeptor wirken, führen zu einer starken Analgesie, Atemdepression und Euphorie und verfügen darüber hinaus über ein hohes Abhängigkeitspotenzial. Agonisten am κ-Opioidrezeptor zeigen eine schwächere analgetische Wirkung, können aber ebenfalls zu Atemdepressionen und der Entstehung einer Abhängigkeit führen. Zudem wirken sie sedierend. Substanzen, die als Agonisten an δ-Opioidrezeptoren wirken, sind schwach analgetisch, führen aber nicht zu einer Atemdepression oder Abhängigkeit. [Lüllmann et al. 2016] Die Namen für die schwarz gehandelten Fentanylderivate wurden absichtlich an den von Heroin angelehnt (z. B. „Mexican Heroin"), um bei den Konsumenten den Eindruck zu erwecken, dass es sich um Heroin handelt. Dabei sind die Fentanylderivate deutlich potenter und somit im privaten Gebrauch schwieriger zu dosieren als Heroin. Eine Verwechslung der Substanzen kann dramatische Folgen haben. Verwechslungen zwischen Heroin und synthetischen Opioiden führten und führen auch heute noch zu vielen Todesfällen.[13] Oftmals werden andere Drogen (Kokain, Methamphetamin, Heroin) mit Fentanyl versetzt, da dies die suchterzeugende Wirkung verstärkt. Der Tod im Gefolge einer Opioidüberdosierung tritt üblicherweise durch Atemdepression ein. Durch das Auftauchen dieser hochwirksamen Substanzen in den USA wurde eine Gesetzesänderung notwendig. Jedoch blieb es auch hier beim Verbot von definierten Einzelsubstanzen. Leichte chemische Änderungen führten bereits zur Umgehung des Verbotes.

In der jüngeren Vergangenheit sind vermehrt auch in Deutschland synthetische Opioide in Umlauf gekommen. Bei diesen Substanzen handelt es sich zum Großteil um Substanzen der sogenannten „U-Reihe". Ein Beispiel dafür sind die Substanzen U-47700 (Abb. 7.15, Tab. 7.7) und U-49900 (Abb. 7.16). Zu beiden Substanzen liegen nur sehr wenige Daten vor. U-47700 besitzt schätzungsweise die ca. 7,5-fache Potenz des Morphins.

Da die Substanz U-49900 strukturell nahe verwandt mit U-47700 ist (es entspricht dem *N*-Diethylderivat), wird hier von einer ähnlichen Potenz ausgegangen. Das Fehlen von jeglichen klinischen Daten erlaubt jedoch keine weiteren Rückschlüsse. Die Dosie-

13 www.independent.co.uk/news/world/americas/new-york-rocked-by-surge-in-china-white-heroin-deaths-a6877961.html (Stand 2022)

**Tab. 7.7** Dosierung von U-47700 bei peroralem Konsum

| Wirkungsstärke | Dosierung |
|---|---|
| Erste Wirkeffekte | 2–4 mg (Schwellendosis) |
| Leichte Wirkung | 5–7,5 mg |
| Mittelstarke Wirkung | 7,5–15 mg (übliche Dosierung) |
| Starke Wirkung | 15–25 mg |
| Sehr starke Wirkung | > 25 mg |

Quelle: http://neuepsychoaktivesubstanzen.de/u-47700/ (Stand 2023)

rungsangaben aus verschiedenen Quellen liegen für Substanzen dieser Wirkstärke sehr weit auseinander. Durch die Substanz U-47700 wurden in den USA 40 bestätigte Todesfälle im Zeitraum von Juni bis Dezember 2016 verzeichnet. [Alzghari et al. 2017] Die Aufnahme von U-47700 in die Anlage II des BtMG in Deutschland wurde am 5. Dezember 2016 beschlossen.[14] Die Substanz U-49900 fällt seit der Erweiterung der Stoffklassen von 2019 unter das NpSG.

### 7.4.2 Bromadol/BDPC

Bromadol (Abb. 7.17, Tab. 7.8), chemisch-systematisch auch als 4-(4-bromophenyl)-4-(dimethylamino)-1-(2-phenylethyl)cyclohexan-1-ol (BDPC) bezeichnet, gehört zur Klasse der atypischen Opioide. Es zeigt keine strukturelle Ähnlichkeit mit Morphin.

Ein Patent für BDPC wurde bereits im Jahre 1977 von Daniel Lednicer eingereicht. Zu einer Anwendung am Menschen kam es aber nicht, bevor die Substanz in jüngster Zeit als RC auf dem Schwarzmarkt aufgetaucht ist.[15]

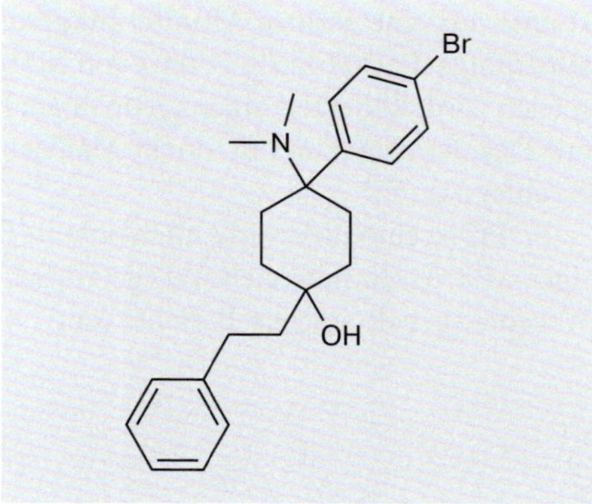


**Abb. 7.17** Strukturformel von Bromadol (BDPC)

**The Hot Plate Test**

Da viele Opioide auch eine reguläre arzneimittelrechtliche Zulassung besitzen, stellt sich die Frage, wie man präklinisch, also im Tiermodell, eine schmerzstillende Wirkung beispielsweise der Opioide nachweisen kann, bevor es in die klinische Erprobung am Menschen geht. Grundsätzlich gibt es vier Arten der Schmerzauslösung: thermisch (sich verbrennen), mechanisch (sich schneiden), elektrisch (der Stromschlag eines Weidezauns)

14 www.bfarm.de/DE/Bundesopiumstelle/Betaeubungsmittel/Sachverstaendigenausschuss/Sitzungen/Ergebnisse_47.html (Stand 2022)

15 https://patents.google.com/patent/US4366172 (Stand 2022)

und chemisch (sich verätzen). Als oft genutztes Werkzeug kann zu diesem Zweck der sogenannte „Test auf der heißen Platte" (engl. *hot plate test*) dienen. Dieser einfache Verhaltenstest wurde von den Wissenschaftlern Leimbach und Eddy im Jahr 1953 etabliert, um Effekte einer Substanz auf die Schmerzwahrnehmung zu untersuchen. Ein Versuchstier (oftmals ein Nagetier) wird auf eine angewärmte Metallplatte gestellt. Dabei wird beobachtet, wie lange es dauert, bis dieses an seinen Pfoten leckt bzw. wann es beginnt zu hüpfen, um der Temperatur zu entgehen. Auf diesem Weg kann rasch eine Aussage über die Potenz einer Substanz getroffen werden. So ist die Verzögerung des Pfotenleckens ein Zeichen für die analgetische Wirkung einer Substanz. Die Abnahme des Hüpfens spricht dagegen eher für dämpfende Effekte auf den Bewegungsapparat. Das Testprozedere wurde dahingehend optimiert, dass der Test mit dem gleichen Tier in 2–3 Stunden Abständen wiederholt werden kann. Wichtig anzumerken an dieser Stelle ist, dass das Versuchstier keine dauerhafte Schädigung erfährt. Es kommt nicht zu einer Gewebsschädigung. Als Referenzsubstanz wird oftmals Morphin verwendet.

Beim *hot plate test* wurde für C8813, auch als Thiobromadol (**o** Abb. 7.18) bekannt, ein $ED_{50}$-Wert von 11,5 µg/kg ermittelt. Damit ist C8813 ca. 600-mal potenter als Morphin und über 3-mal potenter als Fentanyl. In Rezeptorbindungsstudien zeigte C8813 eine hohe Affinität am µ-Opioidrezeptor und am δ-Opioidrezeptor. Am κ-Opioidrezeptor konnte nur eine geringe Affinität festgestellt werden. BDPC selbst besitzt dem *hot plate test* zufolge die 504-fache Potenz von Morphin.[16] Ob die Substanz in Zukunft eine Rolle spielen wird, ist derzeit unklar, jedoch: im Jahr 2013 wurde in Montreal BDPC zusammen mit Desmethylfentanyl in einem Maßstab, der auf eine Handelsabsicht schließen lässt, beschlagnahmt.[17]

BDPC ist eine außerordentlich potente Substanz mit wirksamen Dosierungen im niedrigen Mikrogrammbereich. Wie gefährlich diese Substanz ist, zeigen Nutzerberichte. Der Wahrheitsgehalt solcher Berichte kann nicht objektiv verifiziert werden, gibt aber in jedem Fall einen ersten Eindruck zur Wirkung von Substanzen, die bisher noch nicht im Rahmen einer klinischen Studie am Menschen untersucht wurden. In einem dieser Nutzerberichte wird davon gesprochen, dass 500 mg BDPC als Pulver erhalten wurden. Diese Menge reicht bei einer ebenda angegebenen Dosierung von 20 µg pro einzelne Dosis für 25 000 Dosen (!). Die Wirkung der Substanz wird jedoch als unangenehm beschrieben und scheint mit starker Übelkeit einherzugehen, was allerdings nicht ungewöhnlich ist bei opioidnaiven Patienten – eine antiemetische Wirkung stellt sich auch beim Morphin erst bei

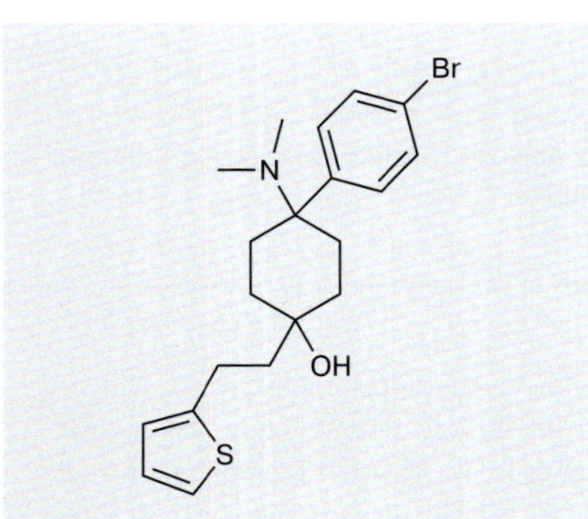


**o Abb. 7.18** Strukturformel von Thiobromadol (C8813)

16 www.sciencedirect.com/science/article/pii/S0024320503002637?via%3Dihub (Stand 2022)

17 www.cbc.ca/news/canada/montreal/extremely-potent-painkiller-hits-montreal-black-market-1.1340808 (Stand 2022)

**Tab. 7.8** Dosierung von Bromadol (BDPC) bei peroralem Konsum

| Wirkungsstärke | Dosierung |
|---|---|
| Erste Wirkeffekte | 4–8 μg (Schwellendosis) |
| Leichte Wirkung | 8–12 μg |
| Mittelstarke Wirkung | 10–15 μg (übliche Dosierung) |
| Starke Wirkung | 14–20 μg |
| Sehr starke Wirkung | > 18–28 μg |

Quelle: http://neuepsychoaktivesubstanzen.de/bromadol/ (Stand 2023)

mehrfacher Anwendung ein. Substanzen, die in solcher oder ähnlicher Form in User-Foren beschrieben werden, erfreuen sich meist keiner großen Beliebtheit. Auch ein Bericht zur Überdosierung ist zu finden. Dabei wird beschrieben, wie eine leere Tüte, in der sich vorher BDPC befunden hat und in der keine Pulverrückstände mit bloßem Auge zu erkennen waren, in Wasser gelegt wurde, welches anschließend getrunken wurde. Anschließend soll es zu einem Atemstillstand gekommen sein. Es wurde über die Infusion von Naloxon über Nacht berichtet, was für eine lange Halbwertszeit von BDPC spricht. Auch die Übelkeit soll noch ca. 34 Stunden angehalten haben.[18]

## 7.5 Alexander Shulgin – PIHKAL und TIHKAL

Alexander (genannt „Sasha") Shulgin (1925–2014) war ein Chemiker und Pharmakologe aus den USA, der durch die Synthese zahlreicher psychoaktiver Substanzen bekannt wurde. Shulgin synthetisierte diese Substanzen aber nicht nur, sondern er testete sie auch an sich selbst und – wenn gewünscht – gemeinsam mit seinen Freunden. Mehrere hundert psychoaktive Substanzen hat Shulgin über die Jahre synthetisiert und zuerst an sich, dann gemeinsam mit seiner Frau und einer Gruppe von engen Freunden im Selbstversuch getestet. Die daraus erhaltenen Erkenntnisse wurden in den Büchern PIHKAL und THIKAL festgehalten. Dabei steht die Abkürzung PIHKAL für „*Phenethylamines I Have Known and Loved*"[19] und TIKAL[20] für „*Tryptamines I Have Known and Loved*". In beiden Büchern wird im ersten Teil die Geschichte über Shulgins Leben erzählt und sein Weg zur Erforschung psychoaktiver Stoffe beschrieben. Im zweiten Teil wird auf die einzelnen Substanzen, ihre Wirkung und vor

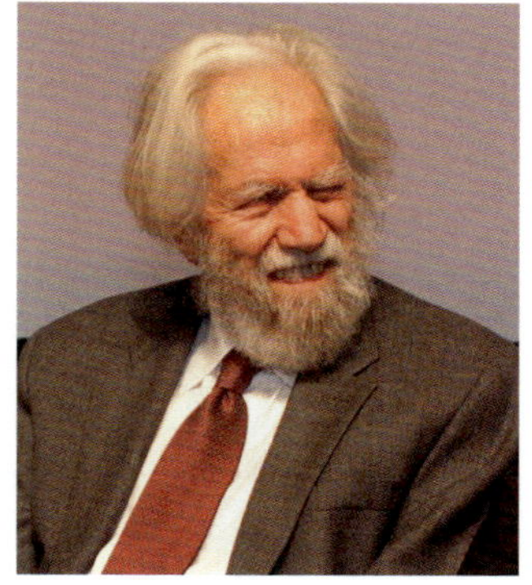

18 www.reddit.com/r/researchchemicals/comments/6mk13o/bdpc_bromadol_an_experience_and_overdose_summary/ (Stand 2022)

19 www.shulginresearch.net/publications/ (Stand 2022); https://synergeticpress.com/catalog/pihkal-a-chemical-love-story/ (Stand 2022)

20 www.shulginresearch.net/publications/ (Stand 2022); www.academia.edu/44248661/Tihkal_Alexander_Shulgin (Stand 2022)

**Tab. 7.9** Dosierung von 2C-B bei peroralem Konsum

| Wirkungsstärke | Dosierung |
|---|---|
| Erste Wirkeffekte | 5–10 mg (Schwellendosis) |
| Leichte Wirkung | 10–15 mg |
| Mittelstarke Wirkung | 15–25 mg (übliche Dosierung) |
| Starke Wirkung | 25–45 mg |
| Sehr starke Wirkung | > 45 mg |

Quelle: https://psychonautwiki.org/wiki/2C-B (Stand 2023)

allem auf deren genaue Synthesewege eingegangen. Wie bei vielen Dingen kann Letzteres durchaus als zweischneidig betrachtet werden: Oftmals werden im Zusammenhang mit illegalen Laboren zur Herstellung von Designerdrogen beide oder eins der Bücher gefunden, wobei nach den Shulgin'schen Synthesewegen gearbeitet wird. Gleiches gilt leider auch für andere renommierte Wissenschaftler wie David E. Nichols (6-APB und weitere serotonerge Substanzen) und John W. Huffman (Cannabinoide der JWH-Reihe).

### 7.5.1 Phenethylamin 2C-B – Shulgins „Lieblingssubstanz"

Eine der wohl bekanntesten Substanzen, die Shulgin erstmals synthetisierte und testete, ist das Phenethylamin 2C-B (2,5-Dimethoxy-4-bromphenethylamin, Abb. 7.19, Tab. 7.9).

Anders als die Phenethylamin-Grundstruktur erwarten lässt, handelt es sich hierbei nicht um ein reines Stimulans, sondern zudem um eine psychedelisch wirksame Substanz. Die psychedelische Wirkung von 2C-B scheint unübertroffen.[21] Somit verwundert es nicht, dass 2C-B rasch zu Shulgins „Lieblingssubstanz" avancierte.

David E. Nichols ist (mittlerweile) emeritierter Professor für Pharmakologie an der Purdue University im US-Bundesstaat Indiana. Er forschte über 30 Jahre lang an psychoaktiven Substanzen. Sein besonderes Interesse lag dabei in den letzten Jahren auf Vollagonisten der Dopaminrezeptor-Subtypen 1–5 zur Therapie von Parkinson-Patienten in einem fortgeschrittenen Krankheitsstadium.[22] Shulgin und Nichols waren befreundet und führten gemeinsam Forschungsprojekte durch. Ein Beispiel für eine solche Zusammenarbeit ist die Untersuchung von MDMA-ähnlichen Substanzen, die chemisch modifiziert wurden, um ein geringeres Missbrauchspotenzial und somit eine bessere therapeutische Anwendbarkeit zu erzielen.[23] Ein Beispiel für eine solche Substanz ist das 6-APB (6-Amino-

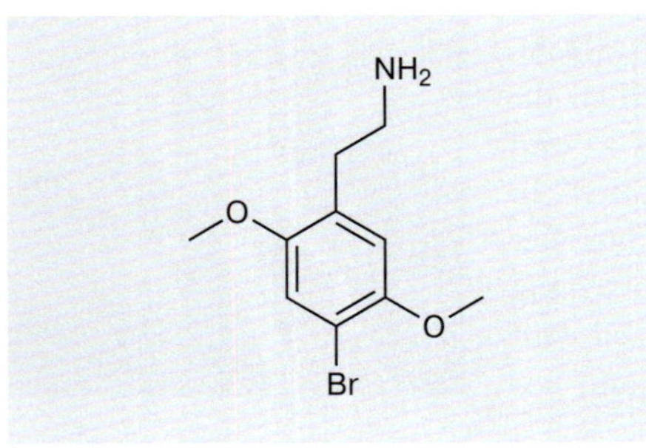

**Abb. 7.19** Strukturformel von 2C-B

21 www.scientificamerican.com/article/self-experimenter-chemist-explores-new-psychedelics/ (Stand 2022)
22 www.mcmp.purdue.edu/faculty/nicholsd (Stand 2022)
23 www.erowid.org/archive/rhodium/pdf/nichols/nichols-mbdb-bdb.pdf (Stand 2022)

**Tab. 7.10** Dosierung von bk-2C-B bei peroralem Konsum

| Wirkungsstärke | Dosierung |
|---|---|
| Erste Wirkeffekte | 50–60 mg (Schwellendosis) |
| Leichte Wirkung | 60–80 mg |
| Mittelstarke Wirkung | 80–100 mg (übliche Dosierung) |
| Starke Wirkung | 100–150 mg |
| Sehr starke Wirkung | > 150 mg |

Quelle: https://psychonautwiki.org/wiki/%CE%92k-2C-B (Stand 2023)

propylbenzofuran), das als serotonerger Upper unter der irreführenden Bezeichnung „Benzofury" vielfach online als Designerdroge verkauft wird. David E. Nichols hat lange Zeit entsetzt damit gehadert, dass Substanzen, die er eigentlich zum Wohle der Patienten synthetisiert und untersucht hat, missbräuchlich und verantwortungslos gegen seinen Willen als Drogen gehandelt wurden. 6-APB ist mittlerweile dem BtMG unterstellt.

### 7.5.2 Beta-keto-2C-B – der unerforschte Abkömmling

Beta-keto-2C-B (bk-2C-B; Abb. 7.20, Tab. 7.10) ist ein Abkömmling von 2C-B und zählt somit zu den psychedelischen Phenethylaminen. Zu bk-2C-B sind keine klinischen Daten verfügbar, lediglich eine Studie zur Interaktion mit der Monoaminooxidase (MAO) wurde in jüngster Zeit veröffentlicht. [Wagmann et al. 2018]

Bk-2C-B ist das Beta-keto-Derivat von 2C-B, was den Schluss nahelegt, dass die pharmakologischen Effekte beider Substanzen sich ähneln könnten. Jedoch sind am Stickstoff nicht substituierte Kathinone labil gegenüber Kondensationsreaktionen (Bildung von Schiff'schen Basen unter Wasserabspaltung) und büßen somit einen Teil ihrer Wirkung ein.

Diese Reaktion wurde auch in getrockneten Kathblättern beobachtet. Es bildet sich unter anderem ein Dimer aus zwei Kathinon-Molekülen unter Wasserabspaltung aus (Abb. 7.21). Die Reaktion ist somit energetisch begünstigt. Aus diesem Grund werden Kathblätter möglichst frisch konsumiert. Für den Transport wird das Kath in Bananenblätter oder in Gras eingewickelt und regelmäßig mit Wasser beträufelt, um das Kath möglichst lange feucht zu halten. Trotz dieser Vorsichtsmaßnahmen muss Kath spätestens

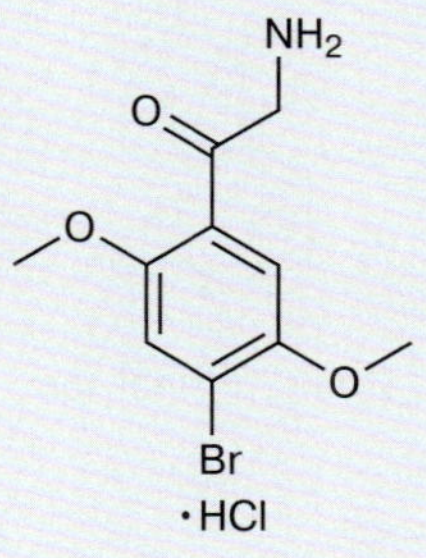

**Abb. 7.20** Strukturformel von bk-2C-B

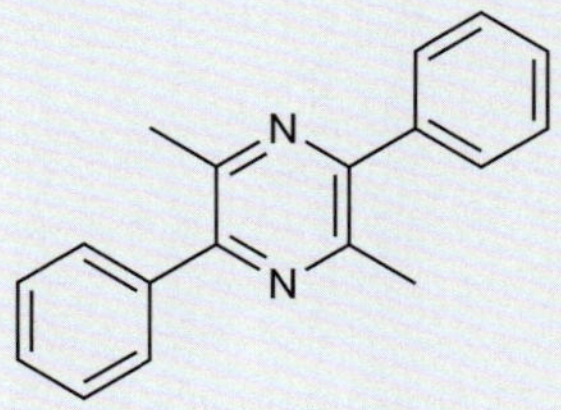

**Abb. 7.21** Dimerstruktur, die aus *N*-unsubstituiertem Kathinon durch eine Kondensationsreaktion als Abbauprodukt gebildet wird

nach drei bis vier Tagen konsumiert werden. [Brooke 1960, WHO advisory group 1980, Wabe 2011]

Die Vermutung liegt somit nahe, dass dies beim bk-2C-B auch passieren könnte, was auch durch Berichte wahrscheinlicher wird, in denen von Dosen von 125 mg und mehr die Rede ist.[24] Im Vergleich dazu liegt die übliche Dosierung für 2C-B als Stammsubstanz bei 15–30 mg (peroral).[25]

## 7.6 Phenethylamine im engeren Sinn

Nichtsubstituiertes Phenethylamin (Abb. 7.22) besitzt keine psychoaktive Wirkung. Durch gezielte Substitution kann jedoch eine psychoaktive Substanz erhalten werden. Zur Analyse der Struktur-Wirkungsbeziehungen wurden zahlreiche Untersuchungen angestellt. Dabei konnte festgestellt werden, dass Phenylisopropylamine stärker wirken als Beta-Phenethylamine. Die Alkylierung der Aminogruppe führt oftmals zur Wirkungsabschwächung (nicht so allerdings beim Übergang von Amphetamin zu Methamphetamin). Die Ethylierung der Aminogruppe führt ebenso wie die Einführung einer Methyl- oder Hydroxygruppe am β-C-Atom regelmäßig zum Wirkungsverlust. [Trachsen 2016]

### 7.6.1 Amphetamine

Die Stammsubstanz dieser Stoffklasse, das Amphetamin, wurde erstmals im Jahr 1887 von Lazar Edeleanu synthetisiert. Nach heutiger IUPAC-Nomenklatur würde man Amphetamin als 1-Phenyl-2-Aminopropan oder anschaulicher als Phenylisopropylamin bezeichnen (Abb. 7.23). Der Name Amphetamin kommt allerdings aus einer Zeit vor der systematischen Nomenklatur, wie sie heute im internationalen Kontext üblich ist. Amphetamin weist als abgekürzter Name auf die folgende chemische Struktur hin: **A**lpha-**M**ethyl-**Phen**-**Et**hyl-**Amin**. Die genannte Stammsubstanz unterscheidet sich von Phenethylamin also nur durch eine Methylgruppe am α-C-Atom und doch ist Amphetamin psychotrop wirksam und Phenethylamin nicht. Dies liegt an der Hemmung des Abbaus durch die Monoaminoxidase (MAO): Besagte Methylgruppe hindert sterisch den chemischen Angriff des Enzyms; wodurch Amphetamin lange genug unverändert im Organismus verweilen, die Blut-Hirn-Schranke (engl. *blood brain barrier*, BBB) überwinden und seine stimulierende Wirkung entfalten kann (Tab. 7.11). Die psychoaktive Wirkung der

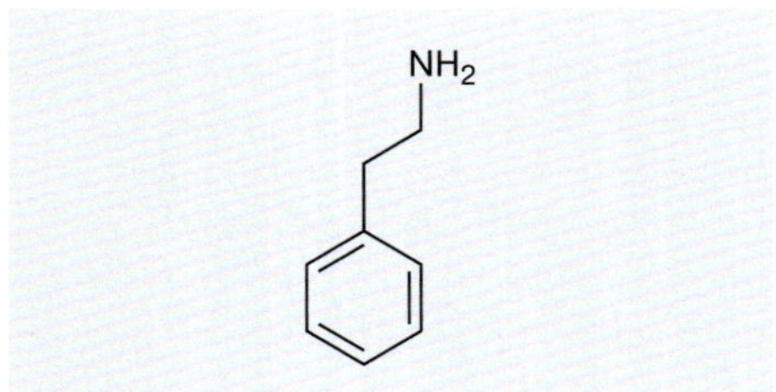


**Abb. 7.22** Strukturformel von Phenethylamin

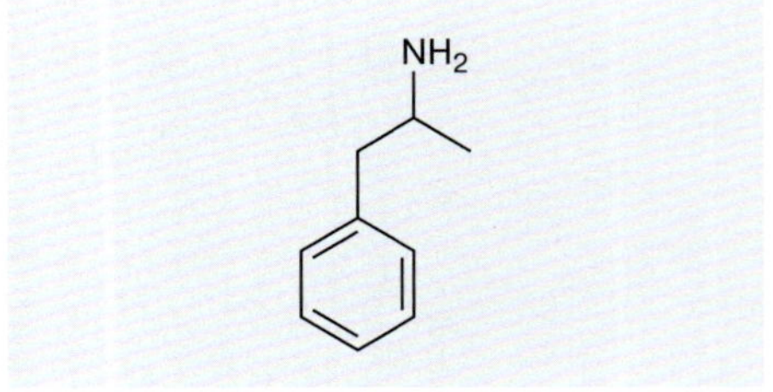


**Abb. 7.23** Strukturformel von Amphetamin

24 https://eve-rave.ch/Forum/viewtopic.php?t=32675 (Stand 2022)

25 http://neuepsychoaktivesubstanzen.de/2c-b/ (Stand 2022)

**Tab. 7.11** Dosierung von Amphetamin bei peroralem Konsum

| Wirkungsstärke | Dosierung |
|---|---|
| Erste Wirkeffekte | 2,5–5 mg (Schwellendosis) |
| Leichte Wirkung | 5–10 mg |
| Mittelstarke Wirkung | 10–25 mg (übliche Dosierung) |
| Starke Wirkung | 25–50 mg |
| Sehr starke Wirkung | > 50 mg |

Quelle: https://psychonautwiki.org/wiki/Amphetamine (Stand 2023)

Substanz wurde jedoch erst viele Jahre nach seiner Erstsynthese erkannt. Schnell diente es als synthetischer Ersatz für Ephedrin, das im Meerträubel (*Ephedra distachya*, Ephedraceae, „Mormonen-Tee“[26]) vorkommt. Im Jahr 1932 wurde Amphetamin erstmals in Form eines Inhalators für Asthmatiker als Sulfat in den Markt eingeführt. Bald danach wurde das Missbrauchspotenzial evident und Amphetamin wurde genutzt, um Müdigkeit zu mindern. Dies sorgte in den 1930er-Jahren für eine hohe Beliebtheit bei Studenten. Müdigkeit wurde unterdrückt und die Konzentrationsfähigkeit gesteigert, was es bei anstehenden Prüfungen zu einem willkommenen Helfer machte – heute würde man von Hirndoping (engl. *braindoping*) und Selbstoptimierung sprechen. Wegen der aufputschenden Eigenschaften werden Amphetamin und seine Derivate im Deutschen auch als „Weckamine“ bezeichnet. Auch im Sport blieb das Potenzial der Substanz nicht unbemerkt. Man machte sich die stimulierende, glucosemobilisierende und bronchienerweiternde Wirkung vor allem bei Ausdauersportarten zu Nutze. Substanzen dieser Art sind heute Bestandteil der WADA Verbotsliste von Dopingsubstanzen. Vom Amphetamin leiten sich viele klassische Drogen (z. B. Crystal Meth) und Designerdrogen bzw. Research-Chemicals (z. B. 3-FEA, 3-Fluoro-*N*-ethylamphetamin) ab. Allerdings sind nahverwandte Substanzen, wie das oben erwähnte 2C-B, zwar Abkömmlinge des Amphetamins, entfalten jedoch eine etwas andere Wirkung. [Scherbaum 2017] Amphetamin wirkt über eine Inhibition der Noradrenalin- und Dopamin-Wiederaufnahmetransporter der Präsynapse sowie eine Förderung der Ausschüttung der beiden Neurotransmitter. Dies führt zu einer Erhöhung der Konzentration dieser beiden Neurotransmitter im synaptischen Spalt, was wiederum zu einer Erhöhung des Sympathikotonus führt. [Scherbaum 2017] Der Erregungszustand des sympathischen Nervensystems ist mit einer Art „Alarmzustand“ des Körpers gleichzusetzen. Generalisiert freigesetztes Adrenalin aus dem Nebennierenmark wird daher auch als „Stresshormon“ bezeichnet. Dadurch kommt es unter anderem zu einer erhöhten Herzfre-

26 Der Name „Mormonen-Tee“ ist dem Umstand geschuldet, dass den extrem streng religiösen Mormonen nahezu alle sonstigen psychotropen Pflanzen (Tabak) und Substanzen (Alkohol) untersagt sind.

7

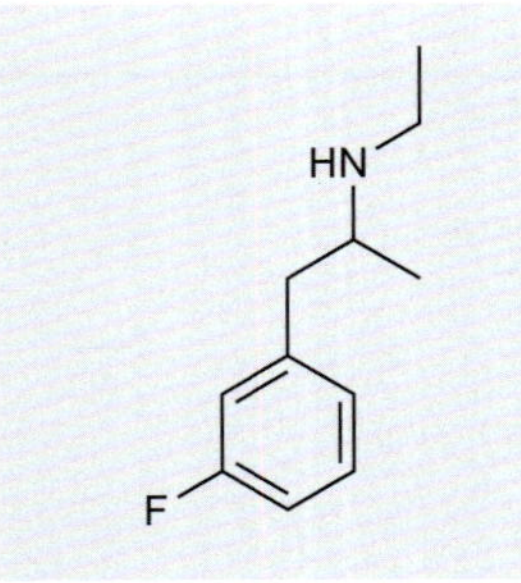


**○ Abb. 7.24** Strukturformel von 3-Fluoroethamphetamin (3-FEA)

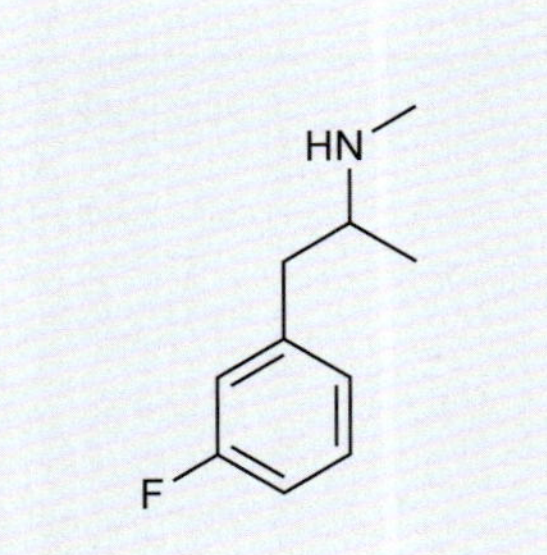


**○ Abb. 7.25** Strukturformel von 3-Fluoromethamphetamin (3-FMA)

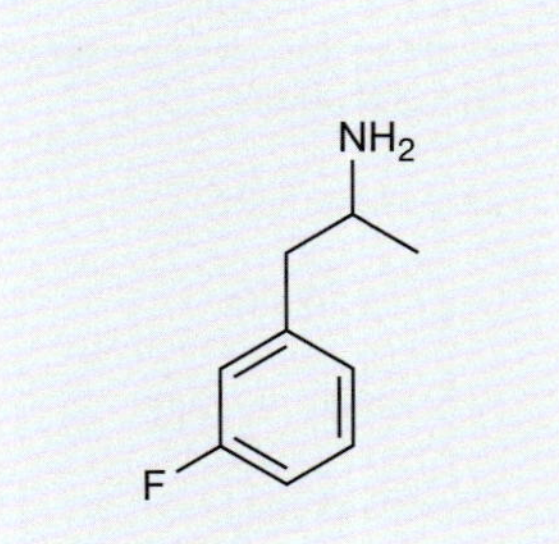


**○ Abb. 7.26** Strukturformel von 3-Fluoroamphetamin (3-FA)

quenz bis hin zu einer Tachykardie (Herzrasen), einem erhöhten Blutdruck, erweiterten Bronchien, dilatierten Pupillen und einer vermehrten Bereitstellung von Glucose. Der Körper befindet sich im sogenannten *Fight-or-Flight*-Zustand, ist also in Summe der Symptome zu einer erhöhten körperlichen und psychischen Leistung fähig.[27]

Doch Amphetamine wurden nicht immer nur missbräuchlich verwendet. Anfänglich wurde Amphetamin als Medikament gegen die Schlafsucht (Narkolepsie) und als Mittel gegen Asthma eingesetzt. Auch bei Fettleibigkeit wurde Amphetamin als Anorektikum (Appetitzügler) genutzt. [Pinter u. Pattee 1968] Das ungünstige Verhältnis der Wirkung zu den Nebenwirkungen der Substanzklasse war aber auf lange Sicht zu schädlich, sodass nahezu alle Amphetaminderivate im Lauf der Jahre vom Markt genommen wurden. Heute sind Amphetaminderivate in Deutschland nur noch für wenige Indikationen, wie beispielsweise für die Narkolepsie, die sich durch anfallsartigen Schlafzwang bemerkbar macht, oder für die Aufmerksamkeitsdefizit-Hyperaktivitätsstörung (ADHS), arzneimittelrechtlich zugelassen. Bei letzterer wird der Amphetaminabkömmling Methylphenidat eingesetzt. Dies mag auf den ersten Blick paradox klingen, ist aber sowohl bei Kindern als auch bei erwachsenen ADHS-Patienten erwiesenermaßen eine wirksame Therapie. [Grizenko et al. 2006, Castells et al. 2011] Methylphenidat erhöht vor allem die Dopaminkonzentration im synaptischen Spalt, was zu einer besseren Konzentrationsfähigkeit bei ADHS-Patienten führt.

### 7.6.2 3-Fluoroethamphetamin (3-FEA), 3-Fluoromethamphetamin (3-FMA), 3-Fluoroamphetamin (3-FA)

3-Fluoroethamphetamin (3-FEA) ist ein ringhalogeniertes Amphetaminderivat mit einem Ethylrest an der Aminogruppe. Auf die Struktur-Wirkungsbeziehung der Amphetamine wurde bereits eingegangen, sie wird im Weiteren allerdings noch in der Tiefe behandelt werden (▸ Kap. 7.6.3). Die Substanzen 3-FEA (○ Abb. 7.24), 3-FMA (○ Abb. 7.25) und 3-FA (○ Abb. 7.26) sind jedoch ein exzellentes Beispiel dafür, wie sich schon kleine Änderungen der Struktur auf die Wirkweise einer Substanz auswirken können.

Wie an den unterschiedlichen Dosierungen in □ Tab. 7.12 zu erkennen ist, wirkt sich der Substituent am Stickstoffatom auf die Potenz der Substanz aus. Hierbei handelt es sich allerdings nur um Daten aus Konsumentenberichten. Verlässlichkeit und Objektivität sind also fraglich. Da es sich hier aber um recht verbreitete Substanzen handelt, können

27 www.spektrum.de/lexikon/biologie/kampf-oder-flucht-reaktion/35305 (Stand 2022)

**Tab. 7.12** Dosierungen von 3-Fluoroethamphetamin (3-FEA), 3-Fluoromethamphetamin (3-FMA) und 3-Fluoroamphetamin (3-FA) bei peroralem Konsum

| Wirkungsstärke | Dosierung | | |
|---|---|---|---|
| | 3-FEA | 3-FMA | 3-FA |
| Erste Wirkeffekte | 10–15 mg | 5–10 mg | 10–15 mg |
| Leichte Wirkung | 15–25 mg | 10–20 mg | 15–30 mg |
| Mittelstarke Wirkung | 25–50 mg | 20–35 mg | 25–50 mg |
| Starke Wirkung | 50–80 mg | 35–50 mg | 50–70 mg |
| Sehr starke Wirkung | > 80 mg | > 50 mg | > 70 mg |

Quellen: http://neuepsychoaktivesubstanzen.de/3-fea/ (Stand 2023); https://psychonautwiki.org/wiki/3-FMA (Stand 2023); http://neuepsychoaktivesubstanzen.de/3-fa/ (Stand 2023)

**Tab. 7.13** $IC_{50}$-Werte von 4-Fluoramphetamin (4-FA) und Methamphetamin an den verschiedenen Wiederaufnahmetransportern

| | Noradrenalin | Dopamin | Serotonin |
|---|---|---|---|
| 4-FA | 0,0426 ± 0,0044 µM | 0,091 ± 0,025 µM | 3,12 ± 0,66 µM |
| Methamphetamin | 0,0165 ± 0,0017 µM | 0,0667 ± 0,0082 µM | 7,4 ± 1,1 µM |

Modifiziert nach Eshleman et al. 2017

derartige Daten einen hilfreichen Ansatzpunkt geben, wenn ansonsten keinerlei klinische Daten vorliegen. Analog zur Struktur-Wirkungsbeziehung lässt sich erkennen, dass die Substanz mit einem Methylrest an der Aminogruppe die potenteste der Substanzen ist. Durch den Ethylrest kommt es nicht zu einem Wirkungsverlust aber zu einer leichten Wirkungsabschwächung. Das 3-Fluoroamphetamin (3-FA), welches über keinen Rest an der Aminogruppe verfügt, liegt zwischen den beiden Substanzen. Bestätigen lässt sich diese Beobachtung zudem an den schon länger bekannten Substanzen Amphetamin und Methamphetamin. Die übliche Dosierung von Methamphetamin liegt bei 10–30 mg[28], die für Amphetamin bei 20–40 mg bei peroraler Applikation.

Die $IC_{50}$-Werte für die Hemmung der Dopamin-, Noradrenalin- und Serotonin-Wiederaufnahmetransporter der Substanz 4-Fluoroamphetamin (4-FA) wurden experimentell in Radioligand-Bindungsstudien in humanen embryonalen Nierenzellen der HEK-Zelllinie (***human embryonic kidney***) untersucht (Tab. 7.13). [Eshleman et al. 2017]

### 7.6.3 Struktur-Wirkungsbeziehungen der Phenethylamine

Im Folgenden wird am Beispiel der Phenethylamine der pharmazeutisch-chemische Hintergrund beleuchtet, es wird damit der Frage nachgegangen, wie und warum man mit

28 https://erowid.org/chemicals/meth/meth_dose.shtml (Stand 2022); https://psychonautwiki.org/wiki/Methamphetamine (Stand 2022)

7

relativ einfachen Strukturvariationen zu „neuen Drogen“ kommt, die einer anderen Regulation unterliegen. Die folgenden Ausführungen werden also für den interessierten Laien möglicherweise etwas „schwerere Kost“ sein, wenngleich es nicht die Intention dieses Buches ist, ein weiteres der vielen (hervorragenden) Lehrbücher über Pharmazeutische Chemie zu sein. Daher werden repräsentativ für die Stoffklasse der Phenethylamine die Struktur-Wirkungsbeziehungen (SAR) dieser Substanzklasse aufgezeigt. Die Entscheidung fiel bewusst auf die Phenethylamine, oftmals PEA abgekürzt. Dies hat folgenden Hintergrund: Die beiden mit Abstand wichtigsten Gruppen innerhalb der NPS sind zum einen die Cannabinoide und zum anderen die Phenethylamine. Auf die Cannabinoide wird an dieser Stelle als Beispiel verzichtet, da sich die Struktur-Wirkungsbeziehungen der Cannabinoide über eine ganze Reihe von mehreren unterschiedlichen Ringsystemen, verschiedene Brücken sowie Substitutionsmuster der Ringsysteme erstrecken. Es übersteigt somit auch bei bester Absicht die Idee, ein adressatenorientiertes Einführungsbuch für beide Zielgruppen, die Fachleute **und** die interessierten Laien, zu verfassen. In diesem Zusammenhang sind die Struktur-Wirkungsbeziehungen an Phenethylaminen etwas einfacher zu erklären. Auch hier muss zwar zunächst einmal in 3 Untergruppen unterteilt werden sowie die Wirkung auf verschiedene Neurotransmitter und deren Transportsysteme und Rezeptoren betrachtet werden, aber schlussendlich sind die PEA einfacher zu verstehen. Man differenziert unterschiedliche (Hetero-)Aromaten (aber eben nur ein Ringsystem), unterschiedliche Substitutionsmuster am Ring, unterschiedliche Seitenketten sowie die Derivatisierung der Seitenkette. Es ist also in Summe ein noch halbwegs überschaubares molekulares System.

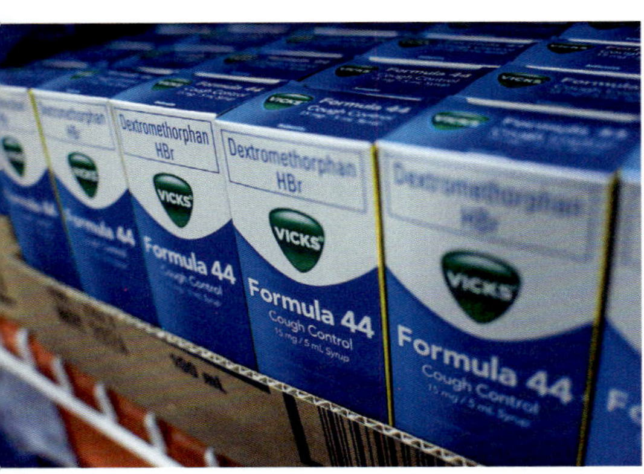


Zunächst einmal sollen im Folgenden einige Fragen adressiert werden, die für ein Grundverständnis essenziell sind.

### Leitstruktur und Pharmakophor – was ist das eigentlich?

Bei jeder biologisch aktiven Substanzklasse kann man ein chemisches Grundgerüst definieren, das essenziell für eine Wirkung auf das biologische System ist. Diese essenziellen Strukturbestandteile nennt man Leitstruktur. In einem molekular-pharmakologischen oder klinischen Kontext würde man von einem Pharmakophor sprechen, beide Begriffe können also synonym verwendet werden. Nimmt man an der Leitstruktur essenzielle Veränderungen vor, so verliert die Substanz ihre Wirkung oder sie wirkt plötzlich auf ein ganz anderes Gewebe oder Organ. Zwei Beispiele hierzu:

1. Verändert man das Phen-**Ethyl**-Amin-Grundgerüst hin zu einem Phen-**Propyl**-Amin-Grundgerüst, erhält man, bezogen auf die psychotrope Wirkung der Amphetamine, nahezu inaktive Verbindungen. Die Atomabstände in diesem Pharmakophor sind also essenziell.
2. Der Hustenstiller Dextromethorphan ist (in hoher Dosierung) ein Antagonist an NMDA-Rezeptoren, während sein Enantiomer, das Levomethorphan, ein Agonist an Opioidrezeptoren ist. Selbst bei gleichen Atomabständen kann also die räumliche Ausrichtung über die pharmakodynamische Wirkung entscheiden.

Auf der anderen Seite gibt es aber auch recht drastische strukturelle Unterschiede, die nicht zu einem Wirkungsverlust führen. Auch hierzu zwei Beispiele:

1. Wenn man in der chemischen Struktur von Methamphetamin den Benzolring durch einen Thiophenring ersetzt, sieht die resultierende Struktur deutlich verändert aus. Aus dem 6-gliedringen Ringsystem wird ein 5-gliedriges und es wird mit dem Schwefel ein (relativ betrachtet) recht großes Heteroatom eingeführt. Dennoch verändert sich die Pharmakodynamik kaum. Beide Substanzen sind sehr starke indirekte Sympathomimetika. Dieser Austausch ist sogar weitgehend generalisiert gültig und kein singuläres Phänomen. Man kann in vielen Leitstrukturen eine solche Substitution des einen durch das andere Ringsystem vornehmen, ohne dass eine Substanz ihre Wirkung verliert. Dieses Phänomen nennt man **Bioisosterie**. Man sagt: „Benzol und Thiophen sind bioisoster".
2. Betrachtet man nur auf dem Papier nebeneinander die Strukturformeln von Morphin, Methadon, Fentanyl und Tilidin, würde man nicht auf die Idee kommen, dass alle diese Strukturen einen ähnlichen molekularen Wirkmechanismus haben: Es handelt sich durchweg um Agonisten an Opioidrezeptoren. Rein „papierchemisch", also zweidimensional betrachtet, sind dies alles sehr unterschiedliche Strukturen. Wenn man allerdings diese Substanzen in einer wässrigen Umgebung löst und anschließend die Elektronenoberfläche modelliert (dreidimensional im Rechner darstellt), zeigt sich eine akzeptable Passform in die Bindungstasche (engl. *binding pocket* oder *cavity*) des µ-Opioidrezeptors. In den 1990er-Jahren ist dieses sogenannte *molecular modelling* zu einer eigenen Disziplin in der Pharmazeutischen Chemie bzw. beim *rational drug design* avanciert.

**DEFINITION**

- **Bioisosterie** ist eine Bezeichnung aus der medizinischen Chemie. Sie gibt an, dass zwei Moleküle im lebenden Organismus biologisch eine sehr ähnliche Wirkung besitzen, sich also isoster verhalten. Ein bioisosterer Ersatz dient der Optimierung einer Leitstruktur. Es werden gezielt Moleküle ausgetauscht, die sich physikochemisch ähnlich sind (z. B. Benzol-Thiophen). [Siebert 2004] Durch einen derartigen Austausch kann beispielsweise die Bioverfügbarkeit der Substanz erhöht werden.
- Die **Bioverfügbarkeit** beschreibt das Ausmaß und die Geschwindigkeit, mit der eine Substanz aus seiner Arzneiform freigesetzt, resorbiert und am Wirkort verfügbar wird. Beispielsweise hat die intravenöse Applikation definitionsgemäß eine hundertprozentige Bioverfügbarkeit.

Bioisosterie und *molecular modelling* werden auf vielfältige Weise bei der Entwicklung neuer Medikamente genutzt. Wurde beispielweise ein gut verträglicher Blutdrucksenker entwickelt, der allerdings dreimal am Tag eingenommen werden muss, so kann die Leitstruktur beibehalten werden, damit die Wirkungsweise ebenso erhalten bleibt. Nichtessenzielle Strukturmerkmale jedoch kann man so lange variieren, bis die gewünschte Pharmakokinetik (nur einmal tägliche Gabe) erreicht wird. Ebenso können die Elektronenoberfläche eines biologischen Zielmoleküls (z. B. die Bindungstasche eines Enzyms oder eines Rezeptors) modelliert und „am Reißbrett" (also am Rechner) ein passgenaues Molekül entworfen werden. Und es sind eben auch diese Prinzipien, die man beim Entwerfen von neuen Designerdrogen verwendet, um das Verbot einzelner Stoffe zu umgehen. In dem vorliegenden Kapitel soll daher anhand der Stoffklasse der PEA darauf eingegangen werden, welche strukturellen Änderungen zu einer Wirkungsverstärkung führen, welche zu einer Abschwächung der Wirkung und welche zu einer Verschiebung des Wirkungsspektrums.

## Einführung in die Struktur-Wirkungsbeziehungen der Phenylethylamine

Phenethylamine sind eine Gruppe chemischer Substanzen, welche aufgrund der gleichen chemischen Grundstruktur (o Abb. 7.27) zusammengefasst werden. Einige Vertreter dieser Gruppe können über biologische Angriffspunkte im Organismus wie Rezeptoren und Transportproteine auf unseren Körper wirken. Beispiele für diese Gruppe sind endogene, d. h. im Körper natürlich entstehende Neurotransmitter (NT) wie Adrenalin (A; Syn.: Epinephrin), Noradrenalin (NA; Syn.: Norepinephrin) und Dopamin (DA). Diese NT und wenige NT anderer Grundstrukturen (z. B. Serotonin (5-Hydroxytryptamin, 5-HT) spielen bei der Übertragung von Signalen im zentralen Nervensystem (ZNS) eine wichtige Rolle – das Fehlen dieser NT wäre mit dem Leben nicht vereinbar.

**o Abb. 7.27** Grundstruktur der Phenethylamine

Neben endogenen NT zählen auch eine Vielzahl weiterer Substanzen, sowohl natürlichen als auch synthetischen Ursprungs, zu dieser Stoffgruppe. Durch Strukturähnlichkeiten mit den endogenen Verbindungen sind sie in der Lage, Rezeptoren im menschlichen und tierischen Nervensystem zu aktivieren und dadurch eine Wirkung auf Körper und Geist auszuüben.

Die folgenden Ausführungen beschäftigen sich ausführlich mit den Struktur-Wirkungsbeziehungen (SAR) der Phenethylamine nach aktuellem Stand von Wissenschaft und Forschung. Die Erforschung von SAR ist besonders für ein besseres Verständnis von Rezeptoren und Signalwegen wichtig. Zudem wird dadurch auch das Abschätzen der Wirksamkeit und des Gefahrenpotenzials von Substanzen im Menschen ermöglicht. [Pottie et al. 2020, Luethi u. Liechti 2018] Zur Vereinfachung der Thematik wird auf eine Differenzierung zwischen (*S*)- und (*R*)-Enantiomeren verzichtet. An dieser Stelle soll jedoch angemerkt werden, dass in vielen Fällen ein **Eutomer** (ein hinsichtlich der gewünschten Wirkung aktiveres Enantiomer) vorhanden ist. Die im Folgenden dargestellten Informationen basieren in den meisten Fällen auf In-vitro- oder nichthumanen In-vivo-Daten. Bei Angaben von Dosierungen ist jedoch die Dosis für den Menschen, basierend auf Erfahrungsberichten, gemeint.

### DEFINITIONEN

- **Agonisten** sind Substanzen, die mit Affinität als Ligand an einen Rezeptor binden. Dort lösen sie eine Signalübertragung aus, die zu einer intrinsischen Aktivität führt: Agonisten haben Affinität und intrinsische Aktivität.
- Als **Antagonisten** werden Substanzen bezeichnet, die Affinität besitzen, aber am Rezeptor **keine** Signalübertragung auslösen und **nicht** zu einer intrinsischen Aktivität führen: Antagonisten haben Affinität, aber keine intrinsische Aktivität.

- Ein **Enantiomerenpaar** ist ein Molekülpaar, das sich hinsichtlich seiner räumlichen Anordnung spiegelbildlich verhält, ansonsten aber identisch aus Atomen in der gleichen Anordnung zusammengesetzt ist. Dabei ist das eine Enantiomer nicht durch die Drehung von Bindungen in das andere Enantiomer überführbar.
- Ein **Eutomer** ist ein Enantiomer, das hinsichtlich seiner gewünschten Wirkung aktiver ist als das andere Enantiomer.
- **Neurotransmitter** sind Botenstoffe im Gehirn, die der Informations- und Signalübertragung an Synapsen (Schaltstellen) dienen.

## Differenzierung der Phenethylamine

Eine Verallgemeinerung von Struktur-Wirkungsbeziehungen ist nicht einfach und wird umso schwieriger, je größer eine Stoffgruppe gefasst wird. Aus diesem Grund müssen auch innerhalb der Phenethylamine weitere Unterteilungen vorgenommen werden.

Psychotrope Phenethylamine werden im Allgemeinen in drei Klassen unterschieden (**o** Abb. 7.28) [Trachsel 2012]:

1. **Psychostimulanzien** (z. B. Amphetamin),
2. **Entaktogene** (oder **Empathogene**; z. B. MDMA),
3. **Psychedelika/Halluzinogene** (z. B. Mescalin).

Diese Klassen unterscheiden sich sowohl in ihrem molekularen Wirkmechanismus als auch in ihrer subjektiv wahrgenommenen Wirkung [Trachsel 2012]:

- **Psychostimulanzien** fördern Wachheit und Aufmerksamkeit und können temporär die physische und psychische Leistung verbessern.
- **Entaktogene** (aus dem Griechischen: „das Innere berührend") verstärken vor allem das soziale und emotionale Empfindungsvermögen.
- **Psychedelika** (aus dem Griechischen: „die Seele hervorbringend") können die subjektive Wahrnehmung und Stimmungslage tiefgehend beeinflussen. Es kann außerdem zu optischen Halluzinationen sowie synästhesieähnlichen Phänomenen kommen.
- **Synästhesie** ist das gleichzeitige Wahrnehmen von normalerweise distinkten Sinnesreizen, wie beispielsweise Farbwahrnehmung und Geschmack: „grün schmecken". Eine Synästhesie kann pathophysiologisch bei Fehlverschaltungen im ZNS auftreten, aber auch durch bestimmte Substanzen (LSD) hervorgerufen werden.

**o Abb. 7.28** Strukturformeln von Amphetamin, MDMA und Mescalin

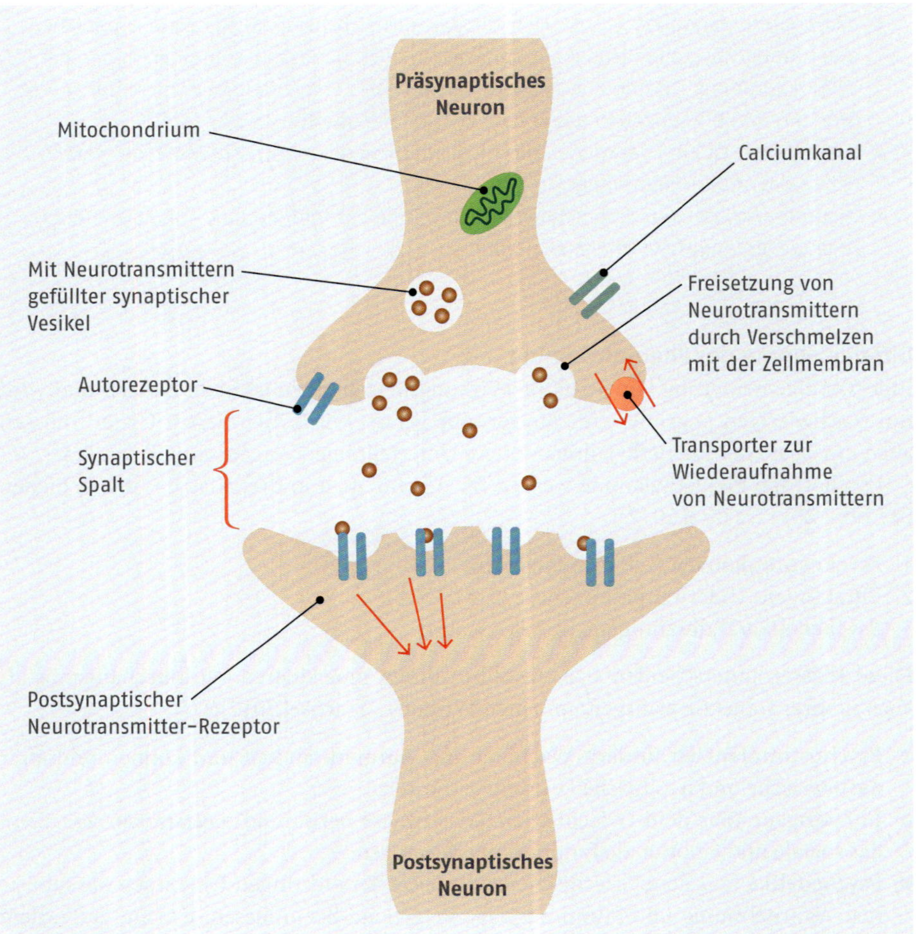


**Abb. 7.29** Schematische Darstellung der biochemischen Signalübertragung an einer Synapse

Ein weiterer bedeutsamer Unterschied liegt in der **Pharmakodynamik** der Substanzen. Bei der Pharmakodynamik handelt es sich um die Interaktion der Substanz mit dem Target (z. B. einem Rezeptor) [Nichols 2017]:

- Psychostimulanzien und Entaktogene wirken am **präsynaptischen Neuron** (Abb. 7.29, oben). Sie beeinflussen die Wiederaufnahme der Neurotransmitter und setzen gespeicherte Neurotransmitter frei, vor allem 5-HT, DA und NA.
- Psychedelika wirken am **postsynaptischen Neuron** (Abb. 7.29, unten). Ihre Wirkungen werden vor allem durch agonistische Bindung am 5-$HT_{2A}$-Rezeptor vermittelt.

## Biochemische Signalübertragung an einer chemischen Synapse (Abb. 7.29)

### Synapsen

Synapsen dienen der Erregungsübertagung an Neuronen. Klassifiziert werden sie in chemische und elektrische Synapsen, wovon erstere häufiger vorkommen. Die Neurotransmitter werden in der präsynaptischen Endigung synthetisiert und in Vesikeln gespeichert. Durch ein ankommendes Aktionspotenzial wird die Präsynapse depolarisiert und es kommt zum Anstieg der Calciumkonzentration in der Zelle. In der Folge werden im präsynaptischen Neuron (A) die Neurotransmitter mittels Exozytose, dem Verschmelzen der Vesikel mit der Zellmembran und der damit einhergehenden Entleerung in den synaptischen Spalt (4), freigesetzt. Von dort aus diffundieren die Neurotransmitter zu den Rezeptoren der Postsynapse (5). Hier binden sie mit hoher Affinität an den Rezeptor, wodurch eine Konformationsänderung eintritt. Nachfolgend kommt es zur Signaltransduktion ins Innere der postsynaptischen Zelle. Anschließend werden die Neurotransmitter über Transportproteine wieder aus dem synaptischen Spalt in die Präsynapse aufgenommen oder durch Enzyme metabolisiert und inaktiviert. Die räumliche Ausbreitung der Neurotransmitter wird durch Gliazellen verhindert. [Freissmuth et al. 2020]

### Neurotransmitter

Neurotransmitter sind Botenstoffe, die an chemischen Synapsen Informationen übertragen. Zu den Neurotransmittern zählen u. a. Acetylcholin, Glutamin, Adrenalin, Noradrenalin, Dopamin, Serotonin, Melatonin und Gamma-Aminobuttersäure (GABA).

### Acetylcholin

Acetylcholin spielt vor allem im vegetativen Nervensystem (Ganglien und Parasympathikus) sowie an der Schnittstelle zwischen motorischen Nerven (α-Motoneuronen) und der Skelettmuskulatur eine entscheidende Rolle. Cholinerge Neuronen sind zudem funktionell an der Aufmerksamkeit und Erregbarkeit des Gehirns beteiligt.

### Serotonin

Serotonin spielt für den Gemütszustand (Stimmungslage) und das Schmerzempfinden sowie den Schlaf- und Wachrhythmus eine entscheidende Rolle. Es ist auch als Glückshormon bekannt und kann biosynthetisch zu dem Schlafhormon **Melatonin** umgewandelt werden. Eine zu geringe Konzentration an Serotonin, welches aus der Aminosäure Tryptophan entsteht, wird mit Depressionen in Verbindung gebracht.

### Dopamin

Dopamin entsteht aus der Aminosäure Tyrosin. Dopaminerge Neuronen steuern u. a. die Feinmotorik, sodass es bei einer Degeneration im Bereich der Substantia nigra zum Morbus Parkinson kommt. Ebenso wirkt Dopamin stimulierend, erhöht die Wachheit und geht mit Euphorie einher.
Über die Stimulierung des Belohnungssystems trägt Dopamin maßgeblich zur Motivation und einem potenziellen Suchtverhalten bei.[29]



29 www.dasgehirn.info/grundlagen/kommunikation-der-zellen/neurotransmitter-botenmolekuele-im-gehirn (Stand Juni 2022)

**Glutamat (Glutaminsäure)**

Glutamat (Glutaminsäure) ist im ZNS der wichtigste exzitatorische Neurotransmitter (auch Aminosäuretransmitter genannt). Funktionell ist Glutamat im gesamten ZNS aktiv. Es ist an zahlreichen Funktionen wie unter anderem der Motorik, den Lern- und Gedächtnisleistungen sowie an der Sinneswahrnehmung beteiligt.

**Gamma-Aminobuttersäure (GABA)**

Gamma-Aminobuttersäure (GABA) ist der wichtigste inhibitorische (hemmende) Neurotransmitter, welcher die Erregungsausbreitung verringert. **Glycin** inhibiert die Übertragung im Rückenmark.

Die folgenden Abschnitte behandeln die bekannten Struktur-Wirkungsbeziehungen des Phenethylamin-Grundgerüsts. Dabei wird das Grundgerüst entsprechend den möglichen Substitutionsstellen (am Ring $R^{2-6}$, an der Seitenkette $R^{\alpha-\beta}$, am Stickstoff $R^N$, ○ Abb. 7.30) unterteilt und bekannte Substitutionen dargestellt.

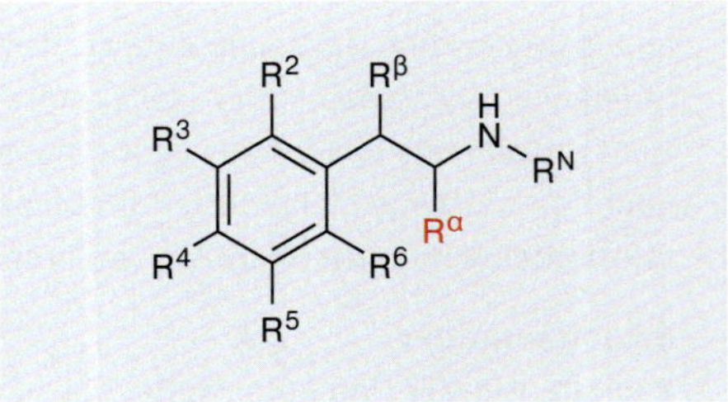

○ **Abb. 7.30** Substitutionen am α-C-Atom der Phenethylamine

## α-Substitutionen

### α-Wasserstoff (○ Abb. 7.31)

Die einfachste Verbindung dieser Gruppe ist das Phenethylamin (PEA) selbst, welches aufgrund schneller Degradation durch die Monoaminoxidase (MAO) inaktiv ist. [Nichols 1994] MAO ist ein Enzym, das biogene Amine (z. B. Serotonin, Dopamin, Adrenalin) abbaut. Generell stellt die Desaminierung durch MAO für viele PEA den primären metabolischen Schritt dar. [Halberstadt et al. 2019] Auch das α-Wasserstoff-Analogon von MDMA, das MDMPEA, scheint keine zentralgängige Aktivität zu besitzen. [Shulgin u. Shulgin 1992] Es gibt jedoch einige Phenethylamine, z. B. Mescalin und 2C-B, die trotz mangelnder α-Substitution eine hohe Aktivität besitzen.

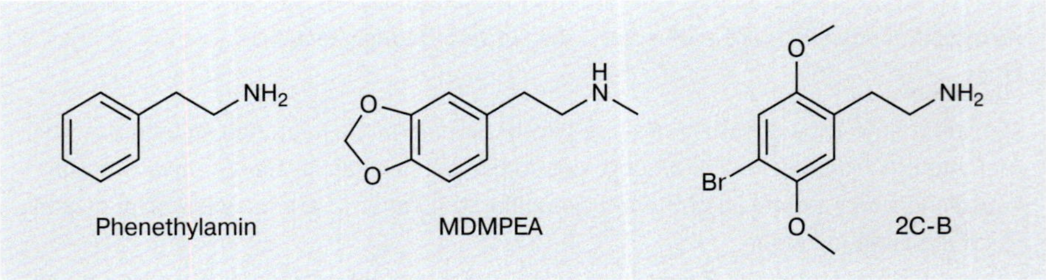

○ **Abb. 7.31** Strukturformeln von Phenethylamin, MDMPEA und 2C-B

### α-Methyl (○ Abb. 7.32, ○ Abb. 7.33)

Phenethylamine mit einer α-Methylgruppe werden als **Amphetamine** (alpha-Methyl-**phen**ethyl**amine**) bezeichnet. Durch die Einführung der α-Methylgruppe werden die Substanzen, im einfachsten Fall Amphetamin, zu schlechteren Substraten für die Mono-

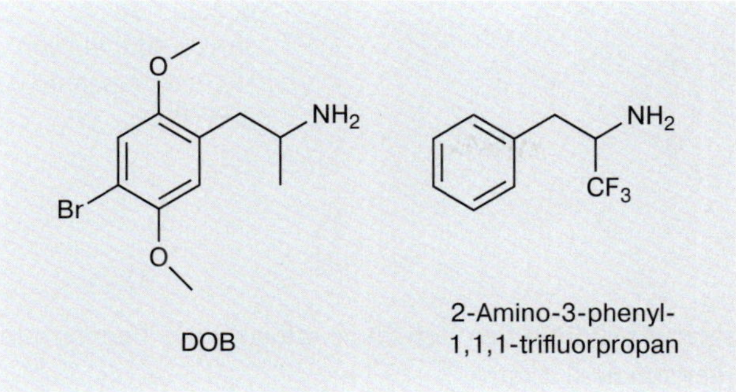

**Abb. 7.32** Strukturformeln von DOB und 2-Amino-3-phenyl-1,1,1-trifluorpropan

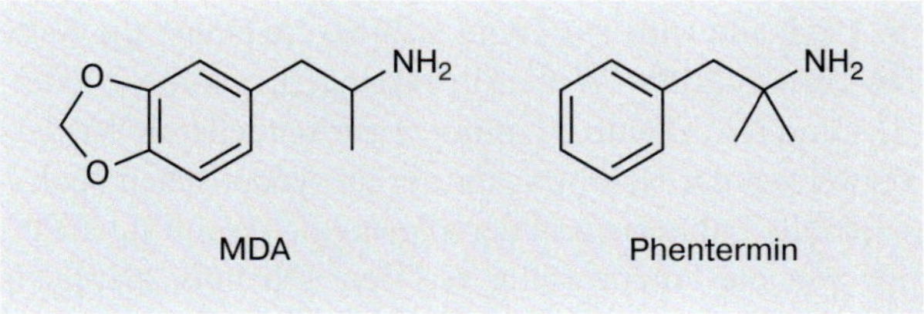

**Abb. 7.33** Strukturformeln von MDA und Phentermin

aminoxidase (MAO). Es erfolgt keine unmittelbare Metabolisierung und die Substanzen sind in der Lage, im ZNS zu wirken. [Nichols 2017] Die Affinität zu humanen 5-$HT_{2A}$-Rezeptoren (5-$HT_{2A}$) ist im Vergleich zu den α-unmethylierten Phenethylaminen gleich, die intrinsische Aktivität von Amphetaminen ist jedoch höher. [Nichols 2012] Der Grund dafür ist die Van-der-Waals-Wechselwirkung zwischen dem α-Alkylrest und Phe-340 in der 5-$HT_{2A}$-Bindungstasche, wodurch der Rezeptor vermutlich in seiner aktiven Konformation stabilisiert wird. [Nichols 2012, Halberstadt et al. 2019] Beim direkten Vergleich von Amphetaminen wie DOB (2,5,-Dimethoxy-4-bromamphetamin; Abb. 7.32) mit ihren PEA-Homologen (hier 2C-B; Abb. 7.31), sind Amphetamine zwei- bis dreimal potenter. Dies ist vermutlich zusätzlich auf die reduzierte metabolische Labilität der Aminogruppe zurückzuführen. Die erhöhte Lipophilie durch die α-Methylgruppe verbessert vermutlich außerdem die ZNS-Permeabilität. [Halberstadt et al. 2019]

Während allgemein eine Aktivitätssteigerung durch Einführung der α-Methylgruppe beobachtet wird, führt die Gruppe bei *N*-Benzyl-PEA zu einer 20-fachen Affinitätsabnahme. [Nichols 2012] α-Methyl-*N*-benzyl-PEA sind im Menschen inaktiv.

Als besondere Gruppe sei an dieser Stelle noch **Trifluormethan** genannt. Fluor (1.47 Å) ist bezogen auf den Van-der-Waals-Radius der kleinstmögliche Substituent für Wasserstoff (1.20 Å). Damit bietet sich eine gute Möglichkeit, den Einfluss stark elektronegativer Substituenten zu beobachten. Die Substitution der α-Methylgruppe durch eine α-Trifluormethylgruppe resultiert jedoch in einer inaktiven Verbindung (2-Amino-3-phenyl-1,1,1-trifluorpropan, Abb. 7.32). Durch die stark verringerte Basizität des Amins kann dieses unter physiologischen Bedingungen nicht mehr protoniert werden, was die Distribution vermutlich stark beeinträchtigt. [Trachsel 2012]

Eine zweite α-Methylgruppe (**α-Dimethyl**) an 3,4-Methylendioxyamphetamin (MDA) (Abb. 7.33) oder 3,4-Methylendioxymethamphetamin (MDMA) führt zu klinisch inaktiven Substanzen ohne 5-HAT-Freisetzung. Phentermin (α-Dimethyl-PEA, Abb. 7.33) wurde in den 70er-Jahren in Kombination mit Fenfluramin unter dem Namen „Fen-

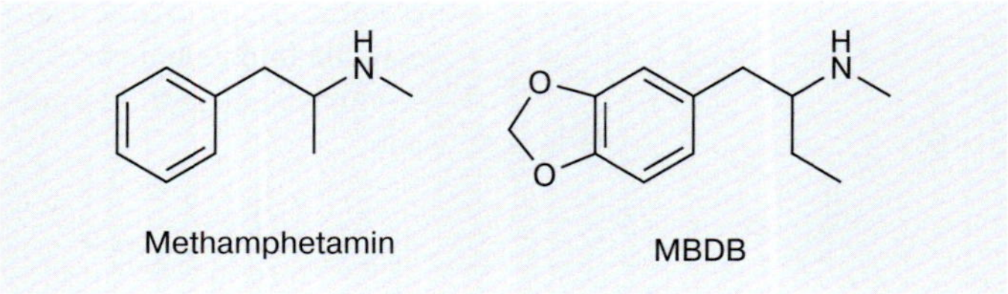

**Abb. 7.34** Strukturformeln von Methamphetamin und MBDB

Phen“ als Appetitzügler vermarktet. Anekdotischen Berichten zufolge wirkt Phentermin intranasal wie eine schwächere Version des Kokains.[30]

### α-Ethyl (Abb. 7.34)

Bei weiterer Verlängerung der α-Alkylkette wird ein Trend sichtbar: Je länger die Kette desto geringer die 5-HT- und DA-Ausschüttung. Weiterhin verringert sich die Wiederaufnahmehemmung von 5-HT, DA und NA. Dadurch kommt es zur schnelleren Wiederaufnahme und einer kürzeren Verweilzeit der Neurotransmitter im synaptischen Spalt – für den Konsumenten reduziert sich die Euphorie und der allgemeine „Wohlfühleffekt“. Bei Kettenlängen größer α-Ethyl geht die Potenz völlig verloren. [Nichols 2017] Die Effektabnahme ist im Vergleich zur *N*-Alkylierung jedoch weniger ausgeprägt.

Im direkten Vergleich mit der α-Methyl-Substitution führt die α-Ethyl-Substitution zur Beibehaltung der serotonergen Effekte und einer erhöhten Selektivität für 5-HT (durch Abnahme der catecholaminergen Effekte). [Nichols 1994]

Die Einführung einer α-Ethylgruppe im Methamphetamin reduziert die Affinität auf ein Zehntel von Amphetamin. [Nichols 2017] Nach Einzelberichten sind 200 mg intranasal notwendig, um einen Effekt auszulösen[31]. Bei Einführung von α-Ethyl in MDMA entsteht **MBDB** (Abb. 7.34), eine Substanz mit ähnlicher 5-HAT-Wiederaufnahmehemmung und 5-HAT-Freisetzung wie MDMA, die jedoch erheblich schwächer mit DA-Neuronen interagiert. Obwohl MBDB nach wiederholter Einnahme in der Lage ist, langfristige 5-HT-Defizite hervorzurufen, ist das Ausmaß des Effekts geringer als bei MDMA und tritt nach einer Einzeldosis nicht auf. [Nichols 1994]

Zusammengefasst schwächt α-Ethyl im Vergleich zu α-Methyl vor allem die DA-Freisetzung ab, während die 5-HT-Freisetzung erhalten bleibt. Bei Verlängerung der α-Alkylkette über α-Ethyl hinaus werden die Substanzen im Menschen unwirksam. [Nichols 1994]

### α-Phenyl (Abb. 7.35)

Es existieren zahlreiche α-Phenyl-PEA, welche in der Literatur auch als 1,2-Diarylethylamine bezeichnet werden. [Wallach u. Brandt 2018] Diese Gruppe unterscheidet sich von allen anderen hier besprochenen PEA, da ihre Wirkungen vor allem durch Antagonismus an NMDA-Rezeptoren hervorgerufen werden. Damit zählt diese Untergruppe zu keiner der eingehend beschriebenen Gruppen, sondern zu den Dissoziativa. Aufgrund ihrer atypischen Wirkungsweise wird die Struktur-Wirkungsbeziehung dieser Gruppe hier nur kurz am Beispiel von **Diphenidin** erläutert.

30 Persönliche Mitteilungen, unveröffentlichte Aufzeichnungen
31 Persönliche Mitteilungen, unveröffentlichte Aufzeichnungen

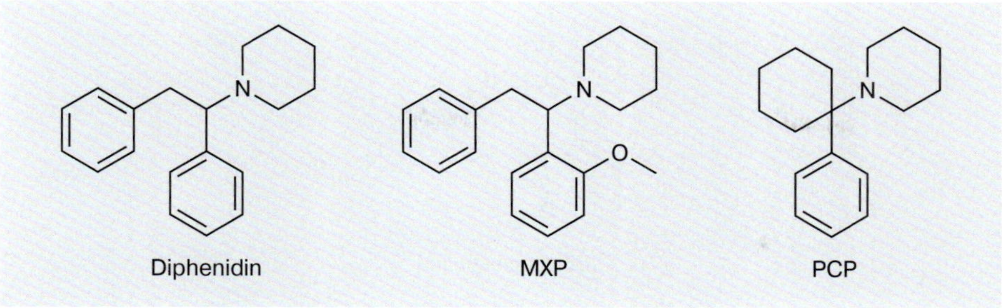

Diphenidin MXP PCP

**Abb. 7.35** Strukturformeln von Diphenidin, MXP und PCP

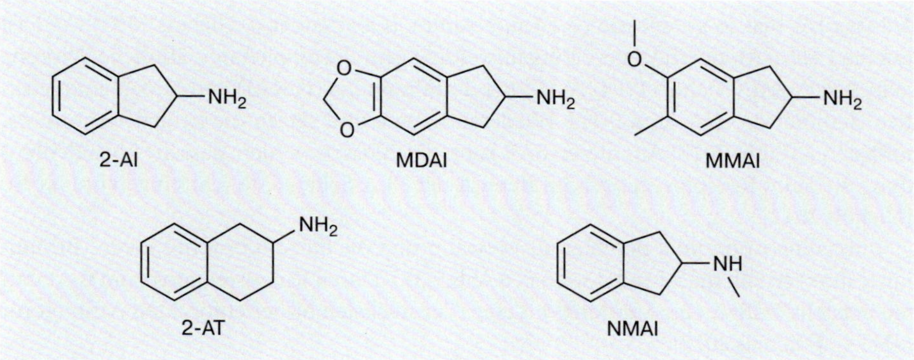

2-AI MDAI MMAI 2-AT NMAI

**Abb. 7.36** Strukturformeln von 2-Aminoindan (2-AI), Methylendioxyaminoindan (MDAI), Methoxymethylaminoindan (MMAI), 2-Aminotetralin (2-AT) und *N*-Methyl-2-aminoindan (NMAI)

Diphenidin hemmt den NA-Transporter (NAT) und den DA-Transporter (DAT) mittelmäßig stark. Sein methoxyliertes Derivat Methoxphenidin (MXP) ist ein selektiver, aber schwacher NAT-Hemmer. Sowohl Diphenidin als auch MXP setzen keine Monoamine (NA, DA, 5-HT) frei. [Lüthi 2018] Diphenidin hat zum einen eine hohe Affinität für die PCP-Bindungsstelle des NMDA-Rezeptors und wirkt dort als Antagonist und zum anderen eine Affinität im unteren μM Bereich für 5-$HT_{1A}$ und 5-$HT_{2A}$. Analog zu der Substanzgruppe der Arylcyclohexylamine (Leitsubstanz: PCP) nimmt die Affinität für den NMDA-Rezeptor in der folgenden Reihenfolge ab: 3-MeO > 2-MeO > 4-MeO. [Wallach u. Brandt 2018]

7

### α-zyklisch (Abb. 7.36)

Durch Eingliederung von α-Methyl in einen Cyclopropanring entsteht die Gruppe der 2-Phenylcyclopropylamine, welche sowohl in vitro als auch in vivo hohe Wirksamkeit zeigen. Die Aufweitung zum Cyclobutan führt aber bereits zur 50- bis 75-fachen Verringerung der In-vivo-Aktivität. Methylsubstituenten am Cyclopropanring werden ebenso wenig toleriert. [Nichols 2012]

2-Aminoindan (2-AI) ist Amphetamin in seiner Struktur ähnlich. Der α-Methyl-Substituent ist hier mit dem Ring des Amphetamins verbunden. Im Gegensatz zu den pharmakologisch MDMA-ähnlichen Aminoindanen wie MDAI und MMAI hemmt 2-AI zwar nicht den Serotonintransporter (SERT) jedoch NAT und DAT und setzt zudem NA und DA frei. [Simmler u. Liechti 2018] 2-Aminotetralin (2-AT) ist je nach Literaturquelle

**o Abb. 7.37** Strukturformeln von Jimscaline, Bromojimscaline und TCB-2

1/8- bis 1/2-mal so potent wie (+)-Amphetamin. [Oberlender u. Nichols 1991] 2-AT ist potenter als 2-AI, durch weitere Ringaufweitung geht die amphetaminähnliche Wirkung jedoch verloren. [Nichols 1994] *N*-Methyl-2-aminoindan (NMAI) und MMAI sind selektive Hemmer der NA- und 5-HT-Wiederaufnahme und setzen die beiden Neurotransmitter frei. [Lüthi 2018] Aus diesen SAR kann geschlossen werden, dass die Ligandenbindungsstelle im Rezeptor sterisch im Bereich der PEA-Seitenkette sehr eingeschränkt ist. [Nichols 2012]

Jimscaline ist dreimal potenter als Mescalin und die Substitution mit Brom (Bromojimscaline) erhöht die Affinität weiter (o Abb. 7.37). Durch Ringverengung zum Cyclobuten entsteht TCB-2, eine Substanz mit einer der höchsten bisher entdeckten Affinität für 5-$HT_{2A}$. [Nichols 2012]

## *N*-Substitutionen (o Abb. 7.38)

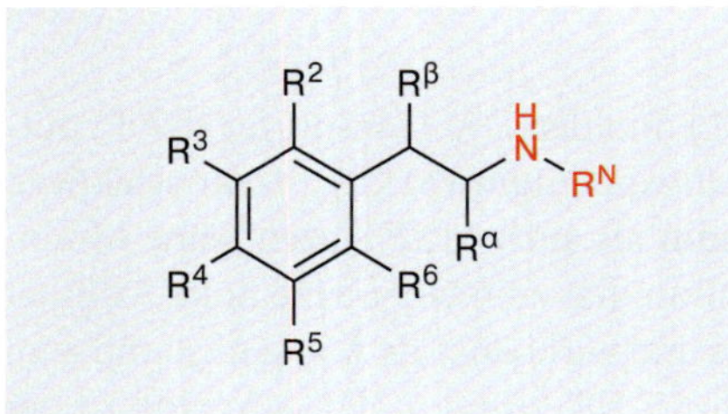


**o Abb. 7.38** Substitutionen Cyclobuten am *N*-Atom der Phenethylamine

### *N*-Wasserstoff (□ Tab. 7.14)

In der Regel weisen primäre Amine (–$NH_2$) die höchste Potenz auf. Im Gegensatz zu Tryptaminen, welche durch Alkylierungen des Stickstoffs psychotrop werden, tolerieren Phenethylamine in der Regel keine *N*-Substitutionen, selbst wenn es nur ein kleiner Substituent wie *N*-Methyl ist. Das gilt vor allem für Psychedelika.

Beim Vergleich verschiedener Derivate des Adrenalins zeigt sich auch, dass die *N*-Substitution Einfluss auf die Selektivität einzelner Adrenorezeptoren hat.

### *N*-Methyl (o Abb. 7.39)

Methamphetamin ist das *N*-Methyl-Analogon von Amphetamin und weist im direkten Vergleich die doppelte Potenz auf. [Nichols 1994] Bei 5-HT-freisetzenden Substanzen mit Ringsubstitution führt eine *N*-Methylierung zur starken Wirkungsabschwächung. Shulgin berichtet zudem hauptsächlich über unangenehme physische Wirkungen von *N*-Methyl-DOB ohne psychedelische Effekte. Ähnliches sagt er auch über *N*-Methyl-DOM:

„*This is another example of the N-methyl homologues of the psychedelics. None of them seem to produce stuff of elegance. It is clear that the adding of an N-methyl group onto DOM*

**o Abb. 7.39** Strukturformeln von *N*-Methyl-DOB und *N*-Methyl-DOM

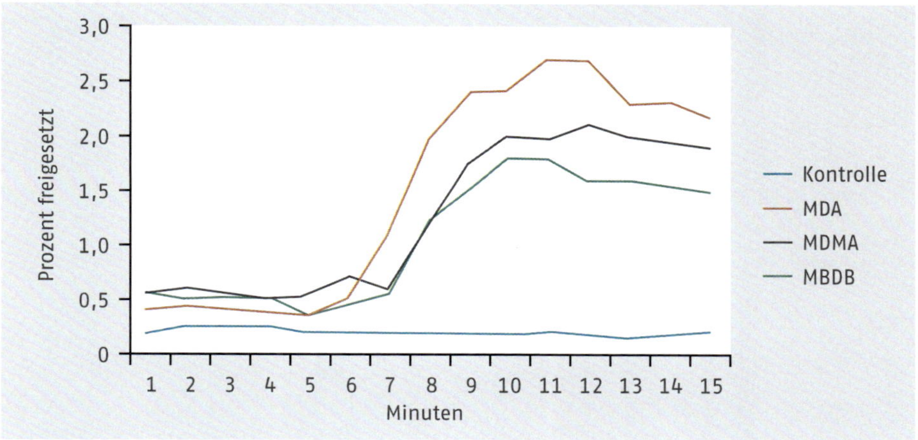


**o Abb. 7.40** Entaktogen-induzierte Freisetzung von [$^3$H]-Serotonin aus umspülten Schnitten des Hippocampus der Ratte. Die Substanzzugabe erfolgte nach der fünften Minute. Nach Johnson et al. 1986

*certainly cuts down the activity by a factor of ten-fold, and even then results in something that is not completely good.*" [Shulgin u. Shulgin 1992]

Sowohl die geringere 5-HT$_{2A}$-Rezeptoraffinität als auch geringere Wirksamkeit wurden durch In-vitro-Experimente bestätigt. [Pottie et al. 2020]

*N*-Methylierung von MDA führt zu MDMA. Sowohl die 5-HT- als auch die DA-Freisetzung nimmt ab, die Aktivität im Menschen bleibt jedoch erhalten (o Abb. 7.40 u. o Abb. 7.41). [Johnson et al. 1986]

Durch *N*-Methylierung wird zudem die DA- und NA-Wiederaufnahmehemmung verringert, wodurch es zu einer schnelleren Wiederaufnahme der Neurotransmitter aus dem synaptischen Spalt und damit zu einer generalisierten Abnahme der wahrgenommenen Wirkung führt. [Nichols 2017]

#### *N,N*-Dimethyl (o Abb. 7.42)

*N,N*-Dimethylamphetamin besitzt nur noch 20 % der Potenz von Amphetamin. Es wird vermutet, dass in vivo eine der Methylgruppen abgespaltet wird und dadurch das potentere Methamphetamin entsteht. Die geringere Potenz rührt auch aus der natürlichen Evolution: Endogene Substrate sind höchstens methyliert (Adrenalin). *N,N*-Dimethylierung von MDA führt zu einer im Menschen inaktiven Substanz. Psychedelika verlieren ebenso vollständig ihre halluzinogene Aktivität.

**Tab. 7.14** Einfluss der *N*-Substituenten auf die Affinität an einigen humanen 5-HT-Rezeptorsubtypen, dargestellt am Beispiel der 2C-I-Grundstruktur. Nach Nichols 2012

| *N*-Substituent | Substanzname | Strukturformel |
|---|---|---|
| –H | 2C-I | 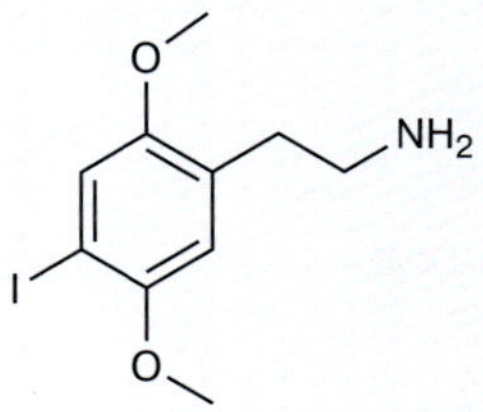 |
| $-CH_3$ | *N*-Methyl-2C-I | 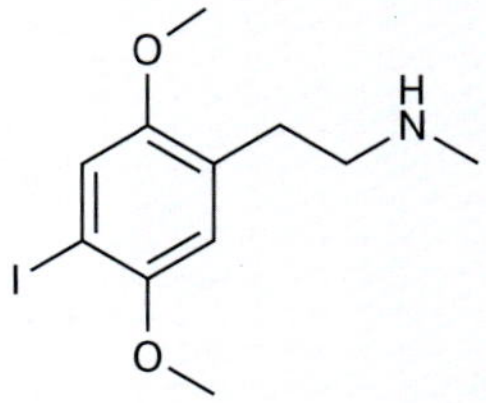 |
| –*n*-Propyl | *N*-Propyl-2C-I | 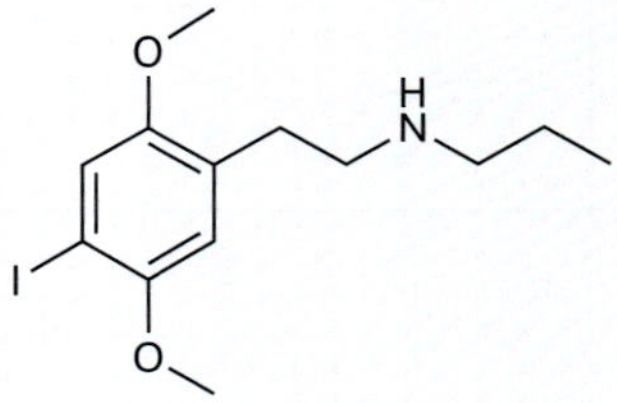 |
| –Benzyl | 2C-I-NB | 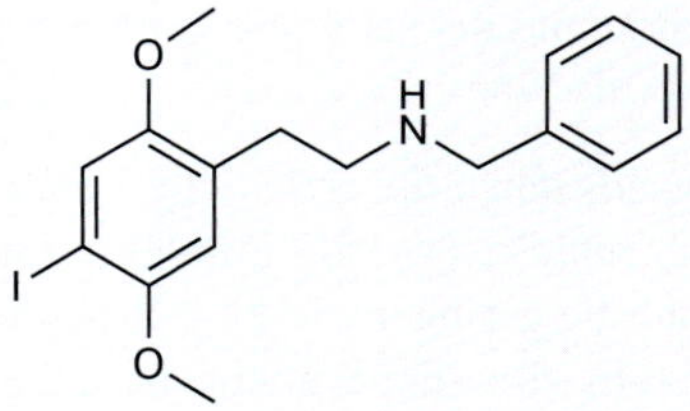 |
| –BOMe | 2C-I-NBOMe | 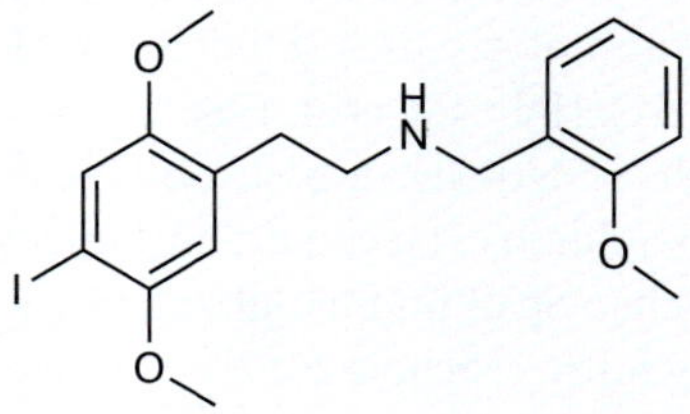 |

[1] Als Dosis (Mensch) ist die mittelstarke Dosierung auf Basis von Erfahrungsberichten angegeben
N/A: nicht bestimmt

| h5-$HT_{2A}$ | h5-$HT_{2C}$ | h5-$HT_{1A}$ | Dosis (Mensch)[1] |
|---|---|---|---|
| 0,73 ± 0,06 | 1,82 ± 0,20 | 123 ± 24 | 10–20 mg (oral) |
| 1907 ± 254 | N/A | 247 ± 23 | N/A |
| 1295 ± 151 | N/A | 879 ± 64 | N/A |
| 0,25 ± 0,05 | 1,08 ± 0,24 | 2205 ± 106 | N/A |
| 0,044 ± 0,006 | 0,43 ± 0,08 | 1696 ± 311 | 0,5–0,7 mg (sublingual) |

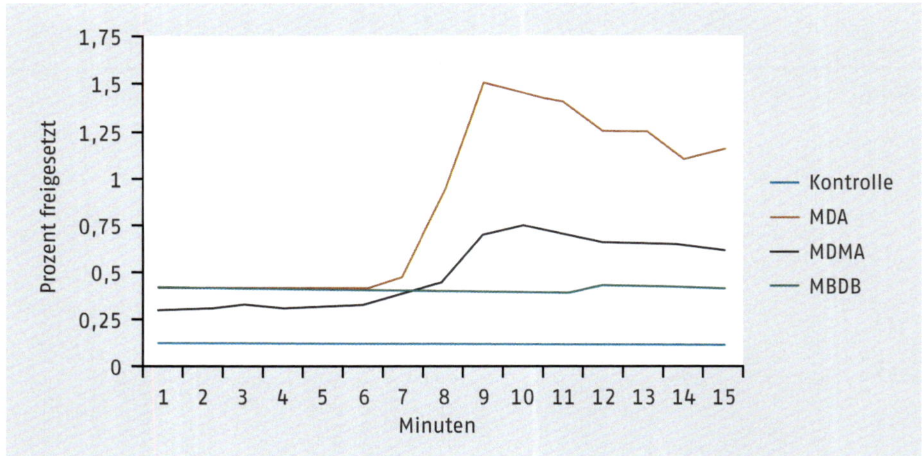


**Abb. 7.41** Entaktogen-induzierte Freisetzung von [$^3$H]-Dopamin aus umspülten Schnitten des Nucleus caudatus der Ratte. Die Substanzzugabe erfolgte nach der fünften Minute. Nach Johnson et al. 1986

### *N*-Ethyl (Abb. 7.43)

*N*-Ethylamphetamin besitzt die halbe Potenz von Amphetamin. [Van der Schoot 1961] MDEA ist in seiner Wirkung ähnlich wie MDMA. Wiederaufnahme und Freisetzung von 5-HT, DA und NA sind ebenso vergleichbar, die dopaminergen Effekte sind jedoch schwächer. Ebenso werden durch MDEA im Vergleich zu MDMA geringere 5-HAT-Langzeitdefizite erzeugt. MDE besitzt gegenüber den anderen Neurotransmittern eine erhöhte Selektivität für 5-HT, da durch die *N*-Alkylkettenverlängerung die Fähigkeit, mit Catecholamin-Transportern zu interagieren, reduziert wird. Psychedelika verlieren ihre halluzinogene Aktivität vollständig. [Shulgin u. Shulgin 1992]

### *N*-(*n*-Propyl) (Abb. 7.44)

*N*-(*n*-Propyl-)amphetamin besitzt die halbe Potenz von Amphetamin. [Van der Schoot 1961] Die Propylierung von MDA führt zu einer inaktiven Verbindung [Nichols 1994], bei DOB entsteht eine Substanz mit viel geringerer Affinität für 5-$HT_{2A}$ (63 nM vs. 1930 nM). [Halberstadt 2017] Ebenso wie bei den anderen *N*-Alkylierungen lässt sich daraus die Aufhebung der psychedelischen Wirkung schließen.

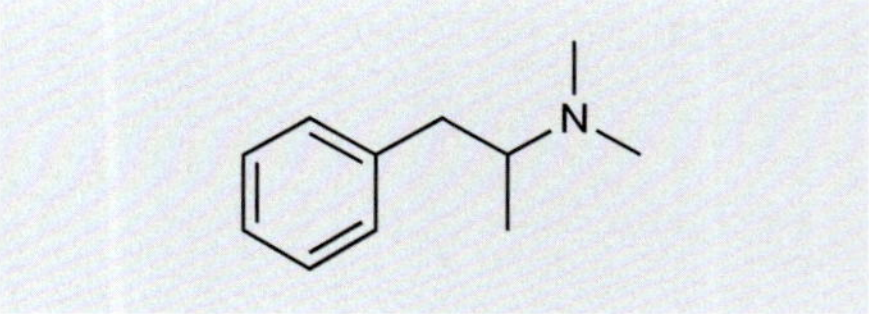

**Abb. 7.42** Strukturformel von *N*,*N*-Dimethylamphetamin

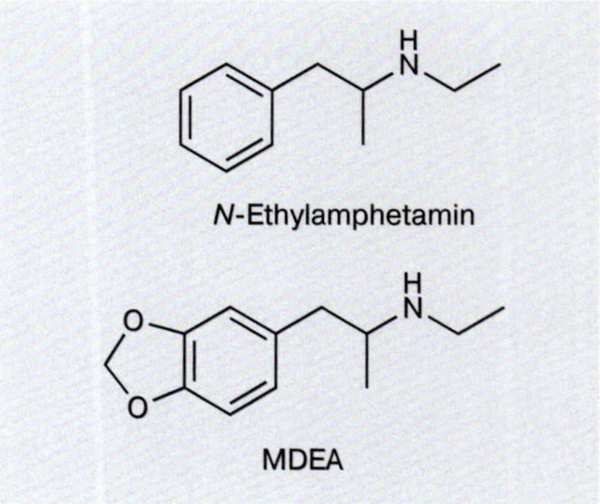

*N*-Ethylamphetamin

MDEA

**Abb. 7.43** Strukturformeln von *N*-Ethylamphetamin und MDEA

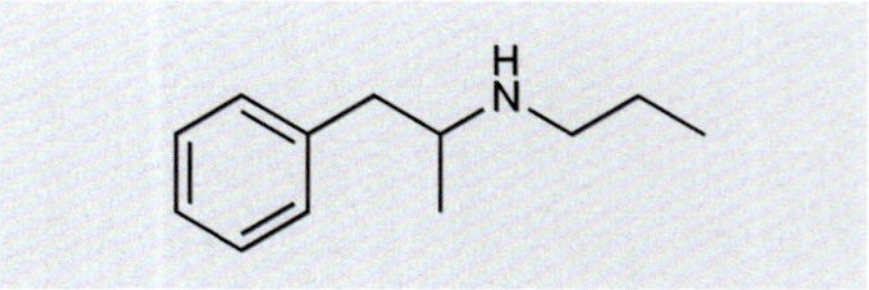

**Abb. 7.44** Strukturformel von *N*-(*n*-Propyl-)amphetamin

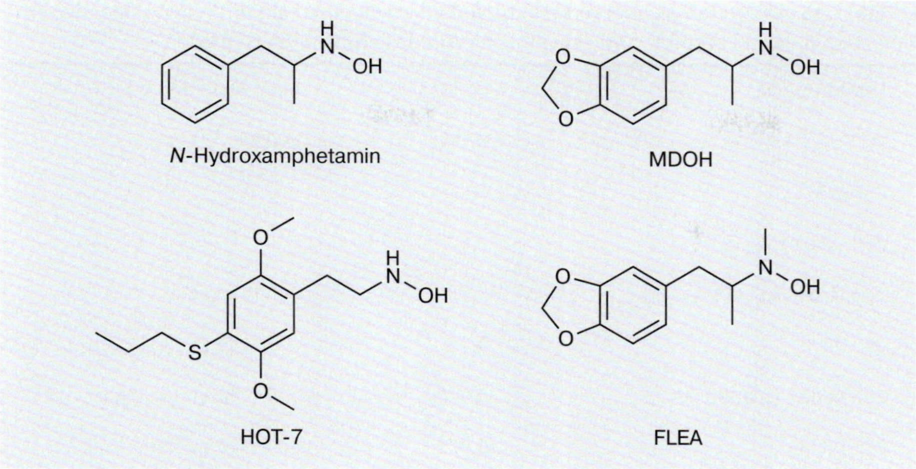

N-Hydroxamphetamin

MDOH

HOT-7

FLEA

**Abb. 7.45** Strukturformeln von *N*-Hydroxamphetamin, MDOH, HOT-7 und FLEA

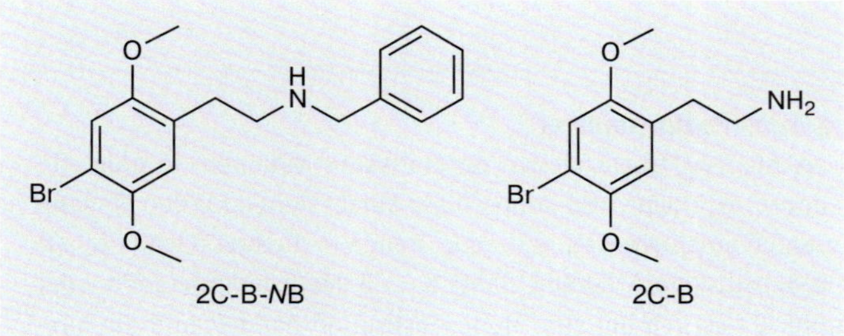

2C-B-*N*B

2C-B

**Abb. 7.46** Strukturformeln von 2C-B-NB und 2C-B

**N-Hydroxy (Abb. 7.45)**

Wird $-NH_2$ durch –NH–OH ersetzt, werden die zentralen Effekte im Tier zwar reduziert, jedoch nicht vollständig aufgehoben. [Benington et al. 1965] Shulgin berichtet, dass alle von ihm getesteten NH-OH-Verbindungen im Menschen gleiche Aktivität und Effekte zeigen wie ihre $NH_2$-Analoga. [Shulgin u. Shulgin 1992] Dies trifft z. B. für *N*-Hydroxyamphetamin [Nichols 1994], MDOH und HOT-7 (*N*–OH-2C-T-7) ebenso wie für Substanzen mit *N*–OH,*N*–Methyl-Substitution (z. B. FLEA; [Shulgin u. Shulgin 1992]) zu.

**N-Benzyl (Abb. 7.46, Abb. 7.47)**

Wie in den vorangegangenen Beispielen gezeigt, führt eine Substitution an der Aminogruppe zu einer deutlichen Reduktion der $5\text{-HT}_{2A}$-Affinität und damit zu inaktiven Verbindungen. [Halberstadt 2017] Daher scheint es vorerst erstaunlich, dass Verbindungen mit einer *N*-Benzyl-Substitution hoch affin und bemerkenswert potent sind. [Glennon et al. 1994, Heim 2003] 2C-B-NB (25B-NB) hat eine höhere Bindungsaffinität zu $5\text{-HT}_{2A}$ als 2C-B (16 nM vs. 36 nM; Abb. 7.46). [Halberstadt 2017] Anekdotischen Berichten zufolge ist 25B-NB im Menschen ab 4 mg sublingual wirksam.[32]

32 www.bluelight.org/xf/threads/25b-nb-n-benzyl-2c-b.388351/page-5 (abgerufen 11. Juni 2022), tryp2fun, 25B-NB (*n*-Benzyl-2C-B)

**Tab. 7.15** Affinitäten ($K_i$, nM) von *N*-Benzylphenethylaminen am mit $^{125}$I-DOI markierten humanen 5-$HT_{2A}$-Rezeptor[1] und gewöhnliche Wirkdosierungen im Menschen

| Substanzname | h5-$HT_{2A}$ | Dosis (Mensch) |
|---|---|---|
| 2C-H | 377 | Inaktiv |
| 25H-NB | 68,1 | – |
| 25H-NBOMe | 2,8 | – |
| 2C-I (s. Abb. 7.47) | 0,73 | 10–20 mg, oral |
| 25I-NB | 0,25 | – |
| 25I-NBOMe (s. Abb. 7.47) | 0,044 | 500–700 µg, sublingual |
| 25I-NBOH | 0,061 | 500–900 µg, sublingual |
| 25I-NBMD | 0,049 | – |

[1] Braden 2007

### Nomenklatur der Ring-Substitutionsmuster

Es gibt de facto drei verschiedene Möglichkeiten für Monosubstitutionen an aromatischen Kohlenstoffringen: *ortho*-, *meta*- und *para*-. Diese Kürzel stehen für den Ringabstand zwischen Substituenten an einem Ring. $R^2$ und $R^6$ stehen in direkter Nachbarschaft zur Alkylaminkette, die Substituenten heißen dann z. B. 2-Methylamphetamin oder *ortho*-Methylamphetamin. Da es sich um eine Monosubstitution handelt und die Bindung zwischen dem β-Kohlenstoff und dem Ring frei drehbar ist, wären 2-Methylamphetamin und 6-Methylamphetamin synonym. Die Nomenklatur schreibt jedoch vor, die kleinstmögliche Zahl zur Stoffbenennung zu wählen. Analog dazu stehen $R^3$ und $R^5$ dann *meta*- (z. B. 3-Methylamphetamin oder *meta*-Methylamphetamin) und $R^4$ steht *para*- zur Alkylaminkette. Zudem finden sich die Kürzel *o*-, *m*- und *p*- in der Literatur, z. B. *p*-Methylamphetamin.

Virtuelle Bindungsstudien begründen diese unerwartete Affinitätssteigerung durch π-π-Wechselwirkungen mit einem Phenylalanin-Rest (Phe) im Rezeptor. [Braden et al. 2006] Dabei ist die relative Affinitätssteigerung für Substanzen, die vorher nur geringe bis mäßige Affinität aufwiesen, größer (Tab. 7.15). Nach zahlreichen Substitutionen an der *N*-Benzylgruppe zeigte sich, dass die höchste Affinität durch Wasserstoffbrückenakzeptoren wie –OH und –$OCH_3$ (MeO) in *ortho*-Stellung erzielt wird (Tab. 7.15). Umlagerung der *ortho*-Methoxygruppe an die *meta*- oder *para*-Position reduziert die 5-$HT_{2A}$-Affinität sukzessiv, *ortho* > *meta* > *para*. Der Ersatz der MeO-Gruppe durch Brom verursacht eine noch stärkere Affinitätsreduktion, wodurch Halberstadt auf sterische Hinderung in der Bindungstasche geschlossen hat. [Halberstadt 2017] Neben der 5-$HT_{2A}$-Affinität wird auch die Bindungsaffinität für 5-$HT_{2C}$ und die Monoamintransporter erhöht, die Bindung an 5-$HT_{1A}$ hingegen wird geschwächt. Letzterer Rezeptor korreliert jedoch nicht

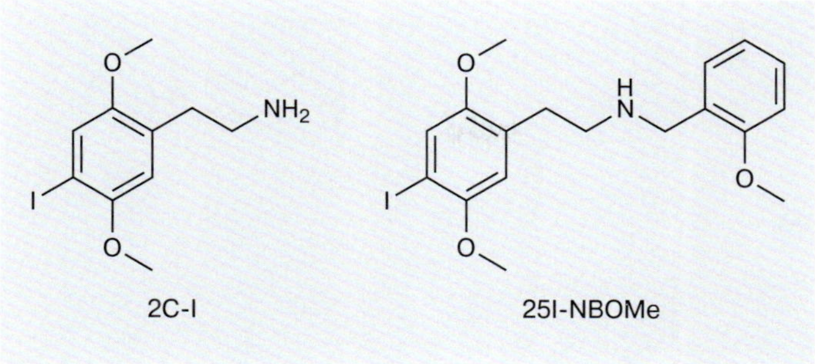

**Abb. 7.47** Strukturformeln von 2C-I und 25I-NBOMe

signifikant mit der Wirkdosis, wohingegen die Affinitäten für 2A und 2C signifikant korrelieren. [Lüthi 2018]

25I-NBOMe ist 10-mal potenter in der Maus als 2C-I (Abb. 7.47). Erfahrungsberichte im Menschen deuten sogar auf eine 20-fache Potenz hin (Tab. 15). Die hohe Potenz hat jedoch ihren Preis: 25I-NBOMe ist im Zell- und Tierversuch toxisch für Herzmuskelzellen und verlängert das QT-Intervall im Elektrokardiogramm (EKG). [Yoon et al. 2020] Dies kann in seltenen Fällen zu schweren Herzrhythmusstörungen oder im schlimmsten Fall zum plötzlichen Herztod führen.

Der bioisostere Ersatz des *N*-Benzyls mit elektronenärmeren Heterozyklen wie *N*-Pyridin führt ebenfalls zu einer Reduktion in der 5-$HT_{2A}$-Affinität. Dieses Ergebnis ist nicht verwunderlich, da elektronenarme Ringsysteme schwache aromatische π-π-Wechselwirkungen induzieren. [Halberstadt 2017]

Im direkten Vergleich zwischen NBOMe-Verbindungen und klassischen halluzinogenen PEA lassen sich folgende Unterschiede definieren:

- *N*-benzylierte Substanzen vertragen keine α-Substitutionen mehr. Durch α-Methyl-Substitution verringert sich die Rezeptoraffinität 20-fach, die intrinsische Aktivität und die 5-$HT_{2A}$-Affinität nehmen ab. [Nichols 2012, Halberstadt 2017]
- NBOMe sind bezüglich des Verlustes der 5-MeO-Gruppe weniger empfindlich, d. h., die Gruppe ist für NBOMe-Substanzen weniger essenziell als die Bindung und Aktivierung des 5-$HT_{2A}$-Rezeptors (▶ Kap. 6.4.1.3). [Halberstadt 2017] Zukünftige Studien werden dieses Thema vermutlich mit bioisosteren Substitutionen adressieren.
- *N*-benzylierte Substanzen haben eine wesentlich höhere intrinsische Clearance als ihre analogen PEA. Es steht die Hypothese im Raum, dass die mangelnde orale Bioverfügbarkeit durch einen ausgeprägten First-Pass-Effekt verursacht wird. Die Verbindungen unterliegen CYP-vermittelter Hydroxylierung des *ortho*-Methoxy-Benzylrings. Das Ausmaß wird dabei vor allem durch elektronenziehende Effekte der MeO-Gruppe bestimmt, *ortho*-Fluor-Substitution führt zu noch höherer Clearance.
- Lipophile Substituenten in *para*-Stellung, welche bei DOX- und 2C-X-Verbindungen essenziell für die Wirksamkeit und hohe Affinität am 5-$HT_{2A}$-Rezeptor waren, sind bei *N*-benzylierten Substanzen weniger wichtig. 25H-NBOMe hat ebenso wie 25B-NBOMe nanomolare Affinität und hohe Wirksamkeit, der Wechsel von *para*-Methyl zu *para*-Ethyl hat keinen signifikanten Einfluss mehr auf Affinität und Wirksamkeit. [Pottie et al. 2020]

**o Abb. 7.48** Strukturformeln von MDMeO und DOI-NDEPA im Vergleich zu LSD

### Sonstige *N*-Substitutionen (o Abb. 7.48)

MDMeO (o Abb. 7.48), das *N*-Methoxy-Analogon zu MDA, verursachte im Menschen keine Effekte. [Shulgin u. Shulgin 1992] Bennington berichtet von umgekehrten Effekten, da der hexobarbitalinduzierte Schlaf in Mäusen sogar verlängert wurde. [Benington et al. 1965] Amide von Phenethylaminen sind generell inaktiv, die *N*-Trifluorethylgruppe, die als Bioisoster für Amide gilt, ist durch den Verlust der Amineigenschaften ebenso inaktiv. [Trachsel 2012] Eine interessante aber scheinbar nicht weiter verfolgte Idee ist die Synthese von *N,N*-Diethyl-3-(PEA)-Propanamiden, deren Affinitäten in einer QSAR-Studie [Schulze-Alexandru et al. 1999] berechnet wurden:

„*The most promising candidate compound is a molecule which represents a hybrid structure between LSD and phenylalkylamines such as DOI. The binding affinity of this compound towards the 5-HT$_{2A}$-receptor is predicted to be K=3.2 nM, close to the experimental binding affinity of LSD (K=2.5 nM).*“

Nach Einzelberichten sind diese in silico entstandenen Verbindungen im Menschen im Mikrogrammbereich aktiv, beispielhaft sei DOI-NDEPA im Vergleich zu LSD dargestellt (ohne Stereochemie, o Abb. 7.48).

## Ring-Substitutionen (o Abb. 7.49)

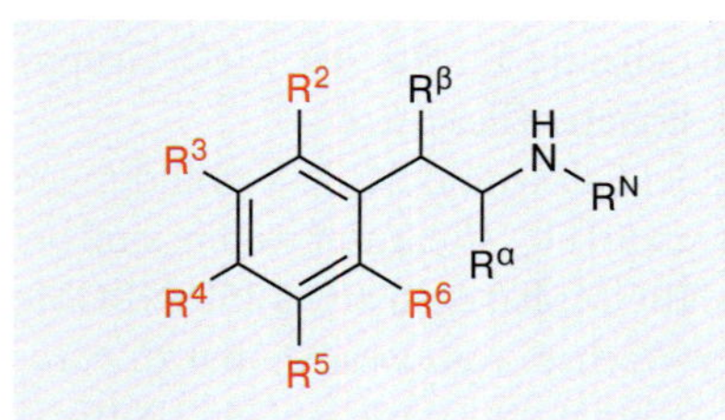


**o Abb. 7.49** Substitutionen am Ring der Phenethylamine

### Einfache Substitutionen

Monosubstitutionen (o Abb. 7.50)

Wurde Amphetamin am Ring mit einer Methylgruppe substituiert, konnte nur 2-Methylamphetamin vergleichbare dopaminerge Effekte auslösen. Durch Substitution in

- *meta*-(3-)Stellung (z. B. Fenfluramin),
- *para*-(4-)Stellung (z. B. PCA) oder
- *meta-, para*-(3,4-)Stellung (z. B. MDMA)

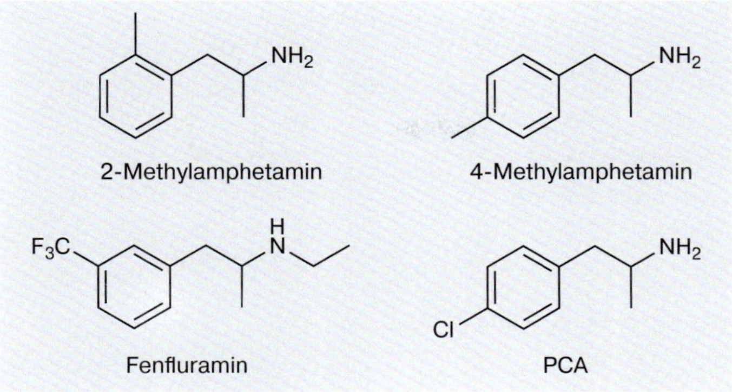

**Abb. 7.50** Strukturformeln von 2-Methylamphetamin, 4-Methylamphetamin, Fenfluramin und PCA

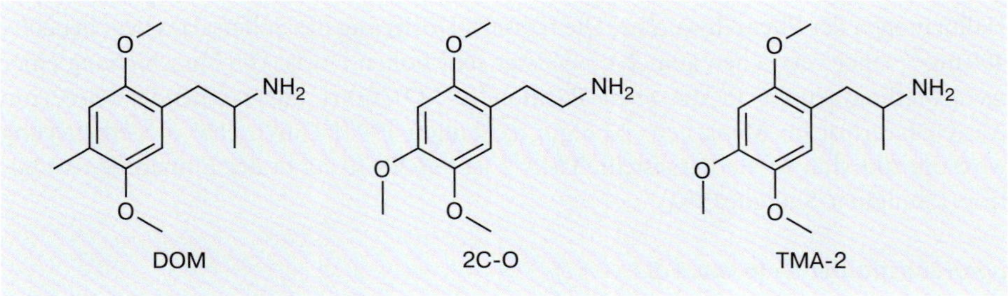

**Abb. 7.51** Strukturformeln von DOM, 2C-O und TMA-2

kommt es zudem zur 5-HT-Freisetzung. Substanzen ohne Ringsubstitution setzen kein 5-HT frei 4-Methylamphetamin ist ein Transportsubstrat wie die Amphetamine, hat jedoch gegenüber dem Dopamintransporter (DAT) eine höhere Selektivität für den Serotonintransporter (SERT).

### Methoxygruppen (Abb. 7.51)

Entaktogene wie MDMA und Psychostimulanzien wie Amphetamin üben ihre Wirkung durch Freisetzung von Monoaminen aus. Nach Einführung einer Methoxygruppe (–$OCH_3$) in *ortho*-Stellung sind diese Substanzen jedoch keine Substrate mehr für Monoamin-Wiederaufnahmetransporter. [Nichols 1994] Das Entfernen der *ortho*-Methoxygruppe in DOM (2,4,5-Substitutionsmuster) führt zum Verlust der halluzinogenen Wirkung. [Nichols 1994] Sowohl das Sauerstoffatom an 2 als auch 5 haben sich als notwendig für hohe Rezeptoraffinität herausgestellt, eine Variation an 5 ist etwas tolerabler als an 2. [Nichols 2012] Die 5-Methoxygruppe bindet über eine Wasserstoffbrückenbindung (WBB) mit Serin an der Bindungsstelle des 5-$HT_{2A}$-Rezeptors. Das Entfernen der 5-Methoxygruppe führt zu einer 28-fach geringeren Affinität am 5-$HT_{2A}$-Rezeptor und einer 130-fachen Reduzierung der agonistischen Potenz. [Halberstadt 2017] Neue Ergebnisse zeigen, dass die Affinität am rekombinanten Rezeptor nicht mit der Wirkung in vivo korreliert. Bei Entfernung einer der beiden Methoxygruppen kommt es zu einer signifikanten Abschwächung der Wirkung in Mäusen. [Marcher-Rørsted et al. 2020] Verschiebung der Methoxygruppen von 2,5 zu 2,6 führt bei DOM zu einer Potenz-Abschwächung (Dosis 3–10 mg vs. 15–25 mg), die Wirksamkeit wird aber beibehalten. Einhergehend mit der höheren Dosierung reduziert sich die Wirkdauer von 14–20 Stunden auf 6–8 Stunden. [Trachsel 2012] Das 2,5-Substitutionsmuster hat sich für eine besonders hohe Affini-

7

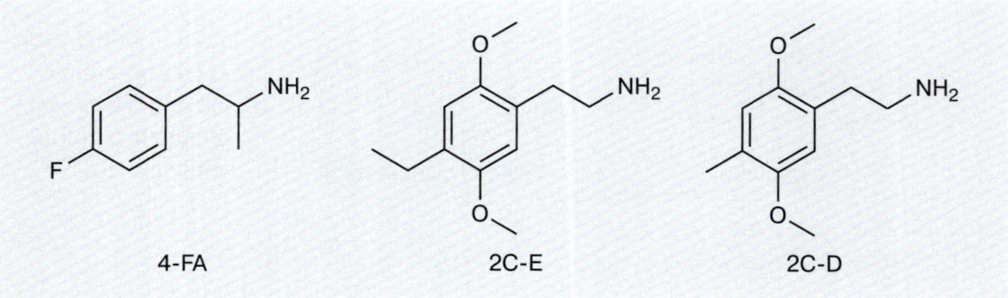

4-FA 2C-E 2C-D

**Abb. 7.52** Strukturformeln von 4-FA, 2C-E und 2C-D

tät herauskristallisiert. Die Anfänge der Substitution und auch der Methoxygruppen liegen bei Mescalin (3,4,5-Trimethoxyphenethylamin), dem ersten isolierten psychotropen Halluzinogen der Phenethylamine. Die typische Dosierung des Sulfatsalzes liegt bei 200–400 mg[33], einer verglichen zum 2,4,5-Muster sehr hohen Dosis. Die Verschiebung einer *meta*-Methoxygruppe in die *ortho*-Position (**2C-O**) führt überraschenderweise zum Aktivitätsverlust im Menschen. [Shulgin u. Shulgin 1992] Durch eine α-Methylierung wird die Aktivität wiederhergestellt. TMA-2 ist bei 20–40 mg oraler Einnahme psychotrop. [Shulgin u. Shulgin 1992]

### *para*-Substitutionen (Abb. 7.52–7.57)

Ringsubstitutionen in *para*-Stellung haben einen besonderen Stellenwert, weshalb diese hier gesondert angeführt werden. Forschungen haben gezeigt, dass hydrophobe Substituenten in *para*-Stellung aufgrund hydrophober Wechselwirkung (WW) mit der Bindungsstelle im 5-$HT_{2A}$-Rezeptor zu besonders potenten Verbindungen führen. Die Interaktion von Substanzen mit der hydrophoben Region des Rezeptors scheint maßgeblich für psychedelische Wirkungen verantwortlich zu sein. [Nichols 2012] Den einfachsten Fall stellt die Methylgruppe dar, 4-MA ist ein potenter 5-HT Freisetzer. [Nichols 1994] Mono-Halogenierung in *para*-Stellung mit Chlor (PCA, 4-CA) oder Iod (PIA, 4-IA) führt neben der DA-Freisetzung zusätzlich zu einer starken 5-HAT-Freisetzung. [Nichols 1994] 4-CA und 4-IA wurden deshalb in der Vergangenheit gezielt zur Abtötung serotonerger Nervenzellen in der Forschung eingesetzt. [Freo et al. 1995] *para*-Fluoramphetamin (PFA, 4-FA, Abb. 7.52) hingegen ähnelt in seiner Pharmakodynamik mehr dem Amphetamin als den 5-HT freisetzenden Substanzen [Trachsel 2012] Die Potenz steigt mit zunehmender Größe des Substituenten: I > Br > Cl > F. [Nichols 2017] Allgemein betrachtet führt jeder hydrophobe Substituent in *para*-Stellung bei Substanzen mit 2,5-Dimethoxy-Motiv bis zu einer gewissen Größe (Alkyl bis -*n*-Propyl) zu Substanzen mit Potenz im unteren Milligrammbereich. 2C-E (*para*-Ethyl, Abb. 7.52) hat eine höhere Affinität zum 5-$HT_{2A}$-Rezeptor als 2C-D (*para*-Methyl, Abb. 7.52, [Pottie et al. 2020]). So liegt für 2C-D die gewöhnliche Dosis im Menschen bei 25–50 mg und für 2C-E bei 10–15 mg.[34] Bei einer Kohlenstoffkettenlänge größer drei, d. h. größer 4-Propyl, nimmt die Aktivität wieder ab. Eine Ausnahme stellen die 4-Isobutyl- und 4-Isopropyl-Substitutionen dar. Bei weiterer Kettenverlängerung (4-*n*-Hexyl, 4-*n*-Octyl) entstehen 5-$HT_2$-Antagonisten. Auch Arylgruppen in *para*-Stellung resultieren in Antagonisten. Verbindungen mit polaren 4-Sub-

33 https://psychonautwiki.org/wiki/Mescaline (Stand 2022)

34 https://psychonautwiki.org/wiki/2C-D (Stand 2022); https://psychonautwiki.org/wiki/2C-E (Stand 2022)

stituenten wie -OH, $-NH_2$ und -COOH haben keine nennenswerte Affinität am 5-HT-Rezeptor. [Nichols 2012]

Die potentesten Verbindungen resultieren aus den komplexeren Substitutionsmustern 2,4,5 und 3,4,5 am aromatischen Ring. [Nichols 2012] Die höchste Potenz in diesem Schema wurde durch *para*-Trifluormethyl-(TFM-)Substitution erreicht (○ Abb. 7.53). [Nichols 2012, Trachsel 2012] Mit der TFM-Gruppe konnte außerdem erstmals eine 2C-Verbindung (vgl. z. B. 2C-B) mit Potenz im Bereich der 3C-Verbindungen (vgl. z. B. DOB) hergestellt werden (3–5 mg).

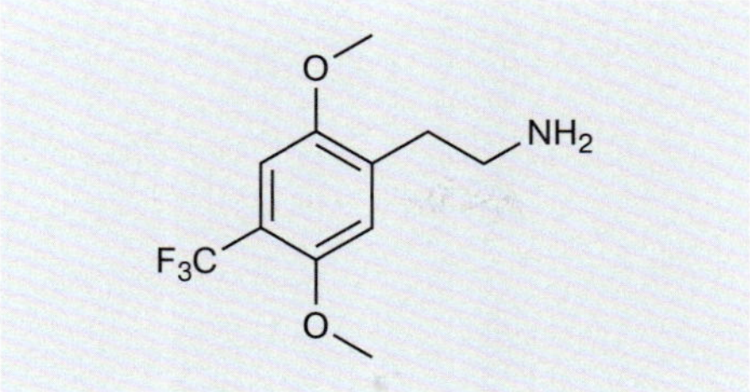

○ **Abb. 7.53** Strukturformel von 2C-TFM

Eine terminale Fluorierung bekannter Substanzen führt entweder zu einer weiteren Potenzsteigerung oder zur Erhaltung der Potenz (z. B. 2C-T-7: 10–30 mg vs. 2C-T-28: 8–20 mg; ○ Abb. 7.54). [Trachsel 2012]

Im Vergleich zum aktiven 2C-TFM und DOTFM haben 2C-F und DOF nur niedrige Affinität am $5\text{-HT}_{2A}$-Rezeptor (○ Abb. 7.55). DOF besitzt eine im Vergleich zu DOB oder DOI 4- bis 6-mal niedrigere Potenz und zeigt nur stimulierende Effekte, 2C-F ist genau wie 2C-H bis 250 mg inaktiv. [Trachsel 2012] Dies stimmt mit der zuvor erläuterten Ähnlichkeit zwischen Fluor und Wasserstoff überein.

Neben der gesteigerten Rezeptoraffinität erhöhen hydrophobe Gruppen wie Alkyle (vgl. DOM), Thioalkyle (vgl. 2C-T-X Reihe) und Halogene (vgl. DOB) insgesamt die Lipophilie der Moleküle, wodurch diese besser die Blut-Hirn-Schranke (BBB) passieren können. [Nichols 2012]

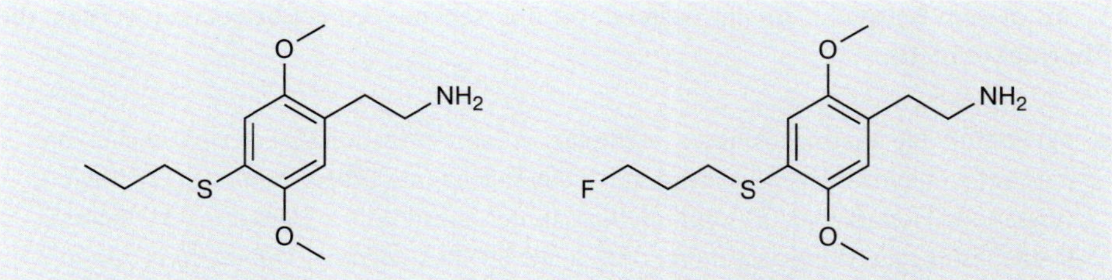

○ **Abb. 7.54** Strukturformeln von 2C-T-7 und 2C-T-28

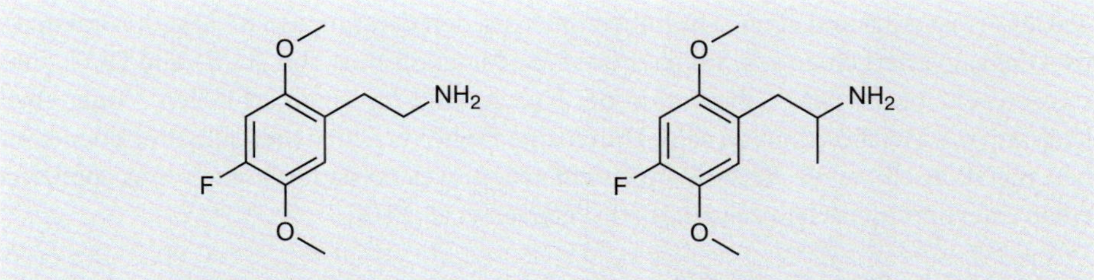

○ **Abb. 7.55** Strukturformeln von 2C-F und DOF

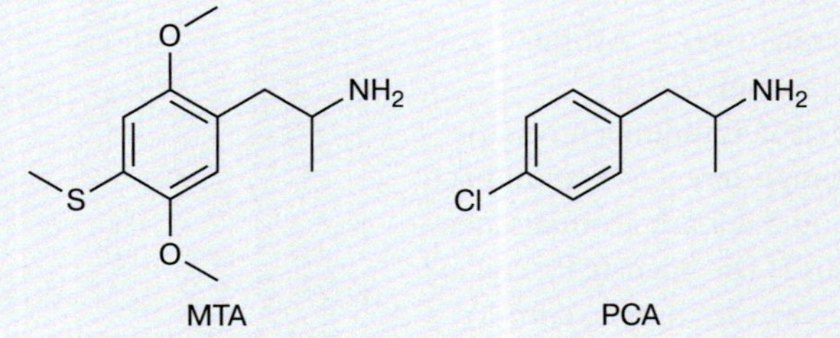

**Abb. 7.56** Strukturformeln von MTA und PCA

Während die erwähnten 2C-T-X-Substanzen neben der *para*-Substitution weitere Substitutionen aufweisen, sollten auch Monosubstitutionen nicht unerwähnt bleiben. 4-Methylthioamphetamine (MTA) setzt selektiv 5-HT frei und hat im Vergleich zu PCA eine 40- bzw. 30-fach höhere Selektivität für die Wiederaufnahmehemmung von 5-HT über DA und NA (Abb. 7.56). Weiterhin zeigen Versuchsergebnisse, dass MTA nicht neurotoxisch für serotonerge Nervenzellen ist. [Nichols 1994]

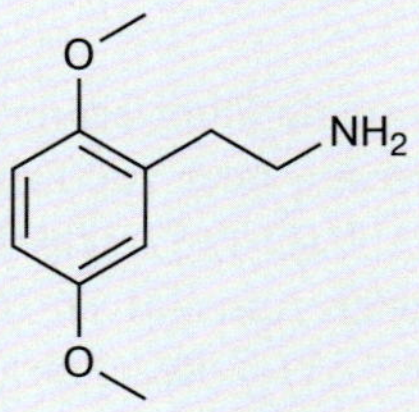

**Abb. 7.57** Strukturformel von 2C-H

Zuletzt sollte einer weiteren Substanz besondere Aufmerksamkeit geschenkt werden: 2C-H (Abb. 7.57). Entgegen den *para*-alkylierten Analoga 2C-D und 2C-E oder *para*-halogenierten Analoga wie 2C-B zeigt 2C-H, das ein Wasserstoffatom in *para*-Stellung aufweist, keine Aktivität im Menschen.

An diesem Beispiel kann ein weiterer, oft übersehener Aspekt beleuchtet werden: die **Pharmakokinetik**.

**DEFINITION** Die **Pharmakokinetik** beschreibt, verkürzt ausgedrückt, den Einfluss des Körpers auf einen Arzneistoff und wird durch das sogenannte **LADME**-Konzept beschrieben: **L**iberation (Freisetzung), **A**bsorption (Aufnahme), **D**istribution (Verteilung im Körper), **M**etabolismus (Verstoffwechselung, und damit oft Inaktivierung, Vorbereitung zur Ausscheidung) und **E**limination (Ausscheidung aus dem Körper).

Die Kinetik scheint erheblich zur Potenz der 2,5-dimethoxylierten Substanzen beizutragen. 2C-H ist aufgrund einer sehr hohen intrinsischen Clearance (8,87 L/kg/h) oral inaktiv. Dies suggeriert einen sehr hohen First-Pass-Metabolismus. Bei 2C-X- und DOX-Substanzen scheint die *para*-Substitution der Knackpunkt für einen schnellen – oder eben langsamen – Metabolismus zu sein. Durch eine Reihe verschiedener Substitutionen können metabolisch stabile Verbindungen entstehen, welche dadurch auch oral appliziert einen Effekt im Menschen zeigen. [Leth-Petersen et al. 2014]

**Pharmakokinetik**

Der Begriff **Clearance** beschreibt die Verstoffwechselung (vorwiegend durch Enzyme) und die Eliminierung eines Stoffes aus dem Organismus. Bei peroraler Applikation einer Substanz wird diese im Dünndarm resorbiert und über die Pfortader zur Leber transportiert. Dort erfolgt die Verstoffwechselung durch Leberzellen und Enzyme. Anschließend steht nur ein Teil, abhängig von der Leberfunktion und den chemischen Eigenschaften der Substanz, systemisch über die untere Hohlvene zur Verfügung. Dieser Vorgang wird als **First-Pass-Effekt** bezeichnet.

Im Rahmen der **Biotransformation** werden Substanzen mit lipophilen (fettlöslichen) Eigenschaften in hydrophile (wasserlösliche) umgewandelt. Dies geschieht über sogenannte **CYP-Enzyme** (Cytochrom-P450-Oxidoreduktasen) in der Leber. Die Umwandlung dient der leichteren Ausscheidung der Substanz.

Monosubstitution in *para*-Stellung resultiert in Substanzen mit potenter serotonerger Wirkung. Halogene oder Methoxygruppen führen außerdem zu signifikanten adrenergen Eigenschaften der Moleküle (**o** Abb. 7.58). [Nichols 1994]

### 3,4-Disubstitutionen (o Abb. 7.59–7.63)

Die 3,4-Disubstitution ist besonders von den endogenen Catecholaminen **Adrenalin**, **Noradrenalin** (NA) und **Dopamin** (DA) bekannt (**o** Abb. 7.59). Durch die 3,4-Hydroxygruppen werden diese Substanzen als Substrat der Catechol-*O*-Methyltransferase (COMT) schnell metabolisiert. COMT ist ein Enzym, welches speziell die Catecholamine durch die *O*-Methylierung metabolisiert. Eine orale Applikation von DA beispielsweise erreicht somit nie das ZNS. Durch Substitution einer oder beider Hydroxyfunktionen (HO) werden Substanzen jedoch nicht mehr von der COMT metabolisiert und damit oral bioverfügbar. Durch Verlust einer oder mehrerer OH-Gruppen erhöht sich die Lipophilie einer Substanz und damit die Passierbarkeit der BBB. Dasselbe gilt für den Verlust bzw. die Substitution der β-HO-Gruppe.[35]

Die vermutlich bekannteste verwendete psychoaktive Substanz mit Ringsubstitution, sowohl in *meta*- als auch in *para*-Stellung, ist **MDMA** (3,4-Methylendioxy-*N*-methylamphetamin, **o** Abb. 7.60). MDMA wird typischerweise in Dosierungen zwischen 70–140 mg[36] konsumiert, in klinischen Studien wurden beispielsweise Einmaldosen von 125 mg [Dolder et al. 2018] bzw. 100 mg [Papaseit et al. 2016] oral appliziert. Den bekannten SAR folgend, reduziert bzw. eliminiert eine *N*-Methylierung den halluzinogenen Effekt. [Nichols 2017] Ebenso voraussehbar ist das primäre, nicht *N*-alkylierte Amin (**MDA**) mit einer Dosis von 60–100 mg[37] potenter. MDA setzt neuronal NA und 5-HT frei, hemmt mäßig deren Wiederaufnahme und verstärkt ebenso in geringerem Maß die Freisetzung sowie die Wiederaufnahmehemmung von DA. [Nichols 1994] Beide Substanzen induzieren selektiv den Verlust von 5-HT-Axonen im Gehirn. [Nichols 2017]

Eine Methylierung des annilierten Dioxolans zum Ethylidendioxy (**EIDA**, **o** Abb. 7.61) führt zu einer deutlichen Abschwächung der Potenz. Im Diskriminationsassay zeigt EIDA

35 Direct-acting Sympathomimetics

36 https://psychonautwiki.org/wiki/MDMA (Stand 2022)

37 https://psychonautwiki.org/wiki/MDA (Stand 2022)

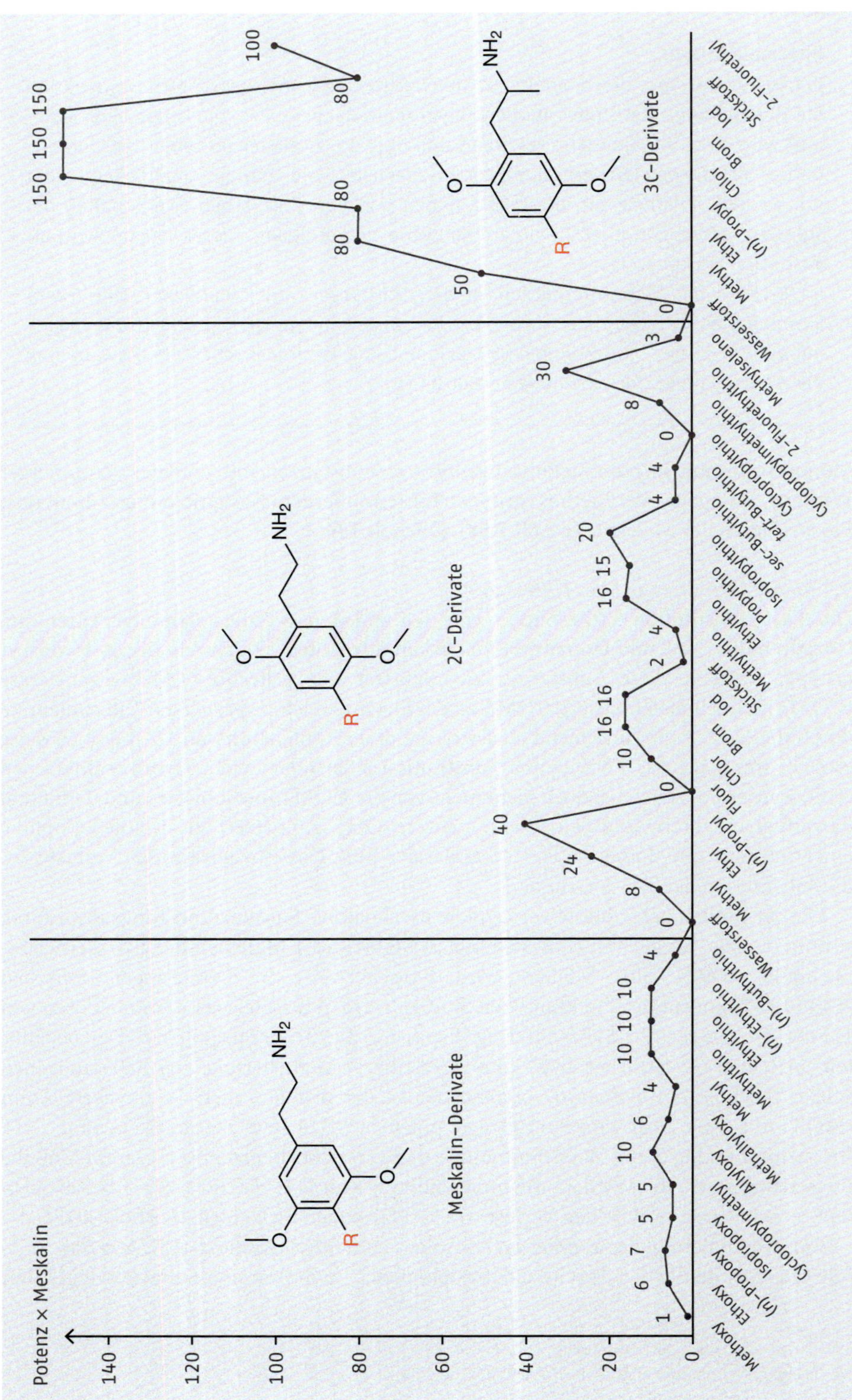


**Abb. 7.58** Vergleich der Potenz einiger bekannter 4-modifizierter Phenethylamine im Verhältnis zur Dosierung von Mescalin

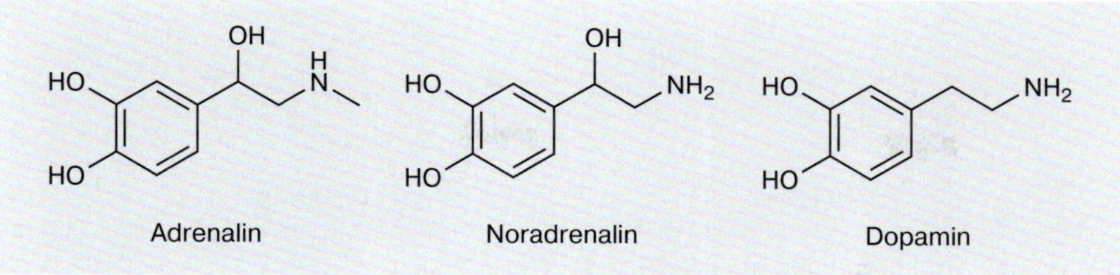

**Abb. 7.59** Strukturformeln von Adrenalin, Noradrenalin und Dopamin

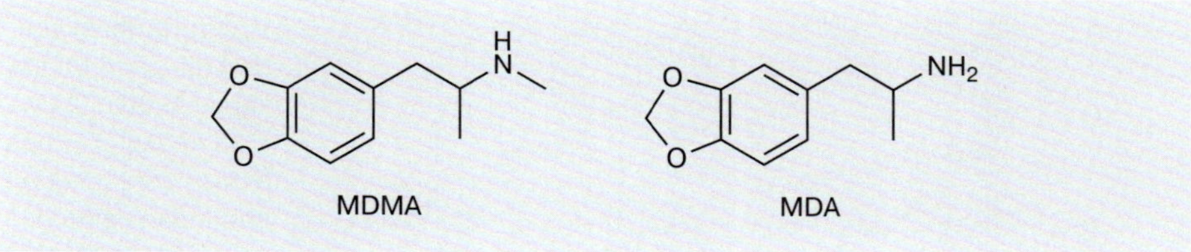

**Abb. 7.60** Strukturformeln von MDMA und MDA

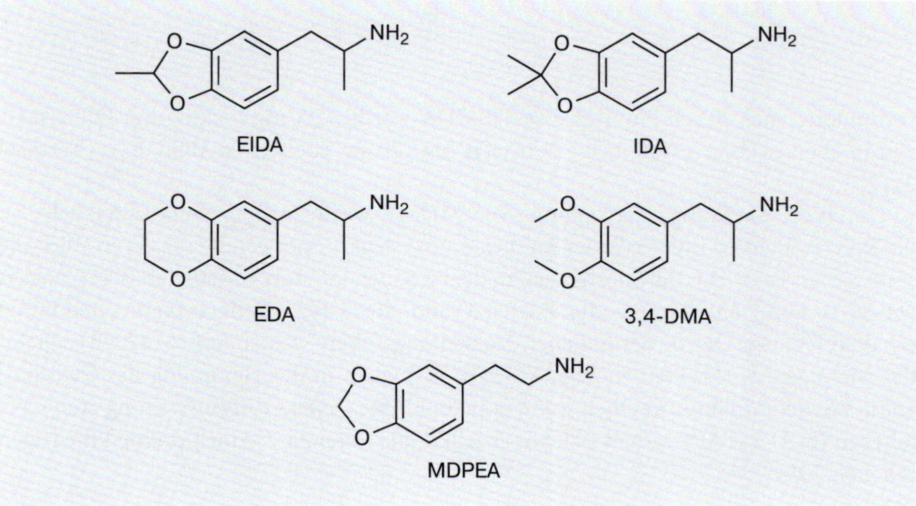

**Abb. 7.61** Strukturformeln von EIDA, IDA, EDA, 3,4-DMA und MDPEA

die halbe Potenz von MDA und eine vergleichbare 5-HAT-Freisetzung. 3,4-Isopropylidendioxyamphetamin (**IDA**) ist mit 1/5 der Potenz im Diskriminationsassay und 1/10 der 5-HAT-Freisetzung, verglichen mit MDA, ebenfalls als wenig potent zu betrachten. Daraus lässt sich schließen, dass die Monoamin-Wiederaufnahmetransporter keine zusätzliche sterische Hinderung an der Methylendioxygruppe tolerieren. [Nichols 1994] Eine Aufweitung des Methylendioxyrings zu Ethylendioxy (**EDA**) macht die Substanz unwirksam. [Shulgin u. Shulgin 1992] Das strukturähnliche 3,4-Dimethoxyamphetamin (**3,4-DMA**) sowie das 3,4-Methylendioxyphenethylamin (**MDPEA**) sind in vivo ebenso nicht aktiv. [Nichols 1994] Bei Letzterem greift wieder die zuvor erläuterte Hypothese, dass durch die fehlende α-Alkylgruppe eine schnelle Metabolisierung durch MAO erfolgt.

Letztlich wurden die Wasserstoffatome der Methylendioxygruppe in der Hoffnung, dadurch die Bildung potenziell neurotoxischer Metabolite (wie α-Methyldopamin) zu

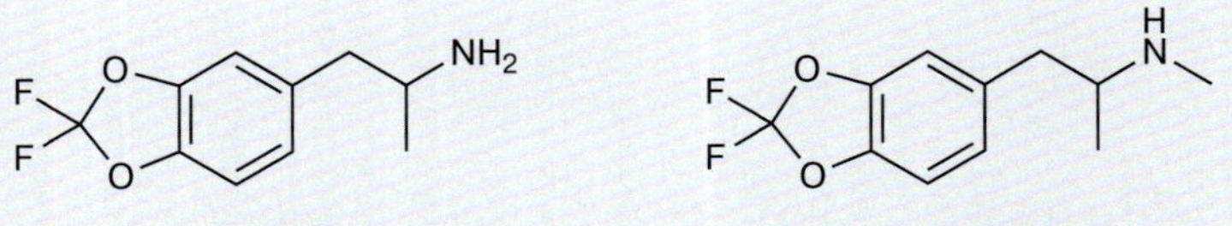

**Abb. 7.62** Strukturformeln von DFMDA und DFMDMA

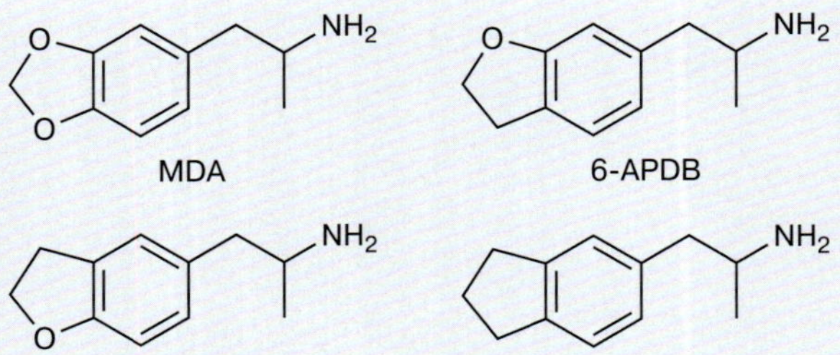

**Abb. 7.63** Strukturformeln von MDA ($ED_{50}$ = 4,06 µM/kg), 6-APDB ($ED_{50}$ = 1,68 µM/kg), 5-APDB ($ED_{50}$ = 1,72 µM/kg) und Indanylaminopropan (IAP; $ED_{50}$ = 0,62 µM/kg)

verhindern, auch durch Fluor ersetzt. **DFMDA** war bis 250 mg inaktiv und **DFMDMA** wurde ebenso ohne psychotrope Aktivität bis 120 mg getestet (Abb. 7.62). [Trachsel 2012]

Durch die weitläufige Verwendung von MDMA wurde auch genauer untersucht, ob die Sauerstoffatome innerhalb der Methylendioxystruktur notwendig für deren Wirkung sind: Sie sind es nicht. Bei Substanzen, in denen Sauerstoff durch Methylen ($CH_2$) ersetzt wurde (Abb. 7.63), konnte die Aktivität und die 5-HT-Wiederaufnahmehemmung erhalten bleiben. Der in der üblichen Darstellung „obere" Sauerstoff (6-APDB) scheint der wichtigere von beiden zu sein. 5-APDB ist jedoch in der Hemmung der Catecholamin-Wiederaufnahme deutlich weniger potent. Eine weitere Ringaufweitung zum Cyclohexan (6-APT/TAP) verhält sich wie 5-APDI, die Potenz ist jedoch dreimal niedriger. [Nichols 1994]

### Schwefel-Substitutionen (Abb. 7.64)

Innerhalb der Substanzen mit 2,5-Dimethoxy-Motiv haben solche mit Alkylthiogruppe in *para*-Stellung, z. B. 2C-T-2 und 2C-T-7, die höchste Wirksamkeit (engl. *efficacy*). [Pottie et al. 2020] Der Austausch von Sauerstoffatomen durch Schwefel in DOM resultiert in 2-TOM, 5-TOM und BIS-TOM. Der Austausch nur an *ortho*-Position (2-TOM) führt zu einem 15-fachen Potenzabfall. In *meta*-Position (5-TOM) kommt es zum 10-fachen Potenzabfall. BIS-TOM, bei dem beide Sauerstoffe durch Schwefel substituiert sind, ist nach Shulgins Bioassays nicht mehr aktiv. [Shulgin u. Shulgin 1992]

### Fluor-Substitutionen (Abb. 7.65, Abb. 7.66)

Die besondere Rolle des Fluors wurde bereits erläutert, dennoch soll dieses Thema hier noch einmal gesondert betrachtet werden. Anhand einer Vielzahl von Strukturen lässt sich der Einfluss von Fluor auf die Potenz im Menschen vergleichen. [Trachsel 2012] Substitutionen der Wasserstoffe in der *para*-Methoxygruppe von Mescalin durch Fluor-

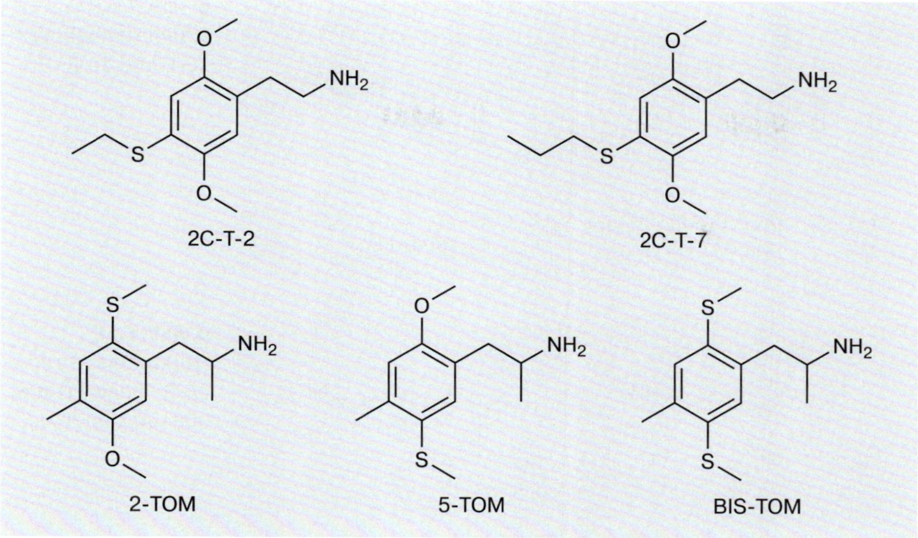

**Abb. 7.64** Strukturformeln von 2C-T-2, 2C-T-7, 2-TOM, 5-TOM und BIS-TOM

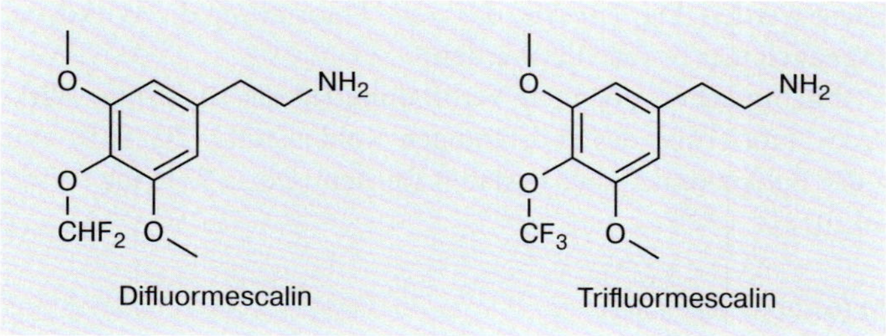

**Abb. 7.65** Strukturformeln von Difluormescalin und Trifluormescalin

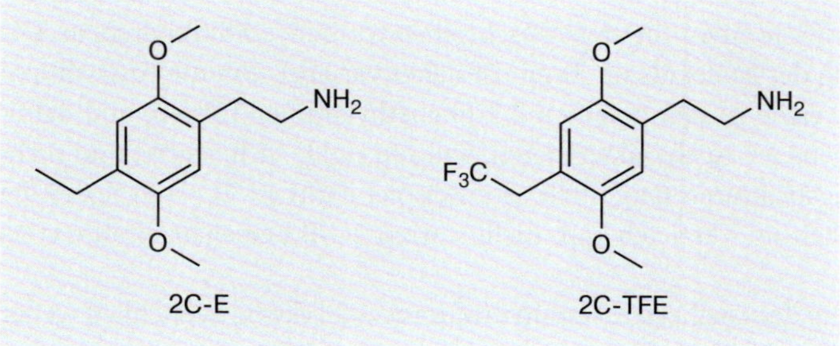

**Abb. 7.66** Strukturformeln von 2C-E und 2C-TFE



atome führen zu einer Potenzzunahme. Die mittlere Dosis von Mescalin (Dosis 180–360 mg, Wirkdauer 10–12 h) auf 1 gesetzt ergibt eine Potenzzunahme von 3,6 für Difluormescalin (Dosis 50–100 mg, Wirkdauer 12–18 h) und 9,8 von Trifluormescalin (Dosis 15–40 mg, Wirkdauer 14–24 h). Trachsel vermutet, dass die einhergehende erhöhte Wirkungsdauer durch eine erhöhte metabolische Stabilität der Fluoratome erklärt werden kann. [Trachsel 2012]

Interessanterweise konnte die Potenzsteigerung nicht auf Escalin übertragen werden. Monofluorierung verringert die Potenz, während bei Di- und Trifluorierung wieder ver-

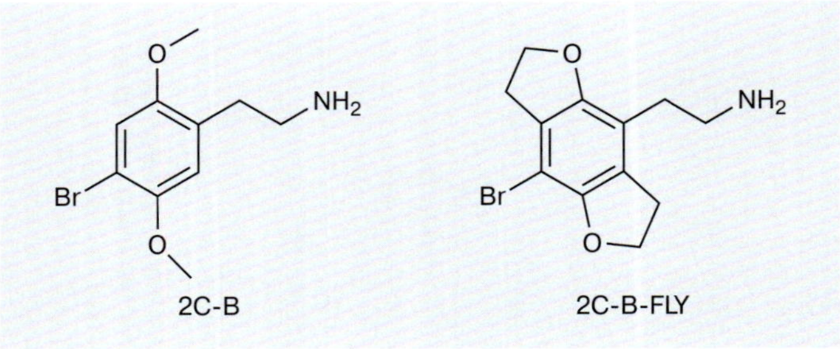

**○ Abb. 7.67** Strukturformeln von 2C-B und 2C-B-FLY

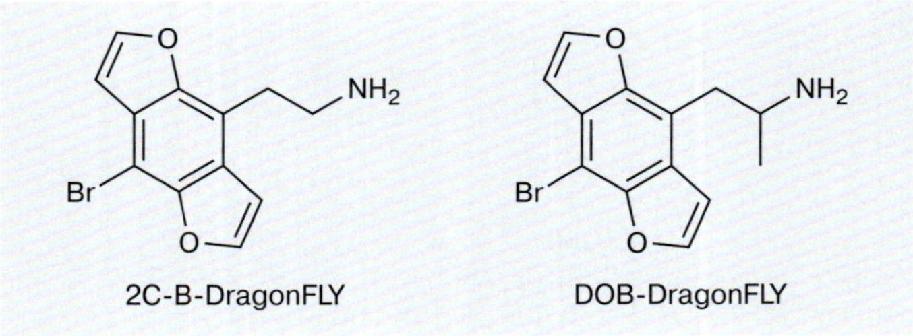

**○ Abb. 7.68** Strukturformeln von 2C-B-DragonFLY und DOB-DragonFLY

gleichbare Potenzen erreicht werden. Die Theorie, dass eine Fluorierung die Wirkdauer beeinflusst, kann allerdings auch hier beobachtet werden.

Auch an 2C-E, einer ohnehin schon potenten Verbindung (Dosis 10–25 mg, Wirkdauer 8–12 h), kann durch Fluorierung des endständigen Kohlenstoffs (2C-TFE) eine zusätzliche Verstärkung der Potenz und Dauer bestätigt werden (Dosis 5–15 mg, Wirkdauer 12–24 h). [Trachsel 2012]

### Komplexe Substitutionen (○ Abb. 7.67–7.69)

Neben den zahlreichen, beschriebenen einfacheren Substitutionsmustern werden auch vermehrt komplexere Veränderungen des Phenethylaminrings beschrieben. Einfachbindungen in Molekülen, wie sie zuvor meistens beschrieben wurden, sind frei drehbar. Die tatsächliche Ausrichtung des Moleküls im Raum ist daher variabel. Um die Ausrichtung der Methoxygruppen, welche zu den potenten 2,5-Phenethylaminen führen, und damit den 5-$HT_{2A}$-Rezeptor genauer zu charakterisieren, wurden rigide, d. h. starre, und nicht mehr frei drehbare Ringstrukturen hergestellt. Ein Beispiel dafür ist 2C-B-FLY, das die Affinität und Wirksamkeit im Vergleich zum nicht starren 2C-B beibehält. [Pottie et al. 2020]

Durch Aromatisierung der anellierten Tetrahydrofurane wird die Beweglichkeit weiter eingeschränkt. Die erhöhte Rigidität führt zu einer nochmals erhöhten Affinität für den 5-$HT_{2A}$-Rezeptor. [Nichols 2017] Durch das charakteristische Aussehen des Moleküls wurden diese aromatisierten Substanzen „Dragonfly“ (dt. Libelle) getauft, z. B. 2C-B-DragonFLY. Auch die homologen Amphetaminderivate, z. B. DOB-DragonFLY (auch „Bromo-DragonFLY“ genannt) wurden hergestellt.

Die In-vivo-Potenz der Tetrahydrobenzodifurane ist vergleichbar mit den 2,5-Dimethoxyphenylalkylaminen (2C-B vs. 2C-B-FLY; DOB vs. DOB-FLY). Bei zusätzlicher Aromatisierung des Systems (2C-B-DragonFLY) kommt es jedoch zur signifikanten Steigerung der Potenz. [Pottie et al. 2020] DOB-DragonFLY ist 5-mal so potent wie DOB im Menschen. Jedoch hat es nur eine geringfügig höhere Affinität und Wirksamkeit am

**o Abb. 7.69** Strukturformeln von DOB-2-FLY-5-butterFLY und DOB-2-butterFLY-5-FLY

5-$HT_{2A}$-Rezeptor, weshalb die gesteigerte Potenz aus anderen Faktoren, wie erhöhte metabolische Stabilität oder Hemmung von MAO-A, kommen kann. Diese Affinitätssteigerung ist zunächst unerwartet, denn die Aromatisierung sollte die Fähigkeit, WBB zwischen den Sauerstoffen und dem Rezeptor auszubilden, verringern. [Halberstadt et al. 2019] Es gibt zwei mögliche Erklärungen: Zum einen ist die Bindungsstelle im 5-$HT_{2A}$-Rezeptor relativ hydrophob, weshalb die verringerte Fähigkeit der WBB-Bildung durch die Hydrophobizität des Benzodifuranrings ausgeglichen werden könnte. Zum anderen könnte die Erhöhung der Van-der-Waals-Wechselwirkungen zwischen dem nun größeren aromatischen System und Phe-340 der Bindungstasche, dessen WW mit dem Phenylring anderer Phenethylamine bekannt ist, Grund für die gesteigerte Affinität sein. Zusätzlich zur gesteigerten 5-$HT_{2A}$-Affinität könnte auch die gefundene metabolische Stabilität zur In-vivo-Potenz beitragen. Benzodifurane scheinen resistent für den hepatischen Metabolismus zu sein, woraus eine verlängerte Bioaktivität und eine erhöhte Toxizität resultieren. [Halberstadt et al. 2019] Durch eine Aufweitung der Tetrahydrofurane zu den Tetrahydropyranen DOB-2-FLY-5-butterFLY und DOB-2-butterFLY-5-FLY konnten weitere Informationen zur 5-$HT_{2A}$-Rezeptorbindungsstelle erhalten werden. DOB-2-butterFLY-5-FLY ist 3-mal potenter als DOB-2-FLY-5-butterFLY, wodurch die sterische Toleranz des Rezeptors erneut bestätigt werden konnte. Der Rezeptor ist für Modifikationen an der 2-Methoxy-Position weniger tolerant. [Nichols 2012]



## β-Substitutionen (o Abb. 7.70)

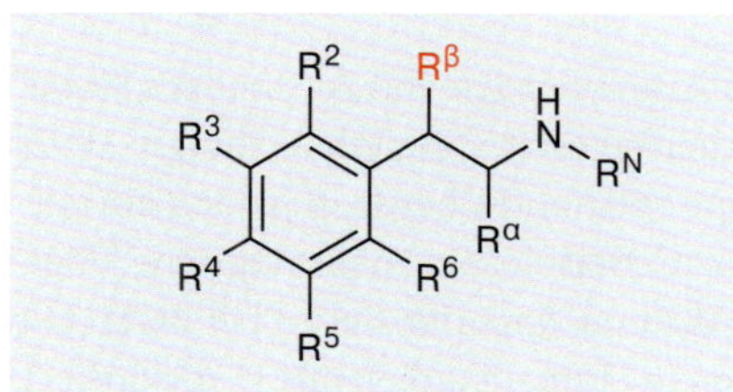


**o Abb. 7.70** Substitutionen am β-Kohlenstoff der Phenethylamine

### β-Hydroxy (o Abb. 7.71, o Abb. 7.72)

Substanzen mit β-Hydroxygruppe sind typische endogene Neurotransmitter wie Noradrenalin und Adrenalin, aber auch Naturstoffe wie Ephedrin und Pseudoephedrin. Diese charakterisieren sich primär durch eine hohe Affinität zu sowohl α- als auch β-Rezeptoren. Sie wirken adrenerg auf das periphere Nervensystem (PNS). [Lemaire et al. 1985] Mit zunehmender Größe des *N*-Substituenten nimmt dabei die agonistische Aktivität an α-adrenergen Rezeptoren ab und an β-adrenergen Rezeptoren zu (vgl. Colterol). Wie schon zuvor erläutert, sind Substitutionen größer als *N*-Ethyl sowieso unzuträglich, wenn zentralnervöse Aktivität gewünscht ist.

Freie Hydroxygruppen haben auch einen Einfluss auf die Polarität der Substanzen. Durch Verringerung der Lipophilie nimmt die Eigenschaft, die BBB zu überwinden, ab

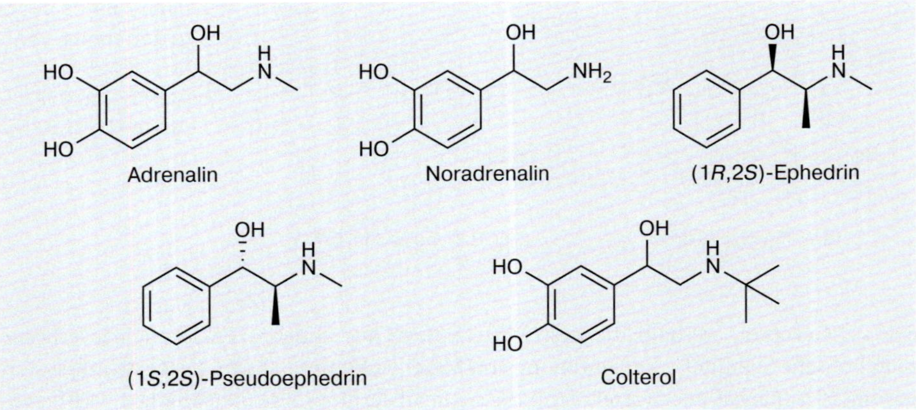

○ **Abb. 7.71** Strukturformeln von Adrenalin, Noradrenalin, (1*R*,2*S*)-Ephedrin, (1*S*,2*S*)-Pseudoephedrin und Colterol

und damit auch die zu erwartende ZNS-Aktivität. Beide Punkte, adrenerge Affinität sowie geringe ZNS-Aktivität, wurden durch Shulgin mit der Substanz BOHD bestätigt. Nach Einnahme konnte ein steiler Abfall des Blutdrucks und ausgeprägte kardiovaskuläre Effekte beobachtet werden. [Shulgin u. Shulgin 1992] Einige Arzneimittel gegen Bluthochdruck der Klasse der Betablocker besitzen ebenso eine β-HO-Gruppe.

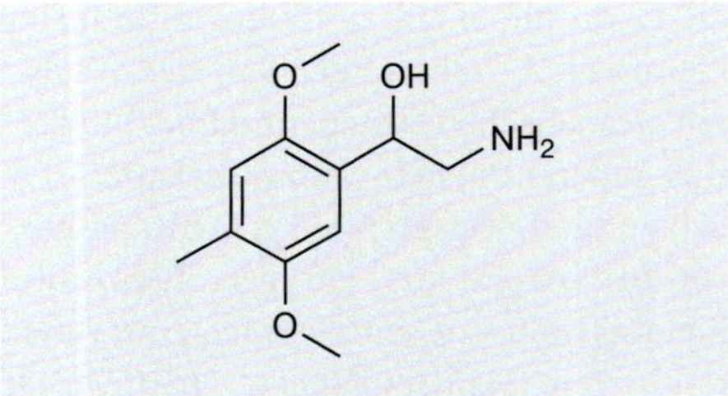

○ **Abb. 7.72** Strukturformel von BOHD

Neben dem pharmakodynamischen Effekt ist eine freie Hydroxygruppe zudem ein ideales pharmakokinetisches Ziel. Mit einer geringen Bioverfügbarkeit und -aktivität ist zurechnen.

### β-Methoxy (○ Abb. 7.73)

Substanzen mit Methoxygruppe in β-Position zum Amin wurden von Alexander „Sasha" T. Shulgin synthetisiert und auf Aktivität im Menschen getestet. [Shulgin u. Shulgin 1992] Nach seinen Berichten sind Vertreter dieser Gruppe zwar aktiv, besitzen jedoch ein verstärktes Nebenwirkungsprofil. Beschrieben wurde zum Beispiel eine neurologische Überstimulierungen bei BOB oder unangenehm kalte Füße und Appetitlosigkeit bei BOH. Die Substanzen β-MeO-DOB und β-MeO-DOM wurden in Humanstudien mit 15 mg dosiert, jedoch wurden die Versuche abgebrochen, da Nebenwirkungen wie Tinnitus und Hyperreflexie (Übererregbarkeit der Reflexe) auftraten. [Lemaire et al. 1985]

### β-Keto (○ Abb. 7.74–7.81)

Phenethylamine mit β-Keto-Funktion (bk) wurden erstmals 1887 identifiziert und kommen natürlich im Kathstrauch (*Catha edulis*) vor. Daraus ergab sich die heute geläufige Bezeichnung der Gruppe als Kathinone. Die Nutzung der stimulierenden Wirkung durch das Kauen der Blätter stellt eine alltägliche Praxis in Ländern des Horns von Afrika (Jemen, Somalia, u. a.) dar. [Kelly 2011] Kathinon (○ Abb. 7.74) und seine Derivate wei-

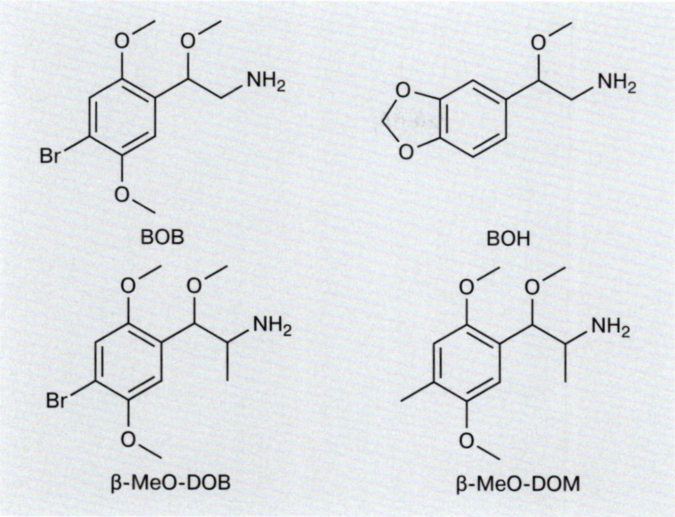

**Abb. 7.73** Strukturformeln von BOB, BOH, β-MeO-DOB und β-MeO-DOM

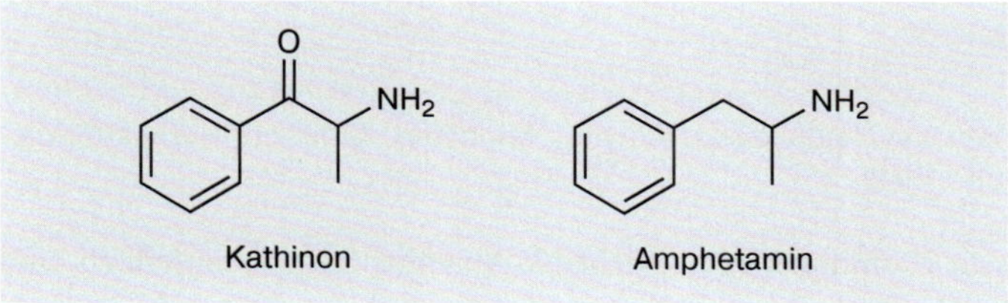

**Abb. 7.74** Strukturformeln von Kathinon und Amphetamin

chen in ihrer SAR teilweise von den bereits diskutierten Verallgemeinerungen für „normale" Phenethylamine ab.

Auch wenn synthetische Kathinonderivate vor allem in den letzten zehn Jahren an Popularität gewannen, wurde bereits 1997 sowohl ein quantitativer (veränderte Potenz) als auch ein qualitativer (unterschiedliche SAR) Unterschied festgestellt. [Dal Cason et al. 1997] Eine der aufschlussreichsten Publikationen stammt von Simmler et al. [2013]. Auf Basis ihrer pharmakodynamischen Profile wurde eine Gruppierung der Kathinone vorgeschlagen (Abb. 7.75):

- **Kokain-MDMA-gemischte Kathinone:**
  - Wirkung hauptsächlich durch nicht selektive Monoamin-Wiederaufnahmehemmung
  - Beispiele: Mephedron, Methylon, Naphyron
- **Methamphetamin-ähnliche Kathinone:**
  - Wirkung vorrangig durch Catecholaminhemmung und DA-Freisetzung
  - Beispiele: Kathinon, Methkathinon, Flephedron
- **Pyrovaleron-Kathinone:**
  - Wirkung durch sehr potente und selektive Catecholamin-Wiederaufnahmehemmung ohne Neurotransmitterfreisetzung
  - Beispiele: Pyrovaleron (PVP), MDPV

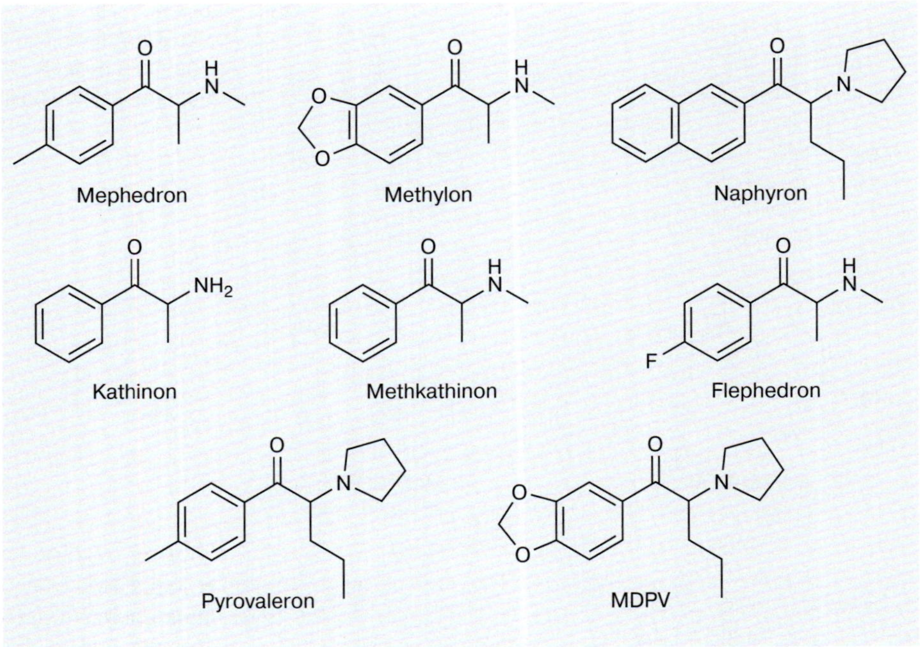

**Abb. 7.75** Strukturformeln von Mephedron, Methylon, Naphyron, Kathinon, Methkathinon, Flephedron, Pyrovaleron und MDPV

Im Allgemeinen ähneln Kathinone ihren Nicht-bk-Analoga. Sie weisen jedoch eine leicht erhöhte Selektivität für DAT über SERT auf, d. h., sie sind stimulierender in ihrer Wirkung. Dies resultiert aus geringerer Affinität und Wirksamkeit am 5-$HT_{2A}$-Rezeptor (bk-2C-B: 905 nM und 40,8 % Wirksamkeit; 2C-B: 9,03 nM und 89 % Wirksamkeit im Vergleich zu LSD (100 %)). [Pottie et al. 2020] Kathinone haben eine 10-fach geringere Affinität für den $TA_1$-Rezeptor (*trace amine-associated receptor 1)* im Vergleich zu Nicht-bk-Amphetaminen. Die geringere Affinität kann in stärkeren monoaminergen (DA, NA, A) Effekten resultieren. Durch die höhere Selektivität für DAT gegenüber SERT und die geringe Bindung am $TA_1$-Rezeptor kann ein erhöhtes Abhängigkeitspotenzial erwartet werden. [Simmler et al. 2013, Eshleman et al. 2017]

Vergleichbar mit den *N*-Substitutionen bei Nicht-bk-PEA führt die *N*-Methylierung zur Beibehaltung der Aktivität. Bei weiterer Verlängerung der Alkylkette nimmt die Wirkung progressiv ab (Abb. 7.76).

MDC (Abb. 7.77), das Analogon zu MDA, konnte (ebenso wie Methylone) ähnlich stimulierende Wirkung wie MDMA zeigen, dies jedoch nur mit halber Potenz. [Dal Cason et al. 1997]

Gannon et al. [2018] untersuchten die Verstärkung der Selbstverabreichung verschiedener Kathinone bei Ratten. Mit Verlängerung der α-Alkylkette steigt die DA-Wiederaufnahmehemmung sowie das Verabreichungsbedürfnis. Damit steigt die Potenz für MDPV > MDPBP > MDPPP und α-PVP > α-PPP (Abb. 7.78). Da MDPV bei gleicher α-Kettenlänge potenter ist als α-PVP, wurde vermutet, dass die Methylendioxygruppe den Verabreichungstrieb zusätzlich verstärkt. [Gannon et al. 2018] Die Affinität für den humanen DAT bei zunehmender α-Kettenlänge von einem bis fünf Kohlenstoffen (α-PPP bis α-PEP) nimmt 100-fach zu. Es wurde postuliert, dass die Affinitätszunahme für DAT

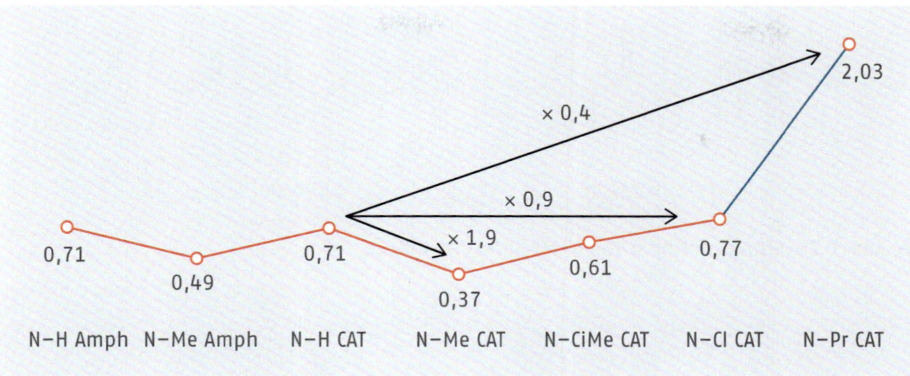


**Abb. 7.76** Grafische Darstellung des Einflusses von *N*-Substitutionen racemischer Kathinone und Amphetamine durch Diskriminierung von Dextroamphetamin in der Ratte. Messwerte als $ED_{50}$ in mg/kg. Nach Dal Cason et al. 1997

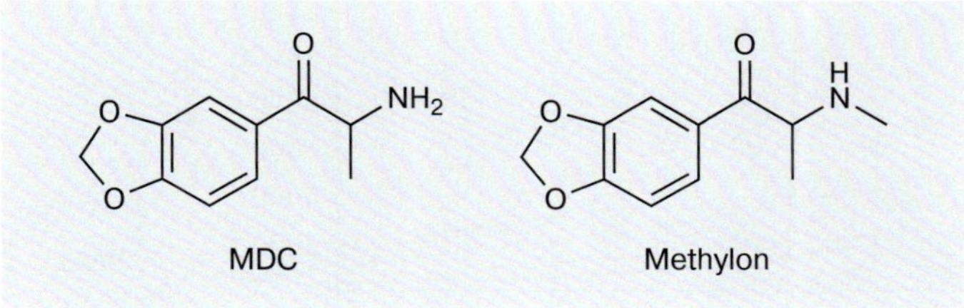

**Abb. 7.77** Strukturformeln von MDC und Methylon

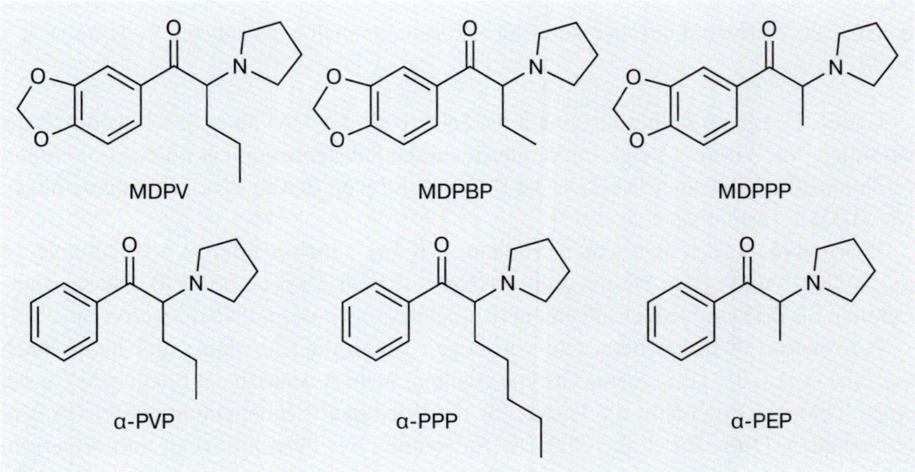

**Abb. 7.78** Strukturformeln von MDPV, MDPBP, MDPPP, α-PVP, α-PPP und α-PEP



sowohl mit der Länge als auch mit dem lipophilen Charakter des α-Substituenten einhergeht. Auch die Affinität für den humanen NAT steigt von α-PPP bis α-PVP 17-fach. [Eshleman et al. 2017] Der gleiche Trend wurde für 3,4-Methylendioxypyrovalerone bestätigt. [Rickli et al. 2015] Die von Simmler et al. [2013] beschriebene reine Transporterhemmung wird vermutlich durch den *N*-Pyrrolidin-Substituent verursacht. [Eshleman et al. 2017]

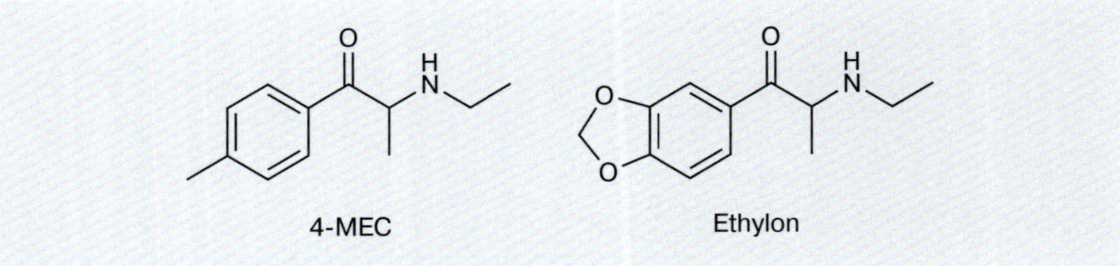

4-MEC Ethylon

**Abb. 7.79** Strukturformeln von 4-MEC und Ethylon

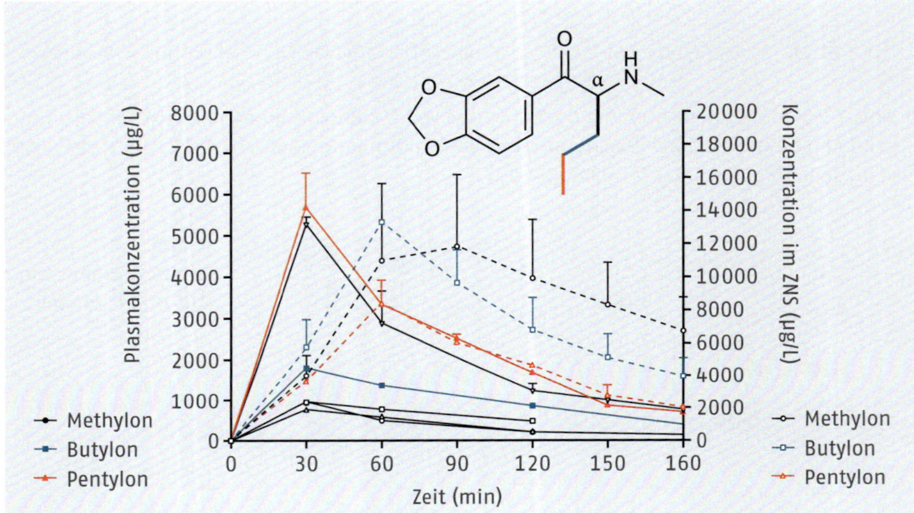


**Abb. 7.80** Konzentrations-Zeit-Kurve für Methylon, Butylon und Pentylon. Nach Grecco et al. 2017

Generell besitzen Kathinone eine hohe Selektivität für DAT über SERT, wodurch die stimulierende Wirkung steigt. Im Vergleich wirken Substanzen mit ähnlicher oder höherer Potenz für SERT über DAT, wie 4-MEC oder Ethylon (Abb. 7.79), eher empathogen wie MDMA. [Eshleman et al. 2017]

Pharmakokinetisch betrachtet erhöhen sich bei zunehmender α-Alkylkettenlänge $c_{max}$, $AUC_{0-\infty}$ und $t_{1/2}$ im Plasma und verringern sich im ZNS (Abb. 7.80). Die Konzentrationen im ZNS sind jedoch allgemein deutlicher größer als im PNS. [Grecco et al. 2017]

Pyrovalerone wurden bereits in vorherigen Abschnitten erwähnt und haben nach Simmler et al. [2013] ihre eigene Gruppe erhalten. Beim Austausch des Phenylrings durch einen Thiophenring bleibt die Potenz für die Wiederaufnahmehemmung von DA und NA erhalten. [Lancelot et al. 1992] Die Aufweitung des Pyrrolidinrings zum Piperidin führt zum Verlust der Transporteraffinität und damit zu inaktiven Substanzen. Die Affinität von Pyrovaleron mit *para*-Methylsubstitution am DAT ist doppelt so hoch wie bei den beiden *ortho*- und *meta*-Analoga. Die Affinität am NAT ist für *meta*-Pyrovaleron und Pyrovaleron identisch, *ortho*-Pyrovaleron ist halb so potent. Eine Verschiebung des Pyrrolidinrings um eine Position an der Kohlenstoffkette führt zum Verlust der Affinität an allen Transportern (DAT, NAT, SERT). Eine Reduktion der β-Ketofunktion zum Alkohol führt bei Pyrovaleronen auch zum Wirkungsverlust. [Meltzer et al. 2006]

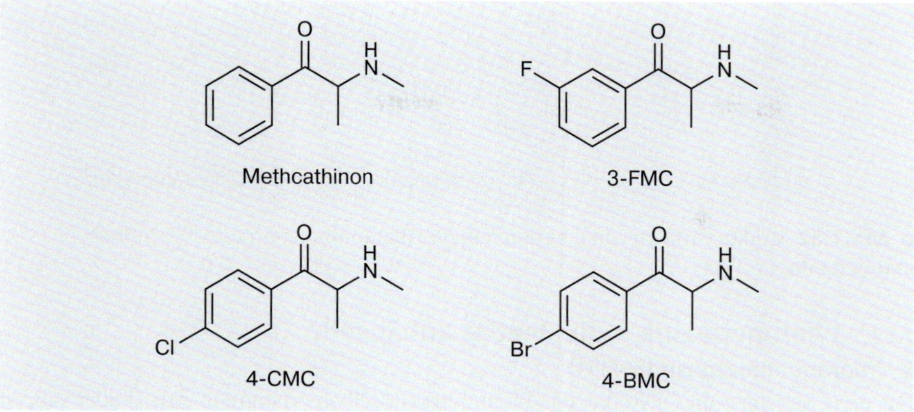

Methcathinon

3-FMC

4-CMC

4-BMC

**Abb. 7.81** Strukturformeln von Methkathinon, 3-FMC, 4-CMC und 4-BMC

Halogene in *para*- oder *ortho*-Position an Methkathinon (Abb. 7.81) verringern die Selektivität für die Wiederaufnahmehemmung an DAT über SERT. Die Selektivität für DAT : SERT liegt bei 136-fach (Methkathinon), 60-fach (3-FMC), 3-fach (4-CMC) und 1-fach (4-BMC) respektive. [Eshleman et al. 2017] Während die extrazelluläre DA-Konzentration bei MCAT deutlich steigt, steigen bei 3-FMC, 4-CMC und 4-BMC auch die 5-HAT-Konzentrationen. [Suyama et al. 2016] Daher wurde vermutet, dass das Missbrauchspotenzial für diese Substanzen sinkt und die MDMA-ähnliche Wirkung steigt. [Eshleman et al. 2017] Diese Vermutungen können in Erfahrungsberichten im Internet wiedergefunden werden.

Verschiedene *para*-Substitutionen an Methkathinon wurden durch Bonano et al. [2015] untersucht und verglichen. Es kam heraus, dass die sterischen Eigenschaften des *para*-Substituenten sowohl mit der Selektivität für DAT als auch mit der intrakranialen Selbstreizung (*intracranial self-stimulation*, ICSS) korrelieren. ICSS ist ein Experimentaufbau der Verhaltensforschung, welcher dazu dient, das Missbrauchspotenzial der Substanzen zu bestimmen. Sowohl die Selektivität für DAT als auch die ICSS korrelieren mit dem elektronenziehenden Potenzial der Substituenten. Kleine Substituenten mit geringer sterischer Hinderung fördern die Selektivität für DAT und besitzen ein hohes Missbrauchspotenzial, wohingegen größere Substituenten die Selektivität für SERT fördern und ein geringeres klinisches Missbrauchspotenzial besitzen. Eine weitere wichtige Erkenntnis ist, dass weder Lipophilie noch elektrische Effekte mit der Wirkung korrelieren und demnach weniger prädiktiv für das Missbrauchspotenzial und die Wirkung sind. Auch Meltzer et al. [2006] haben bei Pyrovaleronen gezeigt, dass elektrische Dichte und Lipophilie nicht mit deren Hemmungspotenzial korreliert.

### β-Fluor (Abb. 7.82)

Wie bereits in den vorhergehenden Abschnitten erläutert, gleicht Fluor sterisch dem Wasserstoff. Ein Fluoratom in β-Position zum Amin hat daher hauptsächlich einen elektrischen Einfluss. Durch die Fluoratome verschiebt sich der $pK_a$-Wert nach unten: Amphetamin $pK_a$ 9,5, β-Fluoramphetamin $pK_a$ 8,4, β,β-Difluoramphetamin $pK_a$ 7,0. Bei zunehmendem Grad an Fluorierung verlagert sich die Verteilung ins Fettgewebe und höhere Dosierungen sind notwendig, um den gleichen Effekt zu erzielen.

7

Amphetamin β-Fluoramphetamin β,β-Difluoramphetamin

**Abb. 7.82** Strukturformeln von Amphetamin, β-Fluoramphetamin und β,β-Difluoramphetamin

## 7.6.4 Phenmetrazine – die Beatles auf Speed?

### 3-Fluorophenmetrazin (3-FPM)

Die erste Substanz dieser Reihe, das Phenmetrazin selbst, erlangte in den 1960er-Jahren ein gewisses Maß an Bekanntheit, da es die bevorzugte Substanz der Beatles war, zumindest was den Auftakt ihrer Weltkarriere betrifft. Im späteren Verlauf ihrer Musikstile ist viel darüber spekuliert worden, ob es versteckte Hinweise auf Drogenkonsum gibt. Ein Beispiel ist der Song „Lucy in the Sky with Diamonds", dessen sphärischen Anteilen die Nähe zum LSD nachgesagt wurde, was auch als Akronym im Songtitel versteckt sein soll. Offiziell belegt ist allerdings nur die Verwendung von Phenmetrazin, das jedoch zur damaligen Zeit noch als Appetitzügler arzneimittelrechtlich legal vermarktet wurde. Erst viele Jahrzehnte später, in der zweiten Dekade der 2000er-Jahre, wurde mit 3-Fluorophenmetrazin erstmals ein partialsynthetisch abgewandeltes Derivat als RC im Onlinehandel beobachtet. Der Vorläufer von 3-Fluorophenmetrazin (3-FPM, Abb. 7.83, Tab. 7.16) ist somit das unsubstituierte Phenmetrazin (Abb. 7.84). Ein englisches Patent, das unter anderem Phenmetrazin beschrieb, wurde von der Böhringer Ingelheim AG & Co. KG bereits im Jahre 1958 eingereicht.[38] [Mclaughlin et al. 2017] Es wurde einige Zeit wegen seiner appetitzügelnden Wirkung bei Übergewicht eingesetzt. Auch andere Substanzen vom Amphetamintyp wurden und werden zu diesem Zweck verwendet. Durch Phenmetrazin konnten jedoch unerwünschte Nebenwirkungen wie Tachykardie, Nervosität, Benommenheit etc. reduziert werden. Die Wirkung von Phenmetrazin ist ca. 1000- bis 1500-mal schwächer als die von Adrenalin, hält aber länger an. Auch im Vergleich zu Amphetamin besitzt Phenmetrazin eine 5- bis 10-fach schwächere Wirkung. Die Einnahme von Phenmetrazin zur Gewichtsreduktion erfolgt zweimal täglich mit einer Dosis von jeweils 25 mg. [Martel 1957] Phenmetrazin substituiert Kokain im Drogendiskriminierungstest (engl. *drug discrimination test*) in auf Kokain konditionierten Ratten. Die Substanz Phendimetrazin ist ein unwirksames Prodrug von Phenmetrazin und zeichnet sich durch ein lang-

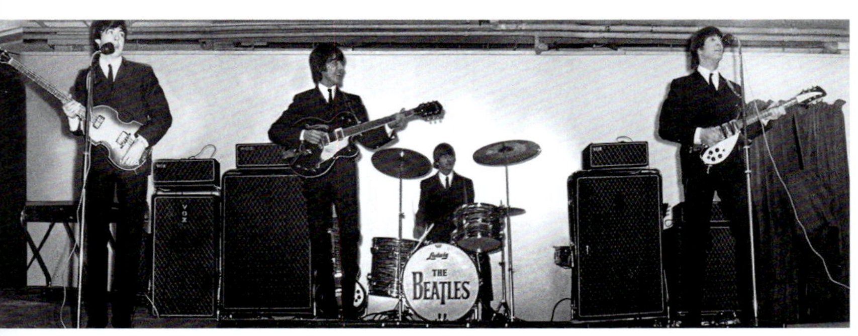


38 Patent (GB773780)/

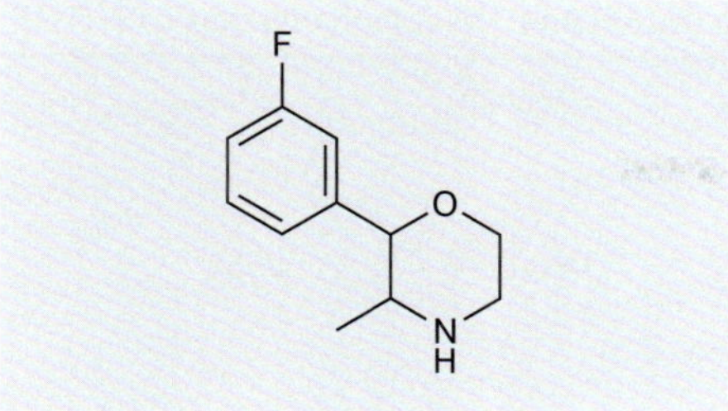

**Abb. 7.83** Strukturformel von 3-Fluorophenmetrazin (3-FPM) (PAL593)

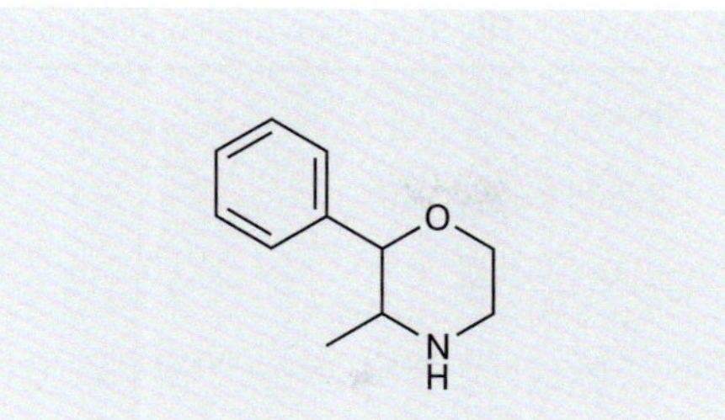


**Abb. 7.84** Strukturformel von Phenmetrazin (PAL56)

**Tab. 7.16** Dosierung von 3-Fluorophenmetrazin (3-FPM) bei peroralem Konsum

| Wirkungsstärke | Dosierung |
|---|---|
| Erste Wirkeffekte | 5–10 mg (Schwellendosis) |
| Leichte Wirkung | 10–25 mg |
| Mittelstarke Wirkung | 25–50 mg (übliche Dosierung) |
| Starke Wirkung | 50–70 mg |
| Sehr starke Wirkung | > 70 mg |

Quelle: http://neuepsychoaktivesubstanzen.de/3-fpm/ (Stand 2023)

sameres *on-* und *off-set* der Wirkung aus. Dies führt dazu, dass Phendimetrazin Kokain in darauf trainierten Ratten nicht substituiert. [Banks et al. 2016]

**DEFINITION** Als *on-* bzw. *off-set* wird das Eintreten bzw. das Abklingen der Wirkung einer Substanz nach der Gabe bezeichnet.



Da der *on-* und *off-set* eine entscheidende Rolle bei der Entwicklung einer Abhängigkeit spielt, kann davon ausgegangen werden, dass Phendimetrazin ein geringeres Suchtpotenzial als die Stammsubstanz Phenmetrazin selbst besitzt. In der Regel bergen Substanzen und Zufuhrwege mit einer raschen Anflutgeschwindigkeit im ZNS ein höheres Suchtpotenzial als solche, deren Konzentration sich im ZNS langsamer aufbaut. Als Beispiel: intravenös gespritztes Heroin überflutet das ZNS innerhalb weniger Sekunden. Im Gegensatz hierzu: als transdermales therapeutisches System (Pflaster) appliziertes Fentanyl mit einer medizinischen Indikation (onkologische Schmerzzustände) wirkt über 72 Stunden hinweg mit einem langsamen Aufbau der Wirkkonzentration. Um eine schnelle Anflutgeschwindigkeit zu vermeiden, wird Tilidin als Fertigarzneimittel in Kombination mit Naloxon in Form von retardierten Tabletten mit verzögerter Wirkstofffreisetzung formuliert. Wird das Fertigarzneimittel aufgelöst und entgegen seinem eigentlichen Applikationsweg intravenös appliziert, um ein schnelleres Anfluten im ZNS zu erzielen, kommt es durch das Naloxon zu einer Blockade der Tilidin-Wirkung. Bei peroraler Verabreichung ist Naloxon wirkungslos – es wird präsystemisch bei der ersten Leberpassage eliminiert, bevor es den großen Blutkreislauf erreicht (First-Pass-Effekt). Dadurch soll der

**Tab. 7.17** $ED_{50}$-Werte (in nM) von Phenmetrazin (PAL56) und 3-Fluorophenmetrazin (3-FPM)[1]

| Name | Noradrenalin | Dopamin | Serotonin |
|---|---|---|---|
| PAL56/Phenmetrazin | 38 | 87 | 3246 |
| PAL593/3-FPM | 30 | 43 | 2558 |

Quelle: https://patents.google.com/patent/US20130203752 (Stand 2023)

Missbrauch des potenten Opioids verhindert werden. Durch die geringere Anflutgeschwindigkeit im ZNS bei peroraler Applikation und durch die Retardierung der Tablette soll eine Suchtentwicklung verhindert bzw. das Risiko hierfür minimiert werden.

Wie durch die $ED_{50}$-Werte ersichtlich, zeigt 3-FPM sowohl am Catecholamin- als auch am Serotonin-Wiederaufnahmetransporter eine höhere Potenz (Tab. 7.17). Die serotonerge Wirkung scheint aber den hohen $ED_{50}$-Werten zufolge vernachlässigbar zu sein.

## 7.6.5 Crystal Meth und die Panzerschokolade

Methamphetamin (Abb. 7.85) wurde erstmals im Jahre 1883 von dem japanischen Chemiker Akira Ogata synthetisiert.[39] In Deutschland wurde es im Jahr 1938 durch die Temmler Werke unter dem Namen „Pervitin®" auf den Markt gebracht.[40] Pervitin® war anfänglich in Apotheken frei verkäuflich. Zudem wurde mit Pervitin® versetzte Schokolade als „Hausfrauenschokolade" vertrieben. Durch die aufputschende, schmerz- und angstunterdrückende Wirkung und die erhöhte Leistungs- und Konzentrationsfähigkeit fand die Wehrmacht Interesse an der Substanz. Von April bis Juni 1940 bezog die Wehrmacht 35 Millionen Tabletten Pervitin® von der Temmler GmbH und von der Ingelheimer Knoll AG.[41] Die Tabletten enthielten zwischen 5 und 10 mg Methamphetamin. Es wurden jeweils zwei Tabletten morgens und zwei Tabletten abends empfohlen, um das Einschlafen zu verhindern.[42] Die laut Berichten heute übliche Dosierung von Methamphetamin liegt bei 15–30 mg bei peroralem Konsum. Die Substanz kann allerdings – ähnlich dem Heroin – auch intravenös gespritzt oder auf erhitzter Alufolie geraucht werden. Die beiden letztgenannten Applikationswege bewirken eine deutlich raschere Anflutung im ZNS und eine damit gesteigerte Gefahr der Suchtentwicklung. Methamphetamin verursacht sehr schnell eine Abhängigkeit, die mit einer deutlichen Dosis-Eskalation einhergeht. Da die Methamphetaminabhängigkeit mit einem raschen körperlichen Verfall einhergeht, kann mit Recht von einer echten „Horrordroge" gesprochen werden. In Deutschland ist die Anzahl der Abhängigen vor allem in den südöstlichen Bundesländern (Sachsen, Bayern) besonders hoch. Weltweit betrachtet gelten derzeit Thailand (Szenenamen: Jaba/Yaba, Thai-Ecstasy) und die USA (Meth,

**Abb. 7.85** Strukturformel von Methamphetamin

39 www.chemie.de/lexikon/N-Methylamphetamin.html (Stand 2022)

40 www.chemie.de/lexikon/Pervitin.html (Stand 2022)

41 www.aerztezeitung.de/medizin/krankheiten/neuro-psychiatrische_krankheiten/suchtkrankheiten/article/921933/tyrann-crystal-meth-hitlers-geheime-drogensucht.html (Stand 2022)

42 www.welt.de/geschichte/zweiter-weltkrieg/article152935989/Sieben-Fragen-und-Antworten-zu-Hitlers-Wunderdroge.html (Stand 2022)

Crystal, Crystal Meth) als Hotspot. In den USA schwarz gehandeltes Methamphetamin hat oftmals eine hohe Reinheit („Super Meth") und entstammt darauf spezialisierten mexikanischen Kartellen. Im Cyrstal-Meth-Handel hat sich in jüngerer Zeit (2010er-Jahre) insbesondere das Cártel de Jalisco Nueva Generación (CJNG) etabliert, eine aus dem Sinaloa-Kartell abgespaltene Gruppierung. Davor (2000er-Jahre) war das Kartell „La Familia Michoacana" unter ihrem sektiererischen Anführer Nazario, der wohl zurecht als hochgradig psychisch auffällig eingestuft werden darf, führend im Handel und Schmuggel mit Methamphetamin.

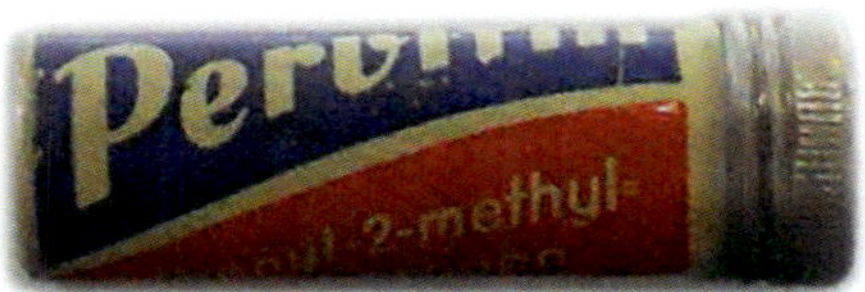


Der Übergang von Amphetamin zu Methamphetamin erscheint aus chemischer Sicht als relativ geringfügige Derivatisierung. Pharmakologisch ändert sich allerdings viel. Wie bei anderen Substanzen aus der Reihe der Phenethylamine erfolgt bei Monomethylierung des Stickstoffs eine Wirkverstärkung, wenn man die Route of Administration in die Betrachtung mit einbezieht, die bei Einführung einer zweiten Methylgruppe am Stickstoff in einen nahezu kompletten Wirkverlust übergeht. *N,N*-Dimethylamphetamin ist pharmakodynamisch nahezu inaktiv. Beim Übergang von Amphetamin zu Methamphetamin wird das Molekül jedoch lipophiler und überwindet dadurch besser die stark lipophile Blut-Hirn-Schranke (BHS). Die Blutgefäße der BHS sind umgeben von lipidreichen Gliascheiden der umgebenden Stützzellen, die im ZNS strukturgebend sind. Eine lipophilere Substanz wird also zu einem höheren Prozentsatz ins ZNS eindringen können. In der experimentellen Pharmazie verwendet man als Kennzahl der Lipophilie für pharmakologisch aktive Substanzen den sogenannten „Oktanol-Wasser-Koeffizient" (exakt: Oktanol-Wasser-Verteilungskoeffizient). Je lipophiler eine Substanz ist, desto mehr reichert sie sich in der Oktanolphase an und desto größer ist der Zahlenwert. Der Oktanol-Wasser-Koeffizient findet nicht nur in der Pharmazie breite Anwendung. Gerade in der Umwelttoxikologie oder bei der Beurteilung chemischer Kampfstoffe ist eine lipophilere Substanz oftmals toxischer bzw. sie wird langsamer in der Umwelt abgebaut, wenn sie besonders lipophil ist.

### 7.6.6 Vom Jemen in die „Partyzone" – die Reise der Kathinone



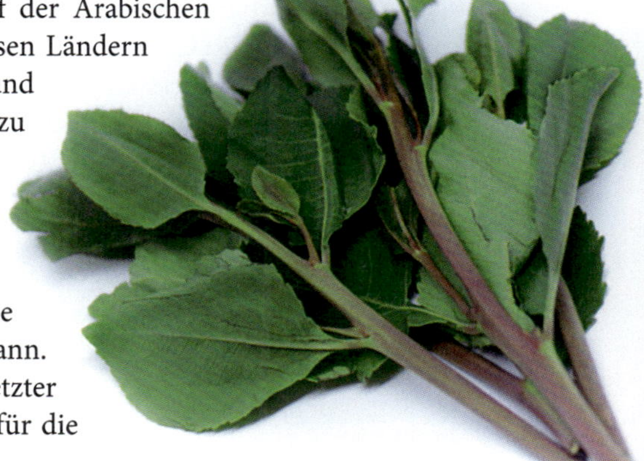

Der Kathstrauch (botanisch als *Catha edulis* oder *Celastrus edulis* bezeichnet) wächst in Äthiopien und Kenia, auf der Arabischen Halbinsel und vor allem im Nordjemen.[43] In diesen Ländern hat das Kauen der Kathblätter eine kulturelle und soziale Tradition. Es wird angenommen, dass bis zu 90 % der männlichen Bevölkerung im Jemen bis zu drei Stunden am Tag Kath kauen. Auch die Zahl der Frauen, die Kath kauen, nimmt zu. Beim Kathkauen kommt es initial zu einer Euphorie, die beim Abklingen der Wirkung in eine Depression oder Antriebslosigkeit umschlagen kann. Auch kann es zu Schlafstörungen und herabgesetzter Produktivität kommen. [Al-Mugahed 2008] Der für die

43 www.spektrum.de/lexikon/arzneipflanzen-drogen/catha-edulis/2586 (Stand 2022)

o **Abb. 7.86** Strukturformel von Kathinon

Wirkung entscheidende Bestandteil ist das Kathinon (o Abb. 7.86). Es wird auch „pflanzliches Amphetamin" genannt, chemisch handelt es sich um Beta-keto-Amphetamin.

Kathinon zeigt, wie die Strukturformel bereits vermuten lässt, ähnliche pharmakologische Eigenschaften wie Amphetamin. Anfangs für therapeutische Zwecke entwickelte synthetische Kathinonderivate fanden schnell missbräuchliche Anwendung. So werden etwa seit Mitte der ersten Dekade der 2000er-Jahre synthetische Kathinonderivate als „Badesalz" unter der fälschlichen Annahme eines Legal Highs, oder eben als RCs, vertrieben. Zudem werden Kathinonderivate auch therapeutisch eingesetzt. So wird Amfepramon (*N*,*N*-Diethylkathinon) unterstützend bei der Behandlung von Übergewicht ab einem BMI[44] von über 30 $kg/m^2$ verordnet. Die Wirksamkeit von Amfepramon in dieser Indikation hält jedoch nur kurz an. Daher sollte die Therapiedauer in der Regel 4–6 Wochen betragen und 3 Monate nicht übersteigen. Es liegen derzeit allerdings keine statistisch signifikanten Daten zur Senkung der Mortalität und Morbidität durch die Wirkung der Substanz (Gewichtsabnahme), im Vergleich zu einer unbehandelten Kontrollgruppe, vor.[45]

Ein weiteres in Deutschland therapeutisch eingesetztes Kathinonderivat ist Bupropion. Bupropion wird als Zusatz bei der Raucherentwöhnung eingesetzt.[46] Die Wirksamkeit als Hilfsmittel hierbei konnte durch mehrere Studien belegt werden. Neben der von einem Kathinon erwarteten Wirkung an den Noradrenalin-, Dopamin-, und Serotonin-Wiederaufnahmetransportern zeigt Bupropion auch einen dämpfenden Effekt auf die stimulierende Wirkung von Nikotin am nikotinischen Acetylcholinrezeptor. Beim Rauchen von Zigaretten erhöht sich die Nikotinkonzentration im Blut schnell und stark. Im ZNS führt dies zu einer erhöhten Dopaminfreisetzung. Die Unterdrückung dieser Prozesse durch Bupropion könnte die positiven Effekte der Substanz bei der Raucherentwöhnung erklären. [Wilkes 2008]

## 3-Methylethylkathinon (3-MEC) und 4-Methylethylkathinon (4-MEC)

Die im Rahmen des Projektes zur Analyse verwendeten Methoden wie Infrarotspektroskopie (IR) und Hochleistungsflüssigkeitschromatographie (*high performance liquid chromatography*, HPLC) gekoppelt mit einer Tandem-Massenspektroskopie (HPLC-MS/MS) geben keine sichere Aussage über die Konstitution des untersuchten Moleküls. Dadurch könnte mit diesen Methoden 3-Methylethylkathinon (3-MEC; o Abb. 7.87) nicht von 4-Methylethylkathinon (4-MEC; o Abb. 7.88) unterschieden werden. Um eine sichere Aussage über die Konstitution zu treffen, müsste z. B. eine Wasserstoff- und/oder Kohlenstoff-Kernresonanzspektroskopie ($^1H$-/$^{13}C$-NMR[47]) durchgeführt werden. In dem konkreten Beispiel ist zu erwarten, dass sich aus pharmakodynamischer Sicht nur geringe Unterschiede zeigen: Bei beiden Substanzen dürfte es sich um serotonerge Stimu-

44 BMI, Body Mass Index

45 Fachinformation Regenon® 25 mg Weichkapsel, Hormosan Pharma GmbH (Stand 2019)

46 Fachinformation Zyban® 150 mg Retardtablette, GlaxoSmithKline GmbH (Stand 2019)

47 NMR, Nuclear Magnetic Resonance

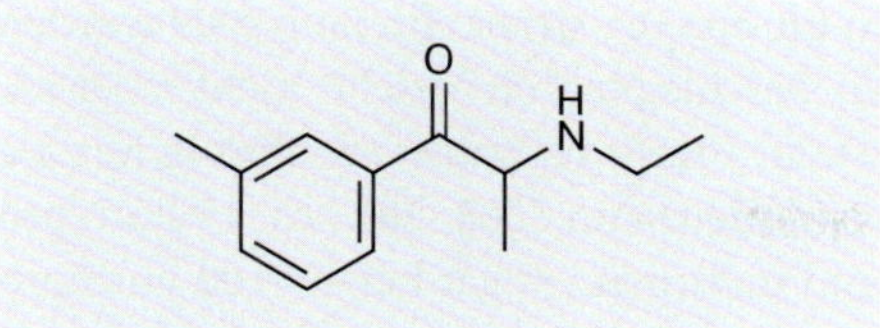

**Abb. 7.87** Strukturformel von 3-Methylethylkathinon (3-MEC)

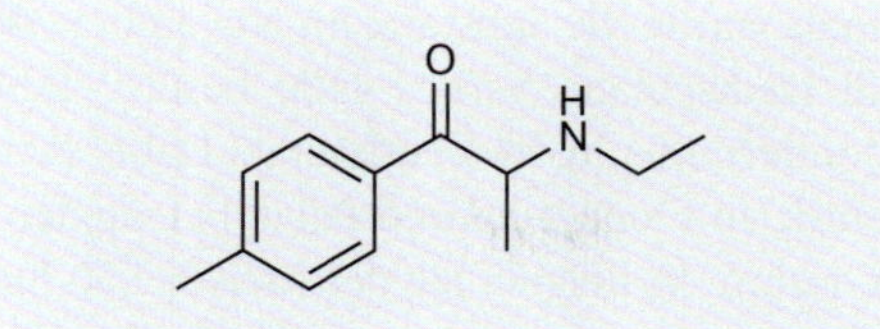

**Abb. 7.88** Strukturformel von 4-Methylethylkathinon (4-MEC)

**Tab. 7.18** Vergleich der $IC_{50}$-Werte (in µM) von 4-Methyl-*N*-ethylkathinon (4-MEC) und Methamphetamin an den relevanten Neurotransmitter-Wiederaufnahmetransportern

| Name | Noradrenalin | Dopamin | Serotonin |
|---|---|---|---|
| 4-MEC | 0.93 ± 0.23 | 0.96 ± 0.15 | 0.218 ± 050 |
| Methamphetamin | 0.0165 ± 0.0017 | 0.0667 ± 0.0082 | 7.4 ± 1.1 |

Modifiziert nach Eshleman et al. 2017

lanzien handeln. Da für beide Substanzen jedoch kaum experimentelle Daten vorliegen, ist dies nur eine spekulative Aussage im Sinne einer Analogie-Schlussfolgerung. Zu 4-MEC liegen zumindest Werte zur mittleren inhibitorischen Konzentration ($IC_{50}$) für die drei relevanten Neurotransmitter-Wiederaufnahmetransporter vor (Tab. 7.18).

### Mephedron (4-MMC)

Auch das Mephedron (Abb. 7.89, Tab. 7.19) ist eine Substanz aus der Klasse der synthetischen Kathinone. Es wurde wahrscheinlich zum ersten Mal durch Neorganics.net (Seite nicht mehr existent) vertrieben, ein Projekt, dessen Betreiber in Israel ansässig waren und sich die Suche nach legalen psychoaktiven Substanzen zur Aufgabe gemacht hatten. Nach dem Verbot der Substanz in Israel tauchte diese vermehrt in UK und dem Rest Europas auf.[48] Erst-

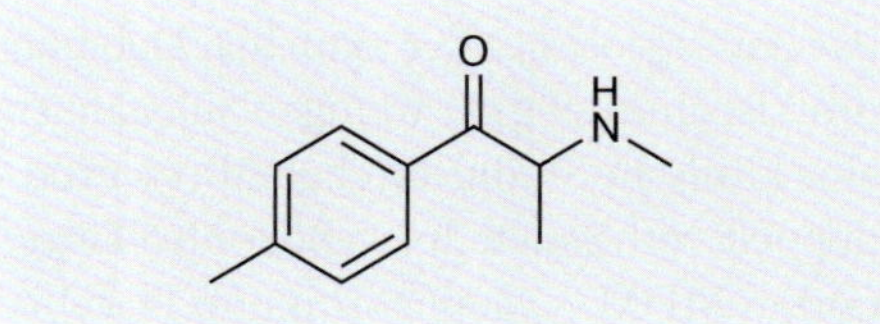

**Abb. 7.89** Strukturformel von Mephedron

**Tab. 7.19** Dosierung von Mephedron bei peroralem Konsum

| Wirkungsstärke | Dosierung |
|---|---|
| Erste Wirkeffekte | 5–15 mg (Schwellendosis) |
| Leichte Wirkung | 15–45 mg |
| Mittelstarke Wirkung | 45–80 mg (übliche Dosierung) |
| Starke Wirkung | 80–125 mg |
| Sehr starke Wirkung | > 125 mg |

Quelle: https://psychonautwiki.org/wiki/Mephedrone (Stand 2023)

48 www.telegraph.co.uk/news/health/7614099/Mephedrone-Chemistry-lessons.html (Stand 2022)

mals wurde die Substanz im November 2007 in Europa registriert. Im Jahr 2009 wurden in Deutschland bereits 4400 Ecstasy-Tabletten beschlagnahmt, welche nicht MDMA, sondern Mephedron enthielten. Dabei variierten die Preise der Substanz selbst in Europa stark. In Frankreich und Polen betrug der Preis im Zeitraum 2008–2010 ca. 15 Euro pro Gramm. In Belgien lag der Preis bei 50 Euro und in Rumänien gar bei 40–100 Euro pro Gramm. Eine der Hauptquellen für Mephedron waren Onlineshops, die die Substanz als RC oder als Legal High verkauften. Viele der Onlineshops waren dabei vom Vereinigten Königreich aus tätig. Als Mephedron dort im April des Jahres 2010 verboten wurde, konnte umgehend ein starker Rückgang dieser Shops verzeichnet werden. [EMCDDA 2011]

Mephedron ist auch unter den Namen „4-MMC", „Mephe", „Meow Meow", „M-Cat", „Bubbles" sowie als „Crab" bekannt. [Valente et al. 2014] Mephedron wirkt, wie für Kathinone typisch, über eine Interaktion mit Dopamin-, Noradrenalin- und Serotonintransportern. [Simmler et al. 2013] Dabei zeigt es eine ähnlich große Hemmwirkung auf die Dopamin-Wiederaufnahmetransporter wie Amphetamin und führt zu einem höheren Serotoninanstieg als MDMA (!). [Baumann et al. 2012, López-Arnau et al. 2012] Dieses Wirkungsprofil als Catecholamin-Wiederaufnahmehemmer deutet auf ein hohes Missbrauchspotenzial hin, das im Tierversuch bestätigt werden konnte: Sie Selbstadministrationsrate ist bei dieser Substanz höher als die von MDMA. [Green et al. 2014] Wie MDMA zeigt auch Mephedron eine neurotoxische Wirkung. Der Mechanismus, der bei Mephedron zu einer neurotoxischen Wirkung führt, ist noch nicht ganz aufgeklärt. Es wird jedoch vermutet, dass die neurotoxische Wirkung auf gleiche Weise wie bei MDMA zu Stande kommt. Der Konsum von MDMA führt in Tierstudien zu einer Schädigung serotonerger Neuronen. [McCann et al. 1994] Nach bisherigem Kenntnisstand wirkt Mephedron – wie MDMA – nicht toxisch auf dopaminerge Nervenenden. Die neurotoxischen Effekte und ihr Ursprung werden allerdings kontrovers diskutiert. Eine definitive Aussage ist mit der aktuellen Datenlage nicht möglich. [Pantano et al. 2017] Mephedron ist eine der ganz wenigen Substanzen aus dem Bereich der Designerdrogen, mit der eine klinische Studie durchgeführt wurde. Dabei handelte es sich um eine randomisierte, doppelt verblindete, placebokontrollierte, dreiarmige Cross-over-Studie mit den Substanzen MDMA, Mephedron und Placebo. Zwischen den Verabreichungen der Substanzen lag eine Auswaschperiode von mindestens einer Woche. Dabei wurden peroral 100 mg Mephedron oder 200 mg MDMA verabreicht. Diese Dosierung wurde in einer vorherigen Pilotstudie ermittelt. Die Probanden erhielten die Substanzen morgens mit 250 ml Wasser auf nüchternen Magen. Die erste Nahrungsaufnahme erfolgte frühestens vier Stunden nach der Verabreichung. Es wurden sowohl systolischer und diastolischer Blutdruck als auch der Puls, die Körpertemperatur (gemessen in der Mundhöhle) und die Pupillenreflexe in regelmäßigen Abständen bis 24 Stunden nach der Verabreichung gemessen. Der systolische Blutdruck erhöhte sich (gemessen am Placebo) bei MDMA und Mephedron eine Stunde nach Administration um ca. 30 mmHg (Millimeter-Quecksilbersäule). Der systolische Blutdruck fiel bei Mephedron schneller ab als bei MDMA. Das Verhalten der Herzfrequenz war bei beiden Substanzen nahezu identisch zu beobachten. Der Puls stieg innerhalb der ersten Stunde bei MDMA um 15 und bei Mephedron um 20 Schläge an. Nach eineinhalb Stunden zeigte sich zwischen den Herzfrequenzen kein signifikanter Unterschied mehr. Der Pupillendurchmesser stieg nach der MDMA-Gabe innerhalb der ersten eineinhalb Stunden um 1,6 mm. Dies ist gleichzeitig das Maximum der MDMA-bedingten Pupillenerweiterung. Im Gegensatz dazu stieg der

Pupillendurchmesser unter der Einwirkung von Mephedron innerhalb der ersten Stunde nur um 0,8 mm an und nahm anschließend wieder ab. [Papaseit et al. 2016]

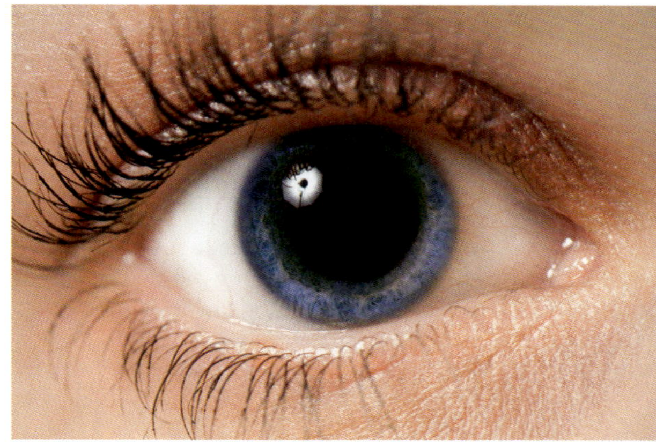

### Pyrovalerone

Pyrovalerone sind sehr potente Catecholamin-Wiederaufnahme-Inhibitoren und haben unsubstituiert nur eine sehr geringe serotonerge Wirkung. Ringsubstitution an den Positionen drei und vier führt zu einer Erhöhung der serotonergen Aktivität bei Methylendioxypyrovaleron (MDPV). Die Effekte auf den Serotonintransporter sind aber so gering, dass sie im submikromolaren Bereich nicht zu beobachten sind. Eine Ausnahme davon bildet die Substanz Naphyron mit dem deutlich größeren Naphthalinrest anstelle eines Phenylrestes (○ Abb. 7.90).

Naphyron unterliegt dem BtMG (Anlage II). Die Verschiebung des Pyrrolidinrings um nur ein Kohlenstoffatom, also an Position 3 statt Position 2 (○ Abb. 7.91), führt unsubstituiert zu einem kompletten Wirkungsverlust.

Zudem scheint die Pyrrolidinstruktur an sich einen großen Effekt auf die Hemmung der Wiederaufnahmetransporter zu haben (□ Tab. 7.20). Eine Ringöffnung des Pyrrolidinrings (○ Abb. 7.92) führt zu einer erheb-

○ **Abb. 7.90** Strukturformel von Naphyron

○ **Abb. 7.91** Experimentelle Substanz, bei welcher der Pyrrolidin-Ring verschoben wurde, um die Auswirkung der Position auf die Wirkung zu untersuchen

□ **Tab. 7.20** $IC_{50}$-Werte (in µM) einiger Pyrovalerone

| Abkürzung | Noradrenalin | Dopamin | Serotonin |
|---|---|---|---|
| MDPPP (○ Abb. 7.93) | 0,97 | 0,53 | 75 |
| MDPBP (○ Abb. 7.94) | 0,16 | 0,11 | 15 |
| MDPV (○ Abb. 7.95) | 0,04 | 0,05 | 9,6 |
| Naphyron (○ Abb. 7.90) | 0,11 | 0,22 | 0,80 |
| α-PVP (○ Abb. 7.96) | 0,02 | 0,04 | >100 |
| Pyrovaleron (○ Abb. 7.97) | 0,05 | 0,07 | 23 |

Modifiziert nach Rickli et al. 2015

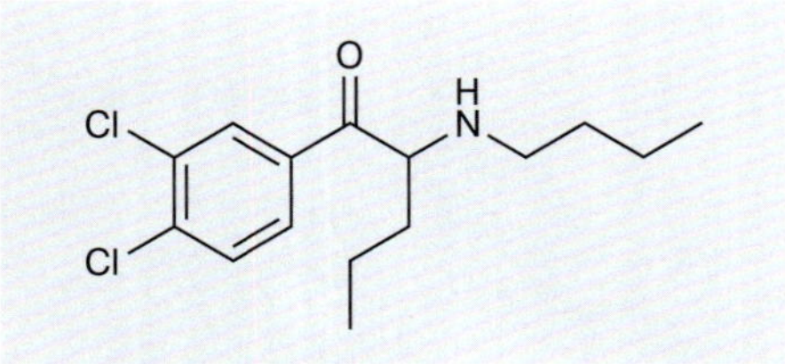

**Abb. 7.92** Experimentelle Substanz, bei welcher der Pyrrolidinring geöffnet wurde, um die Auswirkung der Ringöffnung auf die Wirkung zu untersuchen

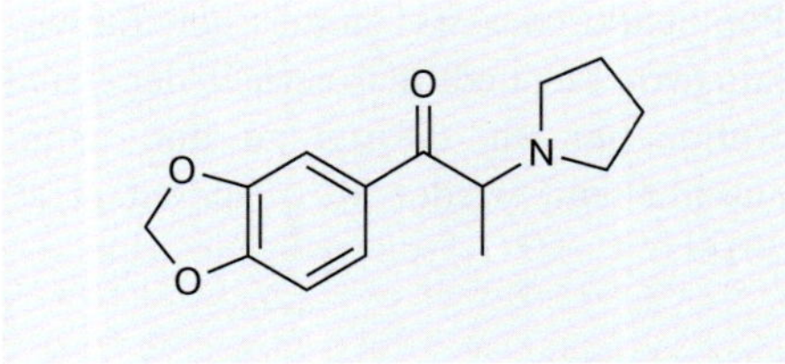

**Abb. 7.93** Strukturformel von Methylendioxy-α-pyrrolidinopropiophenon (MDPPP)

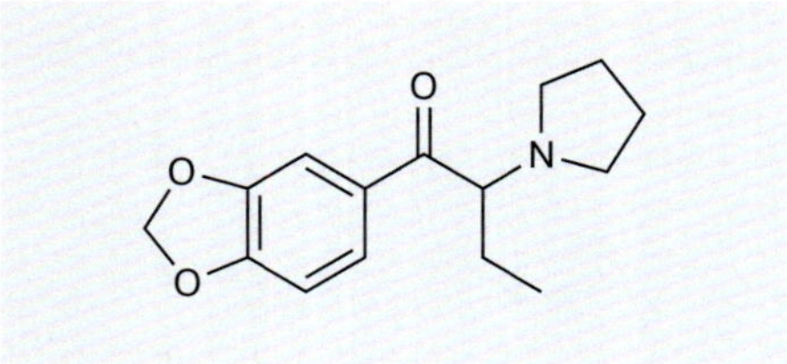

**Abb. 7.94** Strukturformel von Methylendioxy-α-pyrrolidinobutyrophenon (MDPBP)

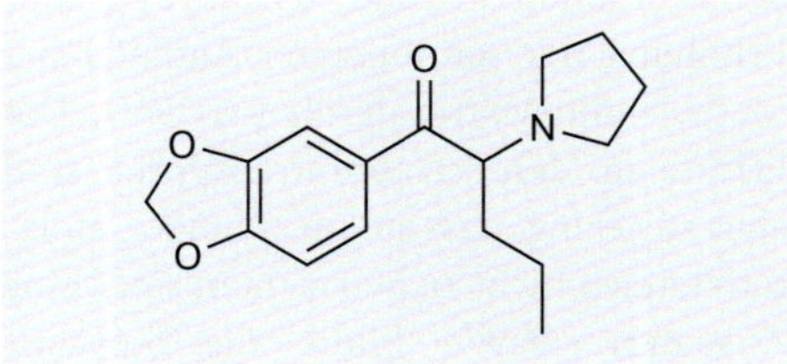

**Abb. 7.95** Strukturformel von Methylendioxypyrovaleron (MDPV)

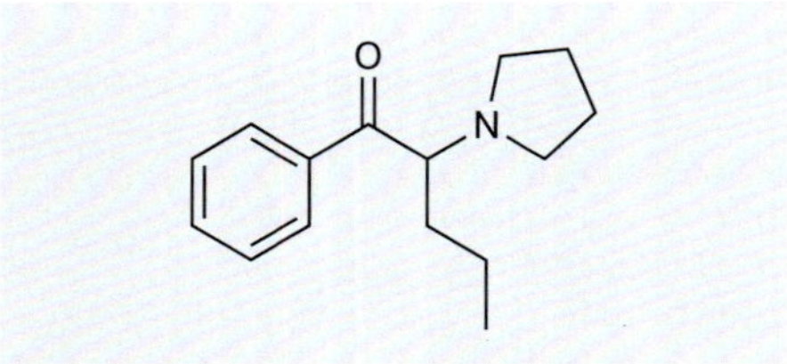

**Abb. 7.96** Strukturformel von α-Pyrrolidinovalerophenon (α-PVP)

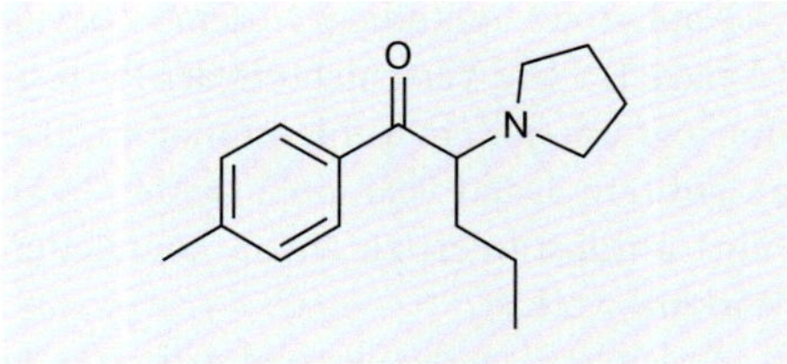

**Abb. 7.97** Strukturformel von Pyrovaleron

lichen Abschwächung des inhibitorischen Potenzials an den Catecholamin-Wiederaufnahmetransportern. [Meltzer et al. 2006]

In der jüngeren Vergangenheit spielte die Substanz **α-Pyrrolidinovalerophenon** (**α-PVP**, Abb. 7.96), in den USA auch unter dem Straßennamen „Flakka" bekannt, eine besondere Rolle. Von Flakka wurde erstmals im Jahr 2014 von der Polizei in Fort Lauderdale im US-Bundesstaat Florida berichtet. Später kam es zu weiteren Fällen in anderen Teilen der USA. Vermarktet wurde α-PVP aufgrund der Regulierung von MDPV, das mittlerweile als Schedule-1-Substanz durch die Drug Enforcement Administration (DEA) kontrolliert wird. Als Kathinon der „zweiten Generation" wurde es als legale Alternative zu MDPV, Kokain und MDMA vermarktet. Mit einer psychotrop wirksamen Dosis von weniger als 100 mg ist Flakka mit einem Preis von 4–5 US-Dollar sehr preiswert. Entwickelt wurde α-PVP ursprünglich von Böhringer-Ingelheim 1966 als „[...] Stimulanz des zentralen Nervensystems und zur Erhöhung des Blutdrucks". [Seeger 1966, Katselou et al. 2016] Es wurde in zahlreichen Fällen von einer Hyperthermie berichtet. Diese stellt eine Erhöhung der Körpertemperatur über den vom Thermoregulationszentrum des Hypothalamus anstrebten Sollwert dar. Der Zustand der Hyperthermie kann auch durch die

Einnahme von MDMA und anderen Entaktogenen oder Kathinonen hervorgerufen werden. Die durch MDMA bedingte Hyperthermie entsteht durch die Aktivierung des Entkopplungsproteins 3 (engl. *uncoupling protein*, UCP), welches die Atmungskette entkoppelt und damit eine wichtige Rolle in der Thermogenese spielt. [Mills et al. 2003] Inwieweit dieser Mechanismus dem der synthetischen Kathinone entspricht, ist noch unklar. [Zhou et al. 2019] Ein analoger molekularer Mechanismus ist jedoch wahrscheinlich. Die Zahl der durch Hyperthermie bedingten Todesfälle durch α-PVP lag Ende des Jahres 2015 im Broward County (Metropolenregion Miami) bei 63. Aufgrund der hohen Fallzahlen wurde ein *Flakka Action Team* ins Leben gerufen. Ziel dieses Teams war die Aufklärung von Risikogruppen vor der Gefahr, die von α-PVP (Flakka) ausgeht. Mitte Oktober 2015 wurden in den USA 151 Verdächtige festgenommen, die in den Handel mit synthetischen Drogen involviert waren. Im November des gleichen Jahres reisten Vertreter der US-Strafverfolgung nach China, um Unterstützung im Kampf gegen das wachsende Problem mit hauptsächlich aus China stammenden synthetischen Drogen zu erbitten. Die Chinesen entgegneten diesem Anliegen damit, dass bereits im Oktober 2015 116 synthetische Substanzen verboten wurden. Dies bildete den Beginn des sogenannten *Big China ban*: 2019 verbot China alle Fentanylderivate, 2021 folgte die komplette Illegalisierung aller synthetischen Cannabinoide. In der ersten Welle der Illegalisierungen 2015 wurde auch α-PVP verboten. In den Folgemonaten verringerte sich die Zahl der akuten Flakka-Intoxikationen in Krankenhäusern im Broward County massiv. Der letzte mit Flakka assoziierte Todesfall in diesem Jahr wurde im Dezember 2015 verzeichnet.[49] Generell ist allerdings anzumerken, dass von außerhalb des chinesischen Machtapparates nicht exakt gesagt werden kann, ob die Durchsetzung der Verbote auch konsequent erfolgt. Eine Veröffentlichung von Ben Westhoff lässt zumindest auf Lücken des Systems – seien sie nun gewollt oder ungewollt – schließen. [Westhoff 2021]

## 7.6.7 Phenidate

### Methylphenidat (MPH)

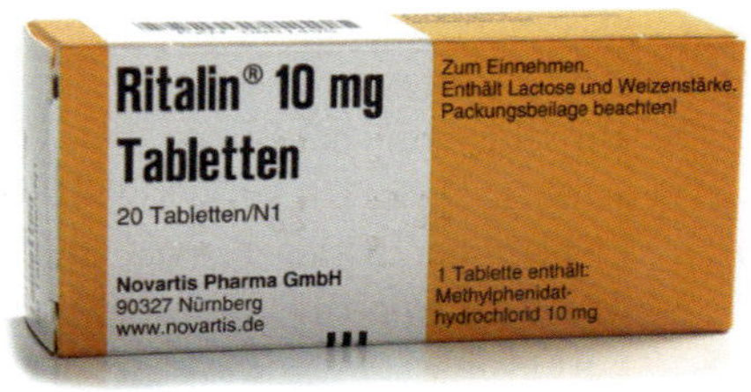


Methylphenidat (MPH, ◘ Abb. 7.98, ◘ Tab. 7.21) wurde erstmals im Jahr 1944 von dem Chemiker Leandro Panizzon synthetisiert. [Panizzon 1944] Den ersten Test der neu entdeckten Substanz führte er an seiner Frau Marguerite durch, die den Spitznamen Rita trug – daher der spätere Handelsname Ritalin®. Panizzon konnte schnell erste Effekte der Substanz ausmachen. So verbesserte sich seine Frau nach Einnahme der Substanz erheblich beim Tennisspielen und berichtete auch in anderen Bereichen von einer deutlich verbesserten Konzentrationsfähigkeit.[50]

Im Jahr 1957 wurde Methylphenidat von dem Schweizer Pharmaunternehmen CIBA (**C**hemische **I**ndustrie **Ba**sel) unter dem Handelsnahmen Ritalin® auf den Markt gebracht. Zu dieser Zeit waren die Indikationen für den Einsatz von Methylphenidat chronische Müdigkeit, Depressionen, durch Depressionen ausgelöste Psychosen und Narkolepsie. [NM 1956] Des Weiteren wurde Methylphenidat zeitweise bei der symptomatischen

49 www.washingtonpost.com/news/wonk/wp/2016/04/04/the-mysterious-disappearance-of-flakka-the-synthetic-drug-that-pushed-south-florida-to-the-brink/?noredirect=on (Stand 2022)

50 www.invivomagazine.com/en/corpore_sano/chronique/article/235/every-molecule-tells-a-story-ritalin (Stand 2022)

**Tab. 7.21** Dosierung von Methylphenidat (MPH) bei peroralem Konsum

| Wirkungsstärke | Dosierung |
|---|---|
| Erste Wirkeffekte | 5–10 mg |
| Leichte Wirkung | 10–20 mg |
| Mittelstarke Wirkung | 20–40 mg (übliche Dosierung) |
| Starke Wirkung | 40–60 mg |
| Sehr starke Wirkung | > 60 mg |

Quelle: https://psychonautwiki.org/wiki/Methylphenidate (Stand 2023)

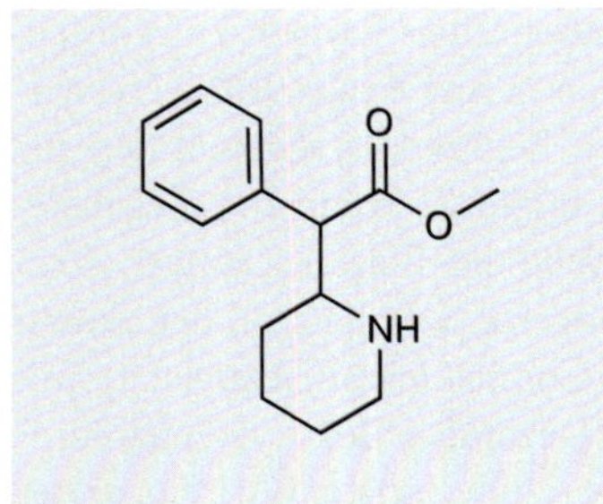


**Abb. 7.98** Strukturformel von Methylphenidat (MPH)

Behandlung einer Barbituratüberdosis eingesetzt. Erst später wurde das Therapiepotenzial von Methylphenidat weitreichender untersucht. Von besonderem Interesse war dabei die Behandlung von Patienten, die unter Aufmerksamkeitsdefizit-Hyperaktivitätsstörung (ADHS) leiden.[51] Heute wird Methylphenidat vor allem bei Kindern mit ADHS eingesetzt. Die übliche Dosierung liegt dabei zwischen 10 und 60 mg/d.[52] Seit 2011 ist Methylphenidat aber auch für den Einsatz bei erwachsenen ADHS-Patienten zugelassen.[53] Bei peroralem Konsum kommt es zur vollständigen Absorption des Wirkstoffs im Gastrointestinaltrakt. Die höchste Konzentration wird nach 1–2 Stunden erreicht. [Patrick et al. 1987] Die Halbwertszeit liegt zwischen zwei und sieben Stunden. [Fox u. Rieder 1993] Bei der intravenösen Applikation von Kokain im Vergleich zu Methylphenidat lässt sich ein sehr ähnliches pharmakologisches Profil erkennen. Einzig die Halbwertszeit unterscheidet sich recht stark. Kokain hat im Hirn eine Halbwertszeit von ca. 20 Minuten. Methylphenidat dahingegen hat eine Halbwertszeit von ca. 90 Minuten. Missbräuchlich werden Methylphenidattabletten daher zerstoßen, um sie nasal zu konsumieren, oder in Form von wässriger Lösung gespritzt. Dies führt zu einer vergleichbaren Wirkung wie der Konsum von Amphetamin, Crack oder Kokain. [Volkow et al. 1999] Zudem besitzt Methylphenidat ein relativ hohes Abhängigkeitspotenzial. Bei therapeutischen Dosierungen überwiegt aber der Nutzen für den Patienten. Das Nutzen-Risiko-Verhältnis kann sich aber bei steigenden Dosierungen rapide ändern. [Volkow et al. 1999]

## Ethylphenidat (EPH)

Ethylphenidat (EPH; Abb. 7.100, Tab. 7.22) wurde ursprünglich als dopaminerger Agonist entwickelt. [Patrick et al. 2014] Die Substanz tauchte laut dem European Monitoring Centre for Drugs and Drug Addiction (EMCDDA) erstmals im Jahr 2011 in Europa

51 www.drugrehab.com/addiction/prescription-drugs/ritalin/ (Stand 2022); www.drugs.com/ritalin.html (Stand 2022)
52 www.gelbe-liste.de/produkte/Ritalin-10-mg-Tabletten_7526 (Stand 2022)
53 www.pharmazeutische-zeitung.de/ausgabe-262011/methylphenidat-fuer-erwachsene/ (Stand 2022)

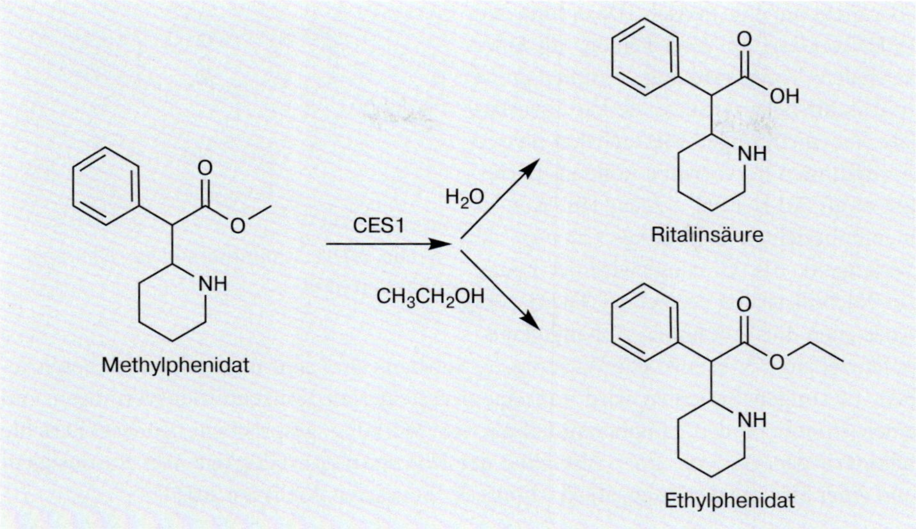

**Abb. 7.99** Metabolismus von Methylphenidat zu Ritalinsäure und Ethylphenidat durch die Carboxylesterase 1 (CES1)

**Tab. 7.22** Dosierung von Ethylphenidat (EPH) bei peroralem Konsum

| Wirkungsstärke | Dosierung |
|---|---|
| Erste Wirkeffekte | 10 mg |
| Leichte Wirkung | 20–40 mg |
| Mittelstarke Wirkung | 40–80 mg (übliche Dosierung) |
| Starke Wirkung | 80–120 mg |
| Sehr starke Wirkung | > 120 mg |

Quelle: https://psychonautwiki.org/wiki/Ethylphenidate (Stand 2023)

auf dem illegalen Markt auf.[54] EPH wirkt wie alle Phenidate vor allem als Dopamin-, aber auch als Noradrenalin-Wiederaufnahmeinhibitor. EPH wirkt dabei stärker dopaminerg als Methylphenidat. [Gibbons 2012] Beim gleichzeitigen Konsum von Methylphenidat und Alkohol kommt es durch ein Leberenzym zur Metabolisierung zu EPH und Ritalinsäure (Abb. 7.99).[55]

In Deutschland kam es durch EPH zu einem Todesfall. Hierbei handelte es sich

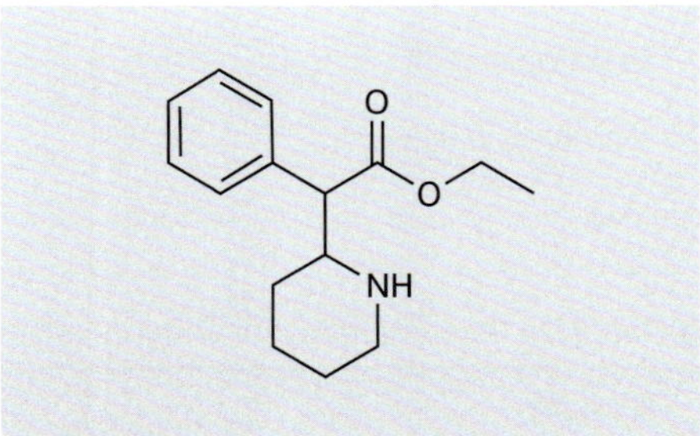

**Abb. 7.100** Strukturformel von Ethylphenidat (EPH)

54 www.emcdda.europa.eu/publications/implementation-reports/2011 (Stand 2022)
55 http://publikationen.ub.uni-frankfurt.de/frontdoor/index/index/docId/7824 (Stand 2022)

7

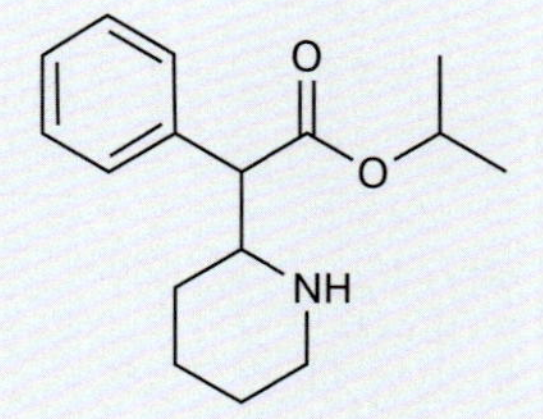

aber nicht um eine toxische Dosierung von EPH, sondern um eine Person mit einer kardialen Vorerkrankung. Amphetamine sind dafür bekannt, dass sie kardiovaskuläre Nebenwirkungen wie Tachykardie und Arrhythmien hervorrufen können. [Krueger et al. 2014] EPH erzeugt laut Konsumentenberichten ein starkes *Craving* (dt. Verlangen). Als „Craving" wird der Drang zur Nachdosierung bezeichnet. Dies ist ein Anzeichen für ein hohes Abhängigkeitspotenzial einer Substanz. Die Wirkung der Substanz wird sehr unterschiedlich beschrieben. In einigen Berichten wird von einem gesteigerten Konzentrationsvermögen und einer stimulierenden, amphetaminähnlichen Wirkung gesprochen. Andere Berichte schildern dagegen von einer Abnahme der Konzentrationsfähigkeit, von Rastlosigkeit und einer Störung des Kurzzeitgedächtnisses. [Soussan u. Kjellgren 2015]

**Abb. 7.101** Strukturformel von Isopropylphenidat (IPH)

## Isopropylphenidat (IPH)

Isopropylphenidat (IPH; Abb. 7.101, Tab. 7.23) zeigt einen größeren Effekt als MPH auf die Dopamin- und Noradrenalintransporter. Zudem ist es weniger anfällig für metabolische Hydrolyse und Umesterung. In vivo zeigte IPH zudem eine längere Wirkungsdauer als MPH. [Markowitz et al. 2013, Luethi et al. 2018]

Die rechtliche Einordnung der unterschiedlichen Phenidatderivate ist in Tab. 7.24 aufgeführt.

**Tab. 7.23** Dosierung von Isopropylphenidat (IPH) bei peroralem Konsum

| Wirkungsstärke | Dosierung |
|---|---|
| Erste Wirkeffekte | 5–7 mg |
| Leichte Wirkung | 7–10 mg |
| Mittelstarke Wirkung | 10–15 mg (übliche Dosierung) |
| Starke Wirkung | 15–30 mg |
| Sehr starke Wirkung | > 30 mg |

Quelle: http://neuepsychoaktivesubstanzen.de/isopropylphenidat/ (Stand 2023)

**Tab. 7.24** Phenidatderivate und ihre rechtliche Einordung

| Substanz | Regulation |
|---|---|
| Methylphenidat | BtM *mit* arzneimittelrechtlicher Zulassung |
| Ethylphenidat | BtM *ohne* arzneimittelrechtliche Zulassung |
| Isopropylphenidat | Neue psychoaktive Substanz (NPS) |

## 7.7 Die inneren Werte: Entaktogene

Die erste synthetisierte Substanz aus der Klasse der Entaktogene war MDMA (**o** Abb. 7.102, **□** Tab. 7.25). Diese Substanz wurde nachweislich bereits im Jahr 1912 von der Merck KGaA (Kommanditgesellschaft auf Aktien) synthetisiert und patentiert. Jedoch war das Unternehmen lediglich auf der Suche nach einem alternativen Syntheseweg für Hydrastinin, einer Substanz, welche die Blutgerinnung beschleunigt. Das Ziel dabei war die Umgehung eines von einem Mitbewerber patentierten Syntheseweges. Das pharmakologische Potenzial von MDMA wurde zu dieser Zeit weder am Menschen noch am Tier untersucht. Erst im Jahre 1927 bemerkte Dr. Max Oberlin, der zu dieser Zeit bei Merck beschäftigt war, die Ähnlichkeit von MDMA und Adrenalin. Aufgrund dieser Entdeckung wurden erstmals einfache pharmakologische Untersuchungen mit MDMA durchgeführt. Im Jahre 1952 erfolgten einfache toxikologische Tests von MDMA wiederum bei der Merck KGaA. [Freudenmann et al. 2006] Der erste dokumentierte Nachweis von MDMA in Tabletten, die auf den Straßen von Chicago gehandelt wurden, stammt aus dem Jahr 1972. Die Identitätsbestimmung erfolgte im Auftrag des Bureau of Narcotics and Dangerous Drugs (BNDD) im Chicago Regional Laboratory (CRL). Die Bestimmung wurde mithilfe von Infrarot- und UV-Spektroskopie sowie mittels Gaschromatographie und mit verschiedenen Farbreaktionen durchgeführt. Dabei spielte die analytische Unterscheidung zwischen MDMA selbst und MDA eine wichtige Rolle. Die UV-Spektren der Substanzen ähneln sich wie zu erwarten sehr. Daher ist diese Methode als eher ungeeignet zu betrachten. Eine Unterscheidung der Substanzen mittels Farbreaktion ist nur mithilfe der Natriumnitroprussid-Natriumcarbonat-Farbreaktion zum Nachweis von sekundären Aminen möglich. Gut zu unterscheiden sind die Substanzen mittels IR-Spektroskopie und mittels Gaschromatographie. [Gaston u. Rasmussen]

**o Abb. 7.102** Strukturformel von Methylendioxymethamphetamin (MDMA)

Entaktogene sind Substanzen, die Ihre Wirkung über die Erhöhung der extrazellulären Serotoninkonzentration entfalten. Serotonin wird häufig auch entsprechend seiner IUPAC-Nomenklatur mit 5-HT (5-Hydroxytryptamin) abgekürzt. Die Erhöhung des Noradrenalin- und Dopaminspiegels spielt bei der Wirkung eine nachgeordnete Rolle.

**□ Tab. 7.25** Dosierung von Methylendioxymethamphetamin (MDMA) bei peroralem Konsum

| Wirkungsstärke | Dosierung |
|---|---|
| Erste Wirkeffekte | 20 mg |
| Leichte Wirkung | 20–80 mg |
| Mittelstarke Wirkung | 80–120 mg (übliche Dosierung) |
| Starke Wirkung | 120–150 mg |
| Sehr starke Wirkung | > 150 mg |

Quelle: https://psychonautwiki.org/wiki/MDMA (Stand 2023)

7

Strukturell zeichnen sich die meisten Entaktogene durch eine Methylendioxygruppe an den Positionen 3 und 4 aus. [Trachsel 2016] Der Dioxolring hat die Fähigkeit mit den Dopamin- und den Serotonin-Wiederaufnahmetransportern zu interagieren, was die von einem klassischen Amphetamin abweichenden Effekte erklärt.[56] MDMA ist der wohl bekannteste Vertreter dieser Gruppe von Substanzen. MDMA wird, neben den bereits erwähnten Namen „Ecstasy“ und „Molly“, auch als „Adam“, „E“, „X“ oder auch „XTC“ bezeichnet.[57]

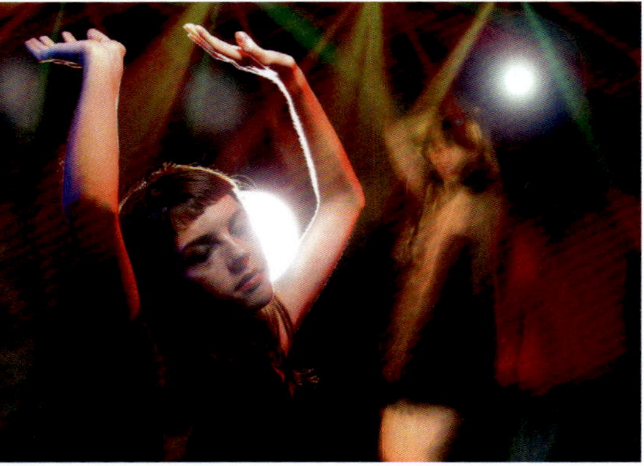

In vielen Konsumentenberichten ist die Rede von einem extremen Glücksgefühl, dem Drang zu Tanzen etc. Das ist der Grund, weshalb Entaktogene wie MDMA oftmals in Clubs, auf Partys oder Raves Verwendung finden.

MDMA zeigte in Menschen und Tieren neurotoxische Eigenschaften. Die genauen Mechanismen sind noch nicht abschließend geklärt. MDMA sorgt bei langfristigem Missbrauch für eine Verringerung der Serotoninkonzentration in verschiedenen Geweben. Zudem ist die Wiederaufnahme von Serotonin durch den Serotonin-Wiederaufnahmetransporter signifikant vermindert. Es konnte experimentell gezeigt werden, dass es durch MDMA zu einer Abnahme von Serotonintransportern kommt. Diese Effekte sind regionsspezifisch und nicht in allen Arealen des ZNS zu beobachten. [Green et al. 2003] Besonders stark zeigen sich die negativen Effekte von MDMA auf die Serotoninkonzentration und auf die Serotonintransporteranzahl und -aktivität im Cortex, im Striatum und im Hippocampus. [Battaglia et al. 1991] Abgesehen von diesen langfristigen Effekten können beim Konsum auch akute Effekte wie Arrhythmien und Leberschädigungen auftreten. [Sarkar u. Schmued 2010] Es kann allerdings auch zu einem (schwerwiegenden) Serotoninsyndrom kommen. Beim Serotoninsyndrom kommt es zu einem durch Medikamente (Bsp. Tramadol als Opioid-Analgetikum) oder illegale Drogen induzierten Serotoninüberschuss. Oftmals tritt dieser bei der Gabe von Serotonin-Wiederaufnahmehemmern auf. Stoffe aus der Klasse der Antidepressiva (Fluoxetin, Citalopram) oder Substanzen wie MDMA führen zu einer erhöhten Serotoninkonzentration, was bis zu einem gewissen Grad auch Ziel der Substanzen ist. Eine zu hohe Serotoninausschüttung führt allerding zur Überaktivierung von Serotonin$_{1A}$- und Serotonin$_{2A}$-Rezeptoren. Diese Überaktivierung kann schwerwiegende Folgen wie Blutdruckanstieg, Erbrechen, Kopfschmerzen und Koordinationsstörungen haben. In Einzelfällen ist ein letaler Ausgang möglich.

### 7.7.1 *N*-Ethylpentylon (Ephylon, bk-EBDP)

Für *N*-Ethylpentylon (Ephylon, bk-EBDP; ○ Abb. 7.103, □ Tab. 7.26) wurde erstmals im Jahr 1967 ein Patent von Boehringer Ingelheim angemeldet.[58] Durch die Ähnlichkeit des Wirkspektrums gibt es zahlreiche bestätigte Fälle, in denen bk-EBDP als MDMA verkauft

56 https://pubs.acs.org/doi/pdfplus/10.1021/jm00075a027 (Stand 2022)
57 https://erowid.org/experiences/subs/exp_MDMA.shtml (Stand 2022)
58 https://worldwide.espacenet.com/publicationDetails/biblio?CC=GB&NR=1085135&KC=&FT=E&locale=en_EP (Stand 2022)

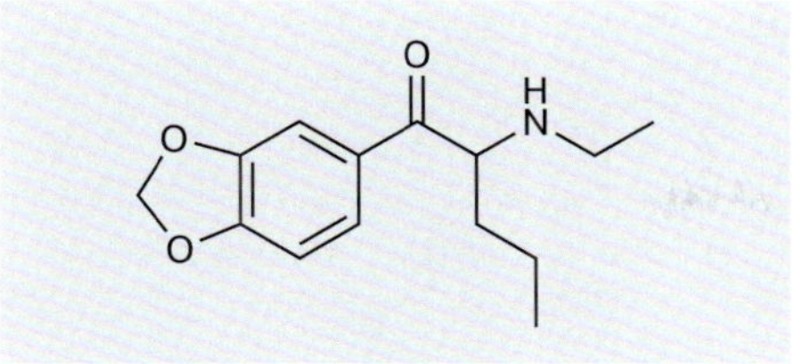

○ **Abb. 7.103** Strukturformel von *N*-Ethylpentylon (bk-EBDP)

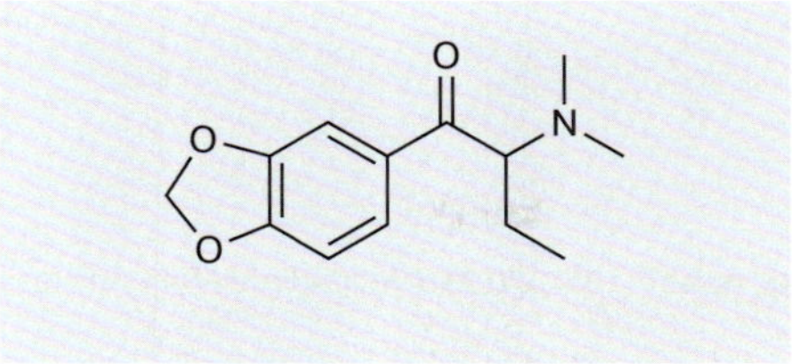

○ **Abb. 7.104** Strukturformel von Dibutylon (bk-DMBDB)

□ **Tab. 7.26** Dosierung von *N*-Ethylpentylon (bk-EBDP) bei peroralem Konsum

| Wirkungsstärke | Dosierung |
|---|---|
| Erste Wirkeffekte | 5–10 mg |
| Leichte Wirkung | 10–20 mg |
| Mittelstarke Wirkung | 20–40 mg (übliche Dosierung) |
| Starke Wirkung | 40–80 mg |

Quelle: https://psychonautwiki.org/wiki/Ephylone (Stand 2023)

wurde.[59] Es wurden zwei tödliche Intoxikationen mit bk-EBDP dokumentiert. In einem Fall kam es nach der stationären Aufnahme zur Tachykardie, einer Erhöhung der Körpertemperatur und letztendlich zum Herzstillstand. Die weitere klinische Untersuchung zeigte unter anderem eine starke Azidose und Rhabdomyolyse, einen hepatischen Schock und eine Atemdepression. [Krotulski et al. 2018]

Aus □ Tab. 7.26 wird der massive Unterschied der Dosierung von bk-EBDP im Vergleich zu MDMA ersichtlich. Bei einer Verwechslung der beiden Substanzen kann es somit schnell zu einer lebensgefährlichen Fehldosierung kommen: Eine Dosierung von 100 mg MDMA wäre nichts Ungewöhnliches, im Fall von bk-EBDP jedoch würden 100 mg bereits einer massiven Überdosierung entsprechen.

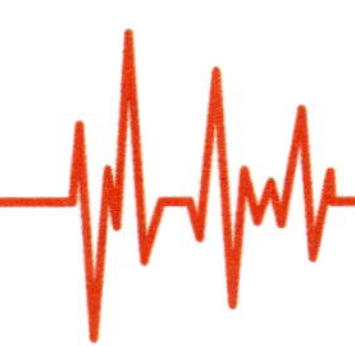

## 7.7.2 Dibutylon (bk-DMBDB)

Für Dibutylon (bk-DMBDB; ○ Abb. 7.104) liegen nahezu keine wissenschaftlichen Daten vor. Lediglich einige wenige Konsumentenberichte bestätigen, was sich durch die Struktur der Substanz annehmen lässt: Es handelt sich um ein potentes Entaktogen. Die Substanz Dibutylon unterliegt derzeit nicht dem BtMG, fällt aber wegen seiner Kathinongrundstruktur unter das NpSG. Die verwandten Subtanzen *N*-Ethylpentylon[60], Methylon und Butylon fallen hingegen mit Stand 2022 unter das BtMG.

59 www.stuff.co.nz/national/crime/102124143/deadly-new-nethylpentylone-drug-ring-busted-as-police-seize-405k-luxury-cars-and-6kg-of-drugs-in-wellington-sting (Stand 2022); www.ecstasydata.org/view.php?id=6561 (Stand 2022)

60 https://infoboerse-neue-drogen.de/substanzen/n-ethyl-pentylon-bk-ebdp/ (Stand 2022)

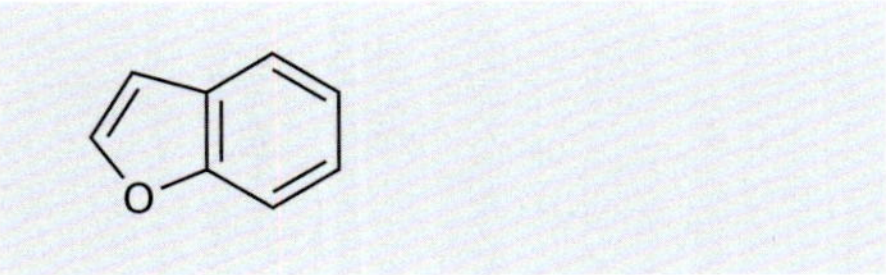

**Abb. 7.105** Strukturformel von Benzofuran

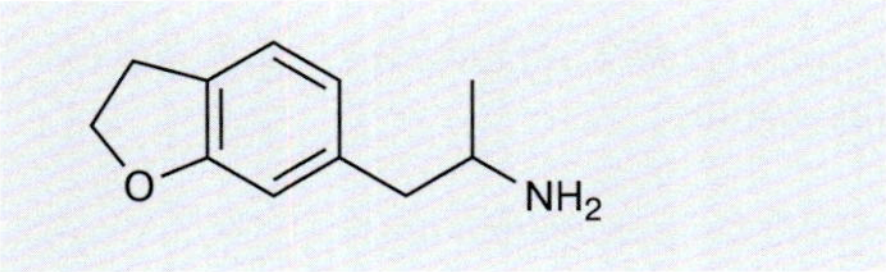

**Abb. 7.106** Strukturformel von 6-APDB

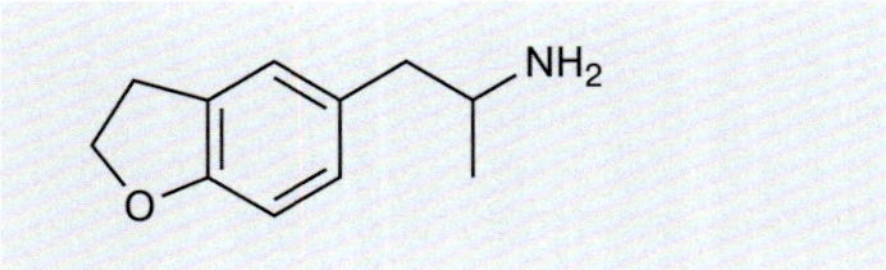

**Abb. 7.107** Strukturformel von 5-APDB

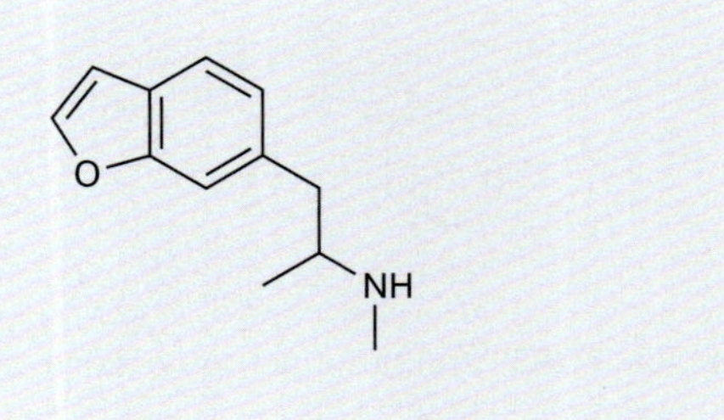


**Abb. 7.108** Strukturformel von 6-MAPB

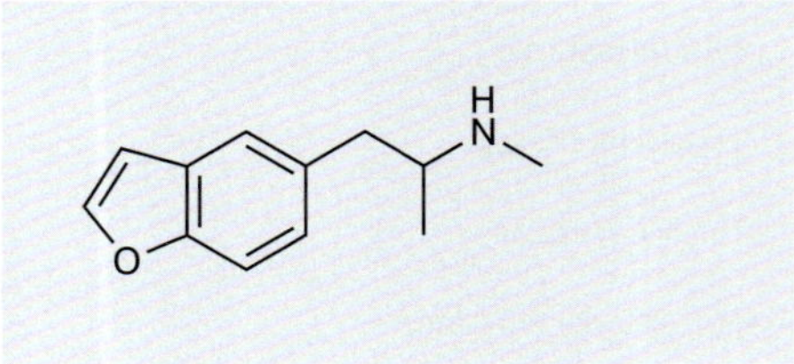

**Abb. 7.109** Strukturformel von 5-MAPB

Zu den Dosierungen können aufgrund der wenigen Konsumentenberichte kaum Aussagen getroffen werden. In einem Fall wird von 150 mg nasal[61], in einem anderen Fall von 75 mg i. v. und nochmals 75 mg i. v. 40 Minuten nach der ersten Dosis gesprochen[62].

### 7.7.3 Benzofurane als Alternative zu Methylendioxy-Verbindungen

Dass der Einsatz von MDMA während einer psychotherapeutischen Behandlung von Traumata (sexueller Missbrauch, Kriegstraumata, Katastrophenopfer) hilfreich sein kann, konnte in klein angelegten klinischen Studien gezeigt werden. [Sessa 2017] Die Klassifizierung von MDMA als „nicht verkehrsfähiges Betäubungsmittel" der Anlage I (BtMG) bzw. in den USA als „Schedule-1-Substanz" machte eine weitere legale Erforschung sehr schwer bis nahezu unmöglich. Zudem zeigte sich, dass MDMA über ein neurotoxisches Potenzial verfügt. Aus diesem Grund begann unter anderem die Forschungsgruppe um Dr. David Nichols, Substanzen mit Benzofuran-Strukturelement (Abb. 7.105 bis Abb. 7.109) zu untersuchen, um eine Alternative zu dem neurotoxischen MDMA zu finden und somit Substanzen zu erhalten, die therapeutisch einsetzbar sind (Abb. 7.106 bis Abb. 7.109). Zudem lässt sich mit den Benzofuran-Derivaten untersuchen, welche Sauerstoff-Heteroatome für die Interaktion mit dem biologischen Target essenziell sind.

Dabei wurden vorrangig Interaktionen mit Monoamin-Wiederaufnahmetransportern untersucht. Besonderes Interesse galt dabei dem Serotonin-Wiederaufnahmetransporter, der für die entaktogene Wirkkomponente verantwortlich ist. Es sollte untersucht werden an welcher Position sich der Ringsauerstoff befinden muss, um Wasserstoffbrückenbindungen mit der Bindungsdomäne des Serotonin-Wiederaufnahmetransporters eingehen zu können, um zu einer Hemmung der Transporteraktivität zu führen.

Es wurden außer 5- und 6-APDB noch zwei weitere Substanzen ohne Sauerstoff im Ring und eine mit einem um ein $CH_2$ größeren Ring untersucht. Die Abkürzung 6-APDB

61 https://erowid.org/experiences/exp.php?ID=111914 (Stand 2022)
62 https://erowid.org/experiences/exp.php?ID=102711 (Stand 2022)

**Tab. 7.27** Dosierung von 6-APDB bei peroralem Konsum

| Wirkungsstärke | Dosierung |
|---|---|
| Erste Wirkeffekte | 20–30 mg |
| Leichte Wirkung | 30–70 mg |
| Mittelstarke Wirkung | 70–100 mg (übliche Dosierung) |
| Starke Wirkung | 100–130 mg |
| Sehr starke Wirkung | > 130 mg |

Quelle: https://psychonautwiki.org/wiki/6-APDB (Stand 2023)

**Tab. 7.28** $IC_{50}$-Werte (µM) von 5-APDB und 6-APDB, bestimmt mittels *drug discrimination test* in Ratten

| Name | Noradrenalin | Dopamin | Serotonin |
|---|---|---|---|
| 5-APDB | 980 ± 78 | 1997 ± 225 | 322 ± 27 |
| 6-APDB | 3238 ± 150 | 7089 ± 956 | 130 ± 13 |

Monte et al. 1993

lässt sich durch den IUPAC-Namen der Substanz 6-(2-Aminopropyl)-2,3-dihydrobenzofuran (Abb. 7.106, Tab. 7.27) erklären.

Die Substanzen wurden mithilfe des *drug discrimination test* in Ratten untersucht. Das Ziel des *drug-discrimination*-Testverfahrens ist die Feststellung der subjektiven Effekte einer Substanz auf Tiere oder Menschen. Ein übliches Vorgehen ist das Trainieren eines Tieres auf eine Kontrollsubstanz gegen eine 0,9 % Kochsalzlösung. Dabei wird oftmals ein System mit zwei Hebeln verwendet.

Wird der Hebel mit der Trainingssubstanz betätigt, wird eine Belohnung z. B. in Form von Futter ausgegeben. Betätigt das Tier dahingegen den Hebel mit der Kochsalzlösung, also der Kontrollsubstanz, kommt es zu keiner Belohnung. Je nach Spezies dauert die Lernphase mehrere Wochen. Sind die Tiere auf die entsprechende Trainingssubstanz trainiert, können Versuche mit anderen Substanzen durchgeführt werden. Betätigt das Tier nun den Hebel mit der zu untersuchenden Substanz ähnlich oft wie vorher den der Trainingssubstanz, handelt es sich um Substanzen mit einer ähnlichen subjektiven Wirkung.

Die Ratten waren dabei darauf trainiert Kochsalz von den Trainingssubstanzen 2-Methylamino-1-(3,4)-methylendioxyphenylbutan (MBDB), 5-Methoxy-6-methyl-2-aminoindan (MMAI), LSD und Amphetamin unterscheiden zu können. Ebenso wurde die Akkumulation von Serotonin, Dopamin und Noradrenalin in den Synapsen untersucht. Keine der Substanzen substituierte in auf LSD und Amphetamin trainierten Ratten. Die Tiere wählten also nicht häufiger die untersuchten Substanzen als die Kontrollsubstanz. Diese Beobachtung lässt darauf schließen, dass die Substanzen bei den Versuchstieren eine andere subjektive Wirkung hervorriefen als die Trainingssubstanzen.

Jedoch substituierten 6-APB und 5-APB MBDB, was darauf schließen lässt, dass es sich bei den Substanzen um Entaktogene handelt. Es konnte gezeigt werden, dass die

**Abb. 7.110** Strukturformel von 2-Aminoindan (2-AI)

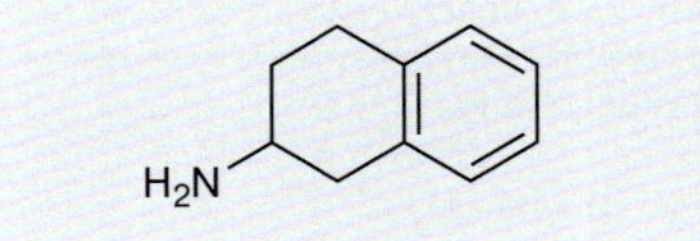

**Abb. 7.111** Strukturformel von 2-Aminotetralin

**Tab. 7.29** Dosierung von 2-Aminoindan (2-AI) bei peroralem Konsum

| Wirkungsstärke | Dosierung |
|---|---|
| Erste Wirkeffekte | 3–5 mg |
| Leichte Wirkung | 5–10 mg |
| Mittelstarke Wirkung | 10–20 mg (übliche Dosierung) |
| Starke Wirkung | 20–40 mg |
| Sehr starke Wirkung | > 40–60 mg |

Quelle: http://neuepsychoaktivesubstanzen.de/2-ai/ (Stand 2023)

Position des Sauerstoffatoms für die Affinität zu Serotonin- oder Catecholamin-Wiederaufnahmetransportern eine entscheidende Rolle spielt. Dies lässt sich an den experimentell ermittelten $IC_{50}$-Werten ablesen (Tab. 7.28). Es lässt sich erkennen, dass die Substanz 5-APDB deutlich stärker an den Noradrenalin- und Dopaminwiederaufnahmetransportern wirkt als die Substanz 6-APDB, die über ein Sauerstoffatom an Position 6 verfügt. Im Gegensatz dazu ist die Wirkstärke von 6-APDB am Serotonin-Wiederaufnahmetransporter deutlich höher.

## 7.7.4 Aminoindane als Ringschluss-Derivate

Nach dem weitläufigen Verbot von Kathinonderivaten wie Mephedron (z. B. in UK) um das Jahr 2010 kam es zur Verbreitung von Aminoindanderivaten. Der erste im großen Maßstab vertriebene Vertreter dieser Klasse war das MDAI oder auch 5,6-Methylendioxy-*N*-methyl-2-aminoindan. [Pinterova et al. 2017] Der strukturelle Vorläufer für die heute als Research Chemicals vertriebenen Aminoindanderivate war 2-Aminoindan (2-AI; Abb. 7.110, Tab. 7.29). 2-AI ist im Grunde genommen Amphetamin, bei dem die α-Methylgruppe mit dem aromatischen Ring verknüpft wurde. Je nach Trainingsschema im *Drug-discrimination*-Test war diese Substanz nicht in der Lage vollständig für Amphetamin in darauf trainierten Tieren zu substituieren. In Versuchen von Oberlender und Nichols [1991] konnte bei der dreifachen Dosis von 2-AI 75 % der Wirkstärke von Amphetamin beobachtet werden. [Oberlender u. Nichols 1991]

Durch die Erweiterung des Kohlenstoffrings um ein Kohlenstoffatom erhält man die Substanz 2-Aminotetralin (Abb. 7.111). 2-Aminotetralin substituiert Amphetamin vollständig im *drug discrimination test.* Dabei zeigte die Substanz je nach Trainingsdauer mit der Trainingssubstanz ein Achtel bis zu einem Drittel [Glennon u. Young 1984] der Potenz von Amphetamin.

Die Substanz MDAI substituiert vollständig 2-Methylamino-1-(3,4)-Methylendioxyphenylbutan (MBDB) und ist dabei ca. 5-mal potenter als die Trainingssubstanz. Sie substituiert aber nicht Amphetamin in darauf trainierten Ratten.

MBDB und MMAI führen zu einer gesteigerten Serotoninkonzentration im synaptischen Spalt. Dadurch sollten sie sich gegenseitig substituieren. Experimentell wurde entgegen dieser Vermutung festgestellt, dass sie sich nicht substituieren. Dies könnte sich dadurch erklären lassen, dass MMAI ein sehr selektiver Serotoninreleaser ist. Diese Selektivität weisen MBDB und MDA zu einem geringeren Grad auf. Hier spielt die Noradrenalin- und Dopaminfreisetzung eine größere Rolle.

Die Wirkung von MDAI wird in vielen Berichten mit der von MDMA verglichen, soll jedoch mit einem geringeren Taten- und Bewegungsdrang einhergehen.[63]

## 7.8 Tryptamine und religiöse Rituale

L-Tryptophan ist eine hetero-aromatische Aminosäure, die selbst kein Neurotransmitter ist und auch ansonsten keinerlei direkte pharmakologische Effekte aufweist. Es dient als Ausgangsstoff für die Biosynthese von Melatonin und Serotonin. Melatonin spielt eine wichtige Rolle bei der Steuerung des Schlaf-Wach-Rhythmus (circadianer Rhythmus). Es ist nicht abschließend geklärt, ob es eine sedative Wirkung besitzt [van den Heuvel 2005]. Es ist jedoch dazu in der Lage die Einschlafbereitschaft zu erhöhen. [Steinhilber et al. 2010] Serotonin (5-HT) ist ein Neurotransmitter, der je nach Rezeptor-Subtyp verschiedene Wirkungen zeigt. Damit ergeben sich vielfältige therapeutische Angriffspunkte. So wirkt Buspiron, welches ein Partialagonist am 5-$HT_{1A}$-Reptor ist, antidepressiv und angstlösend. Wirkstoffe aus der Klasse der neueren Neuroleptika wirken als Antagonisten am 5-$HT_{2A}$-Rezeptor und werden bei Schizophrenie eingesetzt. Eine weitere Wirkstoffklasse, die mit Serotoninrezeptoren interagiert sind die Setrone. Diese sind Antagonisten an den 5-$HT_{3A}$ und 5-$HT_{3B}$-Rezeptoren und wirken dadurch antiemetisch. Diese Wirkstoffgruppe wird oft bei Übelkeit, die durch die Therapie mit Zytostatika hervorgerufen wird, eingesetzt. [Steinhilber et al. 2010] Ayahuasca ist eine im Norden Südamerikas verbreitete Zubereitung aus mehreren Pflanzen, die psychoaktive Stoffe enthalten. So enthält Ayahuasca die beiden Hauptbestandteile *Banisteriopsis caapi*, eine Lianen-Art[64] und *Psychotria viridis,* die zur Familie der Rötegewächse (Rubiaceae) gehört. Die Pflanzen werden zusammen für mehrere Tage in Wasser ausgekocht. Der erhaltene Sud wird getrunken.

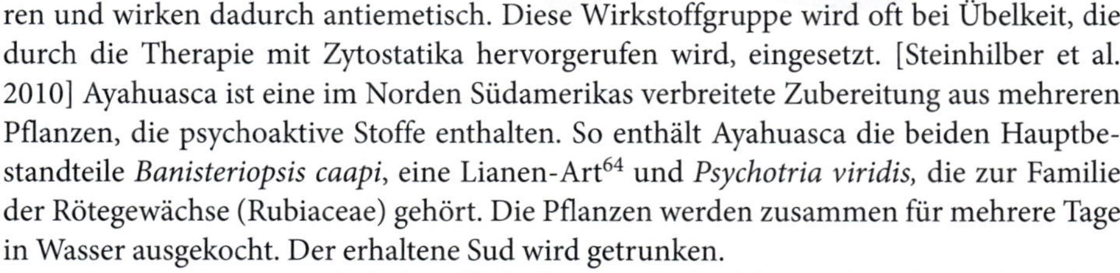

*Banisteriopsis caapi* enthält die Alkaloide Harmin (○ Abb. 7.112) und Tetrahydroharmin (○ Abb. 7.113). Diese beiden hemmen die Monoaminoxidase (MAO) reversibel. [Callaway 1999] *Psychotria viridis* enthält zudem Dimethyltryptamin (DMT, ○ Abb. 7.114).

63 https://erowid.org/experiences/exp.php?ID=85668 (Stand 2022)
64 www.sciencedirect.com/topics/neuroscience/banisteriopsis-caapi (Stand 2022)

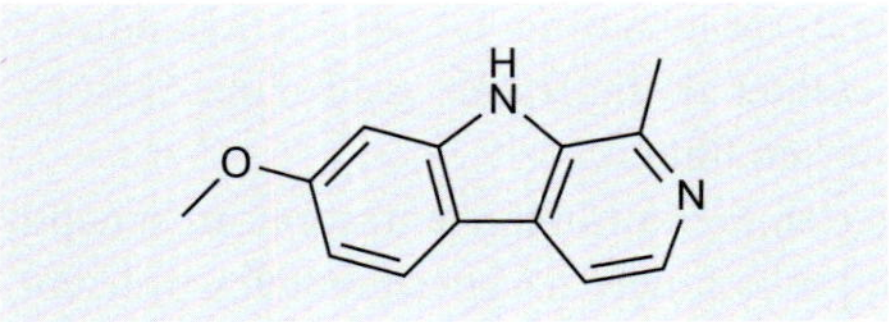

**Abb. 7.112** Strukturformel von Harmin

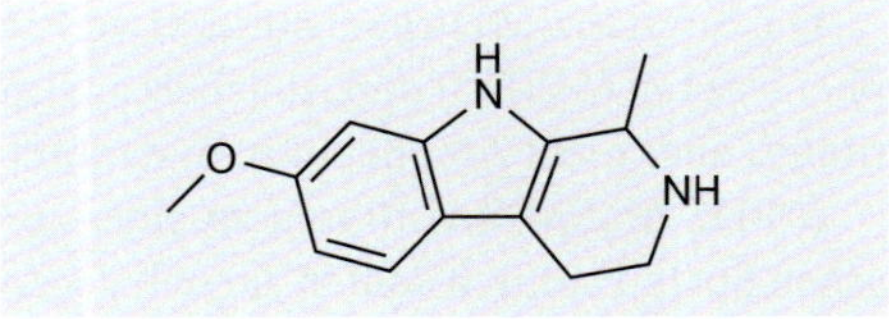

**Abb. 7.113** Strukturformel von Tetrahydroharmin

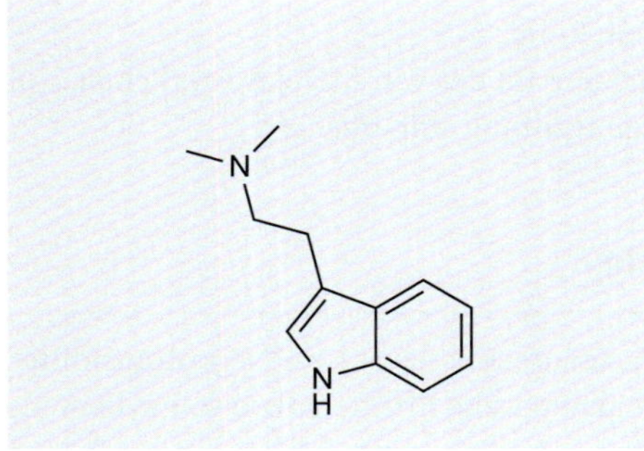


**Abb. 7.114** Strukturformel von Dimethyltryptamin (DMT)

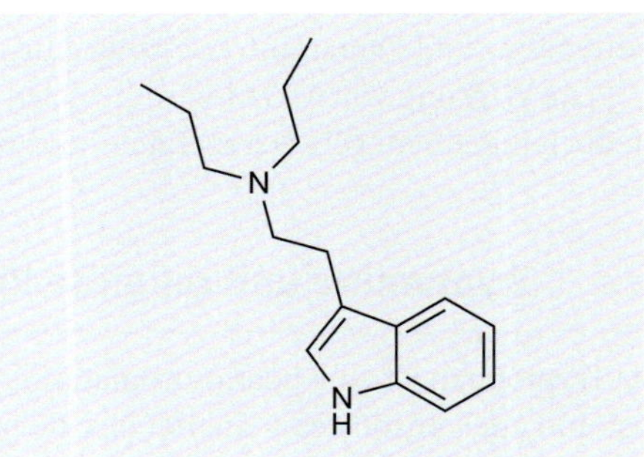


**Abb. 7.115** Strukturformel von Dipropyltryptamin (DPT)

Durch die Hemmung der MAO wird der Abbau von DMT verlangsamt und die Wirkung hält länger an. Ayahuasca spielt in vielen Religionen im südamerikanischen Raum eine wichtige Rolle. DMT wirkt als Agonist am 5-$HT_{1A}$-Rezeptor anxiolytisch (angstlösend). Die psychedelischen Effekte werden durch den Agonismus am 5-$HT_{2A}$-Rezeptor hervorgerufen. DMT ist das stärkste bisher bekannte Halluzinogen aus der Reihe der Tryptamine. Auch in Europa wird bis heute DMT konsumiert. DMT wird geschnupft, geraucht oder injiziert. Bei peroraler Einnahme muss die MAO durch einen MAO-Hemmer gehemmt werden, ansonsten ist der First-Pass-Effekt zu hoch und die Substanz wird präsystemisch eliminiert.[65]

DMT fällt in Deutschland unter die Anlage I des BtMG. Die nicht geringe Menge liegt bei dieser Substanz nach einem Urteil des Landgerichts Frankenthal bei 3,6 Gramm DMT-Base.[66]

## Dipropyltryptamin (DPT)

Dipropyltryptamin (DPT; Abb. 7.115, Tab. 7.30) wurde erstmals im Jahre 1950 synthetisiert. [Russo et al. 2005] Von der ersten medizinischen Nutzung als Zusatztherapie bei der Psychotherapie von Alkoholkranken wurde im Jahr 1973 berichtet. [Grof et al. 1973] DPT wirkt als starker Serotonin-Wiederaufnahmehemmer [Nagai et al. 2007] und zeigt eine moderate Affinität am 5-$HT_{1A}$-Rezeptor. [Thiagaraj et al. 2005] Um die antagonistische Wirkung von DPT am 5-$HT_{2A}$-Rezeptor zu zeigen wurden Versuche in Ratten durchgeführt. Dabei zeigte DPT maximal 60 % der bei LSD und Psilocybin beobachteten

65 www.chemie.de/lexikon/Dimethyltryptamin.html (Stand 2022)

66 https://community.beck.de/2013/01/24/lg-frankenthal-legt-erstmals-die-nicht-geringe-menge-von-dimethyltryptamin-dmt-fest (Stand 2022)

**Tab. 7.30** Dosierung von DPT bei peroralem Konsum

| Wirkungsstärke | Dosierung |
|---|---|
| Erste Wirkeffekte | 50–75 mg |
| Leichte Wirkung | 75–150 mg |
| Mittelstarke Wirkung | 150–250 mg (übliche Dosierung) |
| Starke Wirkung | 250–350 mg |
| Sehr starke Wirkung | > 350 mg |

Quelle: http://neuepsychoaktivesubstanzen.de/dpt/#DPT_Dosis_Dosierung (Stand 2023)

Effekte. MDMA wird dahingegen in diesem Versuchssetting von DPT substituiert. [Fantegrossi et al. 2007]

## 7.9 Dissoziativa und die Trennung von Körper und Geist

Dissoziativa, auch „dissoziierende Substanzen" genannt, haben ihren Namen erhalten, da Personen unter dem Einfluss dieser Substanzklasse bei hohen Dosen das Gefühl einer Trennung (Dissoziation) von Körper und Geist (bzw. Seele) schildern. Man spricht in diesem Zusammenhang auch von einer *out-of-body-experience* oder – im Fall von Ketamin – von einem *K-Hole*. Die chronologisch betrachtet erste Substanz dieser Art war das Phencyclidin. Phencyclidin, welches in der Drogenszene auch bekannt ist als „Angel Dust", ist eine halluzinogene Substanz, die zu Euphorie, der Illusion von übermenschlichen Kräften und der Empfindung gesteigerter sozialer Fähigkeiten führt. Die Abkürzung PCP lässt sich aus dem IUPAC-Namen herleiten: 1-(1-**P**henyl**c**yclohexyl)**p**iperidin. PCP begründete seinerzeit eine neue Stoffklasse: das im Jahr 1962 erstmals vom Chemiker Calin Stevens synthetisierte Ketamin ist bis heute der einzige Vertreter der Phencyclidinderivate, der über eine aktive Zulassung als Arzneimittel verfügt. Ketamin wird dabei zur sogenannten „dissoziativen Anästhesie" verwendet. Die dissoziative Anästhesie zeichnet sich durch Analgesie und Narkose aus, erhält jedoch die Reflextätigkeit des Patienten. Ketamin führt anders als hohe Opioiddosen nicht zu einer Atemdepression. Ketamin wirkt bronchodilatatorisch, was es für den Einsatz bei Asthmapatienten prädestiniert. Im medizinischen Gebrauch wird Ketamin oftmals mit einem Hypnotikum kombiniert, um den Patienten vor den psychedelischen Nebenwirkungen zu schützen. Dabei werden häufig Benzodiazepine mit einer kurzen Halbwertszeit oder Propofol verwendet. Obwohl die Hauptwirkung über den *N*-Methyl-D-Aspartat (NMDA) Rezeptor vermittelt wird, lässt sich die analgetische Wirkung teilweise mit Naloxon aufheben, was für Effekte an Opioidrezeptoren spricht. Durch Ketamin kommt es zur Dopamin- und Noradrenalinfreisetzung und somit einer Erhöhung des Sympatikotonus. [Steinhilber et al. 2010, Sinner u. Graf 2008]

### 7.9.1 Phencyclidin (PCP)

Phencylidin (PCP, Abb. 7.116, Tab. 7.31) wurde erstmals am 26 März 1956 von Victor Maddox synthetisiert. [Maddox 1981] Maddox war zu dieser Zeit bei dem Pharmaunter-

**Tab. 7.31** Dosierung von Phencyclidin (PCP) bei peroralem Konsum

| Wirkungsstärke | Dosierung |
|---|---|
| Erste Wirkeffekte | 1–3 mg |
| Leichte Wirkung | 3–5 mg |
| Mittelstarke Wirkung | 5–10 mg (übliche Dosierung) |
| Starke Wirkung | 10–15 mg |
| Sehr starke Wirkung | > 15 mg |

Quelle: https://psychonautwiki.org/wiki/PCP (Stand 2023)

nehmen Parke-Davis, heute ein Teil der Pfizer AG, beschäftigt. PCP zeigte bereits in frühen präklinischen Studien ein vielversprechendes pharmakologisches Potenzial, sodass durch Parke-Davis ein Patent für die Synthese der Substanz angemeldet wurde. [Thomas 1962] Die ersten klinischen Studien mit PCP wurden im Jahr 1957 durchgeführt. Im ersten Schritt der klinischen Untersuchung am Menschen wurde die Substanz 7 Probanden verabreicht. Dabei wurde der Blutdruck invasiv bestimmt, die Atmung überwacht und ein EEG, sowie ein EKG durchgeführt. Bei diesen Untersuchungen zeigte sich, dass PCP keine atemlähmende Wirkung besitzt und es darüber hinaus sogar zu einer leichten Steigerung des Atemminutenvolumens kommt. Des Weiteren zeigte sich eine dosisabhängige Steigerung des systolischen und diastolischen Blutdrucks. Durch die Gabe von PCP kam es zu einer Amnesie. Die Patienten konnten sich weder an die Gabe, das Aufwachen, oder den Transport vom Aufwachraum zurück in ihr Zimmer erinnern. Das EEG war unauffällig. Nach der Testung der Substanz an 7 gesunden Probanden wurde die Substanz an 64 Patienten getestet. Diese wurden zufällig ausgewählt und ihr Alter lag zwischen 18 und 78 Jahren. Diesen Patienten wurde PCP zur Narkose bei bereits geplanten Operationen verschiedener Art verabreicht. Die Dosierung lag dabei zwischen 0,14 mg/kg und 1 mg/kg Körpergewicht. Bei 30 Patienten wurde ausschließlich die Substanz PCP verwendet und kein Muskelrelaxans oder Anästhetikum zusätzlich verabreicht. Bei diesen Patienten wurden jedoch nur relativ oberflächliche Eingriffe vorgenommen. 10 der mit PCP behandelten Patienten zeigten nach der Operation ein manisches und zum Teil aggressives Verhalten. Auch Halluzinationen waren bei einigen Patienten zu beobachten. Darüber hinaus zeigten einige der Patienten eine bis zu 24 Stunden anhaltende Amnesie. [Greifenstein et al. 1958]

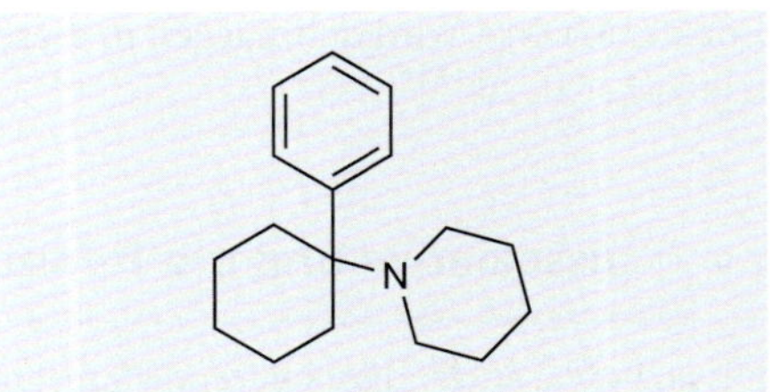


**Abb. 7.116** Strukturformel von Phencyclidin (PCP)

PCP wurde vor der Entdeckung von Ketamin im Rahmen von Narkosen und als Beruhigungsmittel für Tiere eingesetzt, was Namen in der Drogenszene wie „Elephant“ und „*Horse tranquilizer*“ erklärt. Die Verwendung wurde aber wegen vermehrten Berichten von Psychosen eingestellt. Der Missbrauch von Phencyclidin ist seit längerer Zeit rückläufig. Es ist jedoch immer wieder Marihuana im Umlauf, das mit PCP versetzt wurde. Die häufigste Darreichungsform von PCP ist weißes kristallines Pulver (Angel Dust), zudem auch Tabletten und Lösungen. Die endogenen PCP-Konzentrationen sind durch die hohe Lipophilie der Substanz in Fettgeweben am höchsten. Durch den Fettanteil von nahezu 60 % [Chang et al. 2009] im Gehirn kommt es dazu, dass die Konzentration im Cerebellum (Kleinhirn) bis zu 9-mal so hoch ist wie im Serum. Das Cerebellum ist verantwortlich für die Steuerung und das Erlernen der Stütz- und Zielmotorik und der Sprach- und Blickmotorik, sowie für deren Feinsteuerung. [Trepel 2015] Zudem kann PCP als stark lipophile Substanz die Blut-Hirn-Schranke gut überwinden. Dadurch kann es bei chronischem Gebrauch zu einer Wirkungsdauer von bis zu 7 Tagen kommen. [Jackson 1989] PCP wirkt an NMDA-Rezeptoren, als Noradrenalin- und Dopamin-Wiederaufnahmehemmer, an Sigma-Rezeptoren, an nikotinergen und muscarinergen Acetylcholin-Rezeptoren sowie auch an $GABA_A$-Rezeptoren. Man würde es also aufgrund der fehlenden Spezifität in hohen Konzentrationen als „*Dirty drug*“ bezeichnen, eine Trivialbezeichnung für Substanzen mit einer Vielzahl an biologischen Targets.

Klinisch zeigen sich die Effekte von PCP wie folgt:

**Stufe I:**

- 2–5 mg Euphorie, Desorientierung
- sich abwechselnde Phasen von Trägheit und aggressivem Verhalten, auch als *waxing* und *waning* bezeichnet
- schwache aber noch vorhandene Schmerzwahrnehmung

**Stufe II:**

- 5–25 mg Stupor, also körperliche und geistige Starre[67]
- leicht komatöse Zustände; Reaktion auf starke Schmerzen noch vorhanden; Muskelspannung; eigenartige Körperhaltungen/Verrenkungen

**Stufe III:**

- mehr als 25 mg komatös ohne Reaktion auf starke Schmerzen, Erhöhung der Körpertemperatur, Tod. [Modifiziert nach Bey u. Patel 2007]

Perorale Dosen von 5–10 mg können eine akute Schizophrenie gepaart mit Angstzuständen und Psychosen mit audiovisuellen Halluzinationen induzieren. Ein durch PCP induziertes Koma zeichnet sich dadurch aus, dass die Augen des Patienten geöffnet bleiben. [Bey u. Patel 2007]

In den 1950er und 1960er-Jahren wurden hunderte Phencyclidinderivate auf ihr pharmakologisches Potenzial untersucht. Bereits in den 1960er-Jahren tauchten einige von ihnen auf dem Schwarzmarkt auf. Doch erst mit der schnell voranschreitenden Globalisierung in den 1990er-Jahren wurden bereits lange bekannte Substanzen „optimiert“, um das gewünschte Wirkungsspektrum zu erzielen. Manche dieser Substanzen wurden später auch auf ihr therapeutisches Potenzial hin untersucht.

### 7.9.2 Methoxphenidin (2-MXP)

Methoxphenidin (2-MXP, ○ Abb. 7.117, □ Tab. 7.32) ist ein Dissoziativum mit einer 1,2-Diarylethylamin-Grundstruktur. Es ist peroral, nasal, inhalativ, rektal und intravenös applizierbar, wobei der nasale Konsum als unangenehm beschrieben wird. Die Halb-

67 https://flexikon.doccheck.com/de/Stupor (Stand 2022)

**Tab. 7.32** Dosierung von Methoxphenidin (2-MXP) bei peroralem oder rektalem Konsum

| Wirkungsstärke | Dosierung |
|---|---|
| Erste Wirkeffekte | 30–50 mg |
| Leichte Wirkung | 50–75 mg |
| Mittelstarke Wirkung | 60–120 mg (übliche Dosierung) |
| Starke Wirkung | 120–150 mg |
| Sehr starke Wirkung | $>$ 150 mg |

Quelle: http://neuepsychoaktivesubstanzen.de/mxp/ (Stand 2023)

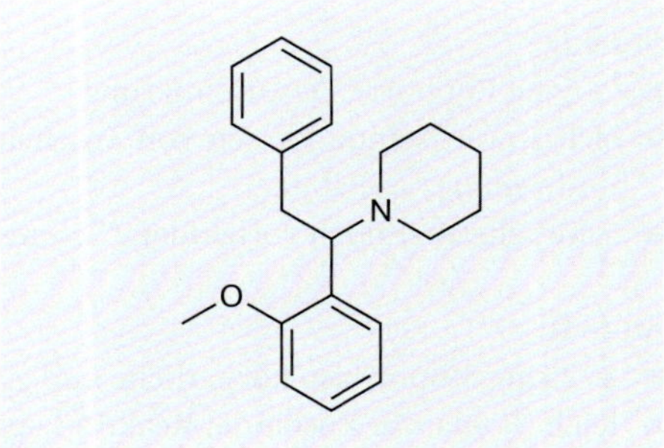

wertszeit wird mit 6–8 Stunden angegeben. [Beharry u. Gibbons 2016] Als Haupteffekte werden mitunter Euphorie, dissoziative Effekte, eine *out-of-body experience* und akustische und visuelle Halluzinationen genannt. Vereinzelt wird auch von einer antidepressiven Wirkung gesprochen[68]. Bekannte Nebenwirkungen sind unter anderem Muskelkrämpfe, Taubheit in den linken Extremitäten, kalte Extremitäten, Brustschmerzen, das bewusste Fühlen des eigenen Pulses, gesteigerter Tastsinn, Spasmen, Atemschwierigkeiten und Fieber. [Van hout u. Hearne 2015] MXP zeigt eine hohe Affinität zum NMDA Rezeptor. Zudem sind die $IC_{50}$-Werte für den Noradrenalin-Wiederaufnahmetransporter mit 35,3 µMol und 30 µMol für den Dopamin-Wiederaufnahmetransporter durch eine Messung im Zellmodell bekannt. Die $IC_{50}$-Werte für den Serotonin-Wiederaufnahmetransporter wurden nicht bestimmt, da sich bei vorherigen Tests mit Konzentrationen von 10 µMol keine funktionelle Aktivität der Substanz am Serotonin-Wiederaufnahmetransporter zeigte. Die Wirkung der Substanz auf den Serotonin-Wiederaufnahmetransporter scheint daher vernachlässigbar zu sein. [Wallach et al. 2016] Es wurden zudem zwei weitere Isomere von 2-MXP untersucht, das 3-MXP- und das 4-MXP-Isomer.

**Abb. 7.117** Strukturformel von Methoxphenidin (2-MXP)

Die $IC_{50}$-Werte für den NMDA-Rezeptor verhalten sich wie folgt: 3-MXP (30,3 $\pm$ 2,6 nM) $<$ 2-MXP (56,5 $\pm$ 5,8 nM) $<$ PCP (91 $\pm$ 1,3 nM) $<$ Ketamin (508,5 $\pm$ 30,1 nM) $<$ 4-MXP (723,8 $\pm$ 69,9 nM). [Gray u. Cheng 1989, Wallach 2014, Wallach u. Brandt 2018]

Die Affinitäten verhalten sich dementsprechend invers: 3-MXP hat mit dem niedrigsten $IC_{50}$-Wert die höchste Affinität.

68 Interessant erscheint in diesem Zusammenhang, dass die Substanz Ketamin als Strukturanalogon der Dissoziativa im Jahr 2021 eine Indikationserweiterung als Anti-Depressivum bei therapierefraktären Depressionen erhalten hat.

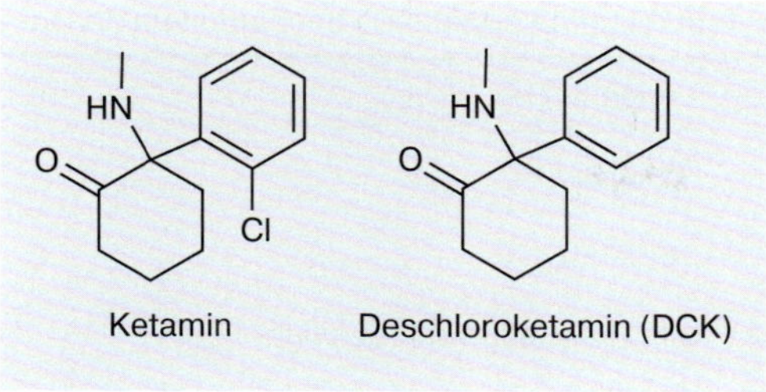

**Abb. 7.118** Strukturformeln von Ketamin und Deschloroketamin

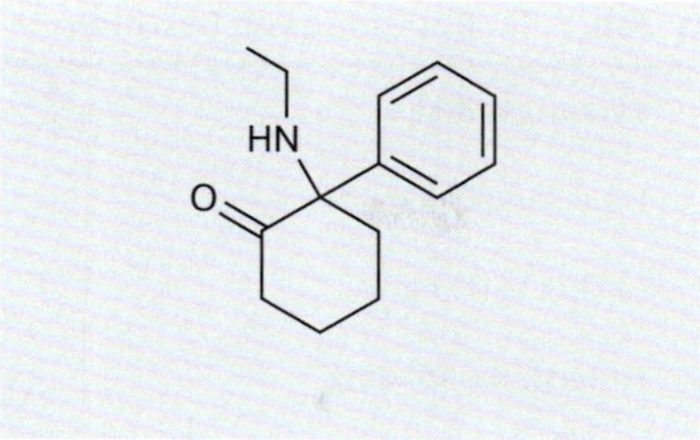

**Abb. 7.119** Strukturformel von Deschloro-*N*-ethylnorketamin (2-Oxo-PCE)

**Tab. 7.33** Dosierung von Deschloroketamin (DCK) bei peroralem Konsum

| Wirkungsstärke | Dosierung |
|---|---|
| Erste Wirkeffekte | 10 mg |
| Leichte Wirkung | 10–20 mg |
| Mittelstarke Wirkung | 20–30 mg (übliche Dosierung) |
| Starke Wirkung | 30–50 mg |
| Sehr starke Wirkung | > 50 mg |

Quelle: https://psychonautwiki.org/wiki/Deschloroketamine (Stand 2023)

### 7.9.3 Deschloroketamin (DCK)

Im Jahr 2015 tauchte Deschloroketamin (DCK, Abb. 7.118, Tab. 7.33) erstmals bei der Überprüfung von pulverförmigen Substanzen auf, die ihren Ursprung in China, den USA und Europa hatten. Einige der beschlagnahmten Substanzen enthielten nicht den angegebenen Wirkstoff. So war in einigen sichergestellten und als Deschloro-*N*-ethylketamin (2-Oxo-PCE) deklarierten Sendungen eigentlich DCK enthalten.[69] Ein Patent für DCK wurde bereits im Jahr 1962 eingereicht. [Stevens 1962]

Eine atypische Verwendung von Deschloroketamin lässt sich in einem Patent von 1998 finden. Dort wird die Anwendung unter anderem bei Bindehautentzündungen, Herpes und Toxoplasmose bei HIV-Patienten beschrieben.[70]

### 7.9.4 Deschloro-*N*-ethylnorketamin (2-Oxo-PCE)

Deschloro-*N*-ethylnorketamin (2-Oxo-PCE, Abb. 7.119, Tab. 7.34) wurde mehrmals in Proben gefunden, die eigentlich als DCK deklariert waren. Es zeigt dissoziative Effekte und einen starken analgetischen Effekt mit einer Dauer von ca. 3 Stunden. Die Potenz ist laut Berichten höher als die von Ketamin. Bereits 17 mg nasal sollen ähnliche Effekte zeigen wie 80 mg Ketamin.[71] Im Rahmen des Forschungsprojekts konnte eine Substanz

69 www.ecstasydata.org/results.php?start=0&search_field=all&s=deschloroketamine (Stand 2022)
70 https://patents.google.com/patent/DE4409671C1 (Stand 2022)
71 Persönliche Mitteilung J. Wallach und S. D. Brandt

**Tab. 7.34** Dosierung von Deschloro-*N*-ethylnorketamin (2-Oxo-PCE) bei peroralem Konsum

| Wirkungsstärke | Dosierung |
|---|---|
| Erste Wirkeffekte | 3–6 mg |
| Leichte Wirkung | 6–10 mg |
| Mittelstarke Wirkung | 10–20 mg (übliche Dosierung) |
| Starke Wirkung | 20–35 mg |
| Sehr starke Wirkung | > 35 mg |

Quelle: http://neuepsychoaktivesubstanzen.de/2-oxo-pce/#2-Oxo-PCE_Dosis_Dosierung (Stand 2023)

erworben werden, die als 2-Oxo-PCE vertrieben wurde, die Substanz jedoch nicht enthielt.

## 7.10 Cannabinoide

Die Muttersubstanz der Cannabinoide ist das Tetrahydrocannabinol (THC, Abb. 7.120). Die natürlichen Quellen für THC sind *Cannabis sativa, Cannabis indica, Cannabis ruderalis* sowie diverse weitere Zuchtsorten. Cannabis wird seit Jahrtausenden in verschiedenen Kulturkreisen konsumiert, sowohl zu rituellen als auch zu Rauschzwecken und zu medizinischen Zwecken. [Grotenhermen 2007, Sharma et al. 2012] Dabei werden die Blätter, Stängel und vor allem die Blüten als „Marijuana", „Charas" oder „Ganja" bezeichnet. „Hashish" wird aus den Blüten, Stängeln und Samen gewonnen, die in Öl oder ein anderes Lösungsmittel eingelegt werden. Hashish im eigentlichen Sinn ist das Harz der weiblichen Pflanze. Gerade der Name Marihuana weist auf die diözische (zweihäusige) Art der Fortpflanzung hin: Die Trennung des Namens in Marie und Johann zeigt die Trennung in männliche und weibliche Pflanzen auf. Die häufigsten Konsumformen sind das Rauchen und der perorale Konsum. Cannabis enthält mehr als 400 Inhaltsstoffe, von denen 61 Cannabinoide sind. Der Hauptanteil der psychoaktiven Wirkung wird dem THC zugeschrieben (Delta-9-*trans*-THC). THC selbst ist in der Anlage II des BtMG gelistet und ist somit verkehrsfähig, aber nicht verschreibungsfähig. Fertigarzneimittel sind hingegen in Anlage III gelistet und somit verkehrs- und verschreibungsfähig. Delta-9-THC wirkt über den Cannabinoid-Rezeptor, genauer gesagt über den Cannabinoid-Rezeptor 1 (CB1).

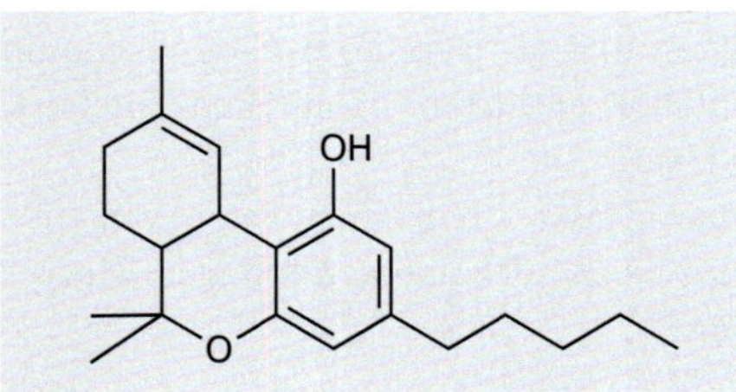


**Abb. 7.120** Strukturformel von Delta-9-Tetrahydrocannabinol (THC)

Cannabis besitzt eine aus regulatorischer Sicht interessante Vergangenheit. Eine besondere Rolle beim Verbot von Cannabis spielte Harry Anslinger. Anslinger war von 1930 bis 1962 Leiter des US-amerikanischen Federal Bureau of Narcotics (FBN)[72]. Aus dem Fede-

72 www.erowid.org/culture/characters/anslinger_harry/ (Stand 2022)

ral Bureau of Narcotis entstand die heutige Drug Enforcement Administration (DEA) und somit die mit weitem Abstand größte und einflussreichste Behörde zu dieser Thematik weltweit. Harry Anslinger machte sich die Befreiung der USA von sämtlichen Drogen zum Ziel. Dies mag bei oberflächlicher Betrachtung als höheres Ziel erscheinen, entwickelte sich jedoch zunehmend dystopisch – insbesondere, wenn man die von Anslinger angewendeten Mittel und Methoden in die Betrachtung mit einschließt. Unter den Anslingers Ansicht nach auszurottenden Drogen befand sich auch und gerade Cannabis. Dies war jedoch kein uneigennütziges Ziel des Behördenchefs. Er war sich schnell bewusst, dass er und das gesamte FBN nur mit den schon seit 1914 verbotenen Drogen Kokain und Heroin keine besondere Bedeutung erhalten würde. Diese beiden, nur von wenigen Personen konsumierten Substanzen, boten aus seiner Sicht nicht genügend Fälle, weshalb er sich die Verfolgung des deutlich weiter verbreiteten Cannabis zum Ziel machte. Er begründete dies mit sporadischen Zeitungsartikeln aus den 1920er-Jahren, in denen von gewalttätigen Episoden nach Cannabiskonsum berichtet wurde. Ob es sich dabei allerdings um Cannabis allein oder einen Mischkonsum (Polytoxikomanie) handelte blieb – wie der Wahrheitsgehalt dieser Zeitungsartikel generell – unklar. Ein weiteres wichtiges Standbein seiner Argumentation gegen Cannabis war der Fall Victor Licata. Dieser war angeblich Cannabiskonsument und zerteilte seine gesamte Familie mit einer Axt. Ein später veröffentlichtes psychologisches Gutachten zeigte, dass Licata unter schweren psychischen Störungen litt und der Cannabis-Konsum (wenn überhaupt vorhanden) eine reine Assoziationsbeobachtung war. Ein Cannabiskonsum wurde in den klinischen Unterlagen dieses Falls nicht erwähnt. Anslinger verwendete diesen Fall 15 Jahre lang, um die Angst vor Cannabis in der Bevölkerung zu schüren.[73] Da es kaum wissenschaftliche Daten zu den von Anslinger postulierten Effekten von Cannabis gab, suchte dieser den Rat von 30 Wissenschaftlern. In diesem Zusammenhang sollen ihn 29 der 30 befragten Wissenschaftler dahingehend beraten haben, dass ein strenges, strafrechtlich bewehrtes Verbot nicht ausreichend begründet sei. Nur ein einziger Wissenschaftler stimmte Anslingers eigener, vorgefertigter Meinung zu, dass es sich hierbei um eine extrem gefährliche Droge handele. Die Aussage dieses einen Wissenschaftlers trug Anslinger massiv betont an die Öffentlichkeit, um ein Verbot von Cannabis zu bewirken. Zudem schrieb er der farbigen und lateinamerikanischen Bevölkerung der USA den Hauptanteil des Cannabiskonsums zu. Aus neueren Studien weiß man, dass der Konsum psychotroper Substanzen nicht von einer Ethnie, sondern eher von Faktoren wie Verfügbarkeit der Substanz, Set, Setting, Preis etc. abhängen. Er behauptete, dass Jazz-Musiker „satanische" Musik unter der Einwirkung von Cannabis spielten. Anslinger verwendete darüber hinaus oftmals nicht das Wort „Cannabis" (also die wissenschaftliche Bezeichnung der Pflanze), sondern das spanische Wort Marihuana, um eine Assoziation zu der lateinamerikanischen Bevölkerung herzustellen. Durch rassistische Propaganda (die vermeintliche Vergewaltigung weißer Frauen durch Latinos und Farbige, die unter dem Einfluss von Cannabis stehen) schürte



73 www.ukcia.org/potculture/20/lies.html (Stand 2022)

er die Angst vor der Droge und durch die gezielte Fehlinformation der Bevölkerung wuchs die Abneigung gegen Cannabis, was letzten Endes zum „*Marijuana Tax Act*" führte, der den Schmuggel von Cannabis in die USA unter Strafe stellt.[74] Heute stuft die DEA psychoaktive Substanzen in fünf Klassen ein. Die Einstufung erfolgt dabei laut DEA nach dem psychischen und physischen Abhängigkeitspotenzial und nach der medizinischen Nutzung der Substanzen. Dabei sind Schedule-1-Substanzen Stoffe, die keinen medizinisch anerkannten Nutzen haben jedoch einen hohes Abhängigkeits- und Missbrauchspotenzial. In dieser Kategorie befindet sich, weitab von jeder wissenschaftlichen Grundlage, neben Stoffen wie Heroin, LSD und MDMA auch Marihuana (Cannabis).[75]

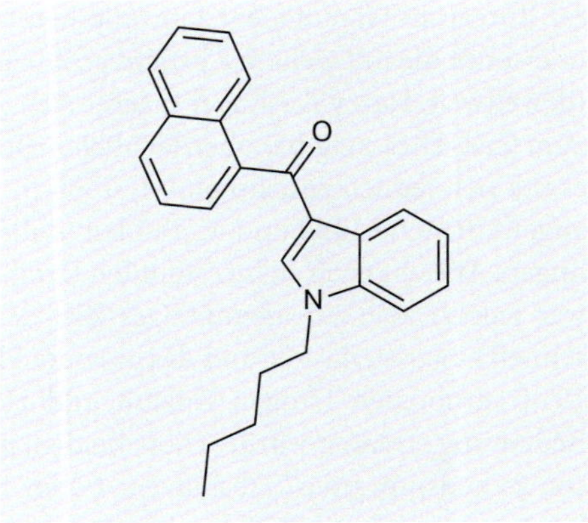

**Abb. 7.121** Strukturformel von JWH-018

Da THC und all seine natürlichen Abkömmlinge schon seit langer Zeit in vielen Ländern der Welt verboten und in Deutschland dem BtMG unterstellt sind, kamen in den letzten Jahren immer mehr synthetisch hergestellte Cannabinoide auf den Designerdrogenmarkt. Die Datenlage zu diesen Substanzen ist in weiten Teilen unbefriedigend. THC ist nicht toxisch im Sinne einer akut vital bedrohlichen Toxikodynamik. Synthetische Cannabinoide hingegen weisen eine nicht abschätzbare Toxizität auf. Seit Beginn der 2000er-Jahre tauchten in vielen Ländern, darunter auch Deutschland, vermehrt „Kräutermischungen" auf, die Namen wie „Spice" oder „K2" trugen. [UNODC 2001] In diesen Mischungen waren vorrangig die synthetischen Cannabinoide JWH-018 (Abb. 7.121) und JWH-250 zu finden. Es wird angenommen, dass diese Substanzen agonistisch an den Cannabinoidrezeptoren 1 und 2 wirken (CB1/CB2). [Fattore et al. 2001] THC wirkt dahingegen nur agonistisch am CB1-Rezeptor, welcher hauptsächlich im Gehirn und im Rückenmark präsent und für die psychotropen Eigenschaften von Cannabis verantwortlich ist. Dahingegen lassen sich die CB2-Rezeptoren hauptsächlich in der Milz und auf Immunzellen finden. [Compton et al. 1993] In Versuchen mit Mäusen konnte eine Neurotoxizität der Substanzen gezeigt werden. Humane Daten liegen hierzu nicht vor. [Cha et al. 2015] John William Huffman hat zahlreiche dieser Substanzen synthetisiert und sie auf ihre Affinität zum $CB_1$- und $CB_2$-Rezeptor hin untersucht. Bei Untersuchungen der Substanzen JWH-018 und JWH-073 in Mäusen zeigte sich eine Veränderung des Bewegungsmusters und ein starkes Absinken der Körpertemperatur. Eine Erklärung

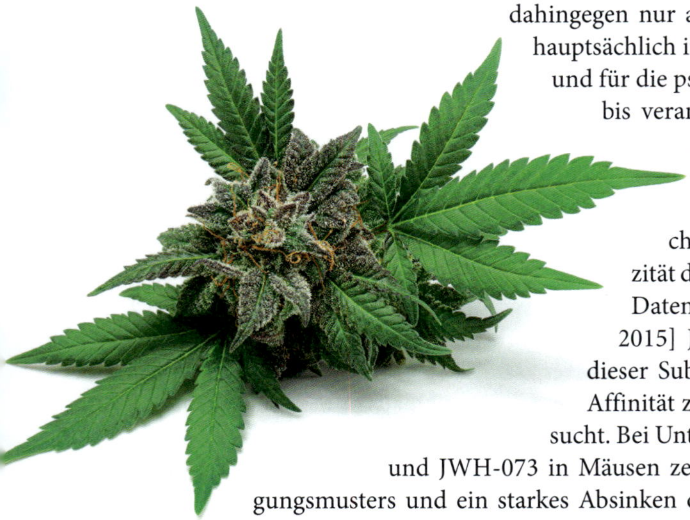

74 www.cbsnews.com/news/harry-anslinger-the-man-behind-the-marijuana-ban/ (Stand 2022)
75 www.dea.gov/drug-scheduling (Stand 2022)

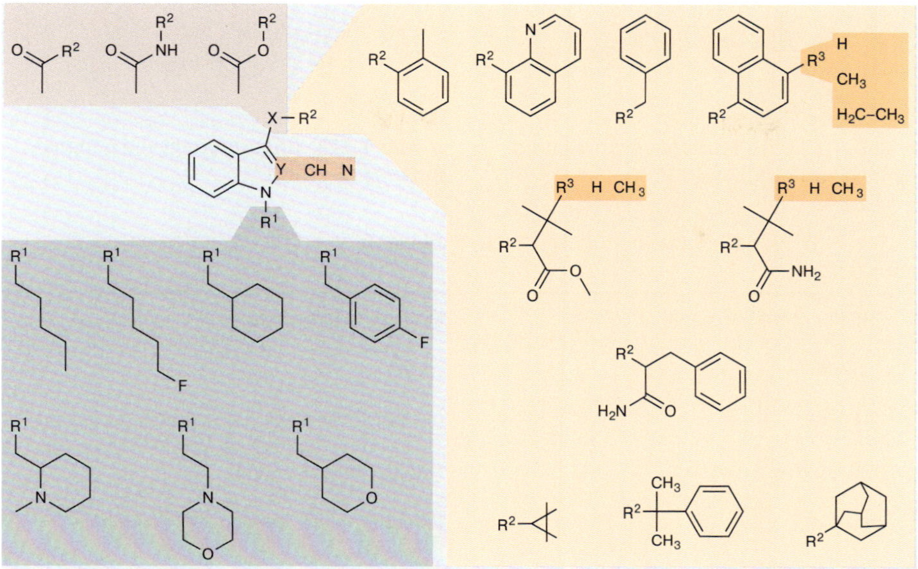

**○ Abb. 7.122** Strukturelemente synthetischer Cannabinoide nach dem „Baukastenprinzip". Links unten ($R^1$): gängige Seitenketten für $R^1$; links oben (X): unterschiedliche Brücken für die in der Mitte abgebildeten Kernstrukturen; rechts oben ($R^2$): verbundene Brückenreste

dafür könnte das antagonistische bzw. das invers agonistische Verhalten der Substanzen am CB1-Rezeptor sein. Allgemein zeigt sich, dass synthetische Cannabinoide mit einer vergleichsweise hohen Affinität an CB1- und CB2-Rezeptoren binden. Die intrinsische Aktivität variiert dabei stark. In den Jahren 2011 bis 2014 wurden in den USA 20 Todesfälle durch synthetische Cannabinoide gemeldet. [Trecki et al. 2015] Todesfälle durch akute Toxizität von Cannabinoiden (THC) bei nicht vorgeschädigten Konsumenten sind der wissenschaftlichen Literatur nicht bekannt. Es stellt sich also erneut die Frage, ob Verbote Probleme lösen oder schaffen.

An dieser Stelle eine Anmerkung zu den Befunden aus dem Onlinehandel: Keine, der im Forschungsprojekt untersuchten Substanzen, die als synthetische Cannabinoide vertrieben wurden, enthielt das angegebene oder zumindest ein anderes Cannabinoid. Die Identität konnte nicht aufgeklärt werden. Es handelt sich aber um ein sehr unreines Substanzgemisch aus teilweise organischen und anorganischen (Sand, Silikate) Bestandteilen. Synthetische Cannabinoide werden sehr schnell in das BtMG übernommen und sind davor durch das NpSG reguliert.

Strukturell können synthetische Cannabinoide aus vier Strukturelementen aufgebaut werden (○ Abb. 7.122):

1. einer Kernstruktur,
2. einer Seitenkette, die über ein Stickstoffatom an die Kernstruktur gebunden ist,
3. einer Brücke an der Kernstruktur und
4. einem Brückenrest.

Die Kernstruktur besteht aus einem Indol- oder Indazol-Heterozyklus. Geläufige Seitenketten am Stickstoff (N1) der Indol/Indazol-Kernstruktur sind Alkylketten, Benzyl- und Cyclohexylmethylgruppen. Die Brücke zwischen Kernstruktur und Brückenrest kann

7

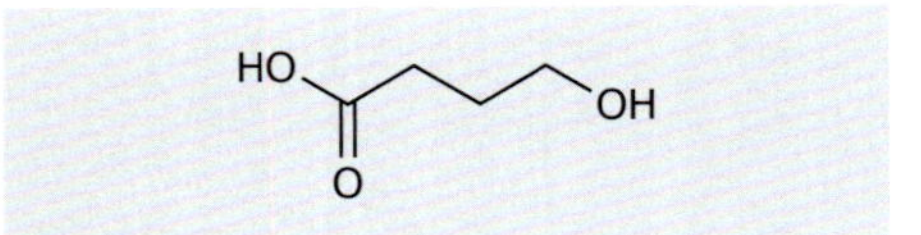


**o Abb. 7.123** Strukturformel von Gamma-Hydroxybuttersäure (GHB)

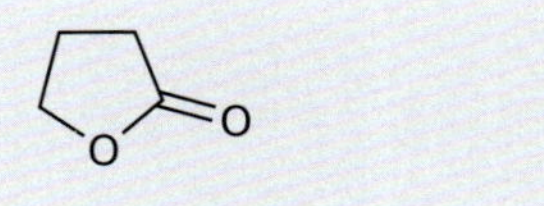


**o Abb. 7.124** Strukturformel von Gamma-Butyrolacton (GBL)

**□ Tab. 7.35** Klinisches Erscheinungsbild verschiedener GHB-Konzentrationen nach i. v. Applikation

| GHB Konzentration (mg/l) | Klinisches Erscheinungsbild |
|---|---|
| 0–99 | Wach |
| 63–162 | Leichter Schlaf (vereinzeltes Öffnen der Augen) |
| 151–293 | Mittelgradig tiefer Schlaf |
| 244–395 | Tiefschlaf, keine Reaktion auf Stimulation |

Modifiziert nach Busardò u. Jones 2015

z. B. über eine Carbonyl-, Carbonsäureamid- oder Carboxygruppe erfolgen. Häufige Brückenreste sind Naphthyl-, Phenyl-, 4-Fluorbenzyl-, Tetramethylcyclopropyl-, Adamantyl-, Valinsäureamid-, Valinsäureester-, Quinolinyl- oder Cumylreste. Seit Mitte 2015 treten vereinzelt Kernstrukturen mit Pyrazol und Carbazolderivaten auf. [v. Hedyden u. Jungaberle 2018a, 2018b]

## 7.11 GHB und GBL – Sinn und Unsinn des deutschen BtM-Rechts

**Gamma-Hydroxybuttersäure** (GHB; o Abb. 7.123, □ Tab. 7.35) wurde erstmals im Jahre 1874 synthetisiert [Saytzeff 1874] und ist eine auf das ZNS dämpfend wirkende Substanz. Das Natriumsalz der GHB wird zur Therapie der narkolepsieassoziierten Kataplexie [Robinson u. Keating 2007] und als Hilfsmittel beim Alkoholentzug eingesetzt [Ferrara et al. 1992]. GHB ist ein chemischer Präkursor und gleichzeitig ein Metabolit von GABA. Es wirkt inhibitorisch am $GABA_B$-Rezeptor und an einem GHB-spezifischen Rezeptor. GHB ist in Deutschland dem BtMG unterstellt.

**Gamma-Butyrolacton** (GBL; o Abb. 7.124) ist eine Vorläufersubstanz von GHB und fällt in Deutschland weder unter das BtMG noch unter das NpSG. Trotz missbräuchlicher Verwendung in der Bodybuilding-Szene (insbesondere in den 1980er-Jahren) fällt GBL auch nicht unter das Anti-Doping-Gesetz (AntiDopG) und ist auch nicht auf der WADA[76]-Verbotsliste zu finden. Allerdings fällt es laut eines Präzedenzurteils unter das Arzneimittelgesetz. Der unerlaubte Besitz der ansonsten als Lösungsmittel verwendeten Substanz wurde daher nach dem AMG bestraft. Diese Rechtsprechung kollidiert aber mit geltendem EU-Recht. Zudem könnte GBL durch die Drogenausgangsstoffe betreffende

76 WADA, World Anti-Doping Agency

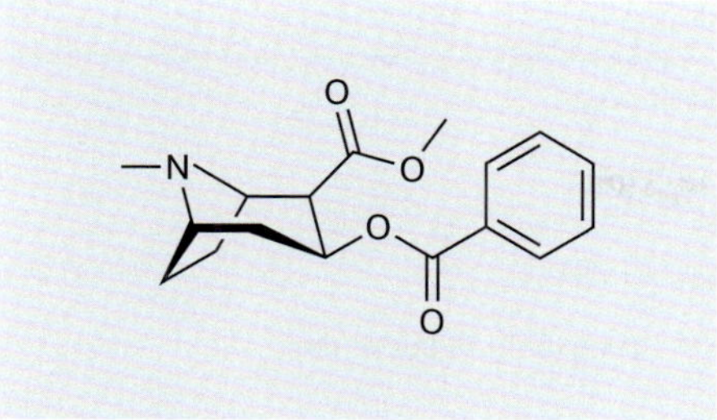

○ **Abb. 7.125** Strukturformel von Kokain

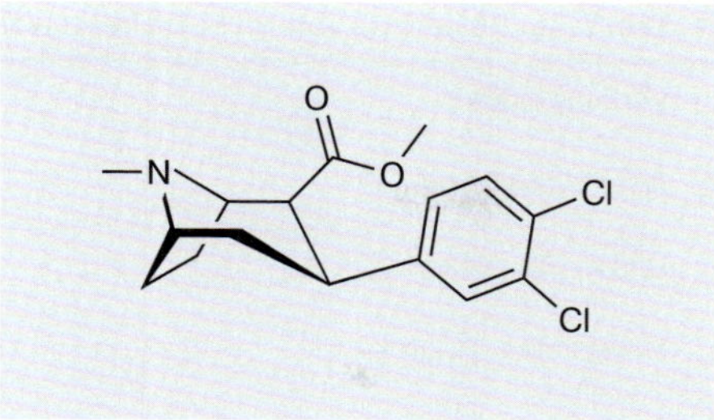

○ **Abb. 7.126** Strukturformel von RTI-111

Verordnung der Europäischen Gemeinschaft (EG) mit der Nr. 273/2004 erfasst sein, in der es heißt:

„[…] „nicht erfasste Stoffe" sind alle Stoffe, die zwar nicht in Anhang I aufgeführt sind, bei denen sich jedoch erwiesen hat, dass sie zur unerlaubten Herstellung von Suchtstoffen oder psychotropen Substanzen verwendet worden sind."[77]

GBL wird typischerweise peroral konsumiert. Das Lacton GBL wird nach systemischer Aufnahme innerhalb kürzester Zeit ($t_{0,5}$ ca. eine Minute!) enzymatisch durch unspezifische Esterasen in GHB umgewandelt. Nur etwa 1–5 Prozent der Substanz können im Urin nachgewiesen werden und das auch nur in einem Zeitfenster von 3–10 Stunden nach der Aufnahme. Es gibt kein spezifisches Antidot bei GHB-Intoxikationen. Der Nachweis von GHB im Urin gestaltet sich schwierig, da eine körpereigene Produktion vorliegt und sich bei längerer Lagerung die Konzentration an GHB im Urin erhöht. Daher sollte mit einem Cut-off-Wert (Toleranzgrenze) von 10 mg/l gerechnet werden, um endogenes von exogenem GHB unterscheiden zu können.

GBL ist auch als „Liquid Ecstasy" bekannt. Es wird wegen seiner Fähigkeit, einen Bewusstseinsverlust auszulösen, oftmals als Vergewaltigungsdroge klassifiziert. Die Substanz soll in unbeobachtet abgestellte alkoholische Getränke gegeben worden sein und ist geruchs- und farblos. Alkohol verstärkt die Wirkung von GHB. [Dargan et al. 2009] In der Realität konnte diese Annahme nur in sehr seltenen Fällen verifiziert werden. In über 90 % der Fälle, in denen eine tiefe Bewusstlosigkeit in krimineller Absicht herbeigeführt wurde, ließen sich Benzodiazepine und nicht GBL in Blut oder Urin der Opfer nachweisen. Dies ist unter praktischen Gesichtspunkten nachvollziehbar: GBL ist eine penetrant schmeckende, stark sauer reagierende Flüssigkeit. Zudem wirkt GBL erst ab einer Dosierung von mindestens 2000 mg hypnotisch bzw. narkotisch, während schon Dosen unterhalb von 1 mg bei bestimmten Benzodiazepinen (Flunitrazolam) eine derartige Wirkung erzielen.

## 7.12 Phenyltropane

**Kokain**, also Methyl(1*R*,2*R*,3*S*,5*S*)-3-(benzoyloxy)-8-methyl-8-azabicyclo[3.2.1]octan-2-carboxylat (○ Abb. 7.125) ist in Deutschland in der Anlage III des Betäubungsmittelgesetzes gelistet und zählt somit zu den verschreibungsfähigen und verkehrsfähigen Betäubungsmitteln. Therapeutisch eingesetzt wird Kokain als Lokalanästhetikum und hemmt

77 www.bfarm.de/SharedDocs/Downloads/DE/Bundesopiumstelle/Grundstoffe/rechtsgrund/Konso_Fassung_VO_273_2004.pdf?__blob=publicationFile&v=6 (Stand 2022)

7

**Tab. 7.36** Dosierung von RTI-111 bei nasalem Konsum

| Wirkungsstärke | Dosierung |
|---|---|
| Erste Wirkeffekte | 1–3 mg |
| Leichte Wirkung | 3–10 mg |
| Mittelstarke Wirkung | 8–30 mg (übliche Dosierung) |
| Starke Wirkung | 25–50 mg |
| Sehr starke Wirkung | > 50 mg |

Quelle: http://neuepsychoaktivesubstanzen.de/rti-111/ (Stand 2023)

**Tab. 7.37** Dosierung von RTI-111 bei peroralem Konsum

| Wirkungsstärke | Dosierung |
|---|---|
| Erste Wirkeffekte | 2–5 mg |
| Leichte Wirkung | 4–12 mg |
| Mittelstarke Wirkung | 10–35 mg (übliche Dosierung) |
| Starke Wirkung | 35–50 mg |
| Sehr starke Wirkung | > 50 mg |

Quelle: http://neuepsychoaktivesubstanzen.de/rti-111/ (Stand 2023)

vor allem Noradrenalin-, aber auch Dopamin- und Serotonin-Wiederaufnahmetransporter.

**RTI-111** (Abb. 7.126, Tab. 7.36, Tab. 7.37) ist ein synthetisches Phenyltropanalkaloid. Strukturell ist es dem Kokain ähnlich, was auch die ähnliche Wirkweise erklärt. Es fungiert als Dopamin-, Serotonin- und Noradrenalin-Wiederaufnahmehemmer. Die chemisch eng verwandte Substanz RTI-126 wurde in den 1990er-Jahren als lang wirksamer und selektiver Dopamin-Wiederaufnahmehemmstoff entwickelt. Bei nasalem Konsum führen die Substanzen der RTI-Reihe (die Experimental-Substanzen RTI 111, 121, 126, 176, 177, 3353, 336 und 386) zu Euphorie, Rededrang, Schlaflosigkeit und Angstzuständen.

# 8 Onlineshopping – der Feldversuch

Niels Eckstein, Alexander Voltz

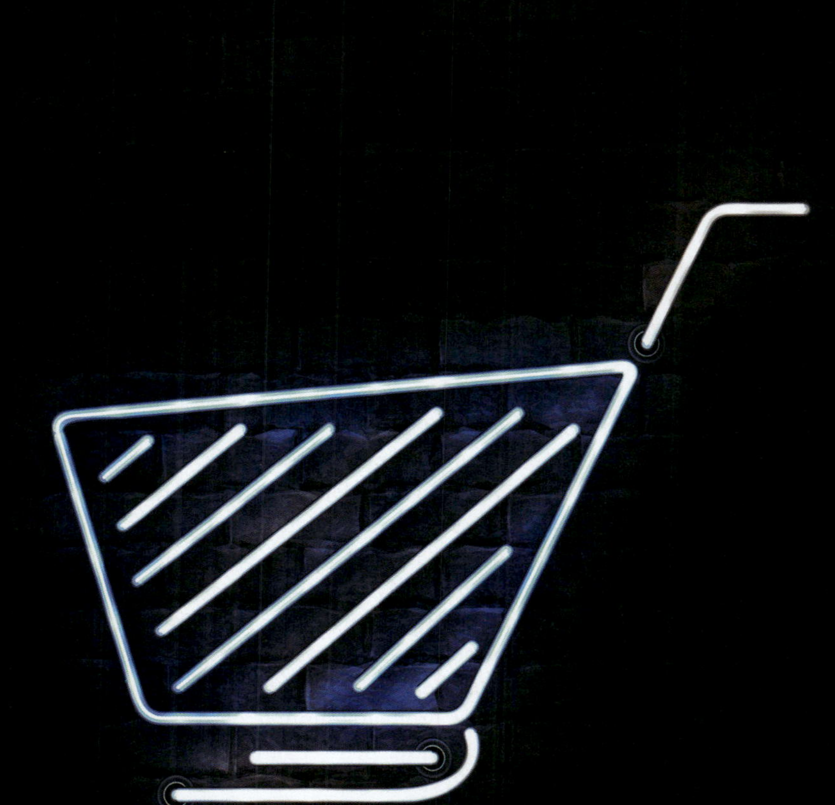

Um die Verfügbarkeit, der im Clearnet angebotenen Research Chemicals beurteilen zu können, wurde zunächst eine systematische Literaturrecherche durchgeführt. Anschließend wurden mithilfe von Forenberichten potenzielle Exit-Scam-Seiten aussortiert. Diese Seiten sollen bei den potenziellen Kunden den Eindruck eines regulären Onlineshops erwecken. Nach erhaltener Zahlung erfolgt jedoch kein Versand der bestellten und bezahlten Waren. Dieses System funktioniert so lange, bis in Foren oder Bewertungsportalen genug negative Berichte über die jeweilige Bezugs- und in diesem Falle Betrugsquelle aufgetaucht sind. Oftmals versenden diese Onlineshops tatsächlich einige Zeit lang, um eine gute Resonanz in Foren zu erhalten, oder verfassen positive Berichte über sich selbst. Nach einer gewissen Zeit werden dann die Sendungen eingestellt. Häufig wird aber auch nur ein kleiner Teil der Bestellungen versandt. Dadurch lässt sich der Verlust der Ware auf den Postweg schieben und das Exit-Scam-Modell kann länger funktionieren.

Nach der Literaturrecherche und einer Wahrscheinlichkeitsüberprüfung, ob es sich tatsächlich um einen sogenannten *trusted vendor* (dt. vertrauenswürdiger Anbieter) handelt, wurden kleine Mengen von NpSG-Substanzen bestellt, um diese hinsichtlich Identität, Reinheit und Gehalt zu untersuchen. Bei einem Teil der Bestellungen kam es zur Lieferung. Bei einigen Händlern von NpSG-Substanzen war aber nach der Überweisung der angeforderten Summe kein Kontakt mehr möglich und es kam nie zu einer Lieferung der Substanzen. Mit einem Verlustrisiko dieser Art muss man bei einem solchen Projekt immer rechnen.

## 8.1 Analytische Methoden

Nach § 3 Abs. 1 NpSG ist eine Untersuchung von neuen psychoaktiven Stoffen zu wissenschaftlichen Zwecken ohne ein vorab durchgeführtes Genehmigungsverfahren bei der Bundesopiumstelle, im Gegensatz zum BtMG, gestattet. Die erhaltenen Substanzen wurden mittels Hochleistungsflüssigkeitschromatographie (engl. *high performance liquid chromatography*, HPLC) gekoppelt mit einem Massenspektrometer (MS) untersucht. Für die HPLC wurde als stationäre Phase eine Umkehrphase, *Reversed-phase*-HPLC-Säule (C18), eingesetzt. Als mobile Phase diente Acetonitril mit 0,1%iger Ameisensäure in einer Gradientenelution mit ansteigender Konzentration, welche innerhalb von 30 Minuten linear von 6% auf 60% erhöht wurde. Anschließend wurde die Eluentenzusammensetzung linear auf die Anfangsbedingungen zurückgefahren. Dadurch konnten die Polaritätsunterschiede mithilfe der verschiedenen Retentionszeiten festgestellt werden. Zudem konnte eine Aussage über die Reinheit der Substanzen bzw. der Stoffgemische getroffen werden. Dazu wurde das gesamte Chromatogramm in der UV-Spektroskopie bei 275 nm betrachtet. Die Verhältnisse der Peakflächen (engl. *area under the curve*, AUC) geben über den jeweiligen Anteil der Substanz in dem Gemisch Auskunft. Die ◘ Abb. 8.1 zeigt die chromatographische Auftrennung eines Substanzgemischs mit der Bezeichnung „Colombia“ mit den Inhaltsstoffen 4-OH-MET (ein psychedelisch wirkendes Tryptamin, auch „Metocin“ genannt), Isopropylphenidat (IPH) und Mephedron (4-MMC) (ein Kathinonderivat). Peak 3 entspricht Mephedron (detektierte Masse 178 g/mol) und Peak 4 und 5 entsprechen IPH (detektierte Masse 162 g/mol). Beim ersten Peak konnte keine Masse detektiert werden. Der zweite Peak wurde mit einer Masse von 195 g/mol nicht als 4-OH-MET identifiziert (218 g/mol).

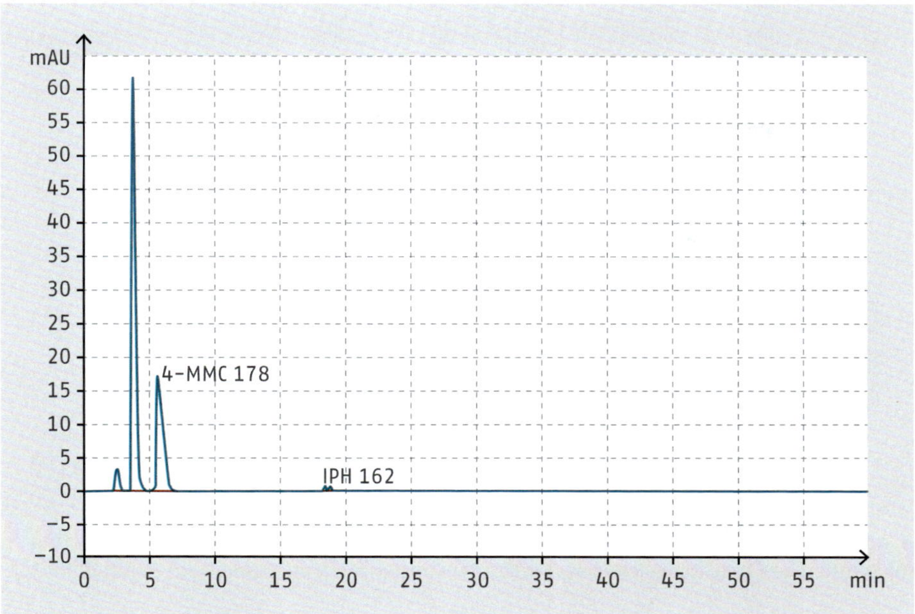


**Abb. 8.1** Chromatographische Auftrennung eines Substanzgemischs mit der Bezeichnung „Colombia"

Ein Nachteil dieser Methode ist jedoch, dass schwerlösliche Bestandteile wie Stärke oder Mannitol, welche häufig als Streckmittel oder Füllstoff bei Tablettenform Verwendung finden, nicht detektiert werden können. Somit ist lediglich eine Aussage über die löslichen Bestandteile möglich. Wollte man aus Gemischen leicht- und schwerlöslicher Substanzen eine Gehaltsangabe ableiten, müsste mit Referenzsubstanzen in Arzneibuchqualität gearbeitet werden, da es sich jedoch nicht um zugelassene Arzneimittel handelt, ist es schwierig, Referenzsubstanzen zu erlangen – selbst, wenn diese vorliegen, versenden viele Länder (Schweden, USA) nicht einmal an wissenschaftliche Arbeitsgruppen. In der Probenvorbereitung wurden die Substanzen auf eine Konzentration von 20 µg/ml mit 6-prozentigem Acetonitril angesetzt und mit einem Injektionsvolumen von 5 µl auf die Säule aufgetragen. Substanzen in peroraler Darreichungsform wie Tabletten wurden zuvor gemahlen und homogenisiert. Die Flussrate der HPLC betrug 0,15 ml/min. Zur Detektion in der HPLC wurde ein Photodiodenarray-Detektor (DAD) eingesetzt und nachfolgend das Massenspektrometer mit einem Flugzeitdetektor (engl. *time-of-flight detector*; TOF-Detektor) angeschlossen. Als Ionisationsmethodik wurde die weiche Elektronensprayionisation (ESI) im Positivmodus eingesetzt. Hierbei kam es zu einer Ladungsübertragung in geladene Tropfen, die über eine Kapillare als Aerosol versprüht wurden (Tröpfchengröße ca. 10 µm). Über das Anlegen einer Spannung zwischen Gegenelektrode und Kapillare, unter Einleitung eines inerten Gases wie Stickstoff, verdampft bei diesem Vorgang das Lösungsmittel (Desolvatation) und es kommt nicht oder nur sehr selten zu einer Fragmentierung der untersuchten Moleküle. Auf diesem Weg konnten die Mol-Peaks der gesuchten Moleküle erhalten werden, wodurch auf das Molekulargewicht der chromatographisch aufgetrennten Substanzen geschlossen wurde. Durch die Kombination aus HPLC, DAD und MS ist eine Identifikation der einzelnen Peaks im Chromatogramm mit akzeptabler Sicherheit möglich. Bei unbekannter Identität der Substanz

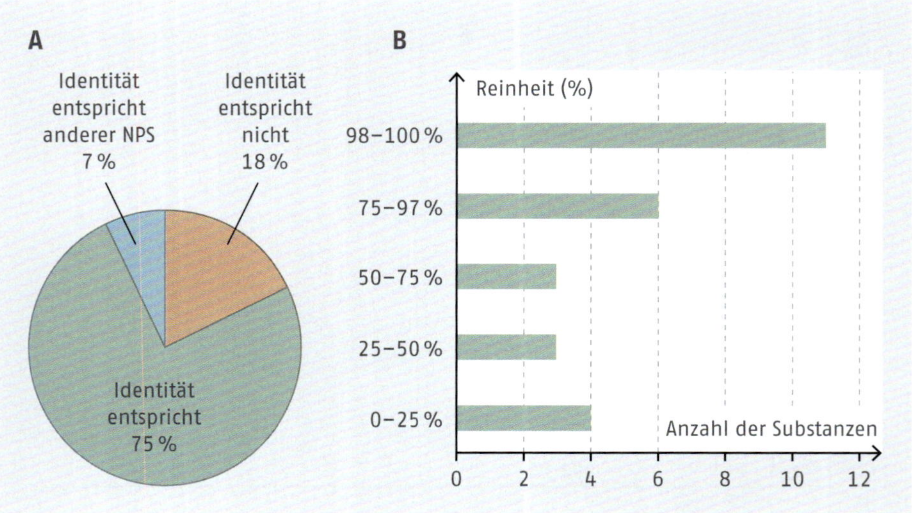


**Abb. 8.2** (A) Quantitative Analyse von Research Chemicals, dargestellt als Kreisdiagramm. (B) Reinheit von Research Chemicals, Anzahl der Substanzen klassifiziert nach Reinheit (in %)

(Händler geben teilweise lediglich fiktive Namen für Substanzen oder Substanzgemische an, oftmals ohne selbst die Identität der verkauften Substanz zu kennen) wird das Tandem-MS (MS-MS) eingesetzt. Hierbei werden die Ionen über Quadrupol-Massenfilter nach ihrem Masse-zu-Ladung-Verhältnis getrennt und anschließend in der sogenannten „Stoßkammer" über ein inertes Gas im Massenspektroskop fragmentiert. Die entstandenen stoffgruppenspezifischen Fragmentionen werden mit erhöhter Empfindlichkeit registriert und in einem zweiten Massenspektrum dokumentiert. Dadurch kann eine genauere Strukturaufklärung erfolgen.

Insgesamt wurden 44 Substanzen und Gemische untersucht. Bei Betrachtung der Identität entsprachen 75 % der gelieferten Substanz, die auf der Verpackung angegebenen war, und weitere 7 % entsprachen einer anderen NPS (Abb. 8.2 A). Von 27 Substanzen konnte der Anteil an Verunreinigungen berechnet werden. Diese wurden in Abb. 8.2 B den Klassen 0–25 %, 25–50 %, 50–75 %, 75–98 % und – analog zur Arzneibuch Qualität – 98–100 % zugeordnet. Davon hatten nur 11 Substanzen eine Reinheit von > 98 %. Durchschnittlich hatten die NPS eine Reinheit von 74 %.

## 8.2 Besonderheiten und Absurditäten beim Onlinehandel mit Designerdrogen

Im Verlauf des Feldversuches konnten zahlreiche interessante Erkenntnisse gewonnen werden. Oftmals werden Mischungen von Substanzen unter frei erfundenen Fantasienamen verkauft. Selbst auf Nachfrage konnten die Betreiber der Onlineshops häufig keine Aussage darüber treffen, um welche Substanzen es sich in den angebotenen Mischungen handelt. Darüber hinaus kann sich der Konsument der Substanzen nie sicher sein, dass die erhaltene Substanz tatsächlich mit der Angabe des Händlers übereinstimmt. Dies kann zu gefährlichen Überdosierungen führen. Aber auch aus rechtlicher Sicht spielt die Identität der Substanz eine entscheidende Rolle. Als Beispiel seien an dieser Stelle die Substanzen 6-APDB und 6-APB genannt. 6-APB ist in der Anlage II des BtMG gelistet. 6-APDB dagegen ist eine Substanz, die durch das NpSG reguliert wird. Bestellt ein potenzieller Konsument nun 6-APDB, erhält aber 6-APB, handelt es sich theoretisch um einen Verstoß gegen das BtMG. Aus pharmakologischer Sicht ist zwischen den beiden Substanzen kein Unterschied zu erwarten. Es handelt sich in beiden Fällen um Entaktogene (Stimulanzien mit serotonerger Komponente). Allerdings werden Verstöße gegen das BtMG schärfer geahndet als Verstöße gegen das NpSG – seien sie nun bewusst oder unbewusst ausgeführt.

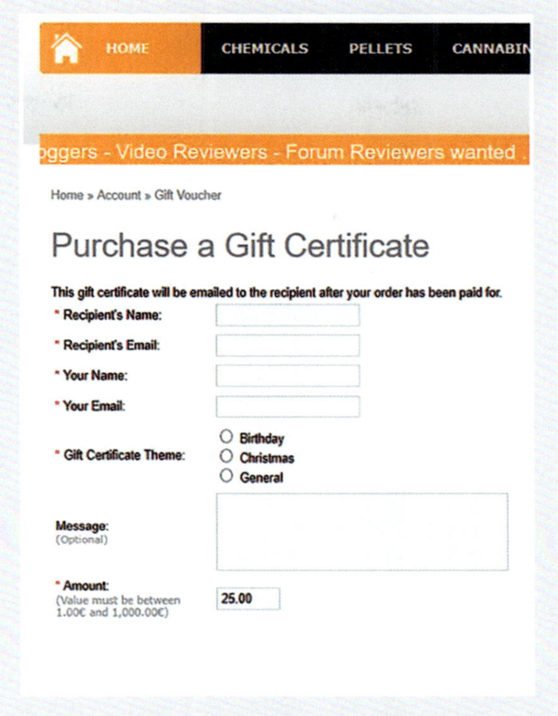


**Abb. 8.3** Gutschein für Research Chemicals von der Web-Seite eines Onlineanbieters

Eine weitere Besonderheit stellt der 24/7-Support bei vielen Händlern dar. Viele Onlinehändler von Research Chemicals bieten einen Live-Chat rund um die Uhr an. Jedoch sind die dort erhaltenen Informationen als fragwürdig zu betrachten. Oftmals konnte keine Aussage zur Zusammensetzung von Substanzmischungen oder zu den Substanzen selbst getroffen werden.

Ebenso sind die möglichen Bezahlmethoden manches Mal erstaunlich, gelegentlich sogar sehr findig. Beispielsweise ist die Bezahlung mit einem Amazon-Gutschein möglich. Dieser kann von der französischen, spanischen, oder deutschen Amazon-Website erworben werden. Gezahlt wird dann durch Übermittlung des darauf stehenden Codes. Zudem ließ sich ein Gutschein für eine bestimmte Internetseite kaufen, welcher dann verschenkt werden kann. Das jeweilige Anliegen (z. B. Geburtstag oder Weihnachten) lässt sich auswählen und eine Nachricht dazu schreiben (Abb. 8.3).

# 9 Gefahren bei der Herstellung von psychoaktiven Substanzen

Niels Eckstein, Meike Grzonka

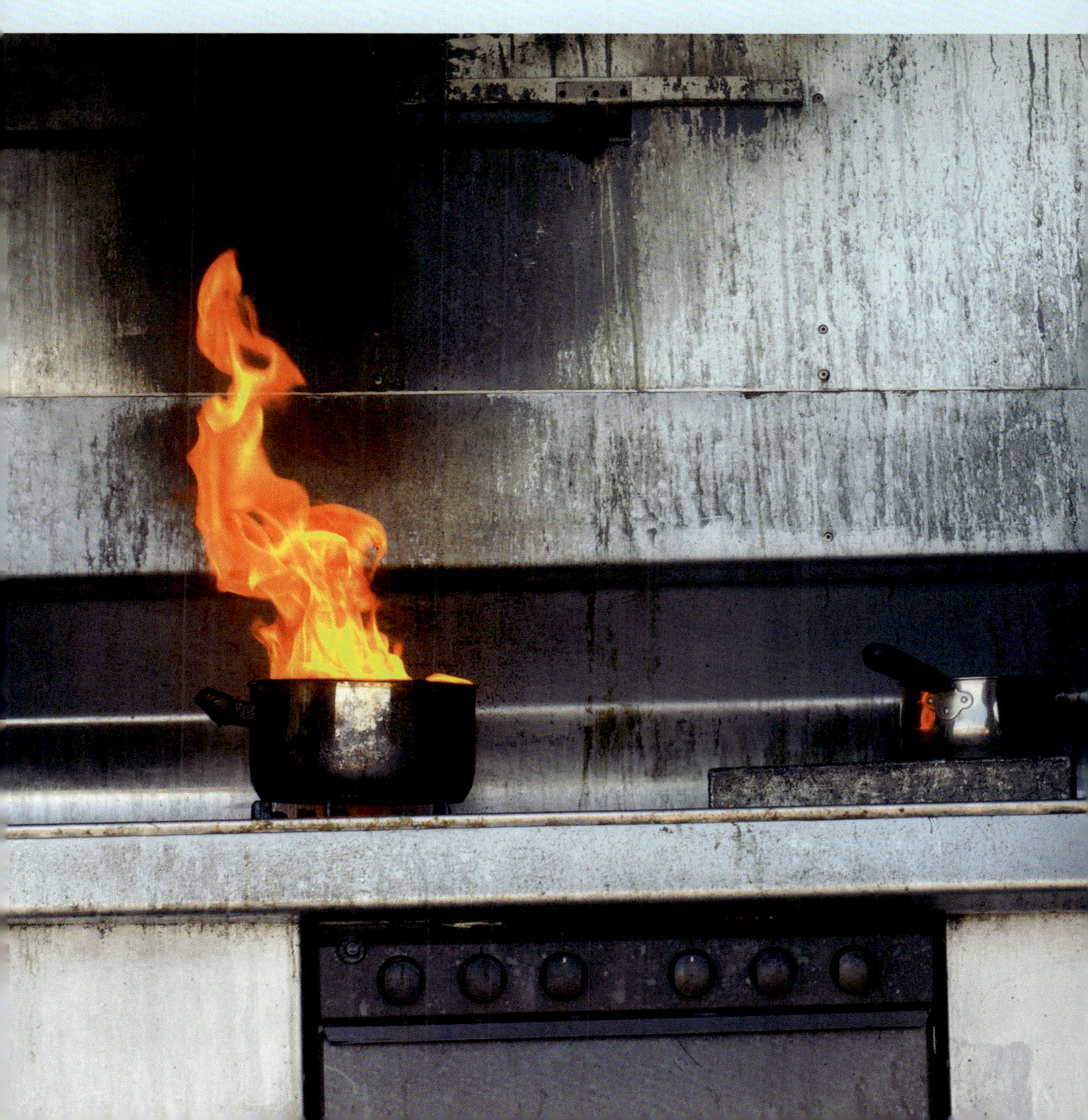

In einer legalen Lieferkette bedingt die Nachfrage Preis und Verfügbarkeit eines Produkts oder einer Dienstleistung. In dieser Hinsicht unterscheidet sich allerdings der illegale Markt für psychoaktive Substanzen deutlich von der legalen Lieferkette (engl. *supply chain*). Der Zustand der Abhängigkeit ist gekennzeichnet von einem unüberwindbaren Drang und somit von einem krankhaften Kontrollverlust. Es ist somit nicht weiter verwunderlich, dass oftmals Umgehungswege gesucht werden, die den teuren Weg der Substanzbeschaffung bei illegalem Dealen auf ein erträgliches Maß reduzieren. Beispiele hierfür wären der Eigenanbau von Cannabispflanzen oder das Schwarzbrennen von Schnaps während der amerikanischen Prohibition. In den Zeiten des Internets findet man zudem in nur wenigen Sekunden verschiedenste Anleitungen, chemische Drogen auch selbst herzustellen. Ob Methamphetamin, Desomorphin (auch genannt „Krok" oder „Krokodil") oder BHO (*Butan Hash Oil*): für alle diese Substanzen kursieren „Kochrezepte" auf Internetplattformen. Die „Zutaten" sind dabei oft Produkte, die man entweder im eigenen Haushalt findet oder einfach im legalen Handel kaufen kann. Die Herstellung erscheint so simpel, dass man fast in Versuchung kommt, es selbst einmal auszuprobieren. Allerdings ist hier Vorsicht geboten: Neben unreinen Produkten, deren Anwendung schwere gesundheitliche Schäden bis hin zum Tod nach sich ziehen können, kommt es durch die Unwissenheit und Unachtsamkeit der User oft zu Bränden oder Explosionen. So werden nicht nur die Hersteller selbst verletzt, es herrscht auch Gefahr für beispielsweise Nachbarn oder Rettungskräfte. Im Folgenden sollen einige dieser Anleitungen mitsamt ihrem Gefahrenpotenzial exemplarisch dargestellt werden.

## 9.1 Methamphetamin: „Shake and Bake"-Methode

Die sogenannte „*Shake and Bake*"-Methode, die auch „*One Pot*"-Methode genannt wird, ist erstmals 2007 in den USA aufgekommen. Mit dieser Methode soll man Methamphetamin aus Ephedrin oder Pseudoephedrin „ganz einfach" selbst zu Hause synthetisieren können (o Abb. 9.1). Die Zutaten sind:

- Pseudoephedrin (oft in Erkältungsmedikamenten enthalten),
- Ammoniumnitrat (zu finden z. B. in Düngemittel oder Eispacks),
- Isolierstreifen von Lithiumbatterien,
- Wasser und Reinigungsbenzin bzw. Ether, welcher oft in Lösungsmitteln vorhanden ist.

Alles zusammen wird in eine 2-Liter-Plastikflasche gefüllt, etwa 40 Minuten lang kräftig geschüttelt; anschließend durch einen Kaffeefilter gegossen und: fertig. Bei dieser Methode wird noch nicht Mal ein Labor benötigt. Es geht sogar so weit, dass das Verfahren schon mobil im Auto oder direkt im Supermarkt, wo alles Nötige eingekauft werden kann, durchgeführt wurde.

Allerdings ist diese Methode sehr gefährlich, denn neben giftigen Gasen und basischen Syntheseabfällen entsteht naszierender Wasserstoff, der hochexplosiv ist. Hinzu kommt, dass sich in der Flasche ein sehr hoher Druck entwickelt, der zwischendurch kontrolliert abgelassen werden muss. Es leuchtet also ein, warum es bei dieser Methode oft zu Bränden oder Explosionen kommt – die nicht selten mit schwersten Verbrennungen oder sogar tödlich enden. Um die Gefahren besser einschätzen zu können, hat das Bayerische

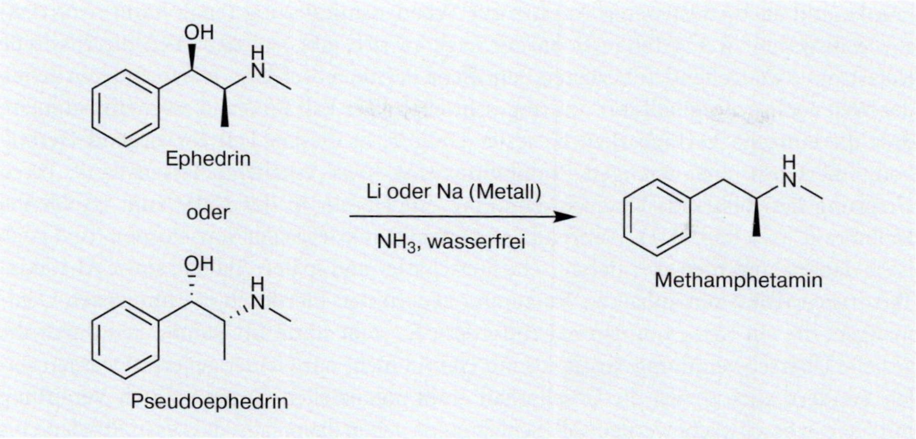

**Abb. 9.1** Reaktionsgleichung der Synthese von Methamphetamin aus Ephedrin oder Pseudoephedrin

Landeskriminalamt den Versuch nachgestellt. Dabei wurden folgende Ergebnisse beobachtet:[1]

- „Bei der Verwendung einer dünnwandigen Multivitaminsaft-Einwegflasche baute sich binnen Minuten erkennbarer Druck in der Flasche auf. Nach etwa vier Minuten entstand durch brennendes Lithium ein Loch in der Flasche. Es trat kurzzeitig ein etwa 1 m langer Feuerstrahl aus, der in einer Explosion der Flasche mündete."
- „Bei einer etwas dickwandigeren Cola-Einwegflasche kam es nach etwa 18 Minuten zu einer spontanen Explosion der Flasche. Die Explosionen waren geprägt von Feuerbällen durch umherspritzende Lösungsmitteltropfen und Lithiumstücke, die zu kleineren Sekundärbränden führten."

Die Gefahr für Brände oder Explosionen ist bereits bei „normalen" Drogenlaboren, die beispielsweise in der eigenen Wohnung aufgebaut werden, gegeben. Bei der Shake-and-Bake-Methode jedoch kann der Hersteller bei Ausbruch eines Feuers noch nicht einmal mehr weglaufen, da er die Flasche direkt in seiner eigenen Hand hält und ihn so unmittelbar die volle Wucht trifft.

## 9.2 Herstellung von „Krokodil" aus Codein



Weitgehend im Schatten der amerikanischen Opioidkrise (engl. *opioid crisis*) hat sich eine Heroinkrise (engl. *heroine crisis*) in Russland entwickelt. Medial findet die russische Krise praktisch nicht statt. Dies sollte allerdings nicht den Blick dafür versperren, dass der russische Markt für Heroin (und mittlerweile auch für Fentanyl) der größte der Welt ist – größer als der US-amerikanische und kanadische zusammen. Hinzu kommt, dass die russische Prohibitionspolitik noch weitaus strenger ist als die US-amerikanische. Für den Besitz (nicht den Handel) von 2 g Heroin kann es durchaus eine Freiheitsstrafe von 10 Jahren geben. Da es von Seiten der russischen Regierung wenig Therapieplätze für Sucht-

1 www.gtfch.org/cms/images/stories/media/tb/tb2015/Schaeper__Wende_2015.pdf (Stand 2022)

kranke und auch sonst wenig Ansätze zur Schadensminderung (engl. *harm reduction*) sowie insgesamt wenig Interesse an der Lage an sich gibt, vollzieht sich die russische Katastrophe weitgehend unbeachtet. Betroffene Personen werden – wie in anderen Teilen der Welt auch – marginalisiert und abgeschrieben. Der Fall Russland zeigt einmal mehr, dass die einfache Verfügbarkeit härtester Drogen, in diesem Fall vorwiegend Heroin, kombiniert mit einer strengen Prohibition, eine Krise eskalieren lassen kann. Ihren Ursprung hat Russlands Überschwemmung mit Heroin in der Nähe zum „Goldenen Halbmond" (s. ▸ Kap. 17.1). Während des Afghanistankrieges der Sowjetunion (und auch noch danach) machten sich afghanische Freischärler und spätere Taliban sowie Al-Kaida-Terroristen den Mohnanbau zu Nutze und generierten hierdurch die immensen Geldmengen, die ein Krieg nun einmal einfordert. Es steht somit im Raum, dass durch die gezielte Überschwemmung Russlands mit Heroin nicht nur Gelder generiert werden sollen, sondern auch gezielt die Gesellschaft eines potenziellen Gegners durch Vergiftung mit Heroin geschwächt werden soll. Schätzungen gehen davon aus, dass es in Russland bis zu 5000 Tote monatlich gibt, während es in den USA seit 2016 ca. 50 000 Tote **pro Jahr** sind. Das würde dafürsprechen, dass es in absoluten Zahlen mehr Opioidtote pro Jahr in Russland als in den USA gibt. Allerdings haben die USA mehr als doppelt so viele Einwohner verglichen mit Russland. In relativen Zahlen stellt sich der Effekt also deutlich dramatischer in Russland als in den USA dar.

Nur ist Heroin in Russland – wie überall auf der Welt – sehr teuer und seit der Abwertung des Rubels gegenüber dem Dollar noch teurer. Dies führte zu einer Verschiebung der Anwendungshäufigkeit hin zu einer Horrordroge im Wortsinn: unrein gekochtem **Desomorphin**, auch „Krokodil" genannt. Es ist also bei Weitem kein Zufall, dass die entsetzlichen Bilder einer Desomorphinepidemie ausgerechnet aus Russland kommen.

Desomorphin (chemisch korrekter Name: Dihydrodesoxymorphin), in der Szene „Krok" oder „Krokodil" genannt, ist ein Opiat, welches erstmals 1932 in den USA synthetisiert und 1934 patentiert wurde. Zu Beginn des 20. Jahrhunderts versuchte man in Amerika auf der Basis von Morphin neue Analgetika zu synthetisieren. Das Ziel war ein schmerzlindernder Effekt, jedoch ohne eine Abhängigkeit hervorzurufen. Neben vielen anderen Substanzen wurde so das Desomorphin entdeckt. In Tierversuchen wurde daraufhin festgestellt, dass der Wirkungseintritt zwar sehr schnell erfolgt, die Wirkung jedoch nur für ca. vier Stunden anhält. Deswegen fand das Desomorphin als Schmerzmittel in Deutschland schließlich keine Anwendung. Im Ausland hingegen kam es unter dem Namen „Permonid®" auf den Markt und wurde z. B. nach Operationen angewendet. Die hohe Anflutgeschwindigkeit spricht jedoch bereits für eine Substanz, die Probleme bereiten kann.

Wie so oft im Bereich der psychoaktiven Substanzen gibt es zwei Seiten der Medaille, denn nahezu alles, was medizinisch verwendet werden kann, kann eben auch missbraucht werden. Desomorphin wurde und wird v. a. in den ehemaligen Ostblockstaaten (Russland, aber auch Kasachstan, Usbekistan etc.) missbraucht, denn dort ist die Ausgangssubstanz Codein leicht zu beschaffen und unterliegt z. B. als Antitussivum oder Bestandteil von Kombinationsanalgetika in der Regel nicht der Verschreibungspflicht. Vielfach wird im Rahmen dieses Buches die Prohibition kritisiert. Dies soll allerdings nicht den Blick darauf versperren, dass eben auch eine leichte Verfügbarkeit von psychotropen Substanzen oder Vorläufersubstanzen (in diesem Fall Codein) eine Drogenproblematik befeuern kann. Die Verwendung von Desomorphin als Rauschdroge ist vergleichsweise

„jung“: Die Substanz ist erstmals 2002 in Sibirien[2] aufgetaucht, hat sich aber inzwischen über ganz Russland und einige Anrainerstaaten verbreitet.

Durch die strukturelle Ähnlichkeit zum Heroin (o Abb. 9.2) und die hohe Anflutgeschwindigkeit im ZNS hat die Substanz ein sehr hohes Abhängigkeitspotenzial. Aufgrund dessen ist Desomorphin in Deutschland und Österreich als nicht verkehrsfähiges Betäubungsmittel eingestuft (BtMG Anlage I).

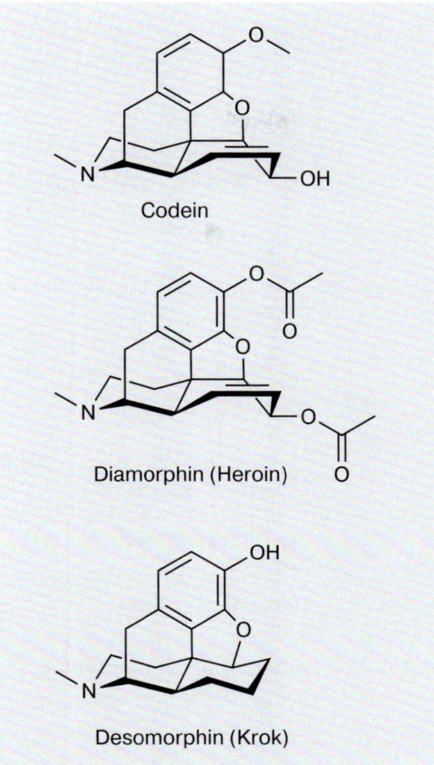


o **Abb. 9.2** Struktureller Vergleich von Codein, Heroin und Desomorphin

Der Preis pro Dosis Desmorphin beträgt nur etwa ein Zehntel (!) einer Dosis Heroin und dies scheint der vornehmliche Treiber des Missbrauchs in Russland zu sein. Dementsprechend findet man im Internet für die kostengünstige Herstellung im „Heimlabor“ auch für Krok Anleitungen. Krok wird üblicherweise aus Codein zusammen mit Iod, rotem Phosphor (z. B. aus Streichholzköpfen), Salzsäure und Lösemitteln wie Ethanol oder Benzin synthetisiert (o Abb. 9.3). Dieser hochtoxische Cocktail wird anschließend wie Heroin konsumiert: In einem Löffel mit Ascorbinsäure (Vitamin C) oder Zitronensaft aufkochen, dann in eine Spritze füllen und schließlich injizieren. Die Abhängigkeit von Krok könnte als eine Art „Fulltime-Job“ bezeichnet werden: Die Herstellung kann bis zu 90 Minuten dauern, die Wirkung beim Missbrauch als Rauschdroge hält jedoch nur ca. ein bis zwei Stunden an.

Besonders gefährlich wird es, wenn aufgrund einer unprofessionellen Herstellungsweise und fehlenden Extraktionsmöglichkeiten am Ende ein unreines Produkt entsteht. Durch Reduktionsreaktionen, Spaltung des zyklischen Ethers (Brücke zwischen Ring A und Ring C), β-Eliminierungen, Fragmentierungen und Iodierungen des aromatischen Rings A können sich verschiedene Nebenprodukte bilden, die teilweise gefährlichere Wirkungen haben als das Desomorphin selbst (o Abb. 9.4). Aus diesen toxischen Nebenprodukten können u. a. Gewebeschädigungen, Venenentzündungen und Nekrosen resultieren.

Warum die Droge den Namen „Krokodil“ trägt, zeigt sich nach ihrer Anwendung: Die Haut verfärbt sich durch die intramuskuläre (i. m.) Injektion an der Einstichstelle grünlich und wird runzelig. Laut Medienberichten soll Krok sogar schon nach einem einmaligen Gebrauch abhängig machen und bei regelmäßiger Injektion schon nach ca. einem Jahr zum Tod führen. Krok würde damit den bisherigen traurigen „Spitzenreiter“ in der

2 Sibirien grenzt an Kasachstan und über Kasachstan geht die Schmuggelroute von afghanischem Heroin Richtung Russland.

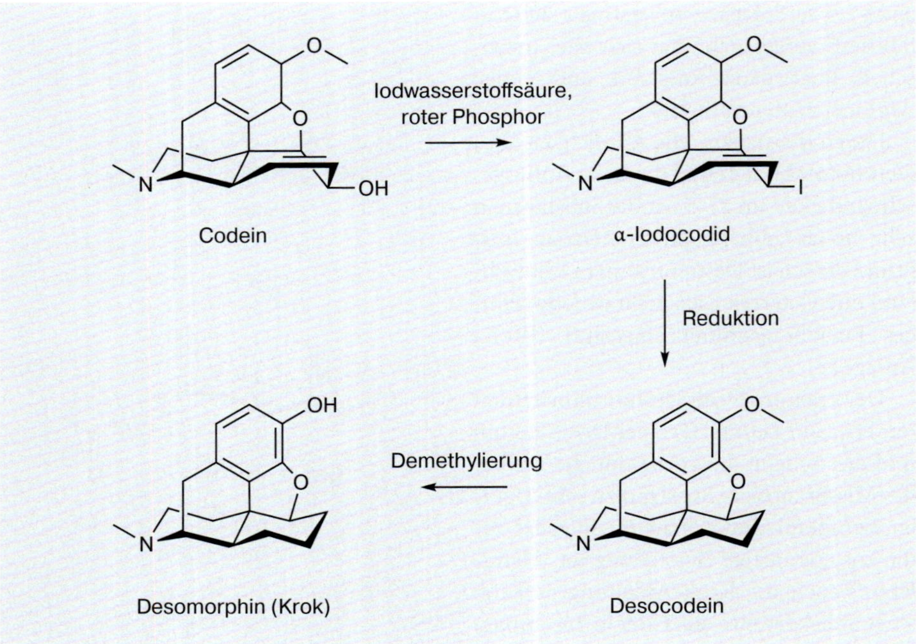

**Abb. 9.3** Synthese von Desomorphin aus Codein

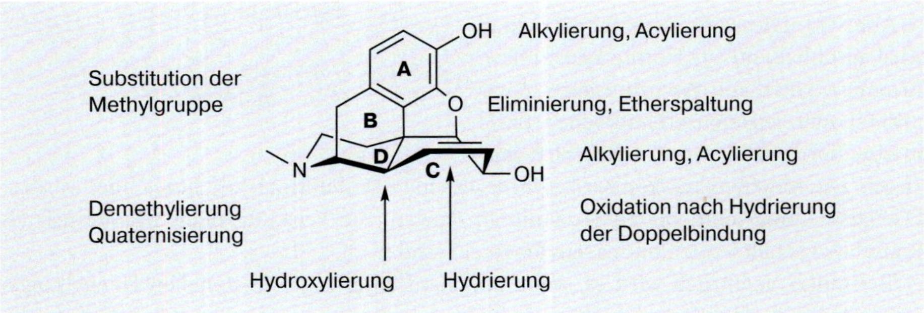

**Abb. 9.4** Mögliche Nebenreaktionen, die zur Bildung von toxischen Nebenprodukten führen können

Disziplin „Reduktion der Lebenserwartung", das Methamphetamin, von Platz 1 verdrängen. Die Gewebsschädigungen und -nekrosen führen zu einem langsamen Abfaulen von Muskel- und Bindegewebe bis von außen der blanke, weiße Knochen sichtbar wird – eine Horrordroge par excellence.

## 9.3 Herstellung von Butan-Haschöl aus Cannabis und Butan

Butan-Haschöl (Butane Hash Oil, BHO) wird durch die Extraktion der Harzdrüsen weiblicher Hanfpflanzen (Trichome) durch Feuerzeuggas gewonnen. Wird es richtig hergestellt, kann es bis zu 90 % Tetrahydrocannabinol (THC) enthalten. Auch zu dieser

Methode findet man im Internet die unterschiedlichsten Herstellungsanleitungen. Benötigt werden ein unpolares Lösungsmittel (*n*-Butangas), eine BHO-Extraktionsröhre, Handschuhe, eine Plastikdose, Cannabis und ein sehr, sehr gut belüfteter Ort. Es gibt verschiedene Herstellungsverfahren; sie werden u. a. als „offen" und „geschlossen" bezeichnet. Bei der offenen Methode wird zunächst ein Glas oder die BHO-Extraktionsröhre mit dem Cannabis gefüllt. Anschließend lässt man das Butan (am besten unter Druck) hindurchfließen, wodurch sich dann die Harzdrüsen, aber keine anderen unerwünschten Pflanzenbestandteile, lösen. Die Dose dient zum Sammeln des Butan-Öl-Gemischs, wobei das Butan vollständig an der Luft verdampft. So bleibt am Ende nur das dickflüssige, gelb-goldene Öl zurück. Dieses kann dann „*gedabbt*" werden. Das Wort „*dabbing*" beschreibt den Konsumprozess des BHO: Das Konzentrat wird in einem sogenannten *Dab Rig* (eine Art Bong oder Wasserpfeife für das Haschöl) erhitzt und der Dampf inhaliert. Weil die offene Methode einfach und billig ist, wird sie auch am häufigsten angewendet. Teilweise wird statt reinem Butangas sogar nur das Gas aus einfachen Kartuschen zum Wiederauffüllen von Feuerzeugen benutzt. Allerdings ist gerade diese Methode auch sehr gefährlich, da Butan selbst hochentzündlich und als Butan-Luft-Gemisch hochexplosiv ist. Aus diesem Grund sollte die Herstellung mindestens in sehr gut belüfteten Räumen, besser noch im Freien, stattfinden. Das Butangas kann sich sonst bei einer Durchführung zuhause am Boden ansammeln und über Stunden dort verbleiben, da es schwerer als Luft ist. Dann kann schon der kleinste Funke das Gas entzünden und zu heftigen Explosionen führen. Somit ist auch die Herstellung am offenen Fenster nicht sicher. Es ist also wenig verwunderlich, dass es auch in Cannabis-Fabriken, die u. a. Haschöl herstellen, schon gehäuft zu schweren Unfällen kam. Arbeiter wurden durch Brände und Explosionen schwer verletzt und mussten in Krankenhäuser eingeliefert werden. Da es aber auch immer mehr Personen gibt, die die Herstellung in ihre eigenen vier Wände verlegen, werden durch Explosionen nicht nur die Hersteller selbst, sondern auch Nachbarn und Unbeteiligte gefährdet. In den USA wurden im Jahr 2017 beispielsweise 260 illegale Hanflabore von der Drug Enforcement Administration (DEA) ermittelt, von denen circa ein Drittel in Wohngebieten lagen.[3]

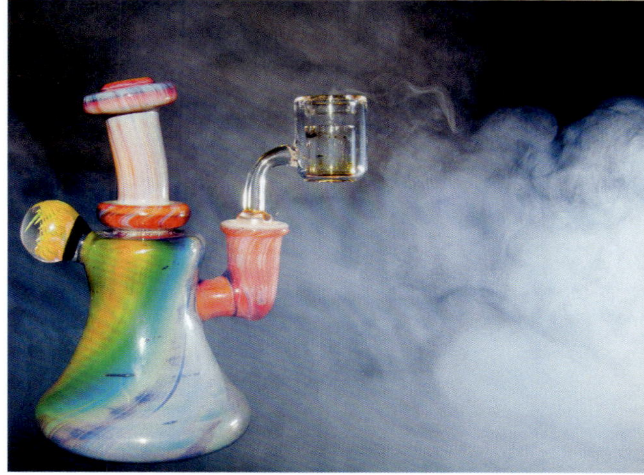



3 www.welt.de/print/die_welt/wirtschaft/article189282891/Explosives-Gemisch.html (Stand 2022)

# 10 Die Umgehung des NpSG: Still Legal Highs statt Illegal Highs

Niels Eckstein, Karen Hilss, Matthias Vogel

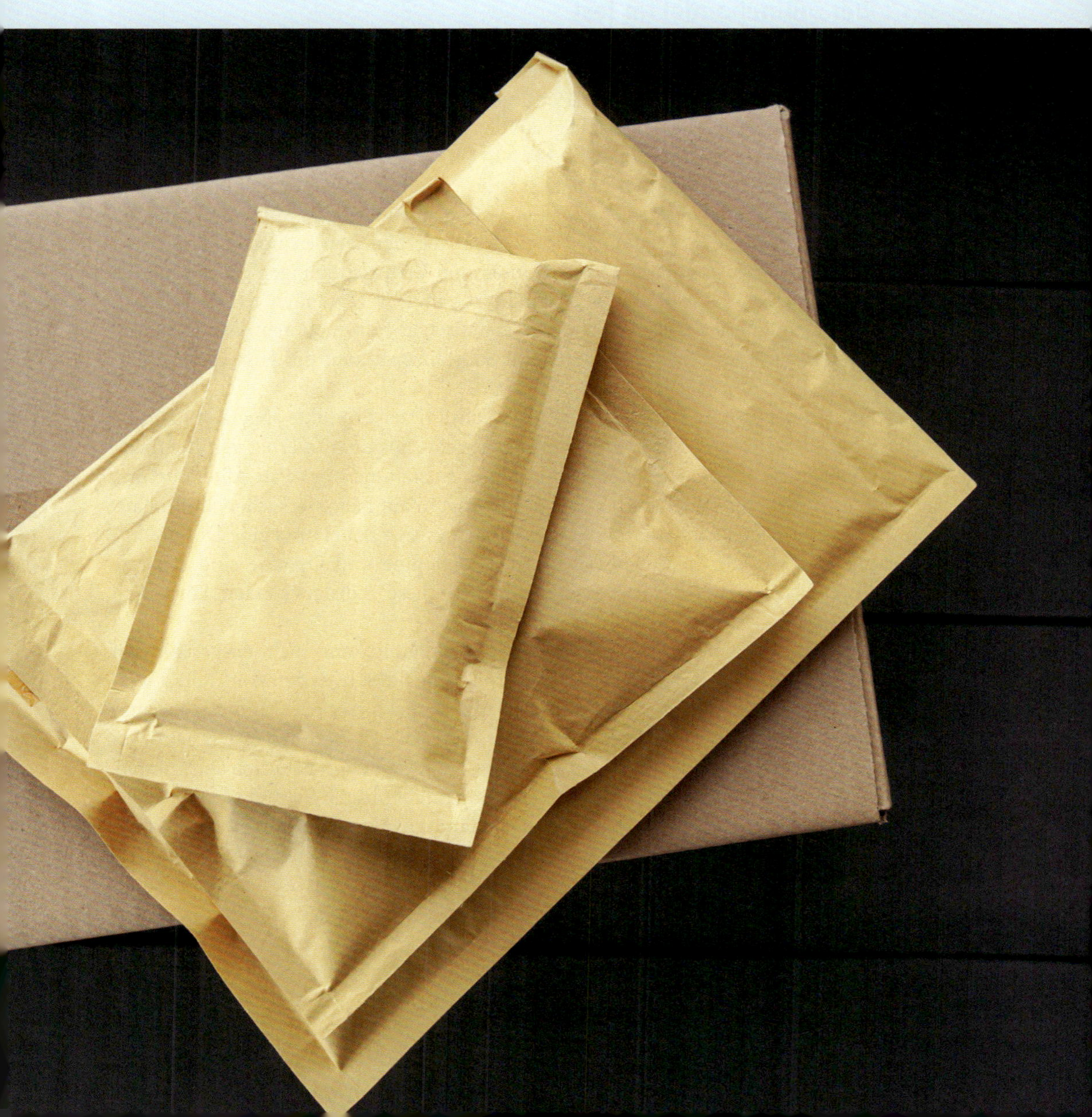

Im Rahmen dieses Buches werden unter anderem Vorschläge unterbreitet, wie man Wege aus der Drogenkrise beschreiten könnte. Aber braucht es wirklich eine rein theoretische Betrachtung? An mehreren Stellen in diesem Buch (▸ Kap. 2.1) wurde bereits darauf hingewiesen, dass das NpSG ein außerordentlich erfolgreiches Gesetz ist, wenn man als Zielparameter den Rückgang des innerdeutschen Onlinehandels mit Designerdrogen definiert. Allerdings fällt bei vertiefender Betrachtung der Drogenszene auf, dass es einen Onlinehändler gibt, der weiterhin aktiv ist, und den hier vertriebenen Substanzen soll im Folgenden besondere Aufmerksamkeit zuteilwerden. Es ist einer der vielen Fälle im Bereich der psychotropen Substanzen, bei denen die ethische Bewertung schwierig wird und bei denen man sich fragt, was eigentlich „gut“ und was „böse“ ist – falls man denn in diesem Sektor solche Kategorien überhaupt anwenden kann.

## 10.1 Der Onlinehandel im Test

Seit 2009 bietet dieser besagte Onlinehändler Research Chemicals an, die in deutschsprachige Länder verkauft werden, seit 2015 erfolgt kein Versand nach Österreich und die Schweiz mehr. Das Hauptaugenmerk liegt auf dem Verkauf von Substanzen unterschiedlicher Herkunft, deren Synthese hauptsächlich in China, aber ebenso in den USA in Auftrag gegeben wurde. Auch werden vereinzelt neue Produkte entwickelt, gereinigt oder in eine andere Form überführt. Das Markenlogo ist eng an einen Arzneimittelhersteller der Kategorie *„Big Pharma“* angelehnt. Nach eigenen Angaben werden neue Chargen per Dünnschichtchromatographie (DC) auf Echtheit und Verunreinigungen geprüft. Durch den Zugang zu einem High-End Labor können $^{13}C$- und $^{1}H$-(Protonen-)NMR-Spektren selbst erstellt und ausgewertet werden. Die analytischen Informationen samt Spektren sind zusammen mit dem pharmakologischen Substanzprofil auf der Homepage publiziert.

Auf der Homepage des Händlers wird vom Konsum der Produkte abgeraten. Für die meisten Substanzen werden jedoch Erfahrungsberichte aus dem Internet veröffentlicht. Die im Substanzprofil angegebenen Dosierungen entstammen der Patentliteratur und beruhen nicht auf klinischen Studien, sondern basieren auf Laborversuchen an Probanden. Es wird ausdrücklich darauf hingewiesen, dass es sich dabei um keine Dosierempfehlungen handelt. Für die Gruppen der Benzodiazepine und Opioide sind separate Warnhinweise veröffentlicht, wahrscheinlich, weil diese Substanzklassen körperlich abhängig machen.

Im Rahmen der eigenverantwortlichen Selbstschädigung kann nicht ausgeschlossen werden, dass entgegen den Angaben auf der Verpackung die Substanzen konsumiert werden. In diesem Zusammenhang ist ein interessanter Aspekt, dass das Mindestalter zum Bezug dieser Substanzen (z. B. des Opioids Brorphin) bei 21 Jahren festgesetzt wird. Im Rahmen von Verbraucher- und vor allem Jugendschutz kann dann natürlich auch hinterfragt werden, warum in Deutschland hochprozentige alkoholische Getränke bereits ab 18 Jahren und nicht erst ab 21 Jahren wie in anderen Ländern (Skandinavien) erhältlich sind.

Es werden Substanzen aus den Gruppen der Opioide, Stimulanzien und Sedativa, Tryptamine, Lysergsäureamide (kurz: Lysergamide) und Dissoziativa angeboten (Stand 2023). Alle angebotenen Substanzen unterliegen dabei weder dem BtMG noch dem NpSG. Zusätzlich überprüft der Händler nach eigenen Angaben regelmäßig, dass alle angebotenen Produkte weder in der Arzneimittelverschreibungsverordnung noch auf der

WADA-Verbotsliste aufgeführt und auch nicht in deutschen Apotheken erhältlich sind.

Dies führt dazu, dass alle angebotenen Substanzen „in der klassischen Szene" weitgehend unbekannt oder in Vergessenheit geraten sind. Dies allerdings in einer ganz neuen Dimension, denn mit der „klassischen Szene" sind hier sowohl die klassischen BtM als auch die überwiegende Zahl der NPS gemeint.

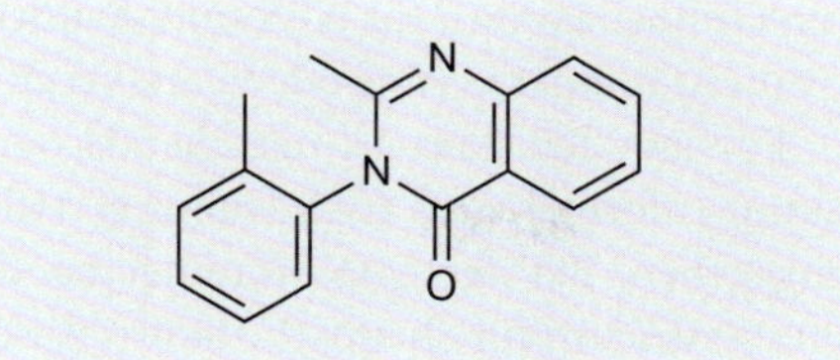


**o Abb. 10.1** Strukturformel von Methaqualon

**Methaqualonderivate – weder BtM noch NPS**

Methaqualon, chemisch betrachtet ein Chinazolinonderivat (o Abb. 10.1), wurde zufällig in den 1950er-Jahren entdeckt. Da es körperlich weniger gefährlich ist und nicht so leicht einen erfolgreichen Suizid ermöglicht wie die etwas älteren Barbiturate, wurde es in den 1960er-Jahren als Hypnotikum verwendet. Vielen Fernsehzuschauern dürfte die Substanz aus dem Film „The Wolf of Wall Street" bekannt sein, in welchem Kokain vielfach als „Upper" und „Quaaludes" („Ludes") als „Downer" dargestellt werden. Quaalude® war der US-amerikanische Handelsname eines methaqualonhaltigen Präparats. Methaqualon selbst wurde aufgrund seines Missbrauchspotenzials, das in den 1970er-Jahren zu Tage trat, in Deutschland dem BtMG unterstellt. Sein Pharmakophor taucht allerdings nicht in den Anhängen des NpSG auf. Somit bieten Strukturvariationen Spielraum für die Neusynthese von Research Chemicals. Ob diese Derivate allerdings Akzeptanz bei den Konsumenten finden, ist derzeit nicht bekannt. Methaqualon hat in Europa lange Zeit nur eine sehr untergeordnete Rolle gespielt. Der Missbrauch von Methaqualon ist eher in Afrika verbreitet, wo es auch geraucht wird (Südafrika).

Unter der Rubrik „Info und Wissen" veröffentlicht der verbliebene Onlinehändler ein Statement zu der seiner Ansicht nach falschen Drogenpolitik der Bundesregierung und verlinkt eine Dokumentation über den erfolglosen *War on Drugs* („Drogen kann man nicht erschießen", eine Dokumentation, in der verschiedene divergierende Wege des Umgangs mit psychotropen Substanzen anderer Länder aufgezeigt werden).

Oft ist angegeben, dass Substanzen von Kunden getestet und als „lohnend eingestuft" wurden. Zu diesem Zweck werden „Testpäckchen" neu synthetisierter Substanzen oder neuer Chargen zu einem Preis von 20 Euro angeboten. Dieser im Vergleich hohe Preis ist durch die hohe chemische Reinheit der Substanzen erklärbar[1] (im Rahmen des Forschungsprojektes wurden mittels chemischer Analytik Reinheitsgrade gemessen, die den Begriff „Arzneibuchqualität" rechtfertigen würden). Die Schwarzmarktpreise bei ande-

10

1 Ein Gramm eines Kathinons kostet bei den üblichen Onlinehändlern im europäischen Ausland zwischen 12 und 25 Euro. Im Vergleich hierzu sind 20 Euro für ein Testpäckchen relativ teuer, wenngleich dies alles natürlich äußerst preiswert ist, verglichen mit klassischen BtM wie Kokain oder Methamphetamin.

ren Onlinehändlern für NPS sind deutlich niedriger, dafür erhält man allerdings qualitativ meist minderwertige oder stark verunreinigte Substanzen.

Für jede Substanz ist der chemische Name, die Strukturformel, die Molekülmasse, Summenformel und CAS-Nummer (Chemical-Abstracts-Service), soweit vorhanden, angegeben. Bei der CAS-Nummer handelt es sich um einen internationalen Bezeichnungsstandard für chemische Stoffe. Zusätzlich liegen Angaben zur Reinheit und zu chemischen Analysenergebnissen vor. Die angegebene Reinheit lässt sich durch Analysen, die wir in unseren Laboren durchgeführt haben, bestätigen (siehe unten).

### 10.1.1 Bestellvorgang und Zahlungshinweise

Um bei diesem Händler als Kunde aufgenommen zu werden, werden ein Altersnachweis und in der Regel die Empfehlung eines bestehenden Kunden gefordert. Der Nachweis der Volljährigkeit wird über den Personalausweis vollzogen.

**Altersnachweis bei Aufnahme als Neukunde**

(Auszug aus Original-E-Mail)

„Um Neukunde zu werden bitte folgendes beachten:

Bitte schicke uns in einer separaten E-Mail ein Foto oder Scan Deines Personalausweises zu. Nach Eingang und kurzer Prüfung werden diese von uns sofort gelöscht. Bei einem deutschen Kunden wollen wir folgende Felder sehen:

Vorderseite des Personalausweises: „Name", „Vorname", „Geburtstag", „Gültig bis".

Rückseite des Personalausweises: „Datum (der Ausstellung)" und „Anschrift/Adresse".

Der Personalausweis kann abgelaufen sein. Wir wollen die Gültigkeit auf der Vorderseite und das Datum der Ausstellung auf der Rückseite sehen, damit klar ist, dass Vorderseite und Rückseite zum gleichen Ausweis gehören.

Bestimmte Flächen (wie z. B. Dein Foto oder Deine Ausweisnummer) sollten abgedeckt werden.

Die Adresse auf Deinem Personalausweis muss dann mit Deiner Lieferadresse übereinstimmen. Adressänderungen bitte vor der Zahlung mitteilen, da nach Zahlungseingang sofort versendet wird und die E-Mail-Abarbeitung nach Versand erfolgen könnte."

Eine Bestellung als Bestands-Kunde erfolgt per E-Mail mit folgenden Angaben:

1. Gewünschte Substanz,
2. Mengenangabe: z. B. 1 g,
3. Versandart: z. B. Standard,
4. Zahlungsart: z. B. Bitcoin.

Außer am Wochenende wird nach maximal 24 Stunden ein Angebot mit dem Gesamtpreis und den Zahlungsdetails zurückgesendet. Dies ist vor allem im Vergleich mit anderen Onlinehändlern für NPS bemerkenswert. Im Rahmen des Projektes war es bei anderen Onlinehändlern durchaus üblich, dass tage- oder wochenlang nicht auf Anfragen oder Rückfragen reagiert wurde. Bei diesem Händler ist der folgende Zeitverlauf üblich:

- Montag (ca. 7 Uhr): Die Bestellung wird aufgeben.
- Donnerstag: Die bestellten Substanzen werden zugestellt.

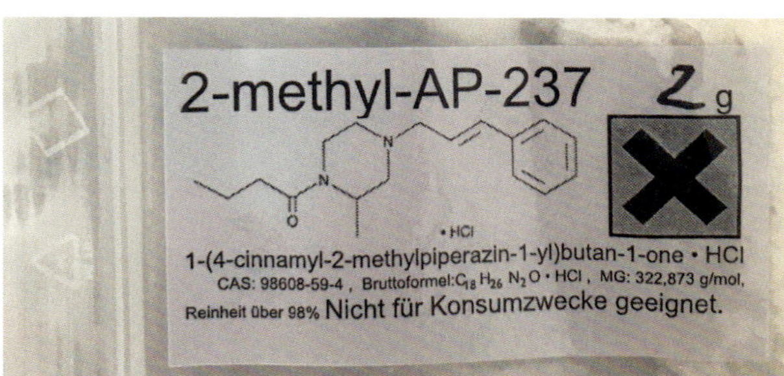


**Abb. 10.2**
Beispiel für eine bestellte Substanz

Interessanterweise ist, unbeschadet der Tatsache, dass es sich um unregulierte und somit nach BtMG, AMG und NpSG nicht erfasste Substanzen handelt, nur eine Bezahlung per Bitcoin möglich. Für jede Bestellung wird eine neue Bitcoin-Wallet-Adresse generiert, die eine Woche lang gültig ist. Auch hierzu werden wieder ausführliche Informationen per E-Mail mitgeteilt (siehe unten, „Angaben zur Bezahlung").

**Angaben zur Bezahlung**

(Auszug aus Original-E-Mail)

„Nachdem das Geld verschickt wurde, bitte uns Bescheid geben und uns den genauen Betrag der Bitcoin Zahlung nennen. Der Bitcoin Wert dieses Angebots bleibt eine Woche gültig, egal wie sich der Bitcoin Kurs danach noch ändern sollte. Erst nach einer Woche kann die Bestellung storniert und ein neuer Bitcoin Wert erfragt werden.

Sobald Deine Zahlung bei uns eingegangen ist (wir checken einmal am Tag die Zahlungseingänge), bekommst Du eine Empfangsbestätigung und Deine Sendung wird danach versendet."

Hierzu muss man Folgendes wissen: Für eine Bitcoinüberweisung wird in der Regel ein geringer, stets festgelegter Prozentsatz der überwiesenen Summe zusätzlich berechnet, sodass der Wert der Überweisung („der genaue Betrag") von dem geforderten Betrag abweicht. Der zweite Hinweis bezieht sich darauf, dass der Wechselkurs der Kryptowährung Bitcoin immensen Schwankungen unterliegt.

Die Substanzen werden in etikettierten Polyethylen-Zippertütchen unter Angabe des Substanznamens, der Strukturformel, des chemisch-systematischen Namens und weiteren Angaben verschickt (Abb. 10.2). Bei flüssigen Substanzen (z. B. 4-Benzylpiperidin) wird eine Pipette mitgeliefert. Jedes dieser Zippertütchen ist nochmals in einem größeren Beutel vakuumiert und eingeschweißt und die gesamte Bestellung in Alufolie verpackt. Die Lieferung erfolgt in einem braunen DIN-A5-großen Luftpolsterumschlag, der handschriftlich adressiert ist, ähnlich wie in ▸ Kap. 4.2 („Diskrete Verpackung") dargestellt.



### 10.1.2 Repräsentative Analyse-Ergebnisse

Insgesamt wurden acht Substanzen aus den nachfolgenden Stoffgruppen bestellt:

1. Opioide: Brorphine, 2-Methyl-AP-237 und AP-238,
2. Sedativa: Ephinazon, SL-164,
3. Stimulanzien: BTCP (Benocyclidin), RTI-111, Mephtetramin.

Die Analysenergebnisse sind in ◘ Tab. 10.1 dargestellt.

◘ **Tab. 10.1** Bezeichnung, Strukturformel und Bewertung des Verunreinigungsgrades der vertriebenen Substanzen

| Substanz | Vorläufer-Ion [*m/z*] M+H⁺ | Strukturformel | Verunreinigungsgrad (Screening) |
|---|---|---|---|
| BTCP | 300,2 | 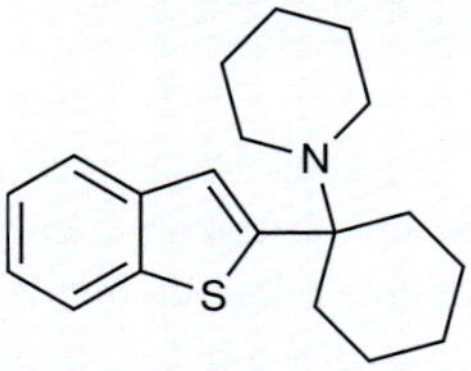 | Niedrig |
| SL-164 | 319,1 | 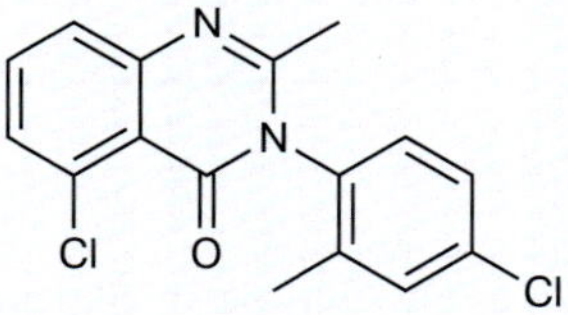 | Mittel |
| 2-Methyl-AP 237 | 287,2 | 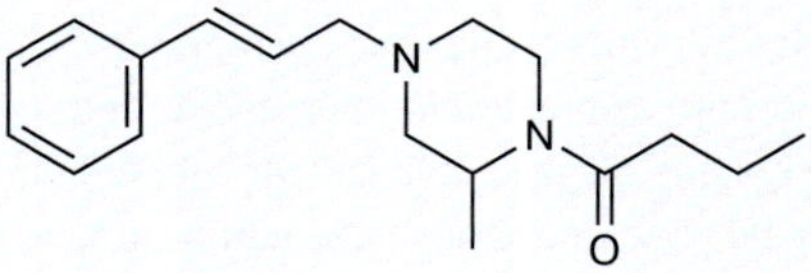 | Sehr niedrig |
| RTI-111 | 328,1 | 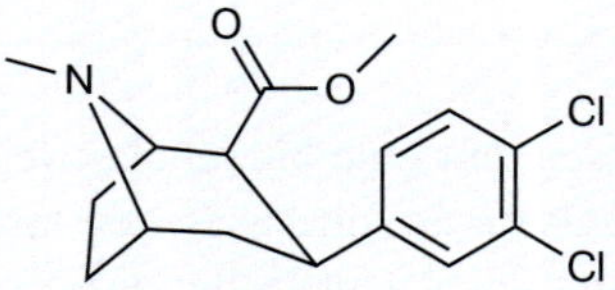 | „RTI-111 Standard" Hoch<br>„RTI-111 Gold" Niedrig |
| AP-238 | 287,2 | 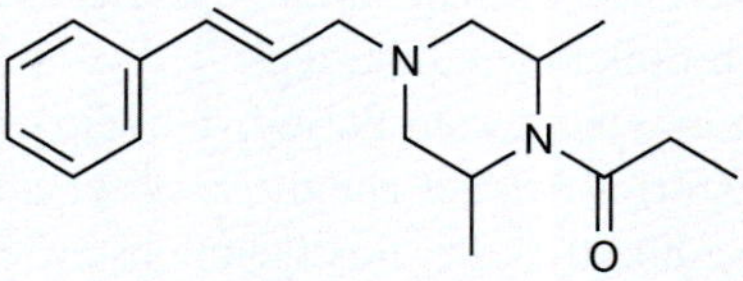 | Mittel |
| Ephinazon | 251,1 | 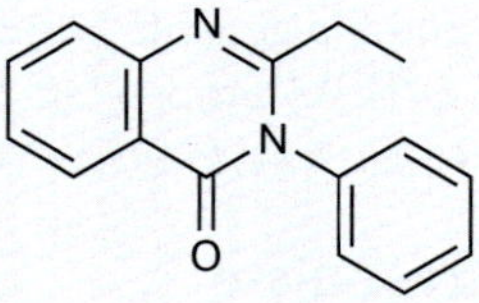 | Mittel<br>Stark verunreinigt mit *m/z* 370,1 |
| Mephtetramin | 190,1 | 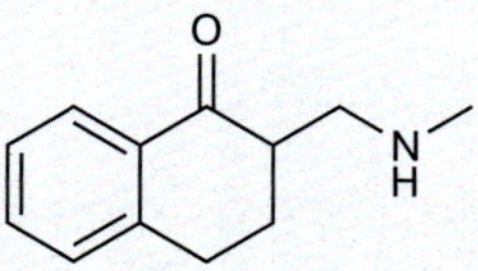 | Niedrig<br>Verunreinigt mit dem Mephtetramin-Dimer (DOI 10.1002/dta.1616) |

**Tab. 10.1** Bezeichnung, Strukturformel und Bewertung des Verunreinigungsgrades der vertriebenen Substanzen (Fortsetzung)

| Substanz | Vorläufer-Ion [*m/z*] M+H⁺ | Strukturformel | Verunreinigungsgrad (Screening) |
|---|---|---|---|
| Brorphin | 400,1 | 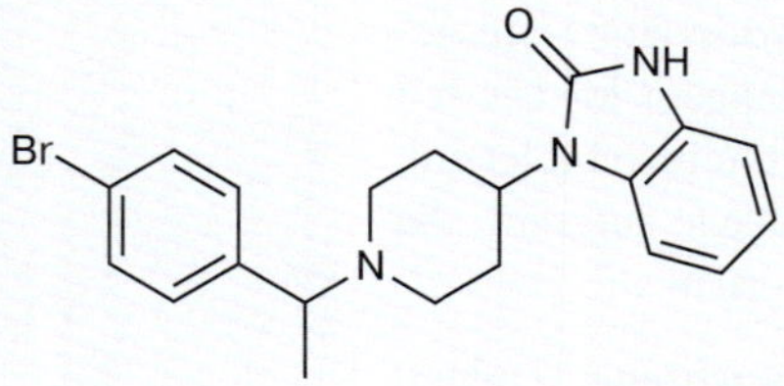 | Sehr niedrig |

Nach ersten Analysen konnte die Identität stets bestätigt werden. Die Reinheit ist erstaunlich hoch in einem Segment, das oftmals Gewinnmaximierung durch Strecken mit Verunreinigungen erreicht: das Verunreinigungsprofil (engl. *impurity profile*) und die Gehaltsbestimmungen sprechen für eine bemerkenswerte Reinheit. Diese Tatsache und die oben erwähnte Überprüfung, dass nur Substanzen angeboten werden, die weder dem BtMG noch dem NpSG unterliegen, erfordern einen hohen chemischen Sachverstand.

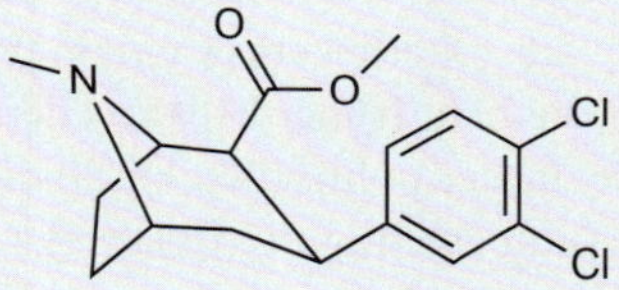

**Abb. 10.3** Strukturformel von RTI-111

Es stellt sich an dieser Stelle die Frage, warum man wenig erforschte Substanzen, wie die hier angeführten, konsumieren sollte. Zu diesem Zweck sollen die Substanzen RTI-111 und Troparil etwas genauer betrachtet werden. RTI-111 ist als Phenyltropan strukturell eng mit Kokain verwandt (Abb. 10.3). Troparil ist sein nicht chloriertes Analogon.

Man könnte also davon ausgehen, dass bei einer Kontrolle der Polizei ein Drogenschnelltest auf Kokain bei Konsum von Troparil oder RTI-111 positiv reagiert. Dies ist allerdings nicht der Fall. Im Rahmen des Forschungsprojektes wurde diesbezüglich ein Experiment mit einem Schnelltest durchgeführt, der von der US-amerikanischen Behörde FDA (Food and Drug Administration) akkreditiert ist. Hierzu wurde zunächst die Substanz Troparil bestellt und das erhaltene Pulver wie üblich per HPLC-MS/MS auf Identität, Reinheit und Gehalt untersucht. Das Ergebnis war, dass es sich tatsächlich um die angegebene Substanz handelt. Das erhaltene Troparil wurde mit einer Konzentration von 1 % (m/V) in destilliertem Wasser aufgelöst und mittels besagtem Drogenschnelltest untersucht. Hierzu ist zu sagen, dass ein solcher Schnelltest mittels Antikörper arbeitet, also in der Lage ist, sehr geringe Konzentrationen einer Substanz spezifisch nachzuweisen. Kokain, bzw. sein wichtigster Metabolit Benzoylecgonin, wird mit gängigen Drogentests in einer Konzentration von gerade einmal 30 µg/L nachgewiesen. Vor diesem Hintergrund ist eine 1%ige Lösung als sehr hoch konzentriert zu betrachten. Trotz dieser hohen Konzentration und der strukturellen Ähnlichkeit fällt der Test jedoch negativ aus (Abb. 10.4). Ein analoges Experiment mit der Substanz RTI-111 fiel ebenso negativ aus.

Es ergibt sich somit ein Fazit, das etwas ratlos macht. Wie obenstehend dargelegt, drängt gerade die Prohibition psychotrope Substanzen in die Hände krimineller Banden und Kartelle oder – noch schlimmer – in die Hände von enthemmten Pharmaunternehmern wie der Sackler-Familie (Purdue Pharma). Gerade die ablehnende Haltung des Staates, hier Verantwortung zu übernehmen, schafft also eine Situation, die dem Jugendschutz zuwiderläuft. Ausgerechnet in dieser seit langem kritisierten Situation fällt somit ein Onlinehändler auf, der verschiedene Vorschläge aufgreift, die schon lange gefordert werden:

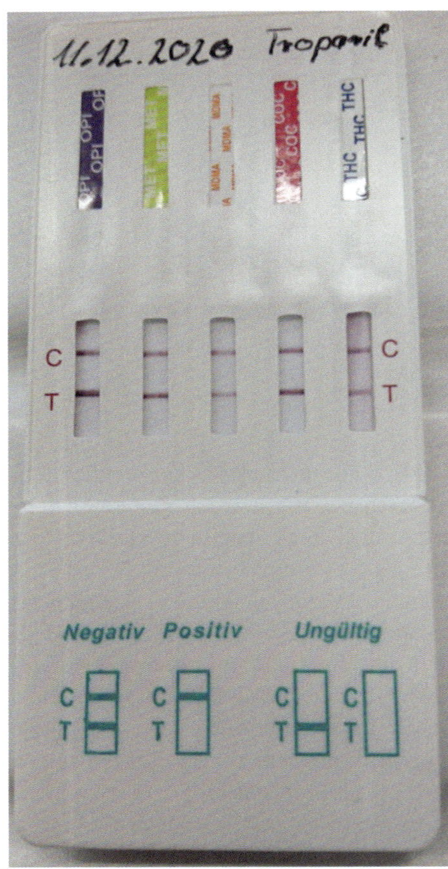


**o Abb. 10.4** Drogenschnelltest mit Troparil

- **Verkauf nur an Erwachsene**. Zudem: Warum sollten die amtlich festgesetzten 18 Jahre zum Eintritt in das Erwachsenenalter als feststehend betrachtet werden? Sie unterliegen ja einem Wandel über die Zeit (früher 21 Jahre, derzeit 18 Jahre, in der politischen Diskussion für die Wahlberechtigung 16 Jahre). Gerade vor dem Hintergrund, dass mittlerweile wissenschaftlich erwiesen wurde, dass Cannabiskonsum sich nachteilig auf das junge, sich entwickelnde Gehirn auswirkt, kann man also von gesetzgeberischer Seite her durchaus darüber nachdenken, höhere Altersbeschränkungen für bestimmte Substanzen einzuführen. Warum es als Geschäftsmodell akzeptiert ist, Alkohol und Tabak bereits an 16-Jährige zu verkaufen, kann vor diesem Hintergrund ebenso kritisch hinterfragt werden.
- **Kein Strecken von Substanzen** zur Gewinnmaximierung, stattdessen hohe Reinheit, durch Analysen garantierte Identität und demzufolge hohe Preise – gerade der Effekt hoher Preise auf einen dann sinkenden Tabakkonsum ist weitläufig bekannt und untersucht.
- Durch Analysen garantiertes **Drug-Checking im Vorfeld**, um versehentliche und verunfallte Überdosierungen zu vermeiden.

Es stellt sich somit die Frage, warum es sein darf, dass der private Markt – sei es nun mit unregulierten oder verbotenen Substanzen – hier ein Marktsegment schafft, dass längst in die Hände der Behörden gehört.

Bei näherer Betrachtung verschwimmen zudem auch ethische Wertungen: Ist ein solcher Händler gemäß derzeit vorherrschender Diktion in einem Handel, der durch Jahre und Jahrzehnte der Erfahrung belegt, ohnehin nicht zu verhindern ist, wirklich dem „kriminell Bösen" zuzuordnen? Und sind Regierung und Behörden, die sich standhaft weigern, Verantwortung zu übernehmen, tatsächlich „die Guten", wenn in diesen Handel wider besseres Wissen – außer mit einem strengen (NpSG) oder sehr strengen Verbot

(BtMG) – nicht eingegriffen wird? Das Beispiel des hier in Rede stehenden Onlinehändlers zeigt wie viele andere auch, dass in diesem Bereich die Grenzen ethischer Betrachtung rasch zu verschwimmen drohen. Eine andere Meinung zu vertreten, ist so lange in Ordnung, wie auf Basis von Daten und Fakten nicht auf Basis diffuser Ängste argumentiert wird.

## 10.2 Interview mit einem Onlinehändler

Um nähere Informationen über den oben genannten, atypischen Fall eines Onlinehändlers zu erhalten, wurde bei diesem ein schriftliches Interview angefragt. Nach einem längeren inhaltlichen Austausch über Fragen der Anonymität und des Quellenschutzes entstand das untenstehende Interview.

### E-Mail-Anfrage beim Onlinehändler

(E-Mail-Anfrage vom 21.09.2020 mit Antworten vom 25.04.2022)

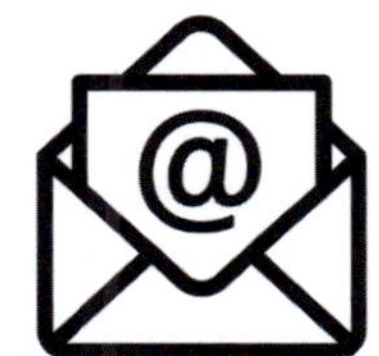


„Sehr geehrte Damen und Herren,
gestatten Sie bitte, dass ich mich Ihnen kurz vorstellen: Mein Name ist Niels Eckstein, ich bin Pharmazeut, promovierter Pharmakologe und habe derzeit die Professur für *Drug Regulatory Affairs* an der Hochschule Kaiserslautern inne. Wissenschaftlich beschäftige ich mich seit vielen Jahren mit psychotropen Substanzen. In diesem Zusammenhang habe ich eine Reihe an Research Chemicals bei Ihnen (und vielen anderen Händlern) erworben und untersucht. Sie nehmen hierbei allerdings eine Sonderstellung ein. Oftmals habe ich bei anderen Händlern Substanzen erhalten, die unter das BtMG oder das NpSG fallen, dies ist mir bei Ihnen nie passiert. Hinzu kommen die hohe Reinheit und die wissenschaftliche Recherche der von Ihnen vertriebenen Substanzen samt den chemischen Daten der Analyse. Aufgrund dieser Ausnahmeposition würde ich Ihnen gerne ein paar Fragen stellen und würde mich freuen, wenn Sie die beantworten könnten. Komplette Anonymität garantiere ich selbstverständlich. Die Fragen finden Sie unten eingesampled.
Vielen Dank und viele Grüße,
Niels Eckstein"

### Interviewfragen und -antworten

(Befrager: Niel Eckstein; Befragter: Anonymer Onlinehändler)

**Eckstein:** Wie groß darf man sich Ihr Unternehmen hinsichtlich der personellen Ausstattung vorstellen?

**Onlinehändler:** Ich (Leiter) und zwei Personen: Person 1 (bearbeitet E-Mails, checkt Zahlungseingänge und erstellt die Versandliste) und eine weitere Person, die für den Versand zuständig ist.

**Eckstein:** Sie erklären auf Ihrer Website, dass die Bundesregierung den falschen Ansatz der Prohibition weiterhin verfolgt, und haben die Dokumentation „Drogen kann man nicht erschießen" mit dieser Äußerung verlinkt. Können Sie Ihre Sicht auf die Dinge etwas näher erläutern?

10

**Onlinehändler:** Ich finde, dass das Individuum wichtiger ist als das Kollektiv. Dass ist der Grundsatz unserer westlichen Kultur. Dem Individuum muss die maximal mögliche Freiheit eingeräumt werden. Risikosportarten wie Drachenfliegen oder Freihandklettern müssen erlaubt sein, obwohl es Unfallgefahren gibt. Zigarettenrauchen muss erlaubt bleiben, obwohl es der Allgemeinheit durch Krankenhauskosten usw. schadet. Drogen müssen erlaubt sein, obwohl 5 % unkontrolliert sind und sich zugrunde richten. Der Mensch muss die Wahl zum Schlechten haben. Er muss sich täglich den Versuchungen stellen und sich behaupten. Das Leben darf nicht 100 % abgesichert sein. Sonst sind wir keine Menschen mehr, sondern Roboter. Siehe „Brave New World" von Huxley.

Die Menschen waren früher Gefahren ausgesetzt (Krankheiten, Sturm auf See, Hungersnöte usw.), die zufällig waren; es war sehr ungerecht. Heute ist das Leben sicherer geworden, mit weniger Gefahren. Das tut dem Menschen aber nicht unbedingt gut. Er ist nicht glücklich in einem abgesicherten monotonen Leben ohne Risiken. In der Gesellschaft der Zukunft sind die Risiken die inneren Abgründe, die z. B. durch verfügbare Drogen entstehen. Diese sind aber gerechter als früher, weil das Risiko von der eigenen Einstellung abhängt, und nicht mehr rein vom Zufall abhängt wir früher. Die Gesellschaft muss Normen aufbauen, wie mit den Drogen umgegangen wird. Ein kleiner Anteil wird nicht damit klarkommen und zugrunde gehen, kann dann aber auf den Beistand der Gesellschaft hoffen. Ich vergleiche Drogen gerne mit dem Straßenverkehr: Ohne Regeln und Führerschein gäbe es viel mehr Unfälle. Man hätte ja vor 100 Jahren auch sagen können, man solle das Auto verbieten, weil es zu viele Unfälle gibt. Aber es gibt eine Lösung ohne Verbot: Straßenregeln und Führerscheine. Das gleiche könnte bei Drogen passieren. Es bilden sich Regeln (Normen), wie damit umgegangen wird (eine Mindestalter-Norm bildet sich für jede Substanz, z. B. kiffen ab 16, Alkohol ab 18, Zigaretten ab 20, Koks ab 23 und Opioide ab 25 oder höher, Führerschein für LSD oder Opioide, Aufklärung).

Wir wollen dazu beitragen, dass diese Normen in der Gesellschaft entstehen. Wichtig ist Aufklärung und ein offenes Wort, aber keine Verbotspolitik.

**Eckstein:** Ich bin seit mittlerweile über 20 Jahren befasst mit der Chemie und Pharmakologie psychotroper Substanzen. Trotzdem hat mir, samt einem Team aus akademisch ausgebildeten Mitarbeiterinnen und Mitarbeitern, das Nachvollziehen derjenigen RCs, die Sie anbieten, teils langwierige und aufwendige Recherchen abverlangt, bevor wir die Pharmakophore hinter den einzelnen Substanzen aus der Historie der pharmazeutischen Chemie extrahiert hatten. Es würde mich interessieren, welchen Ausbildungsstand diejenigen haben, die sich an die Syntheseplanung von derart komplexen Substanzen begeben. Außerdem würde mich interessieren, wie man ein solches Team rein logistisch bzw. organisatorisch zusammen bekommt. (Als Beispiel: von Methaqualonderivaten habe ich das letzte Mal vor über 25 Jahren im Studium der Pharmazie etwas gehört.)

**Onlinehändler:** Ich bekomme viele Emails von fachkundigen Kunden. Ich bewerte diese und frage dann ein Labor in China, ob sie die entsprechende Substanz herstellen können. Ich vertraue nicht mehr so sehr auf die Simulation von www.swisstargetprediction.ch (STP), weil STP z. B. beim en.wikipedia.org/wiki/5-MAPB fast keine Rezeptoren-Anregungen zeigt. Bitte mal den SMILES String von 5-MAPB CC(NC)CC1=CC(C=CO2)=C2C=C1 bei www.swisstargetprediction.ch eingeben. Die Simulation von STP deckt sich nicht mit der Realität, da 5-MAPB eines der stärksten Empathogene überhaupt ist.

Deswegen habe ich Abstand davon genommen, total unbekannte Substanzen, die STP als lohnend einschätzt, herstellen zu lassen. Dafür fehlen mir auch die Mittel.

Besser ist es, ein gut erprobtes Medikament oder eine weit verbreitete Droge zu nehmen und nur so leicht abzuändern, dass die Substanz nicht mehr unters BtMG oder NpSG oder die Arzneimittelverschreibungsverordnung fällt, aber immer noch aktiv bleibt.

Es gibt auch noch die Möglichkeiten, ein Prodrug herzustellen, um das Gesetz zu umgehen. Und sollte alles psychisch Aktive verboten werden, kann man auch noch Chemiebaukästen verkaufen, sodass der Kunde selbst z. B. 4-MMC herstellen kann.

**Eckstein:** Sie betreiben sozusagen ein prospektives Drug-Checking. Wo (auf welchem Kontinent, in welchem Land) befinden sich die Labore, die diese Untersuchungen durchführen und wie sind die Mitarbeiter qualifiziert?

**Onlinehändler:** Wir checken selbst keine Stoffe. Ich kaufe nur da ein, wo ein hohes Vertrauen in den Verkäufer besteht. Bin ich unsicher, oder es handelt sich um einen neuen Verkäufer, schicke ich unsere Stoffe nach DE, China, Kanada oder in die USA. Aber bei völlig neuen Substanzen fehlt meistens die Referenzsubstanz und auch die besten High-End-Labore können kein Resultat liefern. Da hilft dann nur noch der Selbstversuch.

**Eckstein:** Sie bekommen die Substanzen teils aus China und teils (erstaunlicherweise) aus den USA. Zwei Fragen hierzu:

1. Was für Labore muss man sich vorstellen und was für Mitarbeiter, dass derart hochreine Substanzen (wir haben mit gängigen Analyseverfahren bis zu 99 % Reinheit analysiert) dort hergestellt werden?

**Onlinehändler:** Keine Ahnung, ich kenne diese Labore selbst auch nicht. Es geht alles rein virtuell übers Internet. Keiner kennt mich persönlich. Ich agiere nur per E-Mail.

**Eckstein: 2.** Wie haben Sie diese Netzwerke etabliert?

**Onlinehändler:** Ich bin eigentlich nicht gut vernetzt. Ich kenne nur ein paar Shops, die aber viele kennen, die sich schon länger mit dem RC-Markt beschäftigen. Leider gibt es immer weniger gute Anbieter für reine RCs. Ich kenne 3 Labore in China, die für sehr teures Geld kleine Produktionen machen: Gramm-Preise von 120 bis 730 USD. Mit diesen Produktionen mache ich dann nur Verlust, bezahle alles mit meinen ersparten Bitcoins.

**Eckstein:** Alle Substanzen, die ich bei Ihnen bestellt und untersucht habe, unterliegen

- nicht dem AMG (haben keine arzneimittelrechtliche Zulassung),
- nicht dem BtMG (sind also nicht in den Anlagen 1–3 des BtMG zu finden) und
- nicht dem NpSG (haben keine Partialstrukturen, die in den Anhängen des NpSG zu finden sind).

Die Substanzen sind also nach meinem Verständnis nicht reguliert. Einen Straftatbestand kann ich nicht erkennen. Trotzdem wird anonymisiert bezahlt mit Bitcoin. Aus welchem Grund bestehen Sie auf eine Kryptowährung, wenn nicht gegen bestehende Gesetze verstoßen wird?

**Onlinehändler:** Weil ich der Justiz und den Behörden NICHT vertraue. Es wird oft nicht nach Gesetz, sondern nach eigenen moralischen Grundsätzen entschieden. Man kann einen Shop einfach plattmachen, wenn man dort aus Verdachtsgründen eine Hausdurchsuchung macht, alle Stoffe mitnimmt und den Betreiber für etliche Tage in den Bunker tut. Dann stellt sich heraus, dass alles ein Irrtum war, aber das Geschäft ist am Ende, die Kunden haben ihr Vertrauen verloren.

Zudem bin ich seit 2012 mit Bitcoin beschäftigt, und versuche, ihn zu unterstützen. Ohne Shops wie unseren wäre der Bitcoin nicht da, wo er jetzt ist. Die renommierten Investoren sind ja erst 2019 und später eingestiegen. Ich halte die neuen Blockchain-Technologien für die einzige Lösung, eine gerechtere Gesellschaft für die Zukunft aufzubauen. Viele Funktionen des Staates werden in Dezentrale Netzwerke abgegeben, sodass sich kein Mensch durch seine Position bereichern kann (siehe z. B. die Idee hinter Cardano). Eine gerechte neue Staatsform ist mit Blockchain möglich.

# 11 Der Ballon-Effekt im Dopingmarkt

Niels Eckstein, Meike Grzonka

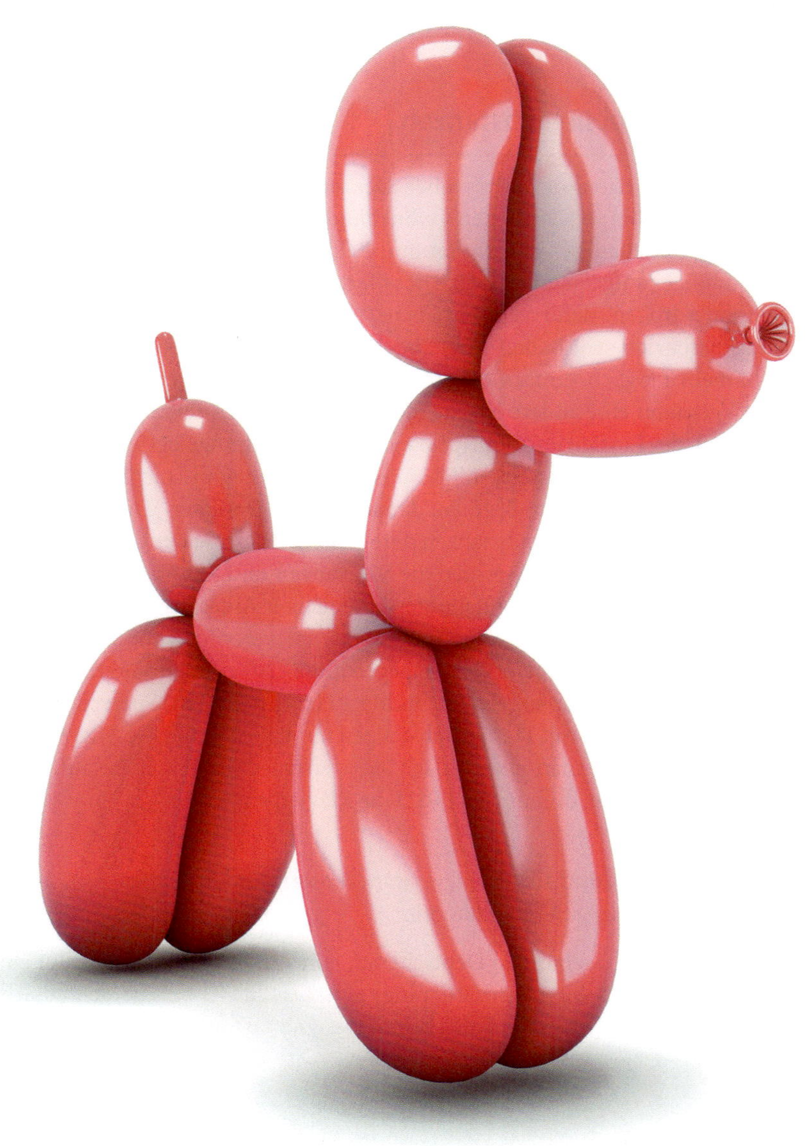

Nach der Einführung des Neue-psychoaktive-Substanzen-Gesetzes (NpSG) in die regulatorische Landschaft konnte man eine Verlagerung des Marktangebots beobachten – ein häufiges Phänomen im illegalen Substanzmarkt. Der sogenannte „Ballon-Effekt“ beschreibt eine durch äußeren Druck (z. B. eine Regierung) erzwungene Verlagerung eines Segments in einen anderen Teil (in Analogie zu einem Luftballon: durch Druck auf eine Stelle weicht die Luft zum Ort des niedrigeren Drucks aus). Anwendung findet dieser Begriff beispielsweise in der Anbaubekämpfung von Drogen. Durch die Verdrängung des Anbaus aus einem Teil eines Landes verschwindet der Drogenhandel nicht einfach – er verlagert sich nur in eine andere Region. Dies lässt sich ebenfalls bei der Gesetzgebung beobachten: Werden bestimmte Substanzen durch ein neues Gesetz verboten, werden sofort Mittel und Wege gesucht, um dieses zu umgehen. Denkt man also, dass durch ein Verbot bzw. ein neues Gesetz, das bestimmte Substanzen verbietet, der Markt zugrunde geht, hat man weit gefehlt. Es findet lediglich eine Verlagerung zu einem anderen Marktsegment statt. Dies zeigte sich in der Vergangenheit unter anderem schon bei Betäubungsmitteln (BtM) und Designerdrogen und zu Beginn der 2020er-Jahre auch bei den Designer-Dopingpräparaten.

## 11.1 (Designer-)Dopingsubstanzen

Im Rahmen des Forschungsprojektes über Designerdrogen wurden in regelmäßigen Abständen Präparate bei verschiedenen Onlinehändlern bestellt. Diese wurden anschließend, wie Arzneimittel auch, auf Identität und Reinheit geprüft. Dabei ist seit dem Jahr 2020 immer häufiger aufgefallen, dass sich der Markt verlagert: Man findet weniger Angebote zu Designerdrogen, dafür vermehrt neuartige Dopingsubstanzen. Man kann also den eingangs beschriebenen Ballon-Effekt beobachten. Um das NpSG zu umgehen, war es nun nicht mehr möglich, einfach die Struktur der Designerdrogen zu verändern. Also mussten die Verkäufer eine andere Nische finden. Der größte Anbieter in diesem Marktsegment hat nach der Einführung des NpSG eine neue Rubrik angelegt, die sich „Deutschland legal“ nennt. Dort sind ausschließlich Substanzen gelistet, die nicht unter das NpSG fallen und die ein komplett neues Segment darstellen: die (Designer-)Dopingpräparate.

International werden Dopingsubstanzen durch die Verbotsliste der World Anti Doping Agency (WADA) reguliert. In ihr werden die Substanzen und Methoden nach Stoffklassen unterteilt und zur Verwendung bei unterschiedlichen Anlässen gelistet: verboten in und außerhalb von Wettkämpfen, nur im Wettkampf verboten, nur bei bestimmten Sportarten verboten usw. Bei einem Verstoß gegen diese Liste drohen Sanktionen, die von Annullierungen der Wettkampfergebnisse bis hin zu (mehrjährigen) Sperren reichen.

National ist der Umgang mit Dopingsubstanzen im Anti-Doping-Gesetz (AntiDopG) geregelt. Auch dort findet man eine Anlage, die verschiedene Präparate aufführt. Das AntiDopG teilt die Stoffe in drei unterschiedliche Klassen ein:

1. anabole Stoffe,
2. Peptidhormone, Wachstumsfaktoren, verwandte Stoffe und Mimetika,
3. Hormone und Stoffwechsel-Modulatoren.

Betrachtet man die Gesetzgebung in Deutschland, fällt auf, dass es keine absolut eindeutige Regulation des Eigen- bzw. Freizeitdopings gibt. Das BtMG befasst sich ausschließlich mit Betäubungsmitteln, hier sind also keine (Designer-)Dopingsubstanzen zu finden.

Im NpSG stehen zwar Designerdrogen, aber auch hier sind in den Anlagen keine (Designer-)Dopingsubstanzen aufgeführt. Unter das Arzneimittelgesetz (AMG) fallen „[...] Stoffe oder Zubereitungen aus Stoffen, [...] die im oder am menschlichen oder tierischen Körper angewendet [...] werden können, um [...] die physiologischen Funktionen durch eine pharmakologische, immunologische oder metabolische Wirkung wiederherzustellen, zu korrigieren oder zu beeinflussen [...]“.[1] Da es sich bei den (Designer-)Dopingsubstanzen aber nicht um in Deutschland zugelassene Arzneimittel handelt und eine klinische Wirksamkeit für den „Patienten“ (bzw. eher Konsumenten) wohl im Auge des Betrachters liegt, würde eine strafrechtliche Ahndung eher eine Ermessensentscheidung im Einzelfall sein. Strafrechtlich sanktioniert werden vielmehr der unerlaubte Handel oder das unerlaubte Verschreiben von Dopingmitteln. Der Sportler selbst, der die Stoffe zum Freizeitgebrauch einnimmt, muss nur selten mit Konsequenzen rechnen. Im AntiDopG wird beschrieben, dass eine Anwendung der Substanzen verboten ist, wenn ein Sportler sich „ohne medizinische Indikation [...] in einem Wettbewerb des organisierten Sports einen Vorteil [verschaffen möchte].“ Weiterhin ist beschrieben, dass „das Verbot nach Satz 1 [nicht] gilt [...], wenn das Dopingmittel außerhalb eines Wettbewerbs des organisierten Sports angewendet wird [...]“.[2] Das bedeutet im Umkehrschluss, dass ein Selbstdoping im Hobbysport nicht unter das Gesetz fallen dürfte. Besitz und Anwendung von (Designer-)Dopingsubstanzen in geringen Mengen[3] scheint demnach zu Freizeitzwecken in Deutschland nicht strafbewehrt zu sein. Der Ankauf jedoch von in der Anlage des AntiDopG aufgeführten Substanzen, in Mengen, die oberhalb der nicht geringen Menge laut der Dopingmittel-Mengen-Verordnung (DmMV) liegen, ist strafbar. Dabei spielt es dann auch keine Rolle, ob die Substanz nur zum Eigengebrauch dient, denn bei Besitz einer so großen Menge kann davon ausgegangen werden, dass ein Handel mit den Substanzen beabsichtigt war.

Um eine umfassende systematische Untersuchung dieser atypischen Dopingsubstanzen durchführen zu können, wurden im Rahmen unseres Forschungsprojektes alle Dopingpräparate aus der Rubrik „Deutschland legal“ bestellt und analysiert. Die folgende Übersicht dieser Substanzen (s. ◘ Tab. 11.1), zeigt auch die weitere Unterteilung in verschiedene Stoffklassen:

- selektive Androgenrezeptor-Modulatoren (SARMs),
- Peroxisom-Proliferator-aktivierter-Rezeptor-δ-Agonisten (PPAR-δ),
- *growth hormone secretagogues* (GHS, oral verfügbare wachstumshormonsteigernde Peptide) und
- REV-ErbA-Agonisten (bzw. REV-Erb-α-Agonisten, auch bekannt als NR1D1).

## 11.2 Wirkmechanismen

Der Grundgedanke hinter der Anwendung von Dopingsubstanzen ist neben der Anregung zum Muskelaufbau auch eine schnellere Regeneration über Nacht. Ziel ist dabei,



1 www.gesetze-im-internet.de/amg_1976/__2.html (Stand 2022)
2 www.gesetze-im-internet.de/antidopg/BJNR221010015.html (Stand 2022)
3 Ab wann es sich um eine „nicht geringe Menge“ handelt, steht in der Dopingmittel-Mengen-Verordnung (DmMV)

**Tab. 11.1** Auflistung der bestellten Präparate mit Einordnung nach Substanz, Strukturformel, Wirkmechanismus, Vorhandensein auf der WADA-Verbotsliste und Einordnung der nicht geringen Menge nach DmMV

| Substanz | Strukturformel |
|---|---|
| Andarin (S4) | 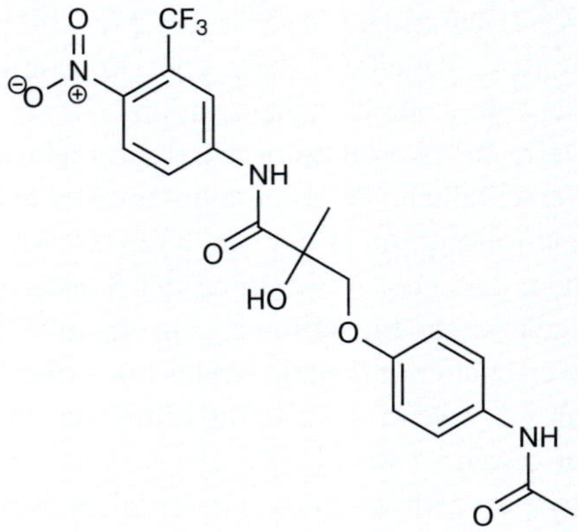 |
| Ligandrol (LGD-4033) | 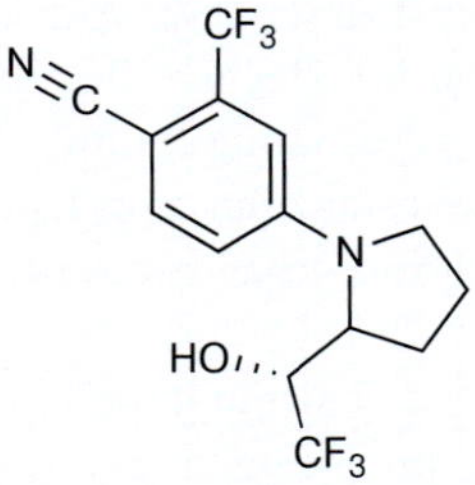 |
| Myostin (YK-11) | 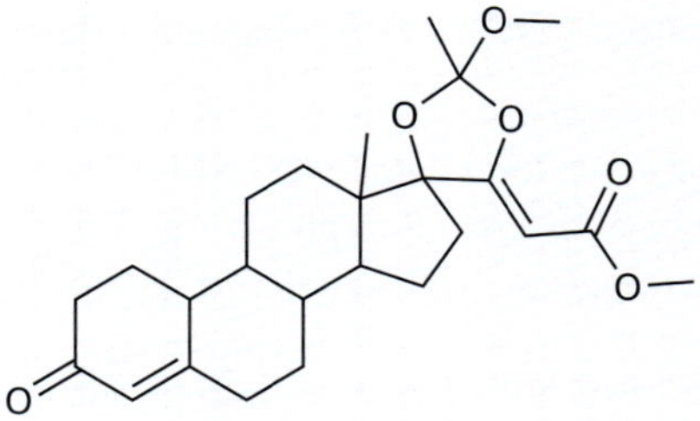 |
| Ostarin (MK-2866) | 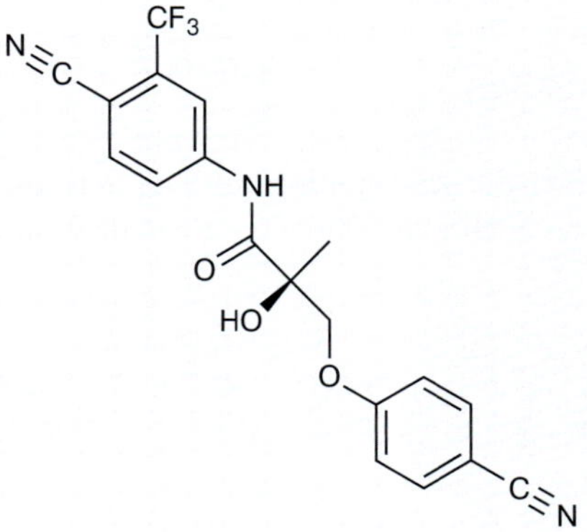 |

| Wirkmechanismus | WADA-Verbotsliste | Nicht geringe Menge laut DmMV |
|---|---|---|
| SARM (selektiver Androgenrezeptor-Modulator) | Ja | 90 mg |
| SARM (selektiver Androgenrezeptor-Modulator) | Ja | 90 mg |
| Orales Designersteroid, das als SARM vermarktet wird | Ja | 90 mg |
| SARM (selektiver Androgenrezeptor-Modulator) | Ja | 90 mg |

**Tab. 11.1** Auflistung der bestellten Präparate mit Einordnung nach Substanz, Strukturformel, Wirkmechanismus, Vorhandensein auf der WADA-Verbotsliste und Einordnung der nicht geringen Menge nach DmMV (Fortsetzung)

| Substanz | Strukturformel |
|---|---|
| Testolon (RAD-140) | 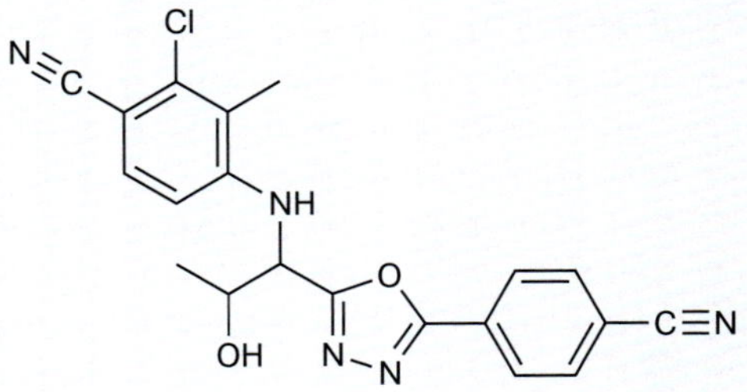 Cl; N≡C; NH; OH; O; N–N; C≡N |
| Cardarin (GW-501516) | 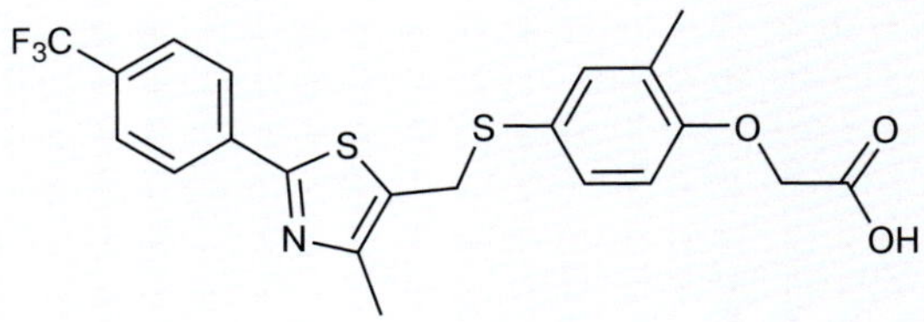 $F_3C$; S; N; S; O; O; OH |
| Nutrobal/Ibutamoren (MK-677) | 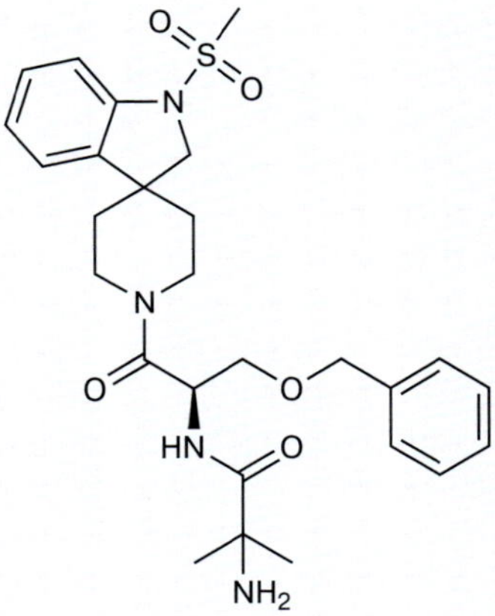 O; S; O; N; N; O; O; HN; O; $NH_2$ |
| Stenabolic (SR-9009) | 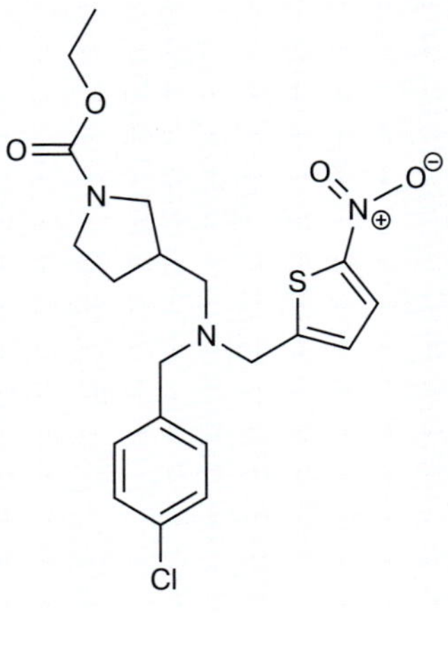 O; O; N; O; N⊕; O⊖; S; N; Cl |

| Wirkmechanismus | WADA-Verbotsliste | Nicht geringe Menge laut DmMV |
|---|---|---|
| SARM (selektiver Androgenrezeptor-Modulator) | Ja | 90 mg |
| Peroxisom-Proliferator-aktivierter-Rezeptor-δ-Agonist (PPAR-δ) | Ja | 75 mg |
| *growth hormone secretagogues* (GHS, oral verfügbare wachstumshormon-steigernde Peptide) | Ja | 150 mg |
| REV-ErbA-Agonist (REV-ErbA ist ein Kernrezeptor, der die Transkription ligandenabhängig unterdrückt) | Ja | 75 mg |

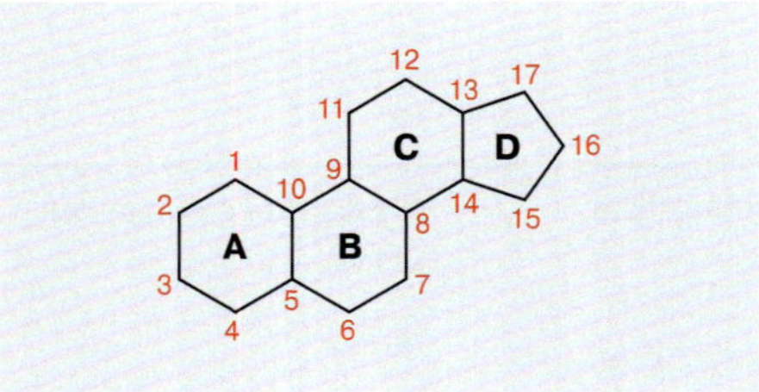

**Abb. 11.1** Aufbau des Sterangrundgerüsts

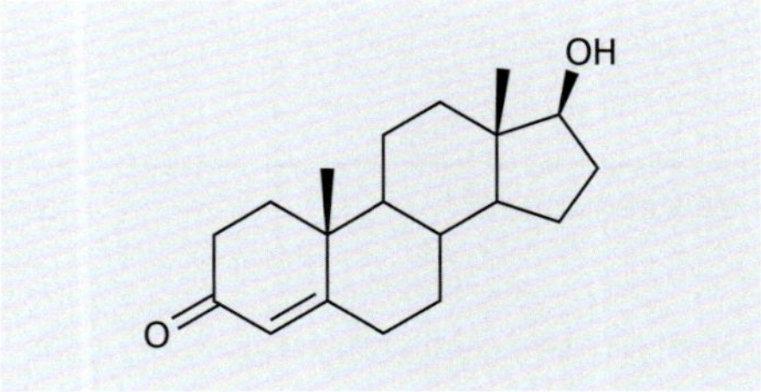

**Abb. 11.2** Strukturformel von Testosteron

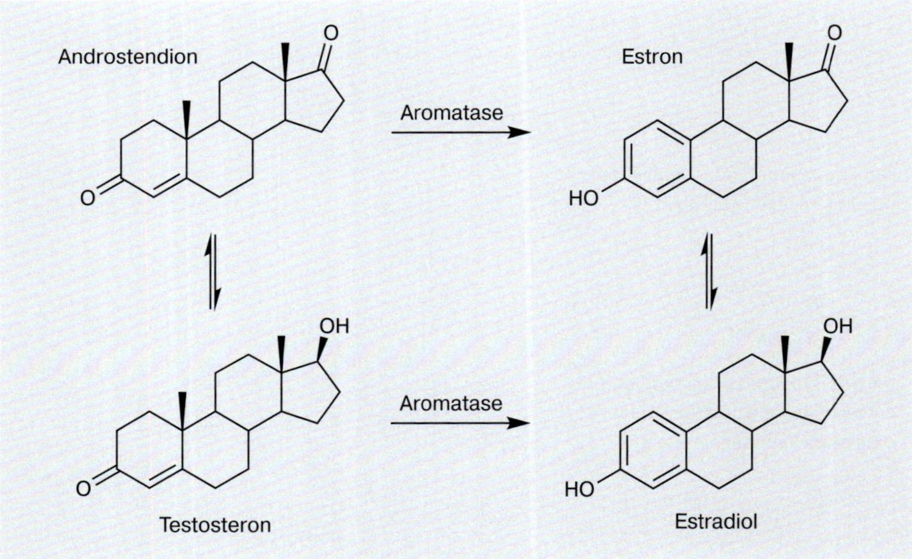

**Abb. 11.3** Der Stoffwechselweg von Testosteron im Körper

nicht nur eine Leistungssteigerung, sondern auch ein definierteres Aussehen der Muskeln. Beim normalen, physiologischen Muskelaufbau sorgt das Hormon Testosteron mit seinen anabolen Eigenschaften (anabol = aufbauend) für ein Wachstum von Knochen und Muskeln. Testosteron gehört zu den Steroidhormonen und leitet sich, wie viele andere physiologische Hormone, vom Sterangrundgerüst ab (Abb. 11.1, Abb. 11.2).

Die Regulierung von Prozessen und Funktionen im Körper über Hormone dauert vergleichsweise lang, weil sie ihre Wirkung über intrazelluläre Steroidrezeptoren steuern. Aufgrund ihrer lipophilen Eigenschaften können die Hormone die Zellmembran passieren und im Zytosol an die Steroidrezeptoren binden. Je nach Art des Hormons bzw. des Liganden bildet sich dann z. B. ein Steroidrezeptordimer, welches in den Zellkern translokalisiert und dort als Transkriptionsfaktor wirkt.

Da viele (Hobby-)Sportler und Bodybuilder diese Vorgänge aber beschleunigen und unterstützen möchten, injizieren sie sich zusätzlich exogene Hormonpräparate. Weil Testosteron im Körper aber nicht nur das Muskelwachstum fördert, sondern noch an vielen weiteren Stellen wirkt, ist eine solche „Behandlung“ nie ohne Nebenwirkungen. Neben Akne, kardiovaskulären Nebenwirkungen und Verletzungen des Bewegungsapparates, wie beispielsweise Bänder- und Sehnenrisse durch Überbelastung, kommt es bei Frauen zu einer Virilisierung und bei Männern zur Feminisierung. Brustwachstum und Hodenschrumpfung können dann die Folge sein. Grund dafür ist der Stoffwechsel, dem Testosteron im Körper unterliegt (o Abb. 11.3). Durch spezielle Enzyme, die sogenannten „Aromatasen", wird Testosteron zu Estradiol umgewandelt. Estradiol gehört als weibliches Geschlechtshormon zu den Östrogenen und sorgt somit für o. g. Nebenwirkungen. Dass diese Wirkungen im Breitensport unerwünscht sind, leuchtet ein. Somit geht der Trend von reinem Testosteron weg und stattdessen hin zu optimierten Designersubstanzen, die zwar die Vorteile des Muskelauf- und Fettabbaus haben, aber deutlich weniger Nebenwirkungen zeigen sollen.

### 11.2.1 Selektive Androgenrezeptor-Modulatoren (SARMs)

Die meisten der angebotenen Dopingsubstanzen zählen zur Klasse der SARMs. Diese ähneln in ihrer Wirkung den anabolen Steroiden. Allerdings soll ihre Bindung an die Androgenrezeptoren deutlich selektiver stattfinden als die der herkömmlichen Anabolika. Dadurch erklärt sich auch das angeblich verbesserte Nebenwirkungsprofil dieser Substanzen: SARMs binden zwar an Androgenrezeptoren und unterstützen somit beispielweise den Muskelaufbau, aber da sie selbst keine Steroidhormone sind, bleiben die o. g. unerwünschten Wirkungen aus. Deshalb werden diese Präparate auch oft als nebenwirkungsfrei beworben.

### 11.2.2 Peroxisom-Proliferator-aktivierter-Rezeptor-δ-Agonisten (PPAR-δ-Agonisten)

Peroxisom-Proliferator-aktivierte Rezeptoren gehören zur Familie der Kernrezeptoren und wirken als Transkriptionsfaktor bei der Expression von Genen mit. PPAR-δ (z. T. auch als PPAR-β bezeichnet) kommen in vielen Geweben im menschlichen Körper vor, u. a. auch im Fettgewebe. Aus diesem Grund zeigen PPAR-δ-Agonisten eine Wirkung auf den Fettstoffwechsel. Durch die Aktivierung der PPAR-δ soll der Metabolismus angekurbelt und eine Reduktion des Körpergewichts erleichtert werden. Sie werden deswegen auch oft in Kombination mit SARMs eingenommen, um zunächst den Körperfettanteil zu senken, bevor anschließend Muskelmasse aufgebaut werden kann. Da Peroxisom-Proliferator-aktivierte Rezeptoren aber auch Auswirkungen auf die Zellproliferation zeigen, sind beispielsweise kanzerogene Langzeitfolgen denkbar. Allerdings gibt es weder aussagekräftige Studien zu Nebenwirkungen (v. a. auch in Kombination mit anderen Designerdopingpräparaten) noch Daten zu Langzeiteinnahmen.

### 11.2.3 Oral verfügbare wachstumshormonsteigernde Peptide (GHS)

Oral verfügbare wachstumshormonsteigernde Peptide (engl. *growth hormone secretagogues,* GHS) sind Peptide, die Wachstumshormone (engl. *growth hormones*, GH) aus der Hypophyse freisetzen und auf diesem Weg das Wachstum von Muskel- und Knochenzellen anregen. Obwohl man bei dem Namen GHS von einer gewissen Spezifität für die Freisetzung von nur einer bestimmten Hormonart ausgehen könnte, gibt es immer wieder Hinweise, dass die Präparate auch Auswirkungen auf die Freisetzung anderer Steroidhormone haben. Nach Verabreichung ließ sich laut einigen Berichten eine leichte Prolaktin-, Adrenocorticotropinhormon- (ACTH) und cortisolfreisetzende Wirkung beobachten. Da diese Hormone im menschlichen Körper für eine Vielzahl von Wirkungen verantwortlich sind, ist die Zahl der möglichen resultierenden Nebenwirkungen hoch. Neben Auswirkungen auf Schlafrhythmus und Nahrungsaufnahme wird auch ein Einfluss auf die Herzfunktion vermutet. Hinzu kommt, dass ein Vertuschen des Dopings im Profisport mithilfe dieser Substanzen erleichtert wird, weil das durch die Peptide freigesetzte GH endogen und so in Kontrollen schwieriger zu detektieren ist als exogen zugeführte Wachstumshormone.

### 11.2.4 REV-ErbA-Agonisten

REV-ErbA (bzw. REV-Erb α), auch bekannt als NR1D1 (*nuclear receptor subfamily 1 group D member 1*), ist ein Kernrezeptor, der die Transkription ligandenabhängig unterdrückt. Er spielt eine Rolle im circadianen Biorhythmus und hat damit auch Auswirkungen auf den Metabolismus, insbesondere auf den Glucose- und Fettstoffwechsel. Ein gestörter Biorhythmus steht oft im Zusammenhang mit metabolischen Störungen wie Hyperglykämie und Hyperlipidämie. Durch die Aktivierung des REV-Erb α-Rezeptors sollen Sportler leichter an Fett verlieren und die aufgenommene bzw. freigesetzte Energie direkt im Sport verbrauchen, anstatt sie in Körperfett zu speichern. REV-Erb α-Agonisten sollen also dabei helfen, den Glucose-, den Insulin- und auch den Fettstoffwechsel positiv zu stabilisieren und anzukurbeln.

## 11.3 Chromatographische und massenspektroskopische Analytik der bestellten Substanzen

■ **DEFINITION** Pharmazeutische Qualität, definiert nach §4 Abs. 15 AMG (Arzneimittelgesetz): Qualität ist die Beschaffenheit eines Arzneimittels, die nach Identität, Gehalt, Reinheit, sonstigen chemischen, physikalischen, biologischen Eigenschaften oder durch das Herstellungsverfahren bestimmt wird.

Bei aus dem Internet bestellten Substanzen ist die pharmazeutische Qualität oft fraglich. Um sich ein genaueres Bild darüber machen zu können, wurden die acht bestellten Designerdopingpräparate mittels Hochleistungsflüssigchromatographie und anschließender Kopplung an ein Massenspektrometer (HPLC-MS/MS) auf Reinheit und Identität untersucht (Beispiel für Ligandrol in ◘ Abb. 11.4). Die Ergebnisse sind in ◘ Tab. 11.2 dargestellt, wo deutlich zu sehen ist, dass alle analysierten Substanzen Verunreinigungen beinhalten. Obwohl die Identität der Stoffe bestätigt werden konnte, ist die angebliche *High Quality* der Substanzen v. a. in Bezug auf die Reinheit nicht gegeben. Problematisch ist, dass diese Verunreinigungen für den Anwender ohne die Möglichkeit einer instrumentellen analytischen Untersuchung nicht zu identifizieren sind und dadurch potenziell schwere unerwünschte Nebenwirkungen auftreten können.

## 11.4 Fazit

Mit (Designer-)Dopingsubstanzen wird auf verschiedensten Wegen versucht, in die Stoffwechselvorgänge des Körpers einzugreifen. Dass solche Vorgänge niemals nebenwirkungsfrei sein können, versteht sich von selbst. Außerdem sind vor allem Langzeitfolgen bei den meisten (Designer-)Dopingsubstanzen weitgehend unerforscht. Häufig sind nur persönliche Berichte von Anwendern, aber kaum klinische Daten zu finden. Beispiels-

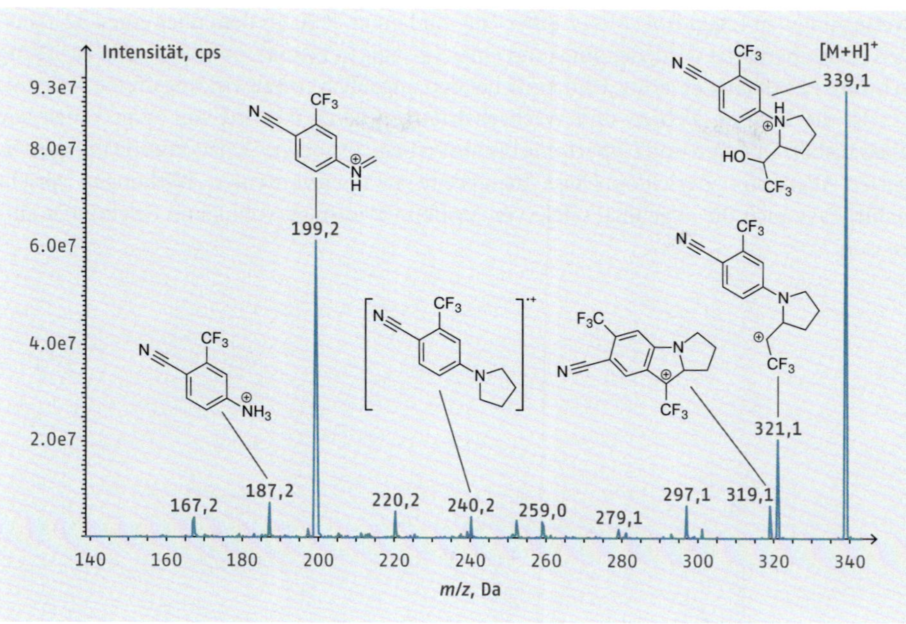


**Abb. 11.4** Massenspektrum von Ligandrol mit vorgeschlagenen Produkt-Ionen

**Tab. 11.2** Analysenergebnisse der HPLC-MS/MS-Untersuchung (Strukturformeln s. Tab. 11.1)

| Substanz | Vorläufer-Ion [*m/z*] | Verunreinigungsgrad (Screening) |
|---|---|---|
| Andarin (54) | 442,2 | Mittel<br>Identifizierte Kontaminationen: Stenabolic (SR-9009) |
| Ligandrol (LGD-4033) | 339,2 | Mittel<br>Identifizierte Kontaminationen: – |
| Myostin (YK-11) | 431,2 | Mittel<br>Identifizierte Kontaminationen: wahrscheinlich freie Carbonsäure des Myostins |
| Ostarin (MK-2866) | $[M+H]^+$ 390,1<br>$[M+NH_4]^+$ 407,1<br>$[M-H]^-$ 388,1 | Hoch<br>Identifizierte Kontaminationen: Cardarin |
| Testolon (RAD-140) | 394,1 | Hoch<br>Identifizierte Kontaminationen: – |
| Cardarin (GW-501516) | 454,2 | Hoch<br>Identifizierte Kontaminationen: – |
| Nutrobal/Ibuta-moren (MK-677) | 529,2 | Mittel<br>Identifizierte Kontaminationen: – |
| Stenabolic (SR-9009) | 438,2 | Hoch<br>Identifizierte Kontaminationen: – |

weise gibt es zu Ligandrol einen Fallbericht von Januar 2020, in dem über einen 32-jährigen Mann berichtet wird, der aufgrund einer 14-tägigen Einnahme von jeweils 10–15 mg schwere Leberschäden erlitt. Und auch bei den angeblich nebenwirkungsfreien Präparaten ist die Liste an Neben- und Wechselwirkungen lang. Es wird von Symptomen wie Haarausfall, Ödemen und Hypertonie bis hin zu Sehstörungen, Gynäkomastie und gesteigerter Aggression berichtet. Diese Bandbreite an unerwünschten Wirkungen spricht dafür, dass auch die angeblich selektiven Stoffe in Wahrheit wohl kaum Selektivität aufweisen.

# 12 Legale letale Drogen

Niels Eckstein

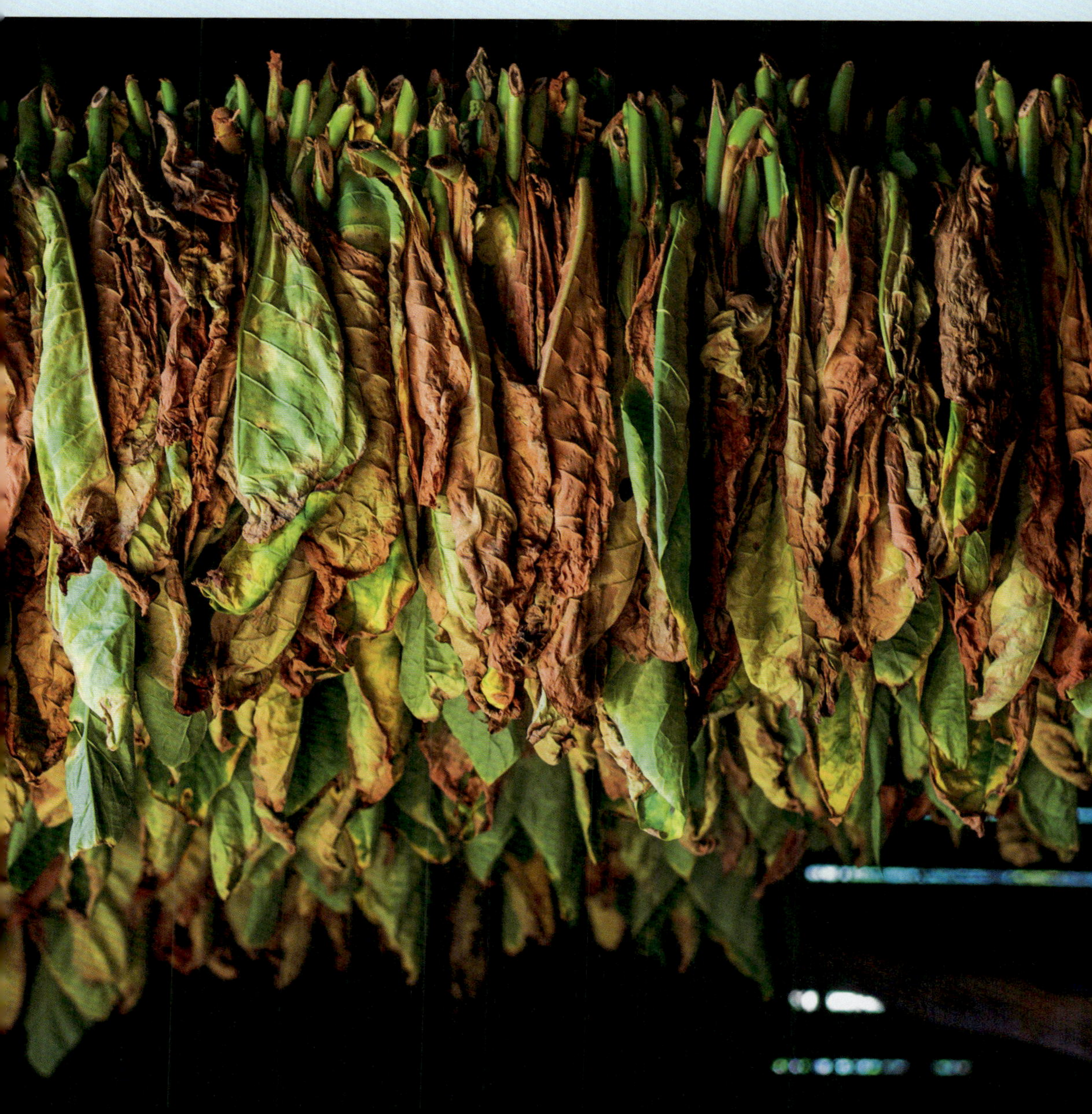

Im vorliegenden Kapitel soll es allein um legale Drogen gehen. Denn bei all den chemisch synthetisierten illegalen Drogen darf eines nicht vergessen werden: Es gibt auch legale letale Drogen. Und nur, weil diese im Alltag oft verharmlost und ihre Gefahren auch gerne ausgeblendet werden, sind sie nicht weniger schädlich. Vorwiegend soll es um die beiden „Volksdrogen“ oder „Leitdrogen“ industrialisierter Nationen gehen: Tabak und Alkohol. Das soll aber nicht den Blick dafür versperren, dass es eine ganze Reihe psychotroper Pflanzen (Kaffee, Tee, Tollkirsche, Fliegenpilz) und Substanzen gibt, die auf legale Weise erhalten werden können. Ein Beispiel hierfür ist das Lachgas ($N_2O$, Distickstoffmonoxid), das in vielen Haushalten in Form von Patronen für Sahnespender vorhanden ist. Es ist das gleiche Gas, das vor Clubs beispielsweise in Form von Luftballons verkauft wird oder eine arzneimittelrechtliche Zulassung als schmerzlinderndes Narkosegas hat (nebenbei bemerkt ein medizinisches Gas mit hervorragenden physikochemischen und pharmakokinetischen Eigenschaften).

Ein anderes Beispiel ist der Fliegenpilz (*Amanita muscaria*) mit seinen Inhaltsstoffen Ibotensäure bzw. Muscimol, dem Decarboxylierungsprodukt der Ibotensäure. Entgegen seinem schlechten Ruf ist der Fliegenpilz eigentlich weniger den Giftpilzen als eher den ungenießbaren Pilzen zuzuordnen. Einen dokumentierten Todesfall basierend auf alleiniger akuter Intoxikation mit Fliegenpilzen kennt die wissenschaftliche Literatur bisher nicht. Da der Rauschzustand allerdings schwer antizipierbar oder steuerbar ist und anekdotische Berichte wenig positiv ausfallen, hat er (derzeit) keine große Bedeutung. Dies war allerdings in früheren Zeiten einmal ganz anders, denn pharmaziegeschichtlich betrachtet gebührt dem Fliegenpilz aller Wahrscheinlichkeit nach der Titel „Älteste Droge der Menschheit“. Verbreitet ist er nahezu ubiquitär in den kühleren Zonen der nördlichen Halbkugel: in Nordamerika, Nordasien und Europa. Seinen Namen verdankt er der insektiziden Wirkung seines wässrigen Extrakts, das die damit in Kontakt kommenden Fliegen rasch tötet. Es ist ein interessantes Charakteristikum, dass viele sekundäre Pflanzeninhaltsstoffe, die die Pflanze als chemische Abwehr gegen Insekten synthetisiert, beim Menschen eine psychotrope Wirkung entfalten. Andere Beispiele für pflanzliche Abwehrstoffe, die beim Menschen Rauschzustände erzeugen sind Nikotin, Opium und Kokain. Der gesellige Rausch durch den Fliegenpilz in früheren Jahrhunderten zeigt allerdings auch ein etwas gewöhnungsbedürftiges Verhalten unserer Vorfahren und dies beruht interessanterweise auf den pharmakokinetischen Eigenschaften der psychotropen Inhaltsstoffe. Nimmt man eine Portion Fliegenpilz zu sich, wird der Rausch vornehmlich durch das Muscimol erzeugt. Ein Konsument wird also zunächst durch das Muscimol berauscht und dieser Rausch steigert sich durch die weitere endogene Erzeugung von Muscimol durch Decarboxylierung aus der Vorläufersubstanz Ibotensäure. Während Ibotensäure also im Konsumenten zur Wirksubstanz Muscimol umgewandelt wird, wird das Muscimol selbst unverändert mit dem Harn ausgeschieden. Dies führte dazu, dass sich die Konsumenten in kleinen Gruppen zusammenfanden – und man jeweils den Harn des Vorgängers trank. Aus Sicht der Pharmakokinetik macht dies natürlich Sinn, denn der „zweite“ Konsument wird ohne den Schritt der Umwandlung der Ibotensäure zum

Muscimol sogar einen stärkeren Rausch erleben als der „erste“ Konsument. Falls dies aus heutiger Sicht ekelerregend erscheint, ist dies natürlich zunächst einmal nachvollziehbar. Es sei an dieser Stelle allerdings darauf hingewiesen, dass Konsumenten sich heutzutage oftmals Kokain nasal zuführen, das unter anderem mit Urin von südamerikanischen Kokabauern extrahiert und eventuell im Dickdarm von sogenannten „Bodypackern“ transportiert (geschmuggelt) wurde.

Weitere Beispiele sind heimische Pflanzen mit berauschenden (allerdings hochtoxischen) Inhaltsstoffen aus der Gruppe der Alkaloide, wie der Stechapfel (*Datura stramonium*) mit dem Inhaltsstoff Scopolamin (Devil's Breath), sowie die Tollkirsche (*Atropa belladonna*) mit dem Inhaltsstoff Atropin. Beide können allerdings bereits bei geringsten Überdosierungen zum Tod durch Atemlähmung, Hyperthermie oder Organversagen führen. Ebenso kritisch sind organische Lösungsmittel als Schnüffelstoffe oder der nicht bestimmungsgemäße Gebrauch von Arzneimitteln zu betrachten. Doch zurück zu unseren beiden legalen Leitdrogen: Tabak und Alkohol.

## 12.1 Tabak

Eigentlich ist *Nicotiana tabacum*, die Stammpflanze der überwiegenden Mehrzahl aller Tabakprodukte, ein wunderschönes Gewächs: große, gelappte Blätter in sattem Grün, eine zartrosafarbene Blüte, leicht weißlich abgesetzt. „Eigentlich“ würde ein Psychologe nun vielleicht einwenden, „heißt eigentlich nein“. Doch, es ist eine wunderschöne Pflanze, allerdings mit einem legalen, letalen Beigeschmack. Keine andere Pflanze weltweit kommt auch nur annähernd an die Tabakpflanze heran, wenn man eine „pflanzliche Todesursachenstatistik“ aufstellen würde. Bereits in ▸ Kap. 1.2 wurde Patrick Reynolds zitiert: „Die Zigarette ist das einzige Industrieprodukt, das bei bestimmungsgemäßem Gebrauch zum Tod führt.“ Im Folgenden soll es um die Auswirkungen dieses bestimmungsgemäßen Gebrauchs gehen. Fakt ist, das Rauchen tötet in Deutschland jährlich mehr Menschen als Verkehrsunfälle, AIDS, Alkohol, alle illegalen Drogen, Morde und Selbstmorde zusammen: jährlich mindestens 110 000 Tote (in schlechten Jahren auch schon einmal deutlich über 120 000[1]). Diese teilen sich auf in

- ca. 43 000 Krebstote,
- ca. 37 000 Herz-Kreislauf-Tote und
- ca. 20 000 Tote aufgrund von Atemwegserkrankungen.

Die Schädigung von Spermatozoen, Impotenz etc. sind hier natürlich nicht eingerechnet, da sie nicht tödlich sind, ebenso Amputationen von Gliedmaßen (Stichwort: Raucherbein), die chronisch-obstruktive Raucherbronchitis und ähnliche massive gesundheitliche Beeinträchti-

1 2019 waren es offiziellen Statistiken zu Folge ca. 127 000 Tote.

gungen. Dies soll allerdings nicht den Blick davor verschließen, dass hier auch ohne einen gezählten Todesfall ein massiver Leidensdruck vorhanden sein kann. Rauchen war und ist übrigens bei Weitem nicht überall und zu jeder Zeit legal. Ein paar Beispiele sollen dies verdeutlichen:

- Papst Urban VIII. und Papst Innozenz X. verboten bei strenger Strafe, dass Priester den Gottesdienst unterbrechen, um Tabak zu schnupfen.
- König Jacob I. setzte die Tabaksteuer um das 40-Fache hoch. Resultat: die Engländer rauchten sogar noch mehr.
- Sultan Murad IV. (1623–1640) veranstaltete Treibjagden auf rauchende Türken und ließ tausende von ihnen köpfen.
- Zar Michail Romanow ließ rauchende Russen auspeitschen, bei Wiederholung wurde auch hier geköpft.
- Der Alte Fritz (Friederich der Große) ließ das Rauchen in Berlin zur Unsitte erklären.
- 1848 fordern die Berliner Revolutionäre als Bürgerrecht „freiet Roochen".
- In Bhutan ist die Herstellung und der Verkauf von Tabakwaren seit 2010 verboten.

Tabak wird üblicherweise in Form von Zigaretten, Zigarren oder als Pfeifentabak geraucht. Seltener wird er gekaut oder geschnupft. Die wichtigste Stammpflanze des Rauchtabaks ist *Nicotiana tabacum* und die unterschiedlichen Subspezies, seltener auch *Nicotiana rustica*, der sogenannte „Bauerntabak". Letzterer enthält deutlich höhere Mengen des Alkaloids Nikotin, einer bei Raumtemperatur klaren Flüssigkeit. Nikotin ist, wie viele andere Alkaloide mit psychotroper Wirkung (Morphin, Kokain), ein hoch potentes Insektizid. Dies dürfte auch der evolutionäre Vorteil sein, den die Pflanze aus der Synthese dieser Substanz bezieht. Dementsprechend verwundert es wenig, dass Tabaksud, also ein aufgebrühter wässriger Extrakt, früher vielfach als Mittel gegen Blattläuse und andere Schädlinge Verwendung fand. Nikotin hat eine große Zahl an Wirkungen auf den menschlichen Organismus. Die spezifischen, also rezeptorvermittelten Wirkungen sind sogar so intensiv, dass eine ganze Gruppe von Rezeptoren nach diesem Pflanzeninhaltsstoff benannt worden ist: die nikotinischen Acetylcholinrezeptoren. Dementsprechend dürften die meisten der Nikotinwirkungen an den Ganglien des Vegetativums sowie der motorischen Endplatte mit der Strukturanalogie zum endogenen Überträgerstoff Acetylcholin zu erklären sein. Insbesondere die Wirkungen von Tabak auf das Herz-Kreislauf-System sind nikotinbedingt. Allerdings entstehen beim Rauchen (chemisch betrachtet) eine Pyrolyse der getrockneten Blätter, mehrere tausend teils kanzerogene Substanzen, die entsprechend dem Zufuhrweg als Inhalation in der Lunge ihre höchste Konzentration erreichen. Die krebserregende Wirkung von Tabakrauch ist somit dem Kondensat des Rauches, umgangssprachlich „Teer" genannt, zuzuordnen und weniger dem Nikotin. In Summe ist es angesichts der vielen Millionen Toten durch Tabakkonsum schon sehr verwunderlich, dass ein solches Produkt vermarktet werden darf.

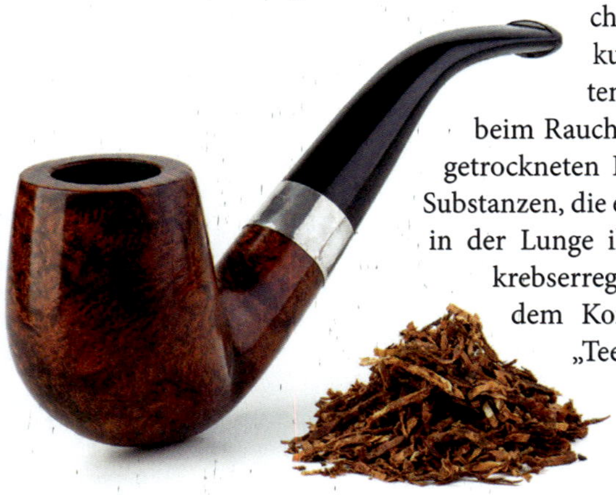

Als Projekt im Rahmen der studentischen Lehre an der Hochschule Kaiserslautern wurde daher mit einer besonders interessierten Seminargruppe ein Gedankenexperiment durchgeführt: Gesetzt den Fall, es gäbe derzeit noch keine zum Verkauf zugelassenen Rauchwaren und man wollte sie jetzt in den Markt einführen, welche Fachinformationen wären notwendig? Egal wie ein solches Produkt reguliert wäre (Arzneimittel[2], Lebensmittel, Genussmittel oder Nahrungsergänzungsmittel), man würde vor Markteinführung von Seiten der Behörden immer eine Risikobewertung des neuen Produkts fordern. Nimmt man als Beispiel den Prozess einer Markteinführung von Arzneimitteln, dann müsste eine Fachinformation für Ärzte und Apotheker vorgelegt werden, die so präzise wie möglich (nach aktuellem Stand von Wissenschaft und Forschung) ist. Dies wurde im Rahmen des Projektes auf die beiden hier betrachteten legalen Drogen Tabak und Alkohol (▸ Kap. 12.2) angewendet.

Die Fachinformation für den Rauchtabak ist in ○ Praxisbeispiel 1 (Experiment im Studienseminar) dargestellt. Wenn man sich die Nebenwirkungen und potenziellen Gefahren des Rauchens anschaut, wäre es wohl nicht übertrieben, wenn man zu dem Schluss kommt, einem solchen Produkt heute mit klaren Worten den Marktzutritt zu verweigern. Dennoch hat die Europäische Union es erst im Jahr 2010 geschafft, die Subventionen für den Tabakanbau endgültig zu streichen und in Deutschland sind wir trotz alles Wissens über die schädlichen Wirkungen des Rauchens nicht einmal bis zu einem generellen Tabakwerbeverbot gekommen – in Rede steht immerhin ein Produkt, das jährlich etwa 100-mal mehr Tote fordert als alle illegalen Drogen zusammen.

### Praxisbeispiel 1 (Experiment im Studienseminar)

**SEDARETTE-Zigarette (Fachinformation, fiktiv)**

**1. BEZEICHNUNG DES ARZNEIMITTELS**

SEDARETTE-Zigarette 800 mg zur Anwendung bei Erwachsenen.

**2. QUANITATIVE UND QUALITATIVE ZUSAMMENSETZUNG**

**SEDARETTE 800 mg:**

Eine Zigarette enthält 800 mg Tabak (Nicotiana tabacum) mit einem Nikotingehalt von 800 µg.
Die durchschnittliche Wirkstofffreigabe des Nikotins bei Inhalation beträgt 30 µg/ml (abhängig von der Tiefe der Inhalation).
Vollständige Auflistung der sonstigen Bestandteile siehe Abschnitt 6.1

**3. DARREICHUNGSFORM**

Zigarette zur Inhalation
In weißes Zigarettenpapier gehüllter Tabak in zylindrischer Form mit gelblich-braunem Celluloseacetatfilter am Ende der Zigarette

**4. KLINISCHE ANGABEN**

**4.1 Anwendungsgebiete**

Akute Behandlung von erwachsenen Patienten und Jugendlichen ab 16 Jahren zur beruhigenden Wirkung bei nervösen Spannungszuständen
SEDARETTE ist nicht für die Behandlung von Kindern und Jugendlichen unter 16 Jahren zugelassen.



2 Im Deutschen Arzneibuch 6 von 1926 (DAB 6) gab es die Arzneiform der „Cigarette“ tatsächlich als sogenannte Asthma Cigarette mit parasympatholytischen Inhaltsstoffen von Atropin-artiger Wirkung.

**4.2 Dosierung und Art der Anwendung**
Die Behandlung sollte nur durch einen Arzt eingeleitet und überwacht werden. Im Falle einer klinischen Verschlechterung trotz einer Behandlung mit SEDARETTE sollten andere Formen der Behandlung in Erwägung gezogen werden.

*Dosierung*
SEDARETTE 800 mg enthält 800 µg seines Hauptalkaloids Nikotin.
Die empfohlene Dosierung des Nikotins beträgt 800 µg 4-mal täglich (3,2 mg).

*Art der Anwendung*
SEDARETTE ist nur zur inhalativen Anwendung vorgesehen. Zwischen zwei Anwendungen sollte ein Abstand von mindestens 3–5 Stunden liegen. Die maximal empfohlene tägliche Inhalation sollte 6 Anwendungen (4,8 mg Nikotin) nicht übersteigen.

**4.3 Kontraindikationen**
Überempfindlichkeit gegen den Wirkstoff oder einen der in Abschnitt 6.1. genannten sonstigen Bestandteile
SEDARETTE ist kontraindiziert bei:

- Patienten mit chronisch obstruktiven Lungenerkrankungen (COPD, chronische Bronchitis);
- Patienten mit Asthma bronchiale;
- Patienten mit kardiovaskulären Erkrankungen jeglicher Art;
- Patienten mit onkologischen Erkrankungen jeglicher Art;
- Schwangerschaft und Stillzeit.

**4.4 Besondere Warnhinweise und Vorsichtsmaßnahmen für die Anwendung**
Bei der Verordnung von SEDARETTE sollen Ärzte sorgfältig abwägen, ob Patienten mit Lungenerkrankungen durch die inhalative Anwendung beeinträchtigt werden könnten.
Die chronische Anwendung von SEDARETTE kann zu psychischer und physischer Abhängigkeit führen. Bei abrupter Beendigung der Therapie können Entzugssymptome auftreten. Falls die Therapie nicht länger erforderlich ist, kann es daher ratsam sein, die Tagesdosis allmählich zu reduzieren (die Therapie ausschleichend zu beenden), um das Auftreten von Entzugssymptomen zu vermeiden (siehe Abschnitt 4.2). Ein starkes psychisches Verlangen (*craving*) nach SEDARETTE kann monate- eventuell jahrelang nach der Therapie bestehen bleiben.

**4.5 Wechselwirkungen mit anderen Arzneimitteln und sonstige Wechselwirkungen**
Toxische Inhaltsstoffe des Tabakrauchs sind unter anderem Nikotin, krebserregende polyzyklische aromatische Kohlenwasserstoffe (PAK) wie Benz[a]pyren, Kohlenstoffmonoxid, Nitrosamine, aromatische Amine, Dioxine, Formaldehyd, Acetaldehyd, Acrolein, Benzol, Blausäure und Schwermetalle, vor allem Cadmium. Für Interaktionen mit Arzneimitteln sind vor allem PAK und Nikotin verantwortlich.
Für folgende Arzneimittel (mit enger therapeutischer Breite) kann der durch Tabakrauch induzierte Metabolismus klinisch signifikant sein:

*Erlotinib (Cyp P450 1A2-Substrat)*
Durch die schnellere Verstoffwechslung kann sich die Lebenszeit von rauchenden EGFR+ NSCLC-Patienten verkürzen.

*Clozapin (Cyp P450 1A2-Substrat) und Olanzapin (Cyp P450 1A2- und 2D6-Substrat)*
Für atypische Neuroleptika wie Olanzapin oder Clozapin haben verschiedene Studien eine um bis zu 98 % erhöhte Clearance bei Rauchern nachgewiesen. Publizierte Fälle berichten eine

20–40 % tiefere Serumkonzentration für Clozapin bei Rauchern im Vergleich zu Nichtrauchern. Umgekehrt wurden bei Patienten, die mit dem Rauchen aufgehört hatten, bei gleicher Dosierung zweifach höhere Clozapinspiegel gemessen als vor der Entwöhnung. Der Metabolismus kann sich individuell von Patient zu Patient stark unterscheiden (v. a. Lebensalter, Geschlecht).
Folgen für die Therapie beim Rauchstopp: Die Dosis muss um ca. 36 % innerhalb von einer Woche erniedrigt werden

*Flecainid*
Eine Metaanalyse zu Flecainid zeigte eine erhöhte Clearance (um 61 %) bei Rauchern.
Folgen für die Therapie: Dosiserhöhungen sind häufig erforderlich (17 %), um die Arrhythmie zu beherrschen.
Folgen für die Therapie bei Rauchstopp: Eine Dosisreduktion kann nötig sein.

*Fluvoxamin (Cyp P450 1A2-Inhibitor)*
Für Fluvoxamin werden bei Rauchern eine um ca. 30 % verringerte Fläche unter der Kurve und eine niedrigere Maximalkonzentration gemessen, da der Metabolismus um ca. 25 % zunimmt. Die Halbwertszeit und vor allem die klinischen Ergebnisse bleiben jedoch unbeeinflusst.
Folgen für die Therapie bei Rauchstopp: Beobachtung von unerwünschten Wirkungen

*Coffein (Cyp P450 1A2-Substrat)*
Der Coffeinmetabolismus wird bei Rauchern durch Induktion des CYP 1A2 um 60–70 % gesteigert. Bei Schwangeren und Alkoholabhängigen wird dieser Effekt jedoch gehemmt.
Folgen für die Therapie beim Rauchstopp: Es ist sinnvoll, den Patienten auf den höheren Coffeinspiegel hinzuweisen (Gefahr der Hypervigilität, Nervosität, Schlaflosigkeit), der durch dieselbe Menge Kaffee erreicht wird, und ihm zu raten, weniger Kaffee und, bei Schlaflosigkeit, ab dem Nachmittag nur noch coffeinfreien Kaffee zu trinken.

*Haloperidol (Cyp P450 2D6-Substrat bei tiefen Konz., 3A4-Substrat bei hohen Konz.)*
Die Clearance von Haloperidol ist bei Rauchern erhöht (um 44 %).
Folgen für die Therapie: Klinisches Monitoring

*Imipramin (Cyp P450 1A2-, 2C19-, 2D6- und 3A4-Substrat)*
Trizyklische Antidepressiva (Nortriptylin, Imipramin, Amitriptylin usw.) werden hauptsächlich durch CYP 2D6 metabolisiert, das seinerseits durch Kohlenmonoxid induziert wird. Verschiedene Studien belegen eine niedrigere Gleichgewichtskonzentration bei Rauchern als bei Nichtrauchern, doch häufig bleibt die freie Fraktion des Medikaments unverändert, und die klinischen Auswirkungen sind angesichts der großen therapeutischen Breite kaum sichtbar.

*Propranolol (Cyp P450 1A2-Substrat)*
Eine um ca. 77 % erhöhte Clearance infolge einer Induktion der Glucuronidierung wurde für Propranolol bei Rauchern beobachtet. Bei fettlöslichen Betablockern wie Propranolol, Labetalol oder Metoprolol ist ein vermehrter First-Pass-Metabolismus in der Leber zu beobachten.
Folgen für die Therapie beim Rauchstopp: Beobachtung von Intoxikationszeichen beim Rauchstopp (Bradykardie, Müdigkeit, Schwindel); Verschreibung von wasserlöslichen oder wenig metabolisierten Betablockern

*Tacrin (Cyp P450 1A2-Substrat)*
Tacrin wird bei Rauchern durch Induktion des CYP 1A2 signifikant schneller metabolisiert, die Halbwertszeit kann sich bis auf die Hälfte verkürzen. Plasmakonzentrationen wurden bei Rauchern gemessen, die nur ein Drittel so hoch waren wie bei Nichtrauchern.

Folgen für die Therapie beim Rauchstopp: Eine Dosisminderung um ca. das 3-Fache ist nötig.

*Theophyllin (Cyp P450 1A2-Substrat)*
Die Halbwertszeit ist bei Rauchern bis zu 50 % verkürzt und die Clearance um ca. 36 % erniedrigt, insbesondere aufgrund der Induktion von CYP1A2.
Folgen für die Therapie: Die Dosierung ist bei Rauchern anzupassen und im Vergleich zu Nichtrauchern um 30–50 % zu erhöhen.
Folgen für die Therapie bei Rauchstopp: erhöhte Aufmerksamkeit ist geboten. Zur Vermeidung einer Überdosierung und wegen der geringen therapeutischen Breite wird empfohlen, die Dosierung um 25–33 % zu erniedrigen und den Theophyllinspiegel 1–2 Wochen, nachdem der Patient mit dem Rauchen aufgehört hat, im Blut zu bestimmen.

*Verapamil (Cyp P450 1A2-Substrat)*
Ein Rauchstopp kann die Clearance um das 8-Fache senken.
Folgen für die Therapie beim Rauchstopp: Beobachtung von Intoxikationszeichen (Bradykardie, Müdigkeit, Schwindel)

*Warfarin (Cyp P450 1A2-Substrat)*
Bei Rauchern wurde eine leicht erhöhte Clearance festgestellt (ca. 13 %).
Folgen für die Therapie beim Rauchstopp: Eine Dosisreduktion um 14–23 % kann notwendig sein.

*Analgetika*
Die Schmerztoleranz ist bei Rauchern erniedrigt. Deshalb sind bei den meisten untersuchten Schmerzmitteln die Dosen für Raucher höher als für Nichtraucher.

*Antazida*
Das Rauchen fördert die Magensäureproduktion. Deshalb sind Antazida bei Rauchern höher dosiert.
Folgen für die Therapie: Dosiserhöhung und Verlängerung der Therapie

*Benzodiazepine*
Nikotin bewirkt eine sympathische Aktivierung. Deshalb vermindert Rauchen in dosisabhängigem Maße die sedierende Wirkung der Benzodiazepine und die Schläfrigkeit. Die Studien zur Pharmakokinetik der Benzodiazepine zeigen mehrheitlich keine signifikanten Unterschiede zwischen Rauchern und Nichtrauchern.

*Betablocker*
Die Freisetzung von Catecholaminen infolge der Nikotinzufuhr begünstigt eine Erhöhung des Blutdrucks und der Herzfrequenz. Deshalb wirken die Betablocker bei Rauchern weniger stark als bei Nichtrauchern: Blutdruck und Herzfrequenz werden weniger gesenkt.

*Östrogene/Gestagene*
Das weibliche Geschlecht und orale Kontrazeptiva beschleunigen den Metabolismus von Nikotin. Rauchen übt eine antiöstrogene Wirkung aus, die auf mehreren Mechanismen beruht:

- Hemmung der Estronsynthese – Nikotin, Cotinin und Anabasin inhibieren die Aromatisierung des 4-Androstendions,
- erhöhte Konzentration an 2-OH-Östradiol, einem zwar inaktiven Metaboliten, der aber dennoch die Thrombosegefahr erhöht,
- zentral gesteuerte Verminderung der Freisetzung von Gonadotropinen,

- Anregung des Estrogenkatabolismus mit Ausbildung von antiestrogenwirkenden Katecholestrogenen.

Die Sicherheit oraler Kontrazeptiva wird jedoch nicht beeinträchtigt. Dennoch ist Raucherinnen (vor allem ab 35 Jahren) von der Einnahme der Pille abzuraten, weil die Kombination aus Rauchen und oralen Kontrazeptiva das Risiko für thromboembolische Erkrankungen und Herzinfarkt erheblich verschärft. Bei einem Tabakkonsum von über 15 Zigaretten/Tag ist die Pille wegen des gesteigerten Risikos von schweren kardiovaskulären Wirkungen kontraindiziert.
Folgen für die Therapie: Raucherinnen über 35 Jahre, die zu einer Entwöhnung nicht in der Lage sind und Verhütungsmittel brauchen, sollten daher vorzugsweise niedrigdosierte Östrogen-Gestagen-Präparate (< 20 µg) verwenden.

*Heparin*
Bei Rauchern ist die Clearance des Heparins beschleunigt und die Halbwertszeit verkürzt. Infolge der prothrombotischen Wirkung des Tabakrauchs scheint eine erhöhte Bindung von Heparin an Antithrombin III aufzutreten.
Folgen für die Therapie: Bei dieser Patientengruppe können höhere Dosen Heparin zur Gerinnungshemmung erforderlich sein.

*Insulin*
Rauchen verursacht erhöhte Insulinresistenz. Zudem bewirkt Nikotin eine Konstriktion der kutanen Blutgefäße, sodass die Insulinresorption vermindert wird, insbesondere während des Rauchens und kurz danach. So ist noch eine Verringerung der Insulinresorption um 30 % festzustellen, wenn die Injektion 30 Minuten nach dem Rauchen einer Zigarette erfolgt ist.
Folgen für die Therapie bei Rauchstopp: Diabetiker sollten den Blutzucker öfter messen und die Insulindosis bei Bedarf reduzieren.

*Kortikosteroide, inhalative*
Die Wirksamkeit inhalierter Kortikosteroide kann bei rauchenden Asthmapatienten eingeschränkt sein.

*Neuroleptika*
Viele Neuroleptika werden von Rauchern schneller abgebaut, sodass die sedative und orthostatisch hypotone Wirkung der Neuroleptika geschwächt wird.

*Bupropion*
Bupropion wird über das CYP 2D6 metabolisiert, Bupropion und seine Metaboliten sind CYP-2D6-Inhibitoren.
Drei Sorten von Arzneimitteln können potenziell klinisch relevante Interaktionen mit Bupropion eingehen: Substanzen, die das CYP 2D6 beeinflussen; Substanzen, die über das CYP 2D6 metabolisiert werden und allgemeine Enzyminhibitoren/-induktoren.

- Substanzen, die das CYP 2D6 beeinflussen wie Cyclophosphamid und Orphenadrin können den Metabolismus von Bupropion verändern.
- Substanzen, die über das CYP 2D6 metabolisiert werden, wie trizyklische Antidepressiva, Antipsychotika, Antiarrhythmika der Klasse 1C oder gewisse Betablocker, können in ihrer Wirkung beeinflusst werden.
- Enzyminhibitoren wie Valproat, Cimetidin und Enzyminduktoren wie Carbamazepin, Phenobarbital, Phenytoin können die Plasmakonzentration von Bupropion beeinflussen.
- Bupropion kann die Krampfschwelle senken. Seine Anwendung zusammen mit Medikamenten, die ebenfalls die Krampfschwelle senken können, sollte mit großer Sorgfalt erfolgen. Die

Anwendung von Bupropion innerhalb von 14 Tagen nach dem Absetzen eines beliebigen MAO-Inhibitors ist kontraindiziert.

**4.6 Fertilität, Schwangerschaft und Stillzeit**

*Fertilität*

Rauchen vermindert nachweislich die Fruchtbarkeit von Frauen und Männern.

*Schwangerschaft*

Nikotin kann Sauerstoffmangel verursachen und durch die Plazenta auf das Ungeborene übergehen. Folgende Schädigungen sind möglich:

- Unterentwicklung des Ungeborenen,
- Wachstumsstörungen und Schäden an der kindlichen Lunge,
- kürzer bemessener Kopfumfang und Körperlänge,
- Missbildungen,
- geringes Geburtsgewicht,
- erhöhtes Risiko für plötzlichen Kindstod,
- erhöhtes Risiko für eine Fehlgeburt,
- erhöhte Thrombosegefahr.

*Stillzeit*

Der Übergang von Schadstoffen in die Muttermilch ist möglich.

**4.7 Auswirkungen auf die Verkehrstüchtigkeit und die Fähigkeit zum Bedienen von Maschinen**

SEDARETTE hat keine Auswirkungen auf die Verkehrstüchtigkeit und die Fähigkeit zum Bedienen von Maschinen.

Da nach der Inhalation von SEDARETTE über Schwindel und Übelkeit berichtet wurde, sollen die Patienten drauf achten, wie sie auf die Einnahme von SEDARETTE reagieren, bevor sie ein Fahrzeug lenken oder Maschinen bedienen.

**4.8 Nebenwirkungen**

Die Nebenwirkungen von SEDARETTE resultieren aus einer Aktivierung des sympathischen und parasympathischen Nervensystems vornehmlich auf Ebene der Ganglien.

| Organsystem | Symptome |
|---|---|
| ZNS | Schwindel, Erregungszustände, Muskelzittern |
| Bronchialsystem | Husten, Auswurf, Hypoxie, Zyanose, Atemnot, Bronchospasmus, Infektionsneigung, Entzündungsreaktionen der Atemwege, Lungenkrebs |
| Herz-Kreislauf-System | Tachykardie, Hypertonie, Durchblutungsstörungen, Thrombose, Endothelschäden, Herzinfarkt, Schlaganfall, Arteriosklerose, verlangsamte Wundheilung, Amputationen minderdurchbluteter Gliedmaßen („Raucherbein") |
| Gastrointestinaltrakt | Diarrhoe, Krämpfe, Erbrechen, Übelkeit |
| Haut | Verminderte Durchblutung, beschleunigte Alterung, gelbliche Verfärbung |
| Mundhöhle | Verfärbung der Zähne, Parodontitis, Zahnausfall, Plattenepithelkarzinome im Mund-, Nasen- und Rachenraum |

*Meldung des Verdachts auf Nebenwirkungen*
Die Meldung des Verdachts auf Nebenwirkungen nach der Zulassung ist von großer Wichtigkeit. Sie ermöglicht eine kontinuierliche Überwachung des Nutzen-Risiko-Verhältnisses des Arzneimittels. Angehörige von Gesundheitsberufen sind aufgefordert, jeden Verdachtsfall einer Nebenwirkung über das in Anhang V aufgeführte nationale Meldesystem anzuzeigen.

### 4.9 Überdosierung
Die inhalative Aufnahme von Nikotin führt nicht zu einer akuten Vergiftung.
Eine oral aufgenommene Menge von 0,5–1 mg/kg (Körpergewicht) Nikotin ist toxisch. Ca 5–10 Zigaretten akzidentiell oder in suizidaler Absicht peroral zugeführt können tödlich sein.

*Symptome*
Übelkeit, Schwindel, Kopfschmerzen, Erbrechen, Tachykardie, Diarrhoe, Krämpfe, muskuläre Zuckungen, Verwirrung, erhöhter Speichelfluss, Hypertonie, Atemlähmung, Schweißausbruch, Erregungszustände

*Therapie*
Aktivkohle, Frischluft, Flüssigkeit, Elektrolyte, Magenspülung, Dialyse

## 5. PHARMAKOLOGISCHE EIGENSCHAFTEN
### 5.1 Pharmakodynamische Eigenschaften
Pharmakotherapeutische Gruppe: natürliche Alkaloide
ATC-code: N07BA01

*Wirkmechanismus*
Nikotin wirkt auf die nikotinergen Acetylcholinrezeptoren (N-Rezeptoren). Diese befinden sich an der neuromuskulären Endplatte, auf Herzmuskelzellen, auf den autonomen Ganglien, im Rückenmark und im zentralen Nervensystem.

*Pharmakodynamische Wirkungen*
Der Raucher erreicht mit einer SEDARETTE (800 µg Nikotin) eine Nikotin-Serum-Konzentration von ca. 30 ng/ml. Die Serumkonzentrationen variieren bei durchschnittlichen, regelmäßigen Rauchern im Verlauf eines Tages zwischen 10–50 ng/ml. Die Bioverfügbarkeit bei Inhalation schwankt, je nach Tiefe der Inhalation, bis zu 90 %.

*Klinische Wirksamkeit und Sicherheit*
Nikotin wirkt an diesen Rezeptoren als *N*-Rezeptoragonist und bewirkt dort nach Stimulation des transmembranalen Ionenkanalrezeptors eine Freisetzung von Catecholaminen und neuroaktiven Peptiden. Nikotin imitiert die Wirkung von Acetylcholin und ist in niedriger Dosis beruhigend wirksam, in hoher Dosierung jedoch depolarisierend und neurotoxisch.

### 5.2 Pharmakokinetische Eigenschaften

*Resorption*
Der Zigarettenrauch besitzt einen pH-Wert zwischen 5,5 und 6,0, wodurch Nikotin überwiegend in ionisierter Form vorliegt. Es wird über die Alveolarmembranen absorbiert. Die Einzelapplikation einer Zigarette führt zu einer durchschnittlichen Serumkonzentration von 30 ng/ml.

*Verteilung*
Durch die Aufnahme über die Lunge entfällt der First-Pass-Effekt. Nach 10 Sekunden erreicht Nikotin den Kreislauf und diffundiert durch die Blut-Hirn-Schranke.

*Biotransformation*
Nikotin wird überwiegend in der Leber, aber auch in der Lunge und Niere, durch das Enzym CYP 2A6, abgebaut. Des Weiteren ist noch das Enzym CYP 2B6 am Metabolismus beteiligt. Als Metaboliten entstehen Cotinin, Nikotin-1-*N*-Oxid, Nornikotin und β-Nikotyrin. Etwa 8–10 % des Nikotins werden unverändert ausgeschieden. CYP 2A6 überführt 75 % des absorbierten Nikotins in das Nikotin-Δ1(5)-Iminium-Ion. Die weitere Metabolisierung erfolgt NADPH-abhängig über eine zytoplasmatische Aldehydoxidase zu Cotinin. 4–7 % des Nikotins wird mit Flavin-Containing Monooxygenase 3 (FMO, flavinhaltige Monooxygenase) aus Lebermikrosomen zu Nikotin-*N*-Oxid oxidiert und als solches ausgeschieden. Die hepatische Uridindiphosphat-Glucuronosyltransferase transformiert weitere 3–5 % des Nikotins zu Nikotinglucuronid. Eine Amin-*N*-Methyltransferase überführt Nikotin in geringen Mengen in Nikotin Isomethonium-Ion, (< 1 %) und Nornikotin (< 1 %). Zudem werden 1,2 % in 4 Oxo-4-(3-pyridyl)-*N*-methylbutanamid, sowie 7–9 % in 4-Hydroxy-4-(3-pyridyl)-*N*-methylbutanamid überführt.

*Elimination*
Cotinin wird in geringem Umfang (10–15 %) in unveränderter Form über die Leber ausgeschieden. Der Großteil des Cotinin wird in metabolisierter Form durch die Niere ausgeschieden. Die Halbwertszeit von Nikotin beträgt bei gesunden Erwachsenen ungefähr 2 Stunden und kann bei Rauchern verkürzt sein.

**5.3 Präklinische Daten zur Sicherheit**
Es liegen keine präklinischen Daten zur Sicherheit von SEDARETTE vor. Die Toxizität von Nikotin als Tabakbestandteil ist jedoch gut dokumentiert. Typische Symptome einer akuten Vergiftung sind schwacher und unregelmäßiger Puls, Atemnot und generalisierte Krämpfe.

*Mutagenität/Kanzerogenität*
In-vitro- und In-vivo-Tests zur Genotoxizität von Nikotin haben widersprüchliche Ergebnisse hervorgebracht. Die Datenlage zum karzinogenen Potenzial von Nikotin ist ebenfalls unklar. Während Analysen der Ergebnisse aus Langzeitkarzinogenitätstests mit Nikotin oder Cotinin (wichtigster Metabolit von Nikotin) ergeben haben, dass Nikotin keine signifikante oder relevante karzinogene Aktivität zeigt, deuten neuere Untersuchungen auf gewisse tumorfördernde Eigenschaften von Nikotin hin. Die gesicherte Karzinogenität von Tabakrauch beruht hauptsächlich auf Substanzen, die bei der Verbrennung des Tabaks entstehen (Kondensat).

*Reproduktionstoxizität*
Reproduktionstoxikologische Studien mit Nikotin an verschiedenen Tierspezies zeigten eine unspezifische Wachstumsretardierung der Föten. Bei Ratten gab es Hinweise auf fertilitätsbeeinträchtigende Effekte, Verlängerung der Trächtigkeitsphase und Verhaltensstörungen bei den Jungtieren. Bei Mäusen wurden in sehr hohen Dosierungen Skelettdefekte an den Extremitäten der Nachkommen festgestellt. Nikotin passiert die Plazenta und geht in die Muttermilch über.

**6. PHARMAZEUTISCHE ANGABEN**
**6.1 Liste der sonstigen Bestandteile**

SEDARETTE 800 mg:

**Filtermaterial (unverbrannt):** Glycerintriacetat, Celluloseacetat

**Zigarettenpapier (verbrannt):** Cellulosefaser, Calciumcarbonat, oxidierte Stärke, Kaliumcitrat, Natriumcarboxymethylcellulose, Guarkernmehl

**Mundstücksbelagpapier und -farben (unverbrannt):** Cellulosefaser, Glycerintriacetat, Calciumcarbonat, Eisen(III)-hydroxidoxid, Dinatriumsalze, Cellulosenitrat, oxidierte Stärke, Acetyltributylcitrat, Titandioxid, Aluminium, Bronzepulver, Galactomannanphosphorester, schwarzes Eisenoxid, Eisen(III)-oxid, alkylierte Ketendimere, Ethylcellulose

**Tabak (verbrannt):** Saccharose, 1,2-Propandiol, Glycerin, Invertzucker, Süßholzwurzelextrakt, Guarkernmehl, Kakao Absolut Öl, Johannisbrotkernmehl, Wasser, Aromastoffe

**Filterleim (unverbrannt):** Ethylenvinylacetat-Copolymer, Polyvinylacetat, Kohlenwasserstoffharz, Titandioxid, Paraffinwachs, 2-Phenylpropen, Butene

**Nahtleim (verbrannt):** Ethylenvinylacetat, Polyvinylacetat, Maisstärke

**Stempelfarbe (verbrannt):** Calciumcarbonat, Siliciumdioxid, Paraffinöl, Allurarot AC (E 129), Brillantblau FCF (E 133), Alkydharz

**Filterumhüllungspapier (unverbrannt):** Cellulosefaser, Poly-1-hydroxyethylen

**6.2 Inkompatibilitäten**
Nicht zutreffend

**6.3 Dauer der Haltbarkeit**
1 Jahr

**6.4 Besondere Vorsichtsmaßnahmen für die Aufbewahrung**
Nicht über 25 °C lagern.
In der Originalverpackung aufbewahren, um den Inhalt vor Feuchtigkeit und Licht zu schützen.

*Kindersicherheitshinweis:*
Nikotin ist eine hochtoxische Substanz (Gefahrenkennzeichen T+). Auch in einer Dosierung, die für Erwachsene während der Behandlung mit SEDARETTE vertragen wird, kann Nikotin bei Kindern zu schweren Vergiftungserscheinungen führen, d. h., das Verschlucken einer Zigarette, wenn nicht rechtzeitig bemerkt, kann für Kinder tödlich sein. Deshalb muss SEDARETTE jederzeit für Kinder unzugänglich aufbewahrt werden. Nach Gebrauch muss die Zigarette bestimmungsgemäß beseitigt werden, sodass sie unter keinen Umständen in die Hand eines Kindes gelangen kann.

**6.5 Art und Inhalt des Behältnisses**
Die Schachtel besteht aus einem stabilen, inerten Karton und ist mit einem Aromaschutzpapier ausgelegt, sowie durch eine Klarsichtfolie luftdicht verschlossen.
Packungsgröße: 20 Zigaretten
Gewicht pro Produkteinheit: 1038,4 mg
Gewicht Tabakanteil pro Produkteinheit: 800 mg

**6.6 Besondere Vorsichtsmaßnahmen für die Beseitigung und sonstige Hinweise zur Handhabung**
Nicht verwendetes Produkt ist entsprechend den nationalen Anforderungen zu beseitigen. Bedingt durch die pflanzlichen Inhaltsstoffe kann der Geschmack von SEDARETTE leicht variieren. Diese geschmacklichen Unterschiede beeinflussen weder die therapeutische Wirksamkeit noch die Qualität des Produkts.



**7. INHABER DER ZULASSUNG**
Slein Cornerstone Pharma, Baker Street 221 b, 54321 London, Großbritannien

**8. MITVERTRIEB**
Keuchhusten GmbH, An den Qualmen 4, 12345 Paffenfeld, Deutschland

**9. ZULASSUNGSNUMMER**
Nicht gerade 4711

**10. DATUM DER ERTEILUNG DER ZULASSUNG**
02.11.2012

**11. STAND DER INFORMATION**
Mai 2021

**12. VERKAUFSABGRENZUNG**
Frei erhältlich ab 16 Jahren

## 12.2 Alkohol

Der Alkohol ist hinsichtlich seiner Regulation mit all seinen regionalen Unterschieden und dem Wechsel aus Verboten und Propagierung über die Jahrtausende hinweg eine der interessantesten Drogen schlechthin. Chemisch betrachtet ist der Begriff **Alkohol** allein unvollständig, denn die organische Chemie kennt Unmengen an hydroxygruppenhaltigen Aliphaten (Alkohole) und Aromaten (Phenole). Die überwiegende Mehrzahl ist toxisch oder ungenießbar und damit eher organisches Lösungsmittel als Droge oder Genussmittel. Einzelne Alkohole wie der einfachste Alkohol schlechthin, das Methanol oder auch „Holzgeist" genannt, sind extrem toxisch und wirken bereits in geringen Konzentrationen tödlich. Der einzige zum Genuss zugelassene Alkohol ist der Ethylalkohol oder Ethanol. Es ist kein Wunder, dass Bier, Wein und andere Alkoholika Kindern in der Regel nicht schmecken, denn Alkohol ist ein Zellgift und der schlechte Geschmack hat eine eindeutige Warnfunktion. Die prominentesten einwertigen und primären Alkohole haben eine bemerkenswerte und seltene Eigenschaft: Sie werden endogen vom Organismus zunächst einmal nicht **ent**giftet, sondern zum korrespondierenden Aldehyd **ge**giftet. Dies ist in der Biologie eher selten zu beobachten, denn die Leber ist mit all ihrer umfangreichen Enzymausstattung ja dasjenige Organ, das die Entgiftung, also das Unschädlichmachen von exogen zugeführten, aber auch körpereigenen (endogenen) Substanzen, zur Aufgabe hat. Doch Ethanol ist auch in anderen Bereichen eine recht seltene Ausnahme: Es ist allgemein bekannt, dass Alkohol nicht nur in der Leber verstoffwechselt wird, sondern auch (teilweise unverändert) über die Lunge abgeatmet wird. Sonst könnte man ja auch keinen Atemalkoholtest machen. Ebenso bemerkenswert ist, dass Alkohol mit einer konstanten Geschwindigkeit von 7–10 g/h mit einer **linearen Kinetik** abgebaut wird. Bei der überwiegenden Mehrzahl aller anderen Arzneistoffe oder Drogen erfolgt der Abbau aus Sicht der Pharmakokinetik exponentiell und damit nicht linear. Dies liegt an einer Sättigung des abbauenden Enzymkomplexes, der Alkoholdehydrogenase. Diese baut Ethanol über Acetaldehyd, das noch toxischer als der Alkohol selbst ist, zu Essigsäure ab. Der Körper wird also mit Säureäquivalenten überschwemmt und eine metabolische

Azidose kann die Folge einer Überdosierung sein. Zunächst jedoch soll ein Blick auf zumindest einen Ausschnitt der Wirkungen des Alkohols geworfen werden:

- Alkohol ist ein winziges, teilweise lipophiles Molekül und hat somit die Eigenschaften eines organischen Lösungsmittels. Lipophile Bereiche von Schleimhäuten und der lipophile, innere Teil von Zellmembranen können somit vom Alkohol direkt geschädigt werden. Wenn man Alkohol trinkt, erreicht man die höchste (unverdünnte) Konzentration zunächst einmal im Magen. Von daher ist es wenig verwunderlich, dass Alkohol die Magenschleimhaut reizt.
  **Folge:** Chronischer Alkoholabusus kann zu einer chronischen Reizung und schließlich Entzündung der Magenschleimhaut führen.
- Das winzige Alkoholmolekül wird anschließend rasch und quantitativ im Magen und in den oberen Abschnitten des Dünndarms resorbiert und gelangt mit dem Pfortaderblut zur Leber. Alkohol selbst, aber auch sein primärer Metabolit Acetaldehyd schädigen die Zellen und die Proteine in der Leber. 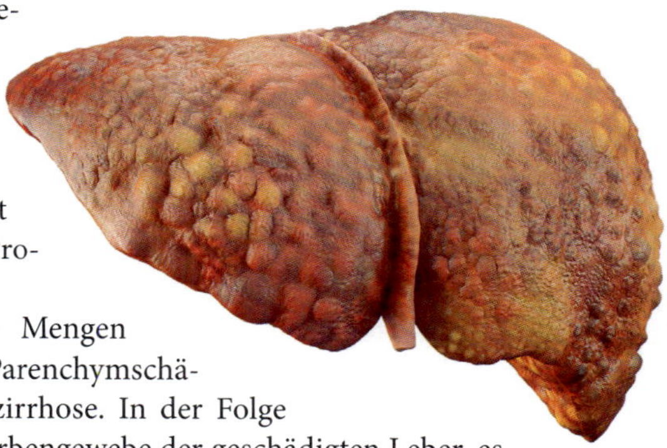
  **Folge:** Langjähriger Missbrauch großer Mengen Alkohol führt daher zunächst einmal zu Parenchymschäden der Leber und schließlich zur Leberzirrhose. In der Folge staut sich das Blut vor dem verfestigten Narbengewebe der geschädigten Leber, es kommt zu Aszites, dem sogenannten „Bauchwasser". Ebenso sucht sich das Blut einen Kollateralkreislauf und bildet Ösophagusvarizen (Krampfadern im Bereich der Speiseröhre). Platzen letztere auf, kann dies fatal ausgehen für den Patienten: Es droht der Tod durch inneres Verbluten.
- Nach der Leberpassage gelangt der Alkohol ins Gehirn und schädigt dort die Zellen (Neuronen). Dies geschieht nach neueren Publikationen nicht erst ab einem bestimmten Grenzwert, der überschritten werden muss, sondern in jeglicher Konzentration. Man merkt hiervon lange Zeit nichts, da das menschliche ZNS über eine große Zahl an Neuronen verfügt. Wenn es allerdings so weit ist, dass sich die Schädigung durch neuronale Ausfälle oder Beeinträchtigung klinisch manifestiert, kann dies nur schwer oder sehr langsam wieder durch andere Hirnareale kompensiert werden (oftmals ist gar keine Kompensation mehr möglich).
  **Folge:** Nach langjährigem, überhöhtem Alkoholmissbrauch droht eine irreversible Schädigung nicht nur der Neuronen, sondern auch der Nervenbahnen: Es manifestiert sich ein Korsakow-Syndrom (auch als Korsakow-Demenz bekannt).[3]
- Alkohol verursacht zudem eine Vasodilatation (Gefäßerweiterung), was das typische wohlige Wärmegefühl verursacht. Die Wärme ist allerdings trügerisch, denn die Körpertemperatur nimmt durch Alkohol eher ab als zu. Besonders in kälteren Regionen oder zu kühleren Jahreszeiten (der Karneval im Rhein-Main-Gebiet liegt beispielsweise im Februar) ist daher große Vorsicht geboten: Auskühlung oder der Kältetod drohen beim Einschlafen im Freien.



3 An dieser Stelle sei erwähnt, dass hier nur ein kleiner Ausschnitt der Alkohol-bedingten Erkrankungen beispielhaft erwähnt wird. Man könnte weitere wie die Fettleber, Bluthochdruck etc. anführen.

- Alkohol hemmt die Ausschüttung des antidiuretischen Hormons (ADH, leider teilweise in der Literatur identisch abgekürzt wie Alkohol-Dehydrogenase, was zu Verwechslungen Anlass gibt). Ethanol wirkt daher also vermindernd auf den Wasserhaushalt des Körpers ein und dies trotz ständiger Flüssigkeitsaufnahme.
  **Folge:** Der Körper verliert zunehmend Wasser und Elektrolyte, was zum typischen „Kater“ führt.
- Langjähriger Missbrauch hoher Dosen führt zu einer der schwersten körperlichen Abhängigkeiten, die der Wissenschaft bekannt sind. Der Entzug kann zum Zustand eines Delirium tremens (ca. 2–3 Tage nach Absetzen) führen, ein Zustand, in welchem akute Lebensgefahr droht. Das Delirium tremens bedarf der klinischen Überwachung und ein solcher Entzug sollte unter keinen Umständen allein zu Hause durchgeführt werden.
- Ebenso verursacht anhaltender Alkoholmissbrauch eine starke psychische Abhängigkeit. Oftmals ist zunächst das Umfeld in den Alkoholmissbrauch mit eingebunden, während in späteren Phasen Scham und Selbstekel hervortreten und dazu führen, dass sich der Patient immer mehr zurückzieht. Ebendieses Rückzugsverhalten ist oftmals ein Charakteristikum von Suchterkrankungen. Betrachtet man „nur“ die körperliche und psychische Dimension, gibt es einige wenige Substanzen, die stärker schädigend sind als Alkohol:
  - Die psychische Abhängigkeit von Kokain oder Nikotin scheint stärker zu sein als beim Alkohol.
  - Die körperlichen Schäden, die durch verunreinigtes Heroin oder Methamphetamin hervorgerufen werden, sind verheerender als beim Alkohol, vor allem aber treten sie schneller auf.

  Betrachtet man jedoch, wie von David Nutt et al. publiziert, als dritte Dimension der Gefährdungsparameter die Ebene „*harm to others*“, also das Schadenspotenzial, das durch den alkoholisierten Patienten der Umgebung durch Enthemmung, Gewalt, Unfälle, Vandalismus, sexuelle Übergriffe etc. zugefügt werden, so wird der Alkohol uneinholbar zur Horrordroge Nummer 1. Insbesondere bietet gemeinschaftlicher Alkoholkonsum die Gefahr einer Selbstverstärkung durch soziale Ansteckung (enthemmte Gruppendynamik).

Man kann also durchaus mit einem gewissen Erstaunen feststellen, dass man sich als gesellschaftlichen Konsens ausgerechnet auf Alkohol als psychotropes Genussmittel zur Herbeiführung von Rauschzuständen geeinigt hat. Dies ist zudem verwunderlich, da ein wie auch immer geartetes ökonomisches Kalkül ausgeschlossen werden kann: Einnahmen des Staates durch Biersteuer, Branntweinsteuer etc. stehen in einem Verhältnis von etwa 1 zu 10 zu den ökonomischen Schäden, die durch den Alkohol hervorgerufen werden. Dennoch hat der Ethylalkohol eine medizinische Anwendung. Da Methanol noch giftiger ist als Ethanol und über das gleiche Enzymsystem zu Formaldehyd endogen gegiftet wird, muss man das Enzym davon abhalten, Methanol zu Formaldehyd umzusetzen. Dies erreicht man, indem man die Alkoholdehydrogenase mit Ethanol sättigt. Ethanol in hohen Dosen ist bei einer Methanolvergiftung also medizinisch ein Antidot (Gegengift). Dieser Umstand wurde wiederum zum Anlass genommen, eine (fiktive) Fachinformation mit Ethanol als Wirkstoff zu erstellen, siehe ○ Praxisbeispiel 2 (Experiment im Studienseminar). Auch hier sind die Ergebnisse in toxikologischer Hinsicht beeindruckend.

## Praxisbeispiel 2 (Experiment im Studienseminar)

**α-holikum® (Fachinformation, fiktiv)**

**1. BEZEICHNUNG DES ARZNEIMITTELS**
α-holikum® – Lösung mit 37,5 % Ethanol

**2. QUALITATIVE UND QUANTITATIVE ZUSAMMENSETZUNG**
Eine Flasche 1000 ml enthält 37,5 % Ethanol in Wasser (aq. purificata).

**3. DARREICHUNGSFORM**
Lösung zur peroralen Einnahme

**4. KLINISCHE ANGABEN**

**4.1 Anwendungsgebiete**
α-holikum® ist indiziert bei Erwachsenen und Jugendlichen ab 16 Jahren zur Anwendung bei akuter Methanolintoxikation.

**4.2 Dosierung, Art und Dauer der Anwendung**
Erwachsene und Jugendliche ab 16 Jahren nehmen zu sich:
*Dosierung*
Der wichtigste Schritt zur Therapie der Methanolvergiftung ist die Gabe von Ethanol. Ethanol hat eine höhere Affinität zur Alkohol- und Aldehyddehydrogenase (8 bis 10-fach höhere Affinität). Durch Ethanol wird die Metabolisierung von Methanol zu Formaldehyd wirkungsvoll unterbunden.
Ethanol kann bei kooperativen Patienten oral verabreicht werden, beispielsweise in Form von 40-prozentigem Schnaps. Dabei soll eine therapeutische Ethanolkonzentration von etwa 1 Promille im Blut erreicht werden. Diese Konzentration muss über Tage hinweg aufrechterhalten werden. In dieser Zeit wird Methanol überwiegend unverändert renal eliminiert.

*Art der Anwendung*
Die Therapie soll unter ärztlicher Aufsicht erfolgen. Während der Therapie muss der Methanolspiegel im Blut überwacht werden.

*Dauer der Anwendung*
Die empfohlene Dosis in Höhe von 0,7 g Ethanol/kg Körpergewicht sollte nicht überstiegen werden. Ein Wert von < 0,1 g Methanol/kg Körpergewicht sollte als Endwert erreicht werden. Die Dauer der Behandlung soll so kurz wie möglich sein. Eine Verlängerung der Behandlung über diesen Zeitraum hinaus sollte nicht ohne erneute Beurteilung des Zustandsbildes erfolgen. Es ist angebracht, den Patienten zu Beginn der Therapie über die begrenzte Dauer der Behandlung zu informieren und ihm die allmähliche Verringerung der Dosis genau zu erklären.

*Besondere Patientengruppen – Kinder und Jugendliche*
Die Sicherheit und Wirksamkeit von α-holikum® bei Kindern und Jugendlichen unter 16 Jahren ist nicht erwiesen, da keine klinischen Studien durchgeführt wurden.

**4.3 Gegenanzeigen**
- Leber- oder Pankreaserkrankungen
- Kombination mit bestimmten Medikamenten, z. B. zentral dämpfende Arzneimittel
- Teilnahme am Straßenverkehr, bei der Arbeit beim Bedienen schwerer oder schnell laufender Maschinen

**4.4 Besondere Warnhinweise und Vorsichtsmaßnahmen für die Anwendung**
Die Sicherheit und Wirksamkeit von α-holikum® wurde bei den folgenden Patientengruppen nicht nachgewiesen:
- Schwangere,
- Stillende,
- Kinder und Jugendliche unter 16 Jahren,
- Chronisch erkrankte Patienten,
- Patienten mit einer Herzinsuffizienz.

*Patienten mit Alkoholismus in der Anamnese*
Die Gabe von α-holikum® kann zu einer Rückfälligkeit bei alkoholkranken Patienten führen. Daher ist die Gabe von Ethanol nur in Ausnahmesituationen empfohlen.
Bei bestimmungsgemäßer Verwendung kann es bei Patienten zu
- Übelkeit,
- Erbrechen,
- Schwindel,
- Benommenheit und
- Dehydratation

kommen. Eine ausreichende Flüssigkeitszufuhr der Patienten sollte gewährleistet sein. Der Patient muss unter ständiger ärztlicher Beobachtung stehen. Die Leberwerte sollten dabei beobachtet und kontrolliert werden. Bei Auftreten der oben genannten Symptome müssen adäquate Sofortmaßnahmen eingeleitet werden.

**4.5 Wechselwirkungen mit anderen Arzneimitteln und sonstige Wechselwirkungen**
*Kinder/Jugendliche*
Wechselwirkungsstudien wurden nur bei Erwachsenen durchgeführt.

*Disulfiram*
Bei gleichzeitiger Gabe von Alkohol und Disulfiram (Antabus®) kommt es zu Alkoholintoleranz mit z.T. schweren Unverträglichkeitserscheinungen. Die Zufuhr von Alkohol ist bei Patienten unter Behandlung mit Disulfiram kontraindiziert (siehe auch Abschnitt 4.3). Dies gilt ebenso für Medikamente mit einer hemmenden Wirkung auf das Enzym Alkoholdehydrogenase (bestimmte Antibiotika etc.).

*Methotrexat*
Eine Kombination von Methotrexat und Alkohol sollte vermieden werden, da Alkohol die Hepatotoxizität des Methotrexats steigern kann.

*Arzneimittel mit zentral dämpfender Wirkung*
Die zentral dämpfende Wirkung folgender Arzneimittel kann durch Kombination mit Alkohol verstärkt werden:
- Psychopharmaka
- Antipsychotika
- Antidepressiva
- Neuroleptika
- Hypnotika
- Narkotika
- Sedativa
- Analgetika

- Antiepileptika
- Antihistaminika
- Antihypertensiva

*Insulin, orale Antidiabetika*
Die Kombination von Alkohol mit Insulin oder oralen Antidiabetika birgt die Gefahr ausgeprägter, anhaltender Hypoglykämien. Metformin kann zusammen mit Alkohol zu Laktaterhöhungen im Blut führen.

*Antihypertensiva, Thiaziddiuretika, Nitroglycerin, Guanethidin*
Auch vegetative Alkoholwirkungen können durch Pharmaka verstärkt werden, z. B. Kollapsneigung durch Antihypertensiva, Thiaziddiuretika, Glyceroltrinitrat (GTN), Guanethidin.

*Isoniazid*
Während einer Langzeitbehandlung mit Isoniazid können im Zusammenhang mit Alkohol Intoleranzen auftreten.

*Orale Antikoagulanzien vom Kumarintyp*
Alkohol verstärkt die Wirkung oraler Antikoagulanzien vom Kumarintyp.

*Antikonvulsiva*
Alkohol kann die antiepileptische Wirkung von Antikonvulsiva vermindern oder aufheben.

*Chloramphenicol, Benzylpenicillin, Procarbazin, Metronidazol*
Chloramphenicol, Benzylpenicillin, Procarbazin und Metronidazol führen zu Unverträglichkeiten im Sinne von antabusähnlichen Reaktionen (siehe oben).

**4.6 Fertilität, Schwangerschaft und Stillzeit**
*Schwangerschaft*
Die Einnahme von α-holikum® während der Schwangerschaft kann zu einem verzögerten Wachstum der Frucht führen, ferner besteht eine Gefahr von Missbildungen sowie intellektuellen Entwicklungsstörungen (FAS, fetales Alkohol Syndrom). Außerdem können Kinder von Müttern, die während der Schwangerschaft über längere Zeit α-holikum® eingenommen haben, eine körperliche Abhängigkeit entwickeln. Diese Kinder zeigen Entzugssymptome in der postnatalen Phase. Falls α-holikum® einer Patientin im reproduktionsfähigen Alter verabreicht wird, sollte sie darauf hingewiesen werden, sich unverzüglich mit ihrem Arzt in Verbindung zu setzen, wenn sie schwanger zu werden wünscht oder eine Schwangerschaft vermutet wird. Fallberichte über Fehlbildungen und geistige Retardierung der pränatal exponierten Kinder nach Überdosierungen und Vergiftungen mit α-holikum® liegen vor.

*Stillzeit*
Ethanol wird in die Muttermilch ausgeschieden und kann beim Säugling unerwünschte Wirkungen verursachen. Falls eine Behandlung während der Stillzeit zwingend erforderlich ist, muss das Stillen während der Behandlung unterbrochen werden.

*Fertilität*
Epidemiologische Studien legen nahe, dass Ethanol keinen Einfluss auf die Fertilität hat.

**4.7 Auswirkungen auf die Verkehrstüchtigkeit und die Fähigkeit zum Bedienen von Maschinen**
Im Straßenverkehr und beim Bedienen von Maschinen ist Ethanol absolut kontraindiziert. Ethanol kann auch bei bestimmungsgemäßem Gebrauch das Reaktionsvermögen im Straßenverkehr und beim Bedienen von Maschinen beeinträchtigen.

**4.8 Nebenwirkungen**
*Zusammenfassung des Sicherheitsprofils*
Die Sicherheit von α-holikum® wurde in Studien bei 4754 Patienten untersucht. Bei Patienten, die α-holikum® erhielten, waren die häufigsten Nebenwirkungen Übelkeit, Erbrechen, Schwindel und Benommenheit.

*Tabellarische Zusammenfassung der Nebenwirkungen*
Bei der Bewertung von Nebenwirkungen werden folgende Häufigkeiten zugrunde gelegt:
Sehr häufig (≥ 1/10)
Häufig (≥ 1/100 bis < 1/10)
Gelegentlich (≥ 1/1000 bis < 1/100)
Selten (≥ 1/10 000 bis < 1/1000)
Sehr selten (< 1/10 000)

Nicht bekannt (Häufigkeit auf Grundlage der verfügbaren Daten nicht abschätzbar)
Die Daten über Nebenwirkungen wurden in klinischen Studien beobachtet oder nach Markteinführung gemeldet. Bei den folgenden unerwünschten Arzneimittelwirkungen muss berücksichtigt werden, dass sie überwiegend dosisabhängig und interindividuell unterschiedlich sind. Dabei spielt die genetische Disposition eine Rolle.

| Systemorganklasse | Nebenwirkungen unter α-holikum® | Häufigkeit |
|---|---|---|
| Erkrankungen des Gastrointestinaltrakt | Übelkeit | Sehr häufig |
| | Erbrechen | Häufig |
| | Diarrhoe | Häufig |
| Erkrankungen des Nervensystems | Schwindel | Häufig |
| | Benommenheit | Häufig |
| | Kopfschmerzen | Sehr häufig |
| Herzerkrankungen | Herzinsuffizienz | Sehr selten |
| | Durchblutungsstörung | Sehr selten |
| | Tachykardie | Sehr selten |
| Affektionen der Leber und Gallenblase | Leberschäden | Sehr selten |
| Erkrankungen der Nieren und Harnwege | Nierenschädigung | Sehr selten |
| Gefäßerkrankungen | Hypertonie | Sehr selten |

| Systemorganklasse | Nebenwirkungen unter α-holikum® | Häufigkeit |
|---|---|---|
| Skelettmuskulatur-, Bindegewebs- und Knochenerkrankungen | Zittern | Gelegentlich |
| | Krämpfe | Gelegentlich |
| Augenerkrankungen | Temporäre Sehstörungen | Sehr selten |

*Abhängigkeit*
Die Anwendung von α-holikum® kann (auch in therapeutischen Dosen) zu einem Rückfall bei einer physischen und psychischen Abhängigkeit führen.

*Meldung des Verdachts auf Nebenwirkungen*
Die Meldung des Verdachts auf Nebenwirkungen nach der Zulassung ist von großer Wichtigkeit. Sie ermöglicht eine kontinuierliche Überwachung des Nutzen-Risiko-Verhältnisses des Arzneimittels. Angehörige von Gesundheitsberufen sind aufgefordert, jeden Verdachtsfall einer Nebenwirkung dem Bundesinstitut für Arzneimittel und Medizinprodukte, Abt. Pharmakovigilanz, Kurt-Georg-Kiesinger-Allee 3, D-53175 Bonn, Website: www. bfarm.de anzuzeigen.

**4.9 Überdosierung**
Das nach Markteinführung beobachtete Nebenwirkungsprofil nach Überdosierung ist ähnlich dem Nebenwirkungsprofil bei therapeutischen Dosen, wobei die Intensität der Wirkungen größer sein kann.

| Alkoholkonzentration im Blut | Symptome/Nebenwirkungen |
|---|---|
| 1,0 bis 2,0 Promille | ■ Rauschstadium<br>■ verschlechterte Sehfähigkeit und räumliches Sehen<br>■ gesteigerte Enthemmung und Verlust der Kritikfähigkeit<br>■ gestörte Reaktionsfähigkeit<br>■ Gleichgewichtsstörungen<br>■ Verwirrtheit, Sprachstörungen<br>■ Orientierungsstörungen |
| 2,0 bis 3,0 Promille | ■ Betäubungsstadium<br>■ starke Gleichgewichts- und Konzentrationsstörungen<br>■ Gedächtnis- und Bewusstseinsstörungen<br>■ kaum noch Reaktionsvermögen<br>■ Muskelerschlaffung<br>■ Verwirrtheit<br>■ Erbrechen |
| ab 3,0 Promille | ■ Bewusstlosigkeit<br>■ Gedächtnisverlust<br>■ schwache Atmung<br>■ Unterkühlung<br>■ Reflexlosigkeit |

| Alkoholkonzentration im Blut | Symptome/Nebenwirkungen |
|---|---|
| ab 4,0 Promille | ▪ Lähmungen<br>▪ Koma mit Reflexlosigkeit<br>▪ unkontrollierte Ausscheidungen<br>▪ Atemstillstand und Tod |

*Notfallmaßnahmen*

- Elektrolytzufuhr, eventuell Magenspülung
- Regulation der Körpertemperatur
- Symptomatische Behandlung

*Gegenmittel*

Kein Gegenmittel bekannt

**5. PHARMAKOLOGISCHE EIGENSCHAFTEN**

**5.1 Pharmakodynamische Eigenschaften**

Pharmakotherapeutische Gruppe: Antidot
ATC-Code: V03AB16

*Wirkungsmechanismus*

Ethanol hat eine höhere Affinität, sowohl zur Aldehyddehydrogenase als auch zur Alkoholdehydrogenase, als Methanol. Durch die Gabe von Ethanol wird Methanol nach dem Massenwirkungsgesetz bzw. dem Prinzip von Le Chatelier aus der Enzymbindung verdrängt. Somit wird die Metabolisierung von Methanol zum toxischen Formaldehyd und im Anschluss zur Ameisensäure unterbunden.

**5.2 Pharmakokinetische Eigenschaften**

*Absorption*

Ethanol wird praktisch vollständig absorbiert. Die Absorption beginnt im Mund; der Hauptanteil wird aber aus dem Magen und vor allem aus dem Dünndarm aufgenommen.

*Verteilung*

Etwa 30 bis 60 Minuten nach der Ethanolaufnahme wird die höchste Blutalkoholkonzentration erreicht; bei starker Magen-Darm-Füllung kann sie auch später eintreten.

*Metabolismus*

90 bis 95 Prozent des aufgenommenen Ethanols werden in der Leber im geschwindigkeitsbestimmenden Schritt durch die Alkoholdehydrogenase zu Acetaldehyd und dann durch die Aldehyddehydrogenase 2 (ALDH-2) zu Essigsäure abgebaut.

*Elimination*

Essigsäure wird in den Intermediärstoffwechsel eingeschleust oder zu Kohlendioxid und Wasser abgebaut. Die Alkoholdehydrogenase ist nicht induzierbar. Die Aldehyddehydrogenase wird durch mehrere Arzneistoffe gehemmt. Nicht unerhebliche Mengen Alkohol werden auch als solche über die Lungen abgeatmet oder in geringen Mengen in der Leber sulfatiert oder glucuronidiert und mit dem Urin ausgeschieden.

- Alkohol passiert die Plazenta und tritt in die Muttermilch über.
- Die Elimination ist unabhängig von der Alkoholkonzentration im Blut und über die gesamte Eliminationsdauer konstant (Sättigungskinetik 0. Ordnung).

**5.3 Präklinische Daten zur Sicherheit**
Die Befunde aus tierexperimentellen Studien zur akuten und chronischen Toxizität entsprechen denen beim Menschen. Ebenso haben präklinische Studien mit Ethanol reproduktionstoxikologische, genotoxische und kanzerogene Effekte gezeigt.

**6. PHARMAZEUTISCHE ANGABEN**
**6.1 Liste der sonstigen Bestandteile**
Gereinigtes Wasser (Aqua purificata)

**6.2 Inkompatibilitäten**
Da keine Kompatibilitätsstudien durchgeführt wurden, darf dieses Arzneimittel nicht mit anderen Arzneimitteln gemischt werden.

**6.3 Dauer der Haltbarkeit**
Hohe Konzentrationen Alkohol sind selbst-desinfizierend. Eine mikrobiologische Kontamination ist unwahrscheinlich. Nach der ersten Öffnung innerhalb des nächsten Jahres aufbrauchen.

**6.4 Besondere Vorsichtsmaßnahmen für die Aufbewahrung**
Außerhalb der Reichweite von Kindern aufbewahren
α-holikum ist bei Raumtemperatur zu lagern und vor starker Erwärmung zu schützen.
Aufbewahrungsbedingungen nach Anbruch des Arzneimittels, siehe Abschnitt 6.3.

**6.5 Art und Inhalt des Behältnisses**
Flasche mit Schraubverschluss aus farblosem Glas der Glasart I (Ph. Eur.).
Inhalt: 1000 ml, 37,5 % (Volumen-Prozent) Ethanol in Aq. pur.

**6.6 Besondere Vorsichtsmaßnahmen für die Beseitigung und sonstige Hinweise zur Handhabung**
Keine besonderen Anforderungen

**7. INHABER DER ZULASSUNG**
ALPHA 2017 GmbH, Hochschule Kaiserslautern, Carl-Schurz-Str. 10–16, 66953 Pirmasens

**8. ZULASSUNGSNUMMER(N)**
4444444.00.00

**9. DATUM DER ERTEILUNG DER ZULASSUNG/VERLÄNGERUNG DER ZULASSUNG**
Datum der Erteilung der Zulassung: 05.12.1933[4]

**10. STAND DER INFORMATION**
Mai 2020
Ausführliche Informationen zu diesem Arzneimittel sind auf den Internetseiten der Europäischen Arzneimittelagentur verfügbar: www.ema.europa.eu.

**11. VERKAUFSABGRENZUNG**
5%ige und 10%ige Lösungen sind ab einem Alter von 16 Jahren frei erhältlich, 25%ige und 38%ige Lösungen sind ab einem Alter von 18 Jahren frei erhältlich.



4 Am 5.12.1933 wurde die Alkohol-Prohibition in den USA beendet

Erwähnenswert an obenstehender (fiktiver) Fachinformation ist, dass darin nur auf die akute Toxizität des Ethanols entsprechend der kurzfristigen Indikation eingegangen wird. Die viel schwerer wiegenden Langzeiteffekte nach chronischem Alkoholmissbrauch sind hier nicht vollumfänglich erfasst. Trotzdem hat der Alkohol als Rauschmittel weder ein Werbeverbot noch eine Verfügungseinschränkung hinnehmen müssen. Im Gegenteil, ausgerechnet an Tankstellen ist Alkohol 24 Stunden am Tag und an 7 Tagen die Woche verfügbar. Das mutet etwas befremdlich an: Gerade ein Ort, den Autofahrer aufsuchen **müssen**, ist für die Versorgung mit Alkohol außerhalb von Discounter-Öffnungszeiten ausgestattet. Es ist zwar nicht Intention dieses Buches, in die schlechten alten Zeiten der Alkoholprohibition zurückzufallen, aber in dieser Hinsicht zeigen viele andere Länder, dass der Zugang zu Alkohol besser reguliert werden kann. Und ob ausgerechnet an Tankstellen hochprozentiger Alkohol an der Kasse zum *Ad-on*-Kauf bereitstehen muss, bleibt fragwürdig. Ginge es um irgendeine andere Droge, würde die Volksseele kochen, schreien und nach strikterer Regulierung rufen. Das knappe Jahrhundert Drogenkrieg und die Gehirnwäsche über Marihuana und andere Substanzen seit den unseligen Zeiten von Harry Anslinger scheinen in einer absurden Weise erfolgreich verlaufen zu sein.

Doch nicht nur in psychotroper Hinsicht ist der Alkohol ein bemerkenswertes Molekül. Der klassische „Bierbauch" hat auch seinen Grund. Alkohol besteht aus einem $C_2$-Baustein, der ideal in die Aufbaumechanismen von Körperfett passt: Auf- und Abbau von Fetten finden im Organismus über $C_3$- und $C_2$-Bausteine statt. Hinzu kommt, dass die Oxidation von Ethanol über Ethanal (Acetaldehyd) zu Essigsäure zwei Äquivalente NADH/$H^+$ erzeugt, was wiederum überschüssige Energie beinhaltet, insbesondere bei der Oxidation zu Wasser. Ein übliches Bier (Pils, Alt, Kölsch, Weißbier) enthält ca. 450–550 kcal pro 500 ml. Dass dies nicht unbedingt ein diätetisches Lebensmittel ist, liegt auf der Hand. Studien haben zudem ergeben, dass die dehydrierenden Eigenschaften von Alkohol dazu führen, dass beim Trinken vermehrt kalorienreiche Snacks wie etwa Chips und Erdnüsse verspeist werden. In Summe wird es wohl im Einzelfall nicht immer klar abgrenzbar sein, ob eine alkoholbedingte oder eine nichtalkoholbedingte Fettleber vorliegt, aber in jedem Fall handelt es sich um eine behandlungsbedürftige Situation.

Interessant ist auch, dass Alkohol eine ganze Reihe molekularer Interaktionen zeigt. Das winzige Molekül des Ethanols hat lipophile und hydrophile Eigenschaften, es kann – wie Wasser – Wasserstoffbrücken ausbilden, und zwar als Donor wie auch als Akzeptor. Ethanol kann die Integrität von Zytoplasmamembranen stören und somit eine ganze Reihe an relativ unspezifischen Wirkungen vermitteln. Außerdem gibt es diverse mehr oder weniger spezifische molekulare Wirkungen beispielsweise auf GABA-erge Neuronen oder auch an Glutamatrezeptoren. Alkohol kann somit sowohl dämpfende als auch erregende Eigenschaften haben. Diese Eigenschaften zeigen sich konzentrationsabhängig und vor allem abhängig von der Umgebung, was den Alkohol so gefährlich macht. Eine Gruppe von Jugendlichen, die immer mehr Alkohol konsumieren, läuft Gefahr, einer eskalierenden Enthemmung anheim zu fallen und Straftaten zu begehen, vor denen sich einzelne Gruppenmitglieder mit nüchternem Geist selbst ekeln („soziale Ansteckung"). Ethanol zeigt somit zunächst einmal generalisiert dämpfende Eigenschaften, später dann aber auch dämpfende Eigenschaften auf zentral dämpfende Nervenzellen und wie in der Mathematik gilt auch hier: Aus minus und minus wird plus. Somit zeigt sich ebenso ein erregender und enthemmender Effekt. Dies steht in Kontrast zu den meisten anderen harten Drogen, deren Wirkmechanismus auf molekularer Ebene oftmals aus einer einzigen Wirkung basiert, die im Vordergrund der Wirkung steht. Und eben diese fehlende Spezifität führt zu einer weiteren unangenehmen Eigenschaft des Alkohols: Es gibt kein Antidot für den Fall einer Überdosierung. So entsetzlich die Auswirkungen der Opioidkrise in den USA und Russland sind, zumindest gibt es ein Antidot (Gegengift) für Opioide. Egal, ob der Patient eine Überdosis des Medikaments Oxycodon oder der Substanzen Heroin bzw. Fentanyl zu sich genommen hat: Eine Injektion des Opioidantagonisten Naloxon vermag sein Leben zu retten, wenn der Patient früh genug gefunden wird. Dies ist beim Alkohol nicht der Fall, nur unspezifische Maßnahmen stehen den Rettungskräften zur Verfügung. Selbst eine in suizidaler Absicht eingenommene Überdosis derzeit gängiger Schlaftabletten würde heutzutage nicht mehr (oder nur in Kombination mehrerer pharmakologischer Wirkprinzipien) zum Tod führen. Vor etwa einem halben Jahrhundert haben die Benzodiazepine die bis dahin gängigen Hypnotika und Sedativa vom Barbiturattyp unter anderem deswegen abgelöst, weil mit der Substanz Flumazenil ein spezifischer Antagonist zur Verfügung steht.

An dieser Stelle sei ein weiteres Gedankenexperiment angedacht:

In der Regel ist es so, dass jede Gesellschaft im Laufe ihrer Entwicklung ein Produkt – sei es eine Pflanze oder eine chemisch-synthetische Substanz – etabliert, welche die allgemein akzeptierte Leitdroge bildet. Dies kann

- in muslimischen Gesellschaften (Jemen), in denen alkoholische Getränke aus religiösen Gründen untersagt sind, das Kathkauen sein,
- das Kauen von Kokablättern in der Anden-Region,
- Cannabis in Indien,
- Bier in Deutschland,
- psilocybinhaltige Pilze in Nordamerika,
- Opium etc.

Nehmen wir einmal an, es läge eine Gesellschaft vor, in der diese Etablierung einer Leitdroge noch nicht stattgefunden hätte. Da nun aber der Mensch, seit er existiert (seit ca. 250 000 Jahren), nach gelegentlichen Rauschzuständen strebt, veranstaltet die in Rede stehende Gesellschaft eine Ausschreibung, bei der sich alle Drogen um die Position der Leitdroge „bewerben" können. Die Auswahl soll nach den – wenn es denn schon sein muss, dass man sich berauscht – besten pharmakologischen Daten stattfinden, sprich, die Droge sollte möglichst wenig Schaden anrichten. Hierbei würde der Alkohol in Form der folgenden Konzentrationsreihe antreten:

- 5%ig als Bier,
- 10%ig als Wein,
- 25%ig als Likör,
- 38%ig als Schnaps, Cognac, Whiskey, Wodka o. Ä.

Wäre der Alkohol nicht eine Substanz, die ohnehin in der belebten Natur aus Glucose durch den Prozess der alkoholischen Gärung entsteht, hätte er in einem Wettkampf gegen Cannabis, MDMA, LSD oder Psilocybin wohl nicht die Spur einer Chance. Alle vier Substanzen sind weit weniger suchterzeugend, verursachen weit weniger starke körperliche Schäden und verursachen vor allem weit weniger drastische gesellschaftliche Schäden als

Alkohol. Ein solches, auch quantitativ skaliertes Ranking hat der britische Pharmakologe David Nutt erstellt und ein problematisches Ergebnis für die Leitdroge Alkohol erhalten. Dies ist in Großbritannien, wo eine Kultur der Pubs seit vielen Jahren etabliert ist, natürlich mit einiger Skepsis aufgenommen worden. Prof. Nutt wurde daraufhin als Berater der britischen Regierung für Drogenfragen von seinen Aufgaben entbunden.

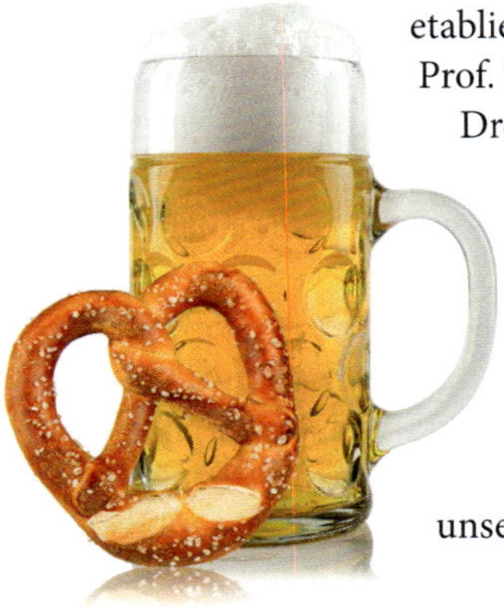

Vor diesem Hintergrund liest sich der Auszug einer Rede von (zu diesem Zeitpunkt Innenminister) Horst Seehofer im Jahr 2016 auf einer bayerischen Landestagung unter dem Motto „Bier in Bayern" etwas befremdlich: „Bier ist nicht nur Genuss, nicht nur Kulturgut, nicht nur Grundnahrungsmittel, sondern auch Ausdruck unserer Lebensart. Das Bier verkörpert unsere Liebe zu Heimat und Brauchtum, unsere Lebenslust und unseren Gemeinschaftssinn."

# 13 Nachweis von Drogen und Arzneimitteln im Rahmen einer klinisch-toxikologischen Untersuchung

Sascha K. Manier

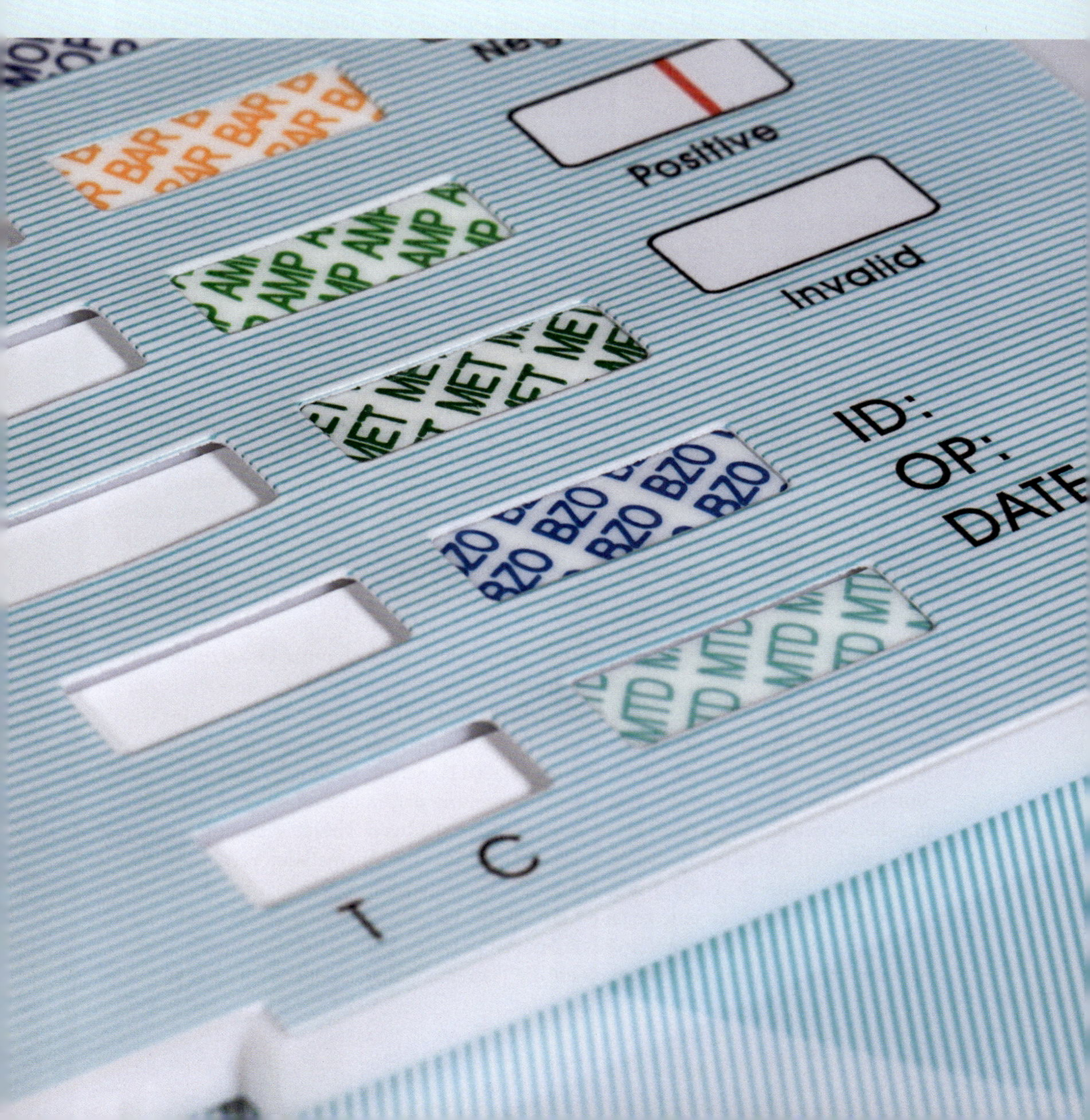

## 13.1 Entwicklung der Analytischen Toxikologie

Die Anzahl der Substanzen, die für eine toxikologische Untersuchung relevant waren, blieb lange Zeit relativ begrenzt. Die uns heute bekannten psychoaktiven Substanzen finden ihren Ursprung größtenteils in Pflanzen und deren sekundären Inhaltsstoffen. Gebildet werden diese Inhaltsstoffe von den Pflanzen vermutlich, um Fraßfeinde abzuwehren. [Musto 1991] Pflanzliche Bestandteile wurden verwendet, um Krankheiten zu behandeln oder sich zu berauschen. [Musto 1991, Howe u. Jander 2008, Gaujac et al. 2012] Unter diese pflanzlichen Abwehrstoffe fallen einige der heute weit verbreiteten psychoaktiven Substanzen wie Kokain oder Morphin. [Musto 1991, Gaujac et al. 2012] Neben den Stoffen pflanzlichen Ursprungs bereiteten auch Substanzen mineralischen Ursprungs Toxikologen ernsthafte Probleme bei der Aufklärung von Todesfällen. Zu der wohl bekanntesten Stoffgruppe dieser Art zählen Arsenverbindungen, die bis zur Erfindung der Marshschen Probe im Jahr 1832 und der Anerkennung der Methode vor Gericht im Jahr 1840 bis in die Moderne bei zahlreichen Vergiftungen und Giftmorden zum Einsatz kamen [Webster 1947, Marquardt et al. 2013]. Ein erstes Bedürfnis nach systematischen toxikologischen Untersuchungen entstand aber schon kurz nach der Isolierung von Morphin als Reinsubstanz durch Friedrich Wilhelm Sertürner im Jahr 1804, die es ermöglichte, hoch potente Alkaloide konzentriert anzuwenden [Marquardt et al. 2013]. Nach dieser Entdeckung lösten Alkaloide Arsenverbindungen in Vergiftungsfällen allmählich ab. Carl Remigius Fresenius sah sich im Jahr 1844 schließlich dazu veranlasst, standardisierte gerichtsmedizinische Analysen zu fordern, die die verschiedenen existierenden und teils widersprüchlichen Methoden vereinheitlichen sollten [Marquardt et al. 2013].

Erst in der letzten Hälfte des 19. Jahrhunderts zeichnete sich die Entwicklung ab, auf der Basis von Naturstoffen mittels chemischer Verfahren neue Substanzen wie Acetylsalicylsäure und Heroin oder auch gänzlich synthetische Stoffe wie Amphetamin und Methamphetamin herzustellen [Wright 1874, Edeleano 1887, Nagai 1893, Freudenmann et al. 2006]. Dieser Fortschritt war der Beginn einer sich ständig erweiternden Vielfalt an psychoaktiven Substanzen, die sich zunächst in Form von neuen Arzneimitteln zeigte. Mit der nach dem Zweiten Weltkrieg stetig wachsenden Anzahl neuer Arzneimittel stieg auch die der Vergiftungen deutlich an [Clarke 1969]. Immer häufiger mussten bewusstlose oder komatöse Patienten mittels laborchemischer Verfahren auf Vergiftungen untersucht werden. Auch durch die seit der Jahrtausendwende steigende Anzahl „Neuer Psychoaktiver Substanzen“ erhöhte sich der Bedarf nach einer differenzierten Aufklärung der Vergiftungsursache.

Die Analytische Toxikologie ist heute ein Fachgebiet, das sich unter Einsatz modernster chemischer Methoden u. a. mit Vergiftungen, Abstinenzkontrollen, unerwünschten Arzneimittelwirkungen sowie Entgiftungen beschäftigt [Maurer 2007, 2010a]. Dabei wird zwischen der Klinischen Toxikologie, der Forensischen Toxikologie und der Dopinganalytik unterschieden [Maurer 2010a, Peters et al. 2011]. Bei einer klinisch-toxikologischen Untersuchung ist das Ziel vor allem die Bestimmung der eingenommenen Substanzen, um die behandelnden Ärzte bei der Auswahl der richtigen Therapie zu unterstützen. Dabei ist häufig auch der Blutspiegel relevant, der über das Ausmaß der Vergiftung Auskunft geben kann [Michely u. Maurer 2017]. Da unterschiedliche Toxine oft ähnliche Wirkungen entfalten, ist eine genaue Klärung der Vergiftungsursache unerlässlich. Eine Vergiftung mit Opiaten beispielsweise kann zu ähnlichen klinischen Symptomen führen wie eine Vergiftung mit Benzodiazepinen, die Therapien unterscheiden sich aufgrund der

Selektivität der Antitoxine jedoch sehr. Die Forensische Toxikologie beschäftigt sich mit juristisch relevanten Fällen und versucht, Ermittlungs- und Vollzugsbehörden zu unterstützen. Relevante Einsatzgebiete sind z. B. das Fahren unter Einfluss psychoaktiver Substanzen oder die postmortale toxikologische Untersuchung [Peters et al. 2011]. Die Dopinganalytik wiederum hat die Aufgabe, zum fairen Ablauf von sportlichen Wettbewerben beizutragen. Hier spielt vor allem der Nachweis von unzulässigen Substanzen eine Rolle, die in regelmäßigen Abständen von der World Anti Doping Agency veröffentlicht werden. Unter diesen Substanzen finden sich neben den zu erwartenden hormonell wirksamen Substanzen wie Anabolika auch missbräuchlich verwendbare Stoffe wie Amphetamin, Kokain, 3,4-Methylendioxy-*N*-methylamphetamin (MDMA) und Cannabis [WADA 2021].

In den folgenden Abschnitten wird erläutert, welchen Weg psychoaktive Substanzen durch den Körper eines Konsumenten nehmen und wie man diese Substanzen mithilfe der Analytische Toxikologie nachweisen kann.

## 13.2 Der Weg psychoaktiver Substanzen durch den menschlichen Körper

Um verstehen zu können, wie man psychoaktive Substanzen im Rahmen einer klinisch-toxikologischen Untersuchung nachweisen kann, muss man zunächst den Weg betrachten, den sie durch den menschlichen Körper nehmen. Dieser unterscheidet sich nicht maßgeblich von dem der Arzneimittel im Allgemeinen. Man spricht hier von der Pharmakokinetik, bei Vergiftungen auch von der Toxikokinetik. Entsprechend des LADME-Modells ist der Weg in fünf verschiedene Abschnitte untergliedert [Langner et al. 2019]:

- Liberation,
- Absorption,
- Distribution,
- Metabolismus und
- Elimination.

### Liberation

Die Liberation beschreibt die Freisetzung des Wirkstoffs oder Giftes aus seinem Speichermedium. Dabei kann es sich etwa um eine Tablette handeln, die im Verdauungstrakt zerfällt, um eine Pflanze, die geraucht wird, oder um eine Creme oder Salbe, die auf die Haut aufgetragen wird. Die Pharmazie kennt verschiedene Arzneiformen, die ihren Wirkstoff in unterschiedlichen Geschwindigkeiten freigeben. [Müller-Goymann et al. 2022] Retardierte Arzneimittel – beispielsweise langsam zerfallende Tabletten –, die ihren Wirkstoff über einen längeren Zeitraum hinweg freigeben, sollten bei Vergiftungen besonders im Blick behalten werden. Zwar lässt der initiale Plasmaspiegel dieser Arzneistoffe oft noch nicht auf eine Vergiftung schließen, steigt dann aber kontinuierlich und kann im späteren Verlauf Warnschwellen überschreiten [Hiemke et al. 2011]. Wie auch die Elimination von Stoffen aus dem Körper kann die Freisetzung unterschiedlichen Reaktionskinetiken unterliegen. Die Reaktionskinetik beschreibt als mathematisches Modell die Abhängigkeit der Freisetzung von den Umgebungsbedingungen und ihren zeitlichen Verlauf. Je nachdem, ob die verbleibende Konzentration des Stoffes im Speichermedium oder die

Konzentration des Stoffes in der Umgebung einen Einfluss auf die Freisetzung haben, spricht man von einer Kinetik 0., 1. oder 2. Ordnung. [Langner et al. 2019]

## Absorption

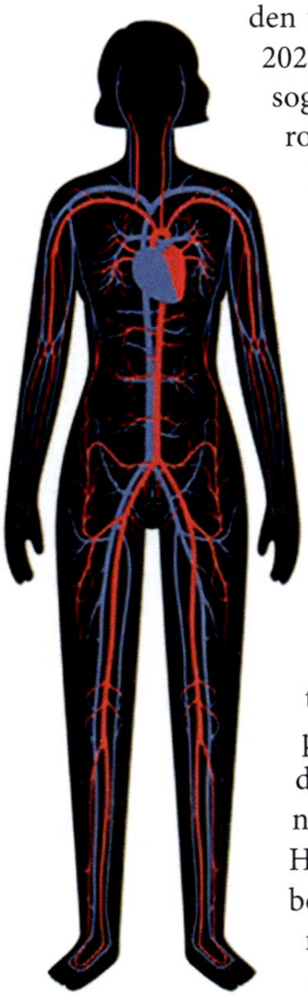

Nachdem ein Stoff aus seinem Speichermedium freigesetzt wurde, muss er absorbiert werden. Häufig muss er dafür Zellmembranen überwinden, um anschließend in die Blutbahn gelangen zu können. Sofern es sich nicht um ein lokal angewendetes Arzneimittel handelt, kann ein Stoff nur von dort aus zu seinem Wirkort transportiert werden. Bei psychoaktiven Substanzen ist dieser Wirkort immer das zentrale Nervensystem. Da Zellmembranen hauptsächlich aus Phospholipiden bestehen, stellen sie eine fettliebende Barriere dar, sind also lipophil. Typische Absorptionsmechanismen sind die passive Diffusion durch die Zellmembran, der erleichterte Transport durch Tunnelproteine oder Carrier-Proteine, die in die Zellmembran eingelassen sind, oder auch der aktive Transport durch spezielle Transportproteine unter Energieaufwand. [Langner et al. 2019] Ein Stoff, der absorbiert werden soll, braucht daher einerseits einen lipophilen Charakter, um Zellmembranen überwinden zu können, und andererseits einen hydrophilen Charakter, damit er auf der anderen Seite in der wässrigen Zellflüssigkeit gelöst werden kann. [Marquardt et al. 2013] Wo eine Substanz resorbiert wird, hängt in der Regel von ihrer Formulierung, also ihrer „Verpackung" in einer Arzneiform, ab. In den allermeisten Fällen ist der Resorptionsort der Magen-Darm-Trakt, denn viele psychoaktive Substanzen wie Amphetamin, MDMA oder Designer-Benzodiazepine wie Etizolam, Flubromazolam oder Flualprazolam, die in gefälschten Alprazolam-Präparaten gefunden wurden, werden in Tablettenform eingenommen [Blakey et al. 2021]. Auch Lysergsäurediethylamid (LSD), das in der Regel auf sogenannte „Blotter" aufgetragen wird, wird geschluckt. [McCarron et al. 1990] Diese Blotter oder anderes mit LSD getränktes Papier können darüber hinaus unter die Zunge gelegt werden; die Substanz wird dann über die Schleimhaut sublingual resorbiert [Li et al. 2019]. Selten kommt es auch dazu, dass LSD-Blotter oder wässrige LSD-Lösungen über die Bindehaut des Auges appliziert werden. [Lo et al. 2018] Diverse neue psychoaktive Substanzen (NPS) werden in Pulverform in Umlauf gebracht, da sie so unter Angabe eines harmlosen Verwendungszwecks verkauft werden können, etwa als Badesalz, Pflanzennahrung oder als Research Chemical. [Coppola u. Mondola 2012, Helander u. Bäckberg 2016] Die Formulierung einer solchen Substanz als Tablette würde zwar Einnahme und Dosierung des Stoffes erleichtern, jedoch Zweifel am deklarierten Verwendungszweck aufwerfen. Neben Nikotin zählt auch Tetrahydrocannabinol (THC) zu den klassischen psychoaktiven Substanzen, die mittels Rauchens appliziert werden. Das psychoaktive THC entsteht aus der THC-Säure der Cannabisblüten (*Cannabis sativa* L. oder *Cannabis indica* LAM.) bei Hitzeeinwirkung, beispielsweise beim Rauchen eines Joints oder beim Backen. [Grotenhermen 2003] Auch synthetische Cannabinoide, die zu den neuen psychoaktiven Substanzen zählen, werden zwar häufig geraucht oder gedampft, allerdings deshalb, weil sie auf Trägermaterialien wie das Kraut der Damiana (*Turnera diffusa* WILLD. EX SCHULT.) aufgesprüht werden, um sie als legale Cannabisalternativen zu vermarkten. [Castaneto 2014, Richter et al. 2017a] Die Aufnahme von psychoaktiven Substanzen über die Haut spielte vor allem im Mittelalter eine Rolle. Seit dem 11. Jahrhundert wurden verstärkt Alkaloide der Pflanzenfamilie der Nachtschattengewächse (Solanaceae) in „Hexensalben" verwendet. [Müller 1998] Die in diesen Salben enthaltenen psychoaktiven Alkaloide wie Hyoscyamin oder Scopolamin riefen neben anderen Symptomen auch das Gefühl des Fliegens hervor, weshalb diese Präparate auch als „Flugsalben" bezeichnet wurden. Vor allem mittelalterliche Anleitungen zum Auftragen dieser Hexensalben sind hier aufschlussreich: So wird beschrieben, eine Hexe solle ihren ganzen Körper damit einreiben, auch Anus und Genitalbereich [Müller 1998].

INDICA

Tatsächlich ist die Kapazität zur Aufnahme von Stoffen an unterschiedlichen Stellen des menschlichen Körpers unterschiedlich stark ausgeprägt. Es ist beispielsweise bekannt, dass die Resorption im Genitalbereich 40-mal stärker verläuft als am Unterarm. Ein Großteil der psychoaktiven Stoffe wurde also vermutlich über diese Hautpartien aufgenommen [Langner et al. 2019]. Derartige Erkenntnisse über die Aufnahmekapazitäten unserer Haut finden sich auch in den Anwendungsbeschreibungen moderner Arzneimittel wie transdermaler Pflaster wieder. So sollten etwa Fentanylpflaster auf intakte, unbehaarte Haut im Bereich des Oberkörpers oder Oberarms geklebt werden. [Fach-Info Service 2016] Ein Aufkleben auf dünnere Hautpartien mit einer höheren Aufnahmekapazität würde die resorbierte Dosis – und somit auch die Wahrscheinlichkeit für unerwünschte Arzneimittelwirkungen bis hin zu Vergiftungen – deutlich erhöhen. Bei manchen Wirkstoffen ist das Auftragen auf Hautareale mit hoher Aufnahmekapazität hingegen notwendig, damit ausreichend davon absorbiert wird. Scopolaminpflaster gegen Reiseübelkeit werden beispielsweise auf die Hinterohrregion geklebt, deren Aufnahmekapazität ähnlich hoch ist wie die des Genitalbereichs. [Langner et al. 2019, Fach-Info Service 2018] Die Applikationsroute einer psychoaktiven Substanz wird in manchen Fällen auch durch deren pharmakokinetische Eigenschaften bestimmt. So unterliegen Vertreter des psychedelisch wirksamen NBOMes einem ausgeprägten First-Pass-Effekt, wenn sie über den Darm absorbiert werden. [Caspar et al. 2017] Dadurch werden die Substanzen weitestgehend inaktiviert, und der gewünschte Effekt kann nicht mehr eintreten. Diese Substanzen werden daher bevorzugt nasal, sublingual oder buccal, also über die Mundschleimhaut, appliziert. So gelangen sie direkt in den Blutkreislauf und der First-Pass-Effekt wird umgangen. [Zawilska et al. 2020]

SATIVA

## Distribution

Sobald die Absorption eines Stoffes abgeschlossen ist, befindet er sich in unserem Blutkreislauf und verteilt sich von dort aus in alle Organe, die durchblutet werden (Distribution). Um bestimmte Bereiche erreichen zu können, müssen Substanzen bei der Verteilung natürliche Barrieren überwinden. Die wohl bekannteste ist die Blut-Hirn-Schranke.

Sie trennt die Flüssigkeitsräume des Blutkreislaufs von dem des zentralen Nervensystems und ist wenig durchlässig für hydrophile Stoffe (für essenzielle hydrophile Nährstoffe wie Aminosäuren oder Glucose sind spezielle Transporter vorhanden, die eine physiologische Funktionsweise der Gehirnzellen sicherstellen). [Langner et al. 2019] Bevor eine psychoaktive Substanz auch psychoaktiv wirksam werden kann, muss diese Barriere überwunden werden, damit Rezeptoren des zentralen Nervensystems aktiviert oder gehemmt werden können. Das oben genannte Scopolamin beispielsweise, das lipophil genug ist, um die Blut-Hirn-Schranke zu überwinden, blockiert muscarinerge Rezeptoren und führt bei entsprechend hoher Dosierung zu einem anticholinergen Syndrom mit den klassischen Symptomen wie Erhöhung der Herzfrequenz, Mundtrockenheit, Halluzinationen und einer Erweiterung der Pupillen. [Lauwers et al. 1983, Geisslinger et al. 2020] Setzt man Scopolamin gegen Reiseübelkeit ein, kommen nur geringe Dosen zum Einsatz, die nicht zu den beschriebenen Nebenwirkungen führen. Ein chemisch sehr ähnlicher Arzneistoff ist Butylscopolamin, eine chemische Abwandlung des Scopolamins, bei der eine hochgradig hydrophile quartäre Aminogruppe vorliegt. Daher kann die Blut-Hirn-Schranke nicht überwunden werden, der Stoff kann also nicht auf das zentrale Nervensystem wirken. Folglich kann Butylscopolamin seine Wirkung ausschließlich in der Peripherie entfalten, wo es krampfartige Beschwerden, beispielsweise im Magen-Darm-Trakt, lindern kann. [Geisslinger et al. 2020] Eine weitere, allerdings nur schwach ausgeprägte Barriere ist die Plazenta-Schranke. Sie ist durchlässig für zahlreiche Moleküle und bewirkt, dass viele von der schwangeren Frau eingenommene Substanzen in den Blutkreislauf des Kindes gelangen. [Langner et al. 2019] Die Distribution eines Stoffes über die Blutbahn und das Ausmaß der Organdurchblutung spielen auch für die Wahl des Probenmaterials zum Nachweis toxisch wirkender Substanzen eine große Rolle. Relevant werden sie zudem, wenn Gewebe, das psychoaktive Substanzen einspeichern kann, abgebaut wird und die Substanzen dadurch wieder freigesetzt werden. So ist bekannt, dass THC sich bei chronischen Konsumenten aufgrund seiner hohen Lipophilie im Fettgewebe anreichert. [Grotenhermen 2003] Kommt es nach einem längeren, regelmäßigen Konsum von THC und anschließender Abstinenz zu einem Abbau von Körperfett, z. B. durch Sport oder verringerte Nahrungsaufnahme, ist es möglich, dass das eingelagerte THC freigesetzt wird und in die Blutbahn gelangt. In Zellversuchen wurde eine Freisetzung von THC aus Fettzellen bereits nachgewiesen, allerdings sind Studien mit chronischen Konsumenten bisher zu unterschiedlichen Ergebnissen gekommen. [Gunasekaran et al. 2009, Wong et al. 2013, Westin et al. 2014]

### Metabolismus

Während und nach der Verteilung von Substanzen im Körper kommt es zu ihrer Verstoffwechselung, dem Metabolismus. Dieser findet in diversen Organen unseres Körpers wie der Lunge, dem Darm oder den Nieren statt. Das wichtigste Organ bei der Verstoffwechslung von Fremdstoffen ist allerdings die Leber. [Marquardt et al. 2013] Ziel des Fremdstoffmetabolismus ist prinzipiell die verbesserte Ausscheidung der Stoffe über die Nieren, weshalb sie in dessen Verlauf enzymatisch abgewandelt werden, damit sie eine höhere Wasserlöslichkeit erreichen. Der Metabolismus besteht aus mindestens drei Phasen.

Im Verlauf des Phase-I-Metabolismus kommt es zu einer Umwandlung des Fremdstoffmoleküls. Es werden chemische Gruppen wie Hydroxylgruppen in das Molekül eingeführt, die dessen Hydrophilie erhöhen, aber auch als Voraussetzung für den Phase-II-Metabolismus dienen. Daneben können auch Ester- und Ethergruppen hydrolysiert oder

Aldehyde und Ketone reduziert werden. [Marquardt et al. 2013] Für diese Aufgaben stehen dem Körper eine ganze Reihe von Enzymen zur Verfügung. Die für den Fremdstoffmetabolismus wichtigste Enzymgruppe ist die Gruppe der Cytochrom-P450-(CYP-) Enzyme, die fast ausschließlich als Monooxygenasen agieren, also sauerstoffhaltige Gruppen in Moleküle einführen. [Marquardt et al. 2013] Physiologisch sind CYP-Enzyme an vielen Biosynthesen beteiligt, etwa an der Synthese von Steroidhormonen, Prostaglandinen oder Retinoiden. [Langner et al. 2019] Es gibt zahlreiche CYP-Isoenzyme, die in Familien und Unterfamilien gegliedert sind und unterschiedliche Affinitäten zu verschiedenen chemischen Strukturen besitzen. [Peters u. Meyer 2011] Für den Metabolismus von Arzneimitteln und vielen psychoaktiven Substanzen ist beispielsweise das Enzym CYP3A4 von großer Bedeutung, da es einen Großteil von ihnen verstoffwechselt. [Jia u. Liu 2007] Klinisch sind CYP-Enzyme vor allem dann relevant, wenn sie durch Stoffe gehemmt werden oder ihre Konzentration in der Leber erhöht (induziert) wird. Ein bekanntes Beispiel für die Enzymhemmung ist das vor allem in Grapefruitsaft enthaltende Naringin, das CYP3A4 in der Darmwand hemmt und daher während der Einnahme einiger Arzneimittel nicht getrunken werden darf, weil dies zu einer erhöhten systemischen Bioverfügbarkeit der Arzneimittel führen und diese in ihrer Wirkung verstärkt würde. [Ameer u. Weintraub 1997, Zagermann-Muncke 2005] Auch viele Arzneimittel und einige Missbrauchsdrogen beeinflussen den Metabolismus, weshalb die Medikation stets von Apothekern überprüft werden sollte, um Interaktionen zu vermeiden. [Dinger et al. 2016a, 2016b; Flockhart et al. 2016] Obwohl das Ziel des Phase-I-Metabolismus die Entgiftung von Substanzen ist, kann es in einigen Fällen auch zu einer Erhöhung der Toxizität kommen. Ein berühmtes Beispiel sind polyzyklische aromatische Kohlenwasserstoffe wie Benzo[*a*]pyren, ein Inhaltsstoff des Tabakrauchs. Obwohl Benzo[*a*]pyren in seiner unveränderten Form ungiftig ist, wird es durch den CYP-katalysierten Metabolismus in eine hoch mutagene Form überführt. [Marquardt et al. 2013]

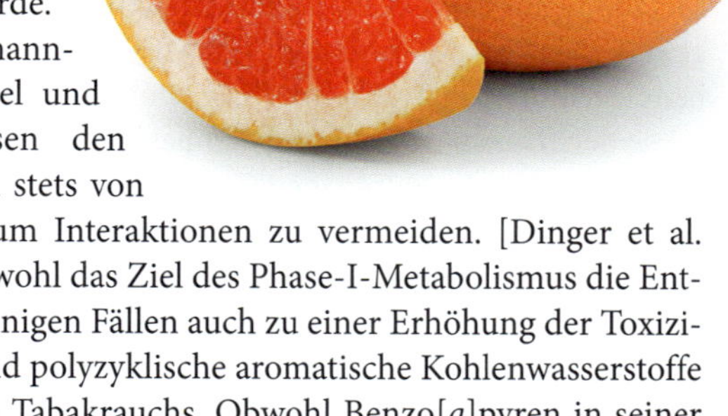

Im Anschluss an den Phase-I-Metabolismus – oder, falls chemisch möglich, auch davor –, findet eine Konjugation der Metabolite mit sehr hydrophilen Substraten wie Glucuronsäure, Sulfat oder Glutathion statt. Diese Substrate führen häufig zu einer pharmakologischen Inaktivierung der Ausgangssubstanzen und erhöhen zusätzlich deren Hydrophilie, um eine noch leichtere renale Elimination zu ermöglichen. Ein wichtiges Beispiel für die Inaktivierung von toxischen Substanzen ist der Metabolismus von Paracetamol. Paracetamol wird in der Leber CYP-katalysiert und unter anderem zum hochreaktiven, lebertoxischen Metaboliten *N*-Acetyl-*p*-benzochinonimin (NAPQI) verstoffwechselt, der in der Leberzelle mit Proteinen, DNA und ungesättigten Lipiden reagieren kann. [Ghanem et al. 2016] Diese verlieren

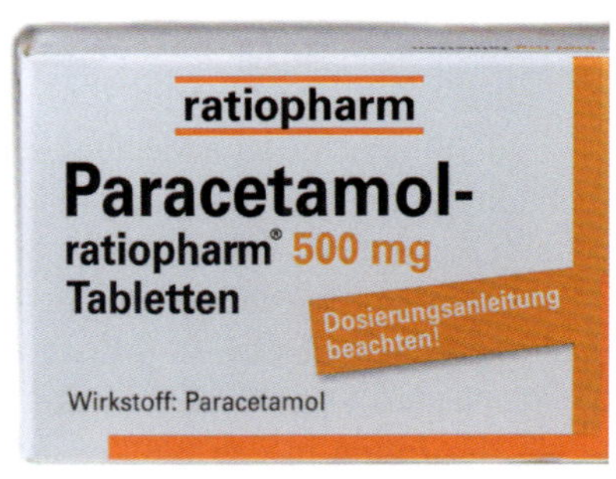


13

daraufhin ihre physiologische Funktion, was schließlich zu irreversiblen Schäden der Leberzellen führt. In therapeutischen Paracetamoldosen wird NAPQI allerdings durch Konjugation mit Glutathion entgiftet, sodass die Leberzellen nicht beschädigt werden. Lediglich bei Überdosierungen, wie sie etwa bei Suizidversuchen vorkommen, wird der Glutathionvorrat vollständig aufgebraucht, sodass eine Entgiftung durch Konjugation nicht mehr stattfinden kann. [Ghanem et al. 2016] Ein Beispiel für ein Fortbestehen der pharmakologischen Aktivität von psychoaktiven Substanzen trotz Verstoffwechselung ist der Metabolismus von Morphin. Ohne zuvor verlaufenden Phase-I-Metabolismus besitzt Morphin zwei Ansatzmöglichkeiten für eine Konjugation mit Glucuronsäure, und zwar in Position 3 und Position 6 seiner chemischen Struktur. Während Morphin-3-glucuronid pharmakologisch inaktiv ist, weist Morphin-6-glucuronid eine pharmakologische Aktivität im zentralen Nervensystem auf, obwohl es aufgrund seiner hohen Hydrophilie die Blut-Hirn-Schranke eigentlich nicht überwinden können sollte. Die Theorie besteht, dass Morphin-6-glucuronid trotz seiner Konjugation mit Glucuronsäure alle hydrophilen Bestandteile seiner chemischen Struktur wie ein sich zusammenrollender Igel nach innen faltet und lediglich seine lipophilen Bestandteile nach außen präsentiert, sodass die Blut-Hirn-Schranke weiterhin überwunden werden kann. [Christrup 1997]

Neben diesen beiden Umwandlungs- und Konjugationsphasen des Metabolismus, die Mitte des 20. Jahrhunderts beschrieben wurden, wurde in den letzten Jahren ein tieferes Verständnis für das Zusammenspiel zwischen dem Transport von Stoffen und deren Metabolismus entwickelt. So wurden dem bisherigen Modell zwei weitere Phasen hinzugefügt: Der Phase-0- und der Phase-III-Metabolismus. Diese beiden Phasen beschreiben hauptsächlich den Transport von Xenobiotika in die metabolisierende Zelle beziehungsweise den Transport ihrer hydrophilen Metabolite aus der Zelle hinaus. Beteiligt an diesem Transport sind zum einen Carrier-Proteine, die eine erleichterte Diffusion über Zellmembranen ermöglichen, sowie Pumpen, die unter Energieaufwand Stoffe aktiv durch Zellmembranen schleusen. [Döring u. Petzinger 2014]

Die hier beschriebenen Phasen des Metabolismus von Stoffen im menschlichen Körper zeigen, dass eine Substanz, die in den Körper eintritt, einem Wandel unterliegt, der stärker oder schwächer ausgeprägt sein und viele verschiedene Wege einschlagen kann. Wenn in der Klinischen Toxikologie in der Probe eines Patienten eine Substanz nachgewiesen wird, erfolgt dies häufig nicht ausschließlich über ihre ursprüngliche Form, sondern auch über ihre Metabolite. Es kann sogar vorkommen, dass eine Substanz in ihrer Ausgangsform gar nicht mehr nachweisbar ist, sondern ausschließlich über ihre Metabolite. Ein Beispiel hierfür sind 3,4-DMA-NBOMe und 4-MMA-NBOMe, die beide mehr als 30 verschiedene Metabolite bilden und die bei üblichen Konsumentendosierungen in einem Routine-Screening in ihrer Ausgangsform nicht mehr detektiert werden können. [Caspar et al. 2018] Andere Stoffe wie Amphetamine, Aminoindane oder synthetische Kathinone wiederum werden nur spärlich metabolisiert und hauptsächlich in ihrer Ausgangsform detektiert. [Musshoff 2000, Manier et al. 2018, 2019c] Ein Großteil des Metabolismus kann bereits in der Darmwand oder bei der ersten Passage der Leber nach Absorption in den Blutkreislauf vollzogen werden. Da das Blut von allen ungepaarten Organen, vor allem vom Darm, vor der Verteilung in die Peripherie und in tiefere Abschnitte die Leber über die Pfortader passieren muss, kann es bei bestimmten Stoffen vorkommen, dass sie gar nicht mehr in einer biologisch aktiven Form am Wirkort ankommen (First-Pass-Effekt). [Langner et al. 2019] Neben den oben erwähnten NBOMes unterliegt auch Morphin einem ausgeprägtem First-Pass-Effekt, weshalb es in der Regel intravenös verabreicht wird. [Christrup 1997]

### Elimination

Der Letzte Abschnitt auf dem Weg eines Stoffes durch den menschlichen Körper ist die Ausscheidung, also die Elimination. Für diesen Prozess stehen dem Körper verschiedene Organe zur Verfügung, wie die Lunge, die Galle und die Nieren, aber auch über Speichel, Schweiß und Muttermilch werden exogene Stoffe eliminiert. [Langner et al. 2019] Das wichtigste menschliche Organ für die Ausscheidung von Flüssigkeiten und der darin lösbaren Stoffe sind die Nieren. Ihre Funktionsweise gleicht der eines Filters, denn sie setzt sich aus vielen kleinen Filtereinheiten, den Nephra, zusammen. In jedem Nephron werden Wasser und die darin gelösten Stoffe durch ein Kapillarnetz aus dem Blut gefiltert, wobei Zellen und große Moleküle wie Proteine im Blutkreislauf zurückbleiben. Aus dem so filtrierten Primärharn werden im weiteren Verlauf wichtige Nährstoffe wie Glucose und Elektrolyte, aber auch ein Großteil des Wassers wieder rückresorbiert, sodass im sogenannten „Sekundärharn" (Urin) lediglich die Abfallstoffe des Körpers zurückbleiben, die als Konzentrat über die Blase ausgeschieden werden. [Langner et al. 2019] Die Filterleistung der Niere beträgt bis zu 180 l/d Primärharn. Manche Stoffe wiederum werden mit dem Stuhl ausgeschieden. Die Grundlage hierfür bildet die biliäre Sekretion, also die Ausscheidung von Stoffen durch die Gallenblase, und in selten Fällen auch die Exkretion durch den Darm selbst. Unter den psychoaktiven Substanzen werden vor allem Cannabinoide wie das THC biliär eliminiert, aber auch für synthetische Cannabinoide wie 5F-PY-PICA wurde in Zellversuchen eine biliäre Eliminierung nachgewiesen. [Grotenhermen 2003, Mardal et al. 2018] Von der Gallenflüssigkeit aus können diese Stoffe entweder mit dem Stuhl ausgeschieden werden oder sie werden anschließend wieder im Darm absorbiert und unterliegen damit einem enterohepatischen Kreislauf. [Langner et al. 2019] Die wenigsten Stoffe werden über die Lunge ausgeschieden. Voraussetzung hierfür ist eine hohe Flüchtigkeit, damit ein Übergang von den Alveolen in die Atemluft gewährleistet ist. Zu den Stoffen, die über diesen Weg eliminiert werden, zählen neben dem Trinkalkohol auch ätherische Öle und Inhalationsnarkotika.

Es hat sich gezeigt, dass die Pharmakokinetik exogener Stoffe hoch komplex ist und zahlreichen Faktoren unterliegt, die hier nur angerissen werden konnten. Wo ein Stoff wie gut aufgenommen wird, wie er sich verteilt, wie stark er verstoffwechselt und wie schnell er wieder ausgeschieden wird – all das ist für Arzneimittel gut untersucht, nicht zuletzt, weil die entsprechenden Erkenntnisse Voraussetzung für eine Zulassung sind. [Bundestag 2021] Für missbräuchlich verwendbare Substanzen und vor allem für neue psychoaktive Substanzen fehlen diese Informationen häufig und müssen im Nachhinein mühsam erarbeitet werden, weshalb ein Konsum oft nicht absehbare Gefahren birgt. [Helander u. Bäckberg 2016, Maurer 2010b, Wagmann et al. 2019a]

## 13.3 Probenmaterial und dessen Relevanz in der Klinischen Toxikologie

Welches Probenmaterial für eine klinisch-toxikologische Untersuchung geeignet ist, ergibt sich aus der Toxikokinetik der untersuchten Stoffe. Prinzipiell können alle Körperteile und Flüssigkeiten untersucht werden, die ein Stoff erreicht, wobei jedes Medium, auch Matrix genannt, Vor- und Nachteile hat. Üblicherweise werden im Rahmen einer klinisch-toxikologischen Analyse verschiedene Matrizes desselben Patienten untersucht. Das rührt u. a. daher, dass die Analytische Toxikologie eine naturwissenschaftliche Disziplin ist. Wie bei allen naturwissenschaftlichen Untersuchungen stellen die Teilergebnisse einer klinisch-toxikologischen Analyse keine isolierten, absoluten Wahrheiten dar, sondern lediglich Teilwahrheiten, die miteinander kombiniert und zu einem Gesamtbild zusammengesetzt werden müssen. Jede Substanz und jeder Metabolit, der in einer Matrix detektiert wird, stellt eine solche Teilwahrheit dar. Auch der klinische Kontext – das heißt die Symptome des Patienten, seine Konstitution und die Umstände, die zu der Untersuchung geführt haben –, sind gleichwertige Teilwahrheiten, die nicht vernachlässigt werden dürfen. [Maurer 2007, 2010a] Wichtig ist, dass sich diese Teilwahrheiten untereinander stützen, wobei der kleinste gemeinsame Konsens der Realität am nächsten kommt. In der Wissenschafts- und Erkenntnistheorie spricht man in diesem Zusammenhang auch vom Kohärenzmodell der Wahrheit. [Schnädelbach 2013] Für solch eine Beurteilung spielt zum einen das Hintergrundwissen über die Kinetik der Substanz eine Rolle, zum anderen das Wissen über die verwendete analytische Methode, hauptsächlich jedoch die praktische Erfahrung des auswertenden Toxikologen.

Neben der Methode, Substanzen im Blut nachzuweisen, gibt es außerdem die Möglichkeit, diese in Urin, Haaren, Schweiß, Finger- und Fußnägeln, Knochenmark sowie dem Ohrenschmalz oder der Gallenflüssigkeit zu untersuchen. [Maurer 2010a, Cartiser et al. 2011, Meier et al. 2017, Mardal et al. 2018] Vor allem in der forensischen Toxikologie spielen solche alternativen Matrizes oft eine bedeutende Rolle, da es Szenarien gibt, in denen nur wenige oder nicht verwendbare Blutproben vorhanden sind. [Cartiser et al. 2011] Des Weiteren bietet sich der Nachweis von Substanzen in Haaren an, weil hier auch ein Konsum über einen langen Zeitraum nachgewiesen werden kann. [Caplan u. Goldberger 2001, Kintz 2007] Der Nachweis von Substanzen in Haaren ist aus verschiedenen Gründen allerdings nicht trivial und kann auch nicht immer eindeutig durchgeführt werden. [Cuypers u. Flanagan 2018] Die geringe Ausprägung der Plazenta-Schranke wiederum ist für die Klinische Toxikologie relevant, da sich dadurch der Gebrauch von missbräuchlich verwendbaren Stoffen während der Schwangerschaft im Mekonium des neugeborenen Kindes nachweisen lässt. [Maurer 2010a] Solch eine Analyse wird häufig nach medizinisch nicht begleiteten Schwangerschaften durchgeführt oder wenn ein Neugeborenes deutliche Entzugssymptome hat. [Mozaner Bordin et al. 2014]

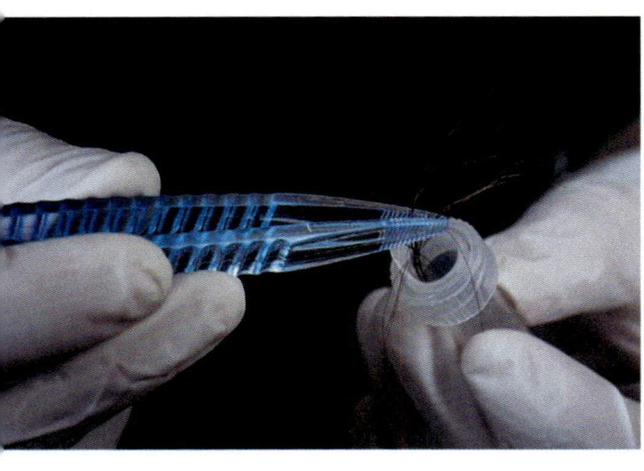

Die meisten klinisch-toxikologischen Untersuchen werden allerdings an Blut und Urin durchgeführt, die allenfalls durch weitere Matrizes ergänzt werden. Da viele Stoffe – wie oben bereits erwähnt – nach ihrer Absorption über den Blutkreislauf im Körper verteilt werden, bietet sich Blut bzw. Blutplasma als Matrix zur Identifizierung eingenommener Substanzen an. Allerdings ist ein derartiger Nachweis nur möglich, wenn die entsprechenden Konzentrationen hoch genug sind. [Maurer 2010a] Zudem sind Metabolite im Blut häufig geringer konzentriert als die Ausgangssubstanz, weshalb eine Verifizierung von detektierten Stoffen über deren Metabolite oftmals schwierig ist. Trotzdem spielt das Blutplasma vor allem bei der Beurteilung des Ausmaßes einer Vergiftung eine Rolle, da der Effekt einer Substanz oft mit seiner Plasmakonzentration korreliert. [Maurer 2010a] Dies gilt für Arzneimittel im Steady-State auch dann, wenn der eigentliche Wirkort durch eine Barriere wie die Blut-Hirn-Schranke vom Blut als zentralem Kompartiment getrennt ist. Die Konzentration einiger Psychopharmaka mit ähnlichen physikochemischen Eigenschaften vor der Blut-Hirn-Schranke kann sich von jener hinter dieser Barriere bedeutend unterscheiden, und zwar aufgrund von Transportern wie dem P-Glykoprotein, das Stoffe gezielt aus dem Kompartiment des zentralen Nervensystems in die Peripherie pumpt. Trotzdem zeigt sich, dass die Plasmakonzentrationen im Steady-State gut mit den Konzentrationen hinter der Blut-Hirn-Schranke korrelieren. [Hiemke et al. 2011] Verschiedene Arbeiten haben sich umfassend mit der Erhebung therapeutischer Plasmakonzentrationen beschäftigt, damit ein analytisch bestimmter Plasmaspiegel auch eingeordnet werden kann. Für Arzneistoffe aus dem Bereich der Psychiatrie veröffentlichte die Arbeitsgemeinschaft für Neuropsychopharmakologie und Pharmakopsychiatrie (AGNP) 2004 eine Richtlinie für das Therapeutische Drug-Monitoring, die 2008 und 2011 aktualisiert wurde. [Baumann et al. 2004, Hiemke 2008, Hiemke et al. 2011] Diese Richtlinie enthält, neben therapeutischen Referenzwerten für die Plasmakonzentration einzelner Arzneistoffe wie Antidepressiva oder Benzodiazepine, auch eine Laborwarnschwelle (engl. *laboratory alert level*), welche angibt, ab wann Intoleranzen oder Intoxikationen zu erwarten sind. [Hiemke et al. 2011] Definiert wird diese Warnschwelle in der Regel über Fallberichte aus der wissenschaftlichen Literatur über Intoleranzen oder Intoxikationen bei Patienten, bei denen gleichzeitig eine entsprechende Plasmakonzentration dokumentiert wurde. Da dies aufgrund mangelnder Forschung nicht für alle Arzneistoffe möglich ist, wird behelfsmäßig auch der doppelte Wert der oberen therapeutischen Plasmakonzentration verwendet. [Hiemke et al. 2011] Eine ähnliche Arbeit, die sich nicht auf Psychopharmaka beschränkt, wurde von Schulz et al. 2012 veröffentlicht und 2020 erweitert. [Schulz et al. 2012, 2020] Hier finden sich neben den therapeutischen Bereichen und toxischen Konzentrationen von mehr als 1100 Arzneimitteln und anderen Xenobiotika auch Konzentrationen, die bei Todesfällen dokumentiert wurden, wobei aber oftmals nicht festgestellt werden konnte, ob die Werte ante mortem oder post mortem bestimmt wurden. [Schulz et al. 2020] In beide Arbeiten wird betont, dass bei der Interpretation von Plasmaspiegeln tabellarische Werte für therapeutische, toxische oder sogar letale Konzentrationen nicht zwangsläufig dem klinischen Bild entsprechen müssen. [Hiemke et al. 2011, Schulz et al. 2020] Gerade bei Benzodiazepinen oder Opioiden sind starke Gewöhnungseffekte bekannt, die potenziell toxische Konzentrationen therapeutisch plausibel machen können, und Konzentrationen, die bei manchen Patienten zum Tod führen, können von anderen überlebt werden. [Schulz et al. 2020] Bei den oben genannten Arbeiten sind keine Referenzbereiche für Patienten enthalten, die Missbrauchsdrogen konsumiert haben. Eine Ausnahme bilden Stoffe, die auch als Arzneimittel relevant sind und therapeutisch eingesetzt werden. Für neue psychoaktive Substanzen gilt dies in der Regel jedoch nicht. Lediglich bei Schulz et al. finden sich Konzentrationen von einigen NPS, die bei Todesfällen publiziert wurden, um die Interpretation von postmortal bestimmten Werten zu erleichtern. [Hiemke et al. 2011] Dieser Umstand erschwert die Interpretation von Funden von Missbrauchsdrogen, insbesondere von NPS, da oftmals nicht erkennbar ist, welcher Stoff noch einen Effekt auf den Patienten hat und welcher nur eine Spur vergangener Einnahmen darstellt.

Für die qualitative Erfassung von Missbrauchsdrogen und Arzneimitteln in der Klinischen Toxikologie stellt Urin die wichtigste Matrix dar. [Maurer 2006, 2010a] Ein großer Vorteil von Urin ist zum einen, dass er nichtinvasiv gewonnen werden kann, zum anderen, dass er ein Konzentrat der Abfallstoffe unseres Körpers darstellt, in dem auch solche Stoffe sicher detektiert werden können, die im Blut nur in Spuren nachweisbar sind. Außerdem ist der Nachweis von Stoffen im Urin auch Tage nach der Einnahme noch möglich, was bei Abstinenzkontrollen oder bei Verdacht auf sexuelle Nötigung unter Drogeneinfluss besonders hilfreich sein kann. [Caplan u. Goldberger 2001, Marc 2008] Vor allem das Auftreten oftmals vieler Metabolite macht die Verifizierung von Funden möglich, weshalb bei Drogenscreenings oder klinisch-toxikologischen Notfällen die Urinuntersuchung in der Regel Grundvoraussetzung für eine sinnvolle Einschätzung der Situation ist. [Maurer 2006] In manchen Fällen kann die Festlegung auf eine bestimmte Substanz allerdings eine Herausforderung darstellen, z. B. bei synthetischen LSD-Derivaten oder synthetischen Cannabinoiden. Beide Stoffklassen werden umfangreich metabolisiert, wobei verschiedene Vertreter innerhalb einer Klasse die gleichen Metabolite hervorbringen. Dieser Umstand findet sich vor allem, wenn das illegale Vorbild des NPS wie LSD lediglich durch kleine chemische Abwandlungen vom LSD zum letztendlichen NPS führt. So können beispielsweise eng mit LSD verwandte Substanzen, z. B. ALD-52, 1P-LSD, 1B-LSD und 1P-ETH-LAD, LSD und drei seiner Metabolite bilden, u. a. den Hauptmetaboliten 2-Oxo-2-hydroxy-LSD [Wagmann et al. 2019b]. Eine Differenzierung der eingenommenen Stoffe kann durch die bloße Analyse von Urinproben teilweise nur schwer vorgenommen werden. Diese Information kann für eine toxikologische Einschätzung allerdings relevant sein: Rezeptorbindungsstudien haben gezeigt, dass die relative Potenz LSD-ähnlicher Stoffe in Bezug auf LSD selbst von der Substitution des Grundkörpers abhängt. [Hoffman u. Nichols 1985, Oberlender et al. 1992] Auch wenn sich diese LSD-Derivate also nur in chemischen Details unterscheiden, können sie unterschiedlich starke Vergiftungserscheinungen hervorrufen. Erschwerend kommt bei synthetischen LSD-Derivaten hinzu, dass es sich um eine hoch potente Stoffklasse handelt und entsprechend nur geringe Mengen konsumiert werden, weshalb nur wenige Metabolite in einem Urinscreening detektierbar sind. [Wagmann et al. 2019b] Ein ähnliches Bild zeichnet sich für synthetische Cannabinoide ab, die sich oft nur geringfügig voneinander unterscheiden und daher dazu neigen, gleiche Metabolite zu bilden. [Castaneto et al. 2015] In solchen Fällen kann wiederum die Analyse einer Blutprobe hilfreich sein, da sich hier vor allem bei akuten Intoxikationen häufig die Ausgangssubstanzen detektieren lassen, auch wenn diese im Urin aufgrund ihres ausgeprägten Metabolismus kaum mehr nachweisbar sind.

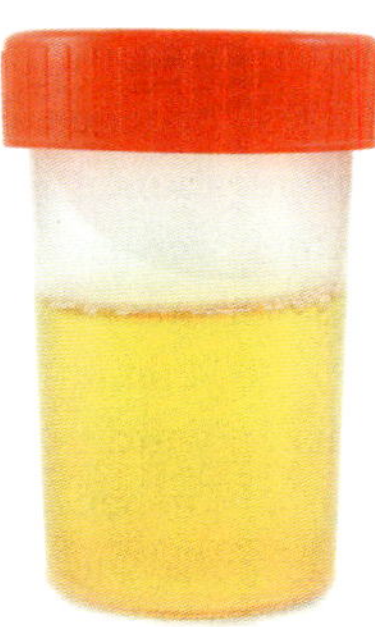

## 13.4 Ansätze zur Vorbereitung des Probenmaterials

Die Probenvorbereitung kann eine Herausforderung in der Entwicklung von neuen Methoden in der Analytischen Toxikologie darstellen. Egal welche Matrix untersucht wird – sie stellt in der Regel ein Stoffgemisch von mehreren Hundert bis Tausend Stoffen dar. Die Human Metabolome Database listet derzeit knapp 34 000 detektierbare Substanzen im Blut sowie knapp 3000 Substanzen im Urin auf. [Wishart et al. 2007, 2009, 2018; Wishart 2012] Trotzdem ist die Liste bei Weitem noch nicht vollständig: Große Makromoleküle wie Proteine sowie der zelluläre Bestandteil sind nicht enthalten. Sollen in diesem komplexen Stoffgemisch psychoaktive oder andere missbräuchlich verwendbare Substanzen detektiert werden, müssen zunächst möglichst viele dieser Stoffe abgetrennt werden. Gleichzeitig liegen endogene Stoffe oft in einer deutlich höheren Konzentration vor als solche, die für eine toxikologische Untersuchung relevant sind. Für Carfentanyl, ein Tieranästhetikum und missbräuchlich verwendetes synthetisches Opioid, sind beispielsweise humane Plasmakonzentrationen um die 0,2 ng/ml bekannt. [Papsun et al. 2017] Hochgerechnet auf das Volumen eines saarländischen Stausees (Bostalsee[1], Wasservolumen ca. 8 Mrd. Liter) entspricht dies etwa der Menge von 1,5 handelsüblichen Packungen Zucker mit einem Gewicht von einem Kilogramm. Die Auswahl der Proben richtet sich hauptsächlich nach der verwendeten Analysenmethode. So wird in der Regel für einen Immunoassay keine Probenvorbereitung benötigt, während für die Chromatographie-gekoppelte Massenspektrometrie oftmals eine sehr sorgfältige Probenvorbereitung und -durchführung notwendig ist. [Maurer 2010a] Im Kern der meisten Probenvorbereitungen steht die Extraktionsart. Die häufigsten Extraktionsarten sind die Flüssig-Flüssig-Extraktion, die Fällung und die Festphasenextraktion.

Bei der **Flüssig-Flüssig-Extraktion** wird ein mit Wasser nicht mischbares Lösungsmittel verwendet, wobei der Analyt sich aufgrund seiner physikochemischen Eigenschaft zwischen der wässrigen und der organischen Phase verteilt und nach der Trennung der organischen Phase vom Rest der Matrix isoliert wird. In welcher Phase sich ein Analyt bevorzugt anreichert, hängt von seinem Verteilungskoeffizienten ab, der im Gleichgewicht der Verteilung das Verhältnis der Konzentration in der organischen Phase zur Konzentration in der wässrigen Phase beschreibt. Ein hoher Verteilungskoeffizient steht für eine Substanz, die sehr lipophil ist und sich somit leichter extrahieren lässt. [Schweda 2022]

Näherungsweise lässt sich die Verteilung auch durch den ***n*-Octanol-Wasser-Koeffizienten** $K_{OW}$ abschätzen, der mithilfe eines Zweiphasensystems aus *n*-Octanol und Wasser berechnet wird, nachdem sich ein Gleichgewicht in der Verteilung zwischen den Phasen eingestellt hat. Diese Art der Extraktion eignet sich vor allem für nicht geladene, lipophile Substanzen oder solche, die sich durch einen geeigneten pH-Wert in einen nicht geladenen Zustand überführen lassen. Bei Substanzen wie Alkaloiden, die in verschiedenen Ladungszuständen vorliegen (protoniert oder deprotoniert), existiert zusätzlich ein Gleichgewicht zwischen den Spezies, wobei jede Spezies ein eigenes Verteilungsgleichgewicht besitzt, das jeweils durch einen Verteilungskoeffizienten beschrieben wird. [Schweda 2022] In der Praxis bedeutet das, dass man mit der Einstellung des pH-Wertes in einem alkalischen Milieu das Gleichgewicht zur deprotonierten (und damit lipophileren) Spezies verschieben kann, um die Konzentration des Analyten in der organischen Phase zu erhöhen. Diese Anreicherung in der organischen Phase wird durch den Verteilungskoeffizienten ermöglicht, der bei einer Erhöhung der Konzentration des Analyten in der wässrigen Phase durch Einstellung des pH-Wertes eine Wiederherstellung der Gleichgewichtsverteilung durch Umverteilung in die organische Phase bewirkt. Da es sich bei einem Großteil der Psychopharmaka und der psychoaktiven Substanzen um Alkaloide handelt, ist dieser Aspekt für die Analytische Toxikologie besonders relevant. Die Anpassung des pH-Wertes geschieht häufig durch die Verwendung von Pufferlösungen, die der Probenmatrix zugesetzt werden – eine sichere und weniger arbeitsintensive Methode als

1 www.bostalsee.de/bostalsee-camping/freizeitzentrum-bostalsee/der-bostalsee (Stand 2022)

die manuelle Zugabe einer Base oder Säure. Die Flüssig-Flüssig-Extraktion war eine der ersten bedeutenden Extraktionsmethoden der Analytischen Toxikologie. Sie wurde für den Nachweis von Pflanzengiften in Körperflüssigkeiten 1852 von Jean Servais Stas veröffentlicht, der mit dieser Methode ein Jahr zuvor einen Giftmord durch Nikotin aufgeklärt hatte. [Wennig 2009] Kurze Zeit später wurde sie von Friedrich Julius Otto in eine anwendbare Form überführt und als **Stas-Otto-Trennungsgang** bekannt. Das von Jean Servais Stas beschriebene grundlegende Prinzip der Extraktion von Analyten mittels Ether nach Denaturierung von Proteinen findet sich heute noch rudimentär in vielen Extraktionsmethoden. [Marquardt et al. 2013, Wennig 2009]

Eine bedeutend einfachere Methode der Probenvorbereitung ist die **Fällung** von endogenen Stoffen mittels organischer Lösungsmittel, die mit Wasser oder mit hochkonzentrierten Salzlösungen wie einer wässrig-methanolischen Zinksulfat-Lösung mischbar sind. [Wissenbach et al. 2011, Helfer et al. 2017] Beiden Prinzipien liegt eine Dehydratisierung von Substanzen zugrunde, die durch die Zugabe des Fällungsmittels im Überschuss erreicht wird. Aufgrund ihrer niedrigen Affinität zum organischen Lösungsmittel können diese Stoffe keine neue Solvathülle aufbauen und fallen somit als Niederschlag aus. [Schweda 2022] Dieser Niederschlag wird im Anschluss abzentrifugiert und der Überstand weiterbearbeitet oder direkt vermessen. Fällungen zählen zu den unspezifischen Extraktionen, da viele endogene Substanzen auch in den Fällungsmitteln löslich sind. Noch unspezifischer in Hinblick auf die erfassbaren Substanzen sind Verdünnungen. Diese wenig arbeitsintensive und kostengünstige Form der Probenaufarbeitung wird hauptsächlich bei Urinproben angewendet. Verdünnungen sind schnell durchzuführen und einfach in der Handhabung, können allerdings zu einem erhöhten Wartungsaufwand der Messgeräte führen.

Eine ebenfalls weit verbreitete Extraktionsmethode ist die **Festphasenextraktion**. [Płotka-Wasylka et al. 2017] Bei dieser Methode wird das Probenmaterial durch einen Zylinder gegeben, an dessen Boden sich ein Sorbensbett auf Polymerbasis befindet. Die Extraktion erfolgt durch physikalische Wechselwirkungen mit dem Sorbens, auf dem sich gezielt Analyten anreichern lassen. [Płotka-Wasylka et al. 2017] Nachdem im Anschluss die verbliebenen endogenen Stoffe vom Sorbens gewaschen wurden, lassen sich die Analyten mit einem geeigneten Lösungsmittel gezielt vom Sorbens eluieren und können somit vergleichsweise selektiv extrahiert und gleichzeitig stark im Extrakt angereichert werden. [Maurer 2010a] Welche Analyten dabei vom Sorbens zurückgehalten werden, hängt hauptsächlich von der Art des Sorbens ab. Derzeit gibt es eine kaum überschaubare Vielzahl von Sorbenzien, wobei $C_{18}$- und Kationenaustauscherphasen am häufigsten verwendet werden. Daneben sind auch sogenannte „Mixed-Mode-Säulen" erhältlich, die verschiedene Phasen in einem Sorbens kombinieren. Die Auswahl der retinierenden Phase im Sorbens wird in der Regel an den zu untersuchenden Analyten angepasst, weshalb die Festphasenextraktion auch für exotische Analyten geeignet ist, die sich mit sonstigen Probenvorbereitungen kaum erfassen lassen. [Bambauer et al. 2021] Die Festphasenextraktion eignet sich darüber hinaus auch für Analyten, die sehr niedrig konzentriert sind.

Neben diesen grundlegenden Extraktionsarten besteht die Probenvorbereitung häufig aus zusätzlichen Schritten wie der Zentrifugation des Probenmaterials, der Spaltung von Konjugaten aus dem Phase-II-Metabolismus, dem Eindampfen des Extrakts und dessen Wiederaufnahme in einem geringeren Volumen sowie Derivatisierungen. Maurer et al. beschreiben eine weit verbreitete Probenaufarbeitung von Blutplasma, die aus einem Puffern des Plasmas mit einer gesättigten Natriumsulfatlösung und zwei darauffolgenden Flüssig-Flüssig-Extraktionen mit einem Gemisch aus Diethylether und Ethylacetat bei verschiedenen pH-Werten besteht. [Caspar et al. 2019] Beide organischen Phasen werden im Anschluss vereint und bis zur Trockene eingedampft, um schließlich in Methanol wieder aufgenommen zu werden. [Maurer et al. 2011] Diese Methode wurde zwar ursprünglich für die Gaschromatographie-gekoppelte Massenspektrometrie (GC-MS) entwickelt, erwies sich aber darüber hinaus als geeignet für verschiedene Methoden der Flüssigchromatographie-gekoppelten Massenspektrometrie (LC-MS). [Michely u. Maurer 2017, Caspar et al. 2019] Dieselben Autoren entwickelten auch eine Probenvorbereitung, die es ermöglicht, Arzneimittel und Drogen sowie weitere Stoffgruppen im Urin zu detektieren. [Maurer et al. 2011] Dabei stellt sich Urin als bedeutend anspruchsvollere Matrix für eine Analyse mittels GC-MS heraus. Da viele Stoffe im Zuge ihres Metabolismus glucuronidiert oder sulfatiert werden, muss hier eine saure Hydrolyse mittels konzentrierter Salzsäure vorgeschaltet werden, um die Aglyka analysieren zu können. Zusätzlich wurde eine Derivatisierung mittels Essigsäureanhydrid in Pyridin durchgeführt, damit Substanzen mit polaren chemischen Strukturmerkmalen wie Hydroxygruppen acetyliert werden und besser in die Gasphase überführbar sind. [Maurer et al. 2011] Da Analyten für eine Analyse mittels LC-MS nicht in eine Gasphase überführt werden müssen, gestaltet sich die Probenvorbereitung hier meist einfacher. Wissenbach et al. haben beispielsweise eine Probenaufarbeitung entwickelt, die auf einer einfachen Fällung mittels Acetonitrils beruht, wobei der Überstand der Fällung zur Aufkonzentrierung der Analyten zusätzlich eingedampft und in einer Mischung aus beiden Fließmitteln aufgenommen wird. [Wissenbach et al. 2011] Da Phase-II-Metabolite wie Glucuronide bei der Detektion mittels LC-MS allerdings ein Problem darstellen können, wird von vielen Autoren trotzdem eine enzymatische Spaltung der Konjugate bevorzugt. [Maurer 2010a] Die hohe Sensitivität von modernen Massenspektrometern ermöglicht zudem die Verwendung von einfacheren Probenaufarbeitungen für Blutplasma. So wurde von Helfer et al. für ein Screening von Arzneimitteln und Drogen lediglich eine Fällung mittels methanolischer Zinksulfatlösung verwendet. [Helfer et al. 2017]

Selten werden auch verschiedene Extraktionsmethoden miteinander kombiniert. So wurde beispielsweise von Bambauer et al. eine Analysemethode entwickelt, die acht verschiedene Pilztoxine sowie Ricinin des Wunderbaums (*Ricinus communis* L.) im Urin nachweisen kann. Die untersuchten Pilztoxine sind dabei chemisch sehr unterschiedlich und reichen von Oligopeptiden wie den Amatoxinen des Grünen Knollenblätterpilzes (*Amanita phalloides* (Vaill. ex Fr.) Link) bis hin zu kleinen, hoch polaren zyklischen Strukturen wie dem Muscimol des Fliegenpilzes (Glucuronide). Diese unterschiedlichen Strukturen machten es notwendig, parallel eine Festphasenextraktion mittels Kationenaustauscherphase sowie eine Fällung durchzuführen und beide Extrakte zu vereinen, um den physikochemischen Eigenschaften aller Analyten gerecht zu werden. [Bambauer et al. 2021]

## 13.5 Analysetechniken in der Klinischen Toxikologie

Wie schon angedeutet, sind für die Klinische Toxikologie verschiedene Analysetechniken wie Immunoassays oder Chromatographie-gekoppelte Massenspektrometrie relevant. Wichtige Voraussetzungen sind dabei vor allem eine hohe Selektivität und Sensitivität, damit die Techniken den Ansprüchen bei der Analyse von Probenmaterial gerecht werden. [Maurer 2006]

### 13.5.1 Immunoassays

Immunoassays basieren auf einer kompetitiven Reaktion zwischen Antikörpern und einem Antigen, das den zu erfassenden Analyten darstellt. Je nachdem, wie das Messprinzip gestaltet ist, unterscheidet man zwischen

- *enzyme-linked immunosorbent assay* (ELISA),
- *enzyme-multiplied immunoassay technique* (EMIT),
- *fluorescence Polarization immunoassay* (FPIA) und
- *cloned enzyme donor immunoassay* (CEDIA).

Immunoassays können entweder eine Substanzklasse oder einzelne Substanzen erfassen. [Flanagan 2007, Tenore 2010]

#### Enzyme-linked Immunosorbent Assay (ELISA)

Bei einem ELISA befindet sich häufig auf dem Boden einer 96-Well-Platte eine Schicht mit Antikörpern. Hier wird zunächst das vorbereitete Probenmaterial aufgegeben sowie anschließend eine Pufferlösung mit dem zu detektierenden Analyten, der mit einem Enzym gekoppelt ist. Während der vorgegebenen Inkubationszeit konkurrieren der Analyt aus der Probe und der enzymgekoppelte Analyt um die Bindungsstellen der Antikörper. Nach Abschluss der Inkubationszeit wird die Platte gewaschen, wobei der nicht gebundene, enzymgekoppelte Analyt wieder heruntergewaschen wird. [Flanagan 2007] Im letzten Schritt wird die Reaktion initiiert, die den Immunoassay auswertbar macht. Häufig wird hierfür 3,3',5,5'-Tetramethylbenzidin (TMB) in Kombination mit Wasserstoffperoxid hinzugegeben. [Flanagan 2007] Wasserstoffperoxid oxidiert TMB zu einem blauen Farbstoff, der mittels Photometrie erfasst werden kann. Die Reaktion wird durch das Enzym Meerrettichperoxidase katalysiert, das, an den Antikörper gekoppelt, in der zweiten Inkubation zugesetzt wurde. [Flanagan 2007] Da durch die Kopplung der Meerrettichperoxidase an den Antikörper nur so viel Enzym im Probengefäß vorhanden ist, wie Analyt gebunden werden konnte, korreliert nach Abstoppen der Reaktion die Farbintensität mit der Konzentration des Analyten. [Flanagan 2007] Der ELISA existiert in verschiedenen Varianten. So kann statt einem immobilisierten Antikörper am Boden einer Well-Platte auch ein immobilisierter Analyt vorliegen. Die Konkurrenzreaktion findet in einem solchen Fall zwischen dem Analyten der Probe und einem zugegebenen, enzymgekoppelten Antikörper statt, wobei sich mehr Antikörper an den immobilisierten Analyten binden kann, je weniger Analyt in der Probe vorhanden ist. [Flanagan 2007]

#### Enzyme-multiplied Immunoassay Technique (EMIT)

Die EMIT basiert auf einem ähnlichen Prinzip. Auch hier liegt ein enzymgekoppelter Analyt zusammen mit einem Antikörper, einem Substrat und einem Cofaktor vor. Bei Abwesenheit eines Analyten aus Probenmaterial bindet der Antikörper an den enzymgekoppelten Analyten und blockiert damit das aktive Zentrum des Enzyms, wobei das Substrat nicht umgesetzt werden kann. Erst bei Anwesenheit eines Analyten aus einer Probe bindet der Antikörper nicht ausschließlich an den enzymgekoppelten Analyten und ermöglicht so einem gewissen Anteil des Enzyms, das Substrat umzusetzen. [Flanagan 2007] Die Auswertung erfolgt bei der EMIT über die Abnahme der Konzentration des

Cofaktors. Die ablaufende Reaktion besteht aus der Oxidation von Glucose-6-phosphat mittels Glucose-6-phosphat-Dehydrogenase, wobei gleichzeitig der Cofaktor Nikotinamidadenindinukleotid (NAD) zu NADH reduziert wird. Diese Reduktion von NAD führt zu einer Verschiebung seines Absorptionsmaximums, wodurch sich die Abnahme der Konzentration bei einer bestimmten Wellenlänge mittels Photometer auswerten lässt. [Flanagan 2007] Diese Technik findet sich häufig bei Immunoassays, die Missbrauchsdrogen in Urin nachweisen können. Vor allem die Möglichkeit, die Messtechnik mit automatischen Analysesystemen zu kombinieren, hat dieser Art von Immunoassay zu einer weiten Verbreitung verholfen. [Flanagan 2007]

### Fluorescence Polarization Immunoassay (FPIA)

Der FPIA basiert auf einem anderen, einem physikalischen Effekt. Er bedient sich der Veränderung der Brownschen Molekularbewegung von Teilchen mit zunehmender Masse. [Flanagan 2007] Messbar wird deren Geschwindigkeit anhand eines Fluoreszenzmarkers, der an einen Analyten gekoppelt ist. Wird dieser Marker mit Licht einer passenden Wellenlänge bestrahlt, beginnt er zu fluoreszieren. Diese Fluoreszenz findet in Abhängigkeit ihrer Bewegung in verschiedenen Polarisationsebenen statt, auch wenn der Fluoreszenzmarker mit polarisiertem Licht einer Ebene bestrahlt wurde. Analysiert man nun das fluoreszierende Licht mit einem Polarisationsfilter, geben kleinere Teilchen, die sich schneller bewegen, häufiger Licht in der Polarisationsebene ab, die den Filter passieren kann. Dadurch erscheinen sie heller als größere Teilchen, die sich langsamer bewegen. [Flanagan 2007] Nutzbar für den Nachweis von Substanzen wird dieser Effekt erst, wenn man den fluoreszenzmarkierten Analyten mit einem passenden Antikörper versetzt. Ohne die Anwesenheit von Analyten aus Probenmaterial wird der gesamte fluoreszenzmarkierte Analyt vom Antikörper gebunden und die Bewegung findet aufgrund der erhöhten Masse langsamer statt. Erst in Anwesenheit des entsprechenden ungebundenen Analyten aus Probenmaterial wird der fluoreszenzmarkierte Analyt nicht vollständig gebunden, kann sich dadurch schneller bewegen und erscheint in der Analyse heller als die Vergleichsanalyse. [Flanagan 2007]

### Cloned Enzyme Donor Immunoassay (CEDIA)

Beim CEDIA handelt es sich wieder um einen spektroskopisch auswertbaren Assay, der auf der Umsetzung eines Substrats mittels eines Enzyms basiert, in diesem Fall auf einem unvollständigen Enzym, das in ein kleines Bruchstück und ein großes Bruchstück geteilt wurde. Das Enzym kann nur dann den Farbstoff Chlorphenolrot aus dem Substrat erzeugen, wenn sich beide Bruchstücke zusammensetzen. [Flanagan 2007] Das kleine Bruchstück liegt gebunden an den Analyten, der mit dem Assay bestimmt werden soll, vor und wird ohne Anwesenheit von Analyten aus Probenmaterial durch das Binden von Antikörpern an den Analyten daran gehindert, sich mit dem großen Bruchstück zusammenzusetzen. Der Assay wird anhand der Menge an gebildetem Chlorphenolrot ausgewertet. Der CEDIA lässt sich wie die EMIT mit automatischen Analysesystemen kombinieren. [Flanagan 2007]

Obwohl Immunoassays aufgrund ihrer einfachen Handhabung, dem geringen Aufwand bei der Probenaufarbeitung und der Auswertung mittels automatischer Analysesysteme in der Klinischen Toxikologie weit verbreitet sind, müssen sie mit einer gewissen Vorsicht verwendet werden. Ein großer Nachteil dieser Tests ist das Auftreten von Kreuzreaktionen. [Flanagan 2007, v. Mach et al. 2007] Da es sich bei der zugrundeliegenden

Reaktion des Immunoassays um eine affinitätsbasierte Bindung von Antikörpern an einen Analyten handelt, besteht die Gefahr, dass strukturell ähnliche Substanzen oder deren Metabolite eine Affinität zum Antikörper besitzen, die groß genug ist, um ein falsch positives Ergebnis auszulösen. Andererseits können beispielsweise semisynthetische Opiate sich von der ursprünglichen Opiat-Struktur bereits so weit unterscheiden, dass sie von einem Opiat-Schnelltest nicht mehr erfasst werden. [Tenore 2010] Daher muss das Ergebnis eines Immunoassays stets mit einer sensitiveren und selektiveren Methode bestätigt werden. Eine alleinige Verwendung von Immunoassays für ein Screening von Substanzen im Urin ist prinzipiell unzureichend. [Maurer 2010a] Eine Studie von Maurer et al. zeigte dieses Problem besonders anschaulich auf, indem die Ergebnisse eines On-site-Immunoassays bei der Einschätzung von akuten Vergiftungen, mit denen der standardmäßig angewandten GC-MS-Methode verglichen wurden. Bei den 111 untersuchten Patienten, die wegen einer vermuteten Vergiftung untersucht wurden, konnten 70 % der Substanzen, die mit GC-MS detektierbar waren, nicht mittels Immunoassay bestimmt werden. [v. Mach et al. 2007] In einigen Fällen führte das Ergebnis des Immunoassays auch zu einer falschen Einschätzung der Ursache der Symptomatik. Zu den nicht detektierbaren Substanzen zählten vor allem Medikamente, die zusätzlich eingenommen wurden und die Symptome verstärkten. Für eine toxikologische Untersuchung sind solche Informationen wertvoll und dürfen nicht übersehen werden. Ein weiterer großer Nachteil von Immunoassays ist ihr statischer Umfang an detektierbaren Substanzen und die lange Entwicklungszeit neuer Assays. Das schränkt ihren Nutzen zum Nachweis von NPS stark ein, da schneller neue NPS auf dem Markt erscheinen, als neue Assays entwickelt werden. Immunoassays, die für NPS erhältlich sind, sind in der Regel für Substanzen bestimmt, die schon lange in den Anlagen des Betäubungsmittelgesetzes hinterlegt sind und somit kaum noch konsumiert werden.

### 13.5.2 Chromatographie-gekoppelte Massenspektrometrie

Eine weitaus besser geeignete Technik für den Nachweis von Drogen und Arzneimitteln, die hoch selektiv und sehr sensitiv ist, ist die Chromatographie-gekoppelte Massenspektrometrie. [Maurer 2010a] Bei dieser Technik handelt es sich um eine Kombination aus Chromatographie, die in der Lage ist, komplexe Stoffgemische aufzutrennen, und Massenspektrometrie, die einzelne Substanzen charakterisieren und somit identifizieren kann. Ähnlich wie die Festphasenextraktion basiert die Chromatographie auf der Interaktion von Analyten mit einem Trägermaterial, mit dem eine Säule beschichtet ist. Bei der heute noch weit verbreiteten Gaschromatographie handelt es sich dabei um eine sehr dünne und sehr lange Quarzglassäule, die häufig mit zähflüssigen Polyorganosiloxanen ausgekleidet sind. [Rücker et al. 2013] Passiert ein Stoffgemisch die Säule, interagieren die einzelnen Analyten mit dem Trägermaterial, wobei es zu Adsorption und Verteilung kommt. Je höher die Affinität eines Analyten zum Trägermaterial ist, desto häufiger interagiert es mit ihm und desto länger benötigt es, um die Säule zu passieren. Das Ergebnis ist eine Auftrennung der einzelnen Bestandteile, die (im Idealfall) einzeln die Säule am anderen Ende wieder verlassen und dem Detektor zugeführt werden. [Rücker et al. 2013] Da es sich um eine Gaschromatographie handelt, müssen alle potenziellen Analyten zunächst verdampft werden. Hierfür wird die Probe in ein Verdampfungsrohr injiziert, wo sie bei ca. 200 °C verdampft und mittels Trägergas in die Säule gespült wird. [Rücker et al. 2013] Als Trägergas eignen sich verschiedene inerte Gase wie Wasserstoff, Helium oder Stickstoff. Das Trägergas transportiert anschließend die verdampften Analyten durch die Säule bis zum Detektor. [Rücker et al. 2013] Als Detektor kommen viele verschiedene Techniken in Frage, die u.a. abhängig von der zu analysierenden Probe ausgewählt werden. In Kombination mit der Gaschromatographie hat sich vor allem das Massenspektrometer etabliert. [Maurer 2010a] Um die Analyten mittels Massenspektrometer detektierbar zu machen, müssen sie zunächst ionisiert werden. Dies geschieht in der sogenannten „Ionenquelle", wo die Analyten mit Elektronen beschossen werden, die eine standardisierte Energie von 70 eV besitzen. [Gross 2012] Durch den Beschuss werden Elektronen aus dem Molekül entfernt, wodurch dieses eine positive Ladung erhält. Diese Elektronenstoßionisation bewirkt aufgrund der hohen Energiezufuhr neben der Ionisation von Molekülen auch eine Fragmentierung, also ein Zerbrechen der Bindungen im Molekül, die einen wichtigen Beitrag zur Identifizierung der Substanzen liefert. [Gross 2012] Da die chemischen Bindungen in jedem Molekül unterschiedlich angeordnet sind, fragmentiert jedes Molekül anders. Die einzelnen Fragmente und ein gewisser Anteil des unfragmentierten Analyten werden im Anschluss an die Ionisation in einem Analysator der Masse nach getrennt und letztlich über einen Detektor in ein elektrisches Signal umgewandelt. [Gross 2012] Das Ergebnis ist ein Massenspektrum, bei dem das Verhältnis von Masse zur Ladung ($m/z$) gegen die relative Häufigkeit des Auftretens aufgetragen ist. [Gross 2012] Das Massenspektrum ist ein wichtiges Hilfsmittel bei der Identifizierung von Analyten, da es ähnlich wie ein Fingerabdruck verwendet werden kann. In der Regel konsultiert man zur Identifizierung eine Bibliothek solcher Spektren, mit der das aufgenommene Spektrum elektronisch abgeglichen wird. Diese Verwendung von Massenspektren zur Identifizierung von Substanzen ist eine der großen Stärken der Massenspektrometrie, da sie einen großen Beitrag zur hohen Selektivität der Analyse leistet. Wichtige Voraussetzungen für die Detektierbarkeit eines Analyten mittels GC-MS sind die Verdampfbarkeit des Analyten sowie eine gewisse Thermostabilität. [Rücker et al. 2013] Da viele Moleküle hydrophile Strukturelemente wie Hydroxygruppen besitzen, ist ihre Verdampfbarkeit deutlich herabgesetzt. Aus diesem Grund wird in der Probenvorbereitung für die Analyse mittels GC-MS in der Regel eine Derivatisierung durchgeführt, die solche hydrophilen Gruppen durch Acetylierung, Silylierung o.Ä. maskiert. [Rücker et al. 2013] Gewisse Substanzgruppen wie Glucuronide bleiben trotz Derivatisierung jedoch kaum detektierbar. Die GC-MS galt lange Zeit als „Goldstandard" in der Analytischen Toxikologie, vor allem, da die verwendeten Säulen eine Länge von mehreren Metern besitzen und somit eine äußerst selektive Auftrennung der Stoffgemische ermöglichen. [Maurer 2010a] Trotzdem wird die GC-MS nach und nach von der Flüssigchromatographie-gekoppelten Massenspektrometrie (LC-MS) abgelöst, da LC-MS-Analysen keine Derivatisierung voraussetzen und ein breiteres Spektrum an Substanzen erfassen können. Das Prinzip der LC-MS ist identisch zu dem der GC-MS. Ein wichtiger Unterschied ist jedoch, dass die Auftrennung der Stoffgemische nicht in der Gasphase stattfindet, sondern in Lösung. Nach der Injektion eines Extrakts auf eine Säule werden die Analyten mit einem Fließmittel, das in der Regel aus einem wässrigen und einem organischen Teil besteht, über die Säule transportiert. [Rücker et al. 2013] Im Verlauf der Chromatographie konkurrieren Fließmittel und Säulenmaterial um die Analyten und bestimmten durch Interaktionen mit ihnen deren Verweildauer auf der Säule. Die Art der Interaktion wird dabei durch das Säulenmaterial bestimmt, wobei die Umkehrphasenchromatographie am häufigsten verwendet wird. Bei dieser Separationstechnik besteht das Säulenmaterial in der Regel aus Kieselgel, das entweder sphärisch oder gebrochen vorliegt. Die Oberfläche wird bei der Umkehrphasenchromatographie mit Alkylresten modifiziert, sodass die Oberfläche des

Säulenmaterials lipophile Eigenschaften besitzt. Meistens handelt sich dabei um $C_8$- oder $C_{18}$-modifizierte Säulen, aber auch Modifikationen mit $C_6$-Gruppen und Phenylresten sind erhältlich. [Rücker et al. 2013] Aufgrund des hohen Gegendrucks von Flüssigkeiten sind bei der LC-MS im Gegensatz zur GC-MS keine Säulenlängen von mehreren Metern möglich, sondern lediglich Längen von ca. 5–20 cm. [Rücker et al. 2013] Trotzdem lassen sich mit der LC-MS hohe chromatographische Auflösungen erzielen, indem dem Fließmittel im Verlauf der Analyse immer höhere Anteile an organischem Fließmittel zugesetzt werden. Diese Gradientenelution ist eine wichtige Voraussetzung dafür, komplexe Stoffgemische wie Blut- oder Urinextrakte auftrennen zu können. Damit die Analyten in wässriger Lösung mittels Massenspektrometrie erfasst werden können, müssen sie allerdings wieder in die Gasphase überführt werden. Bei der LC-MS wird dabei häufig die Elektrosprayionisation verwendet. [Gross 2012] Diese Ionisationsart erzeugt einfach oder mehrfach geladene Quasimoleküle, indem das Fließmittel über eine Kapillare in die Ionenquelle geleitet wird, wobei zwischen der Kapillare und dem Massenspektrometer eine Spannung mit meist positiver Polarität von mehreren Kilovolt anliegt. [Gross 2012] Durch diese Spannung reichern sich gleich geladene Teilchen an der Spitze der Kapillare an und treten aufgrund ihrer gegenseitigen Abstoßung als Aerosol in die Ionenquelle über. Das Aerosol wird beim Passieren der Ionenquelle getrocknet, wodurch die gleich geladenen Ionen so weit eingeengt werden, bis eine Coulomb-Explosion eine sehr feine Zerteilung bewirkt, welche die geladenen Moleküle schließlich freigibt. [Gross 2012] Die Quasimoleküle entstehen dabei durch die Anlagerung von Protonen aus dem Lösungsmittel, die das Molekül nach außen positiv geladen erscheinen lassen. Die eher schonende Ionisierung durch die Elektrosprayionisation führt nur selten zu einer Fragmentierung der Moleküle. [Gross 2012] Daher ist bei der LC-MS ein separater Fragmentierungsschritt notwendig, bei dem die Moleküle mit inerten Gasmolekülen wie Stickstoff oder Argon beschossen werden. Diese Fragmente werden anschließend, wie bei der GC-MS mit einem Analysator, anhand ihrer Masse getrennt und mithilfe eines Detektors in ein elektrisches Signal überführt. [Gross 2012] Die Notwendigkeit eines separaten Fragmentierungsschrittes und das schlechte Signal-zu-Rauschen-Verhältnis der LC-MS führte zu der Entwicklung der Tandem-Massenspektrometrie. [Gross 2012] Dabei werden mehrere Analysatoren miteinander gekoppelt, wobei der erste Analysator ausschließlich das zu fragmentierende Molekül passieren lässt, das im nächsten Schritt fragmentiert wird. Anschließend wird die Masse der entstandenen Fragmente über einen zweiten Analysator ausgewertet. Diese Technik ermöglichte es im Gegensatz zur klassischen Fragmentierungsmethode der GC-MS, nicht nur ein Massenspektrum pro Messzeitpunkt zu generieren, sondern Massenspektren von bestimmten Ausgangsmassen zu erzeugen, die mit hoher Wahrscheinlichkeit einem einzigen Molekül zugeordnet werden können. [Gross 2012]

Mit diesen massenspektrometrischen Methoden lassen sich in Bezug auf den Probenextrakt verschiedene Arten von Messungen durchführen. Man unterscheidet zwischen qualitativen und quantitativen Methoden. Zu den qualitativen Methoden gehört die sogenannte „ungerichtete Analyse“ (engl. *general unknown screening*) [Maurer et al. 2011] In der Regel weiß man nicht, welche Substanzen in einem Probenextrakt auffindbar sind, und muss mit mehreren Tausend detektierbaren Analyten rechnen und deren Anwesenheit entsprechend überprüfen. In der Regel verwendet man für solche Zwecke eine Analysenmethode, die möglichst viele Substanzen voneinander trennt und dabei von möglichst jeder Substanz mindestens ein Massenspektrum generiert. Im nächsten Schritt werden die Analyten elektronisch mit einer Spektrenbibliothek abgeglichen, die möglichst viele der in Frage kommenden Analyten enthält. Auf diese Weise werden beispielsweise bei einer GC-MS-Analyse, bei der 1300 Spektren aufgenommen wurden, alle generierten Spektren mit den 10 000 Spektren der entsprechenden Spektrenbibliothek abgeglichen. Am Ende kommt man also auf bis zu 13 000 000 Abgleiche. Moderne Algorithmen schaffen eine Vorauswahl möglicher Analyten, z. B. anhand von Gemeinsamkeiten der größten Fragmente mit dem abzugleichenden Spektrum oder der Molekülmasse vor Fragmentierung, um die zum Abgleichen notwendige Zeit zu reduzieren. Der Abgleich selbst funktioniert über eine mathematische Funktion, bei der beide Spektren in Zeilenvektoren überführt werden und der Cosinus der Vektoren berechnet wird. [Stein u. Scott 1994] Das Ergebnis des Abgleiches ist der Cosinus, der als Skalarprodukt (engl. *dot product*) meist einen Wert von 0 bis 1000 hat und zur Bewertung der Güte des Abgleichs herangezogen werden kann. Bestimmte niedrige Masse-zu-Ladung-Verhältnisse, wie sie etwa das Fragment mit einem *m/z*-Wert von 58 aufweist, das bei den weit verbreiteten Phenylringen detektiert wird, werden häufiger detektiert als solche, die von weniger fragmentierten Molekülen stammen. Aus diesem Grund werden die Masse-zu-Ladung-Verhältnisse der Spektren vor dem Abgleich mit einem Gewichtungsfaktor verrechnet, der höheren Masse-zu-Ladung-Verhältnissen eine größere Bedeutung zuordnet als niedrigen. [Stein u. Scott 1994] Diese umfassende Suche nach unbekannten Substanzen ermöglicht es, viele relevante Analyten zu identifizieren. Manche Analyten, die in besonders niedriger Konzentration im Probenextrakt vorhanden sind, lassen sich mit solchen Methoden allerdings oftmals nicht detektieren. Hier muss die Bandbreite an erfassbaren Analyten eingeschränkt werden, um eine bestimmte Gruppe sicher erfassen zu können. [Beyer et al. 2005a, 2005b] Man spricht in diesem Zusammenhang von gerichteten (*targeted*) Analysen. Solche Analysen können auch mit Screeningverfahren kombiniert werden, um eine detektierte Substanz möglichst sicher identifizieren zu können, damit eine Anpassung der Therapie, wie sie bei Entzugstherapien im Rahmen eines Medikamentenmissbrauchs möglich ist, vorgenommen werden kann. [DGGPN 2020] Im Anschluss an die Identifizierung der Substanzen kann eine quantitative Bestimmung der Plasmakonzentrationen vorgenommen werden, vorausgesetzt dass die Plasmakonzentration mit der Wirkung korreliert. Die Bestimmung von Plasmakonzentrationen bedarf generell einer Validierung der entsprechenden Analysenmethoden, für die je nach Anwendungszweck verschiedene Richtlinien und Empfehlungen gelten. [Peters et al. 2009, Arbeitskreis Klinische Toxikologie der GTFCh 2018, ICH 2020, Hasegawa et al. 2021] Die Validierung stellt unter Berücksichtigung verschiedener Parameter wie Linearität, Bestimmungsgrenzen, Präzision und Richtigkeit der Quantifizierung die Reproduzierbarkeit der Analysenmethode sicher. Die Bestimmung der Konzentration kann dabei entweder über externe Kontrollen wie Kalibratoren oder über interne Standards erfolgen.

Wichtig für alle Arten von Analysen ist die Verwendung von internen und externen Qualitätskontrollen. Beim *general unknown screening* wird meist ein interner Standard verwendet, also ein Analyt, der nicht zum Spektrum der möglichen Verdächtigen gehört und dessen Detektion die bestimmungsgemäße Funktion der Analysenmethode sicherstellt. In der Massenspektrometrie zählen Isotopen-markierte interne Standards zum aktuellen Stand der Technik. [Peters et al. 2007] Bei gerichteten Analysen kann darüber hinaus noch eine externe Kontrolle eingesetzt werden, bei der jene Analyten, nach denen gezielt gesucht wird, enthalten sind, sowie eine Leerprobe ohne Analyten, die Kontaminationen des Systems ausschließt und die notwendige Selektivität überprüfen lässt. Quantitative Bestimmungen von Analyten benötigen in der Regel einen internen Standard, um Variabilitäten der Aufarbeitung und Messung zu kompensieren. [Peters et al. 2007] Die Regression der Kalibriergeraden und die Berechnung der Konzentration im Probenextrakt erfolgen hier in der Regel über die Verhältnisse von Analyten und internen Standards. Zusätzlich werden im Rahmen der Quantifizierung Qualitätskontrollen vermessen, bei denen die Konzentration bekannt ist. [Peters et al. 2007] Nach Abschluss der Messreihe wird die Konzentration dieser Qualitätskontrollen über die erhaltene Regression errechnet und mit dem theoretischen Wert verglichen. Die Differenz beider Werte darf einen Grenzwert nicht überschreiten, damit die Messreihe akzeptiert werden kann. Auch bei quantitativen Bestimmungen sind Leerproben Teil der Messreihe.

## 13.6 Herausforderungen durch Neue Psychoaktive Substanzen (NPS) und Lösungswege

Wie oben schon erwähnt, erfolgt die Erfassung von Analyten hauptsächlich über die Generierung von Massenspektren, die mit einer Spektrenbibliothek abgeglichen werden. Das Massenspektrum stellt dabei einen Fingerabdruck des Moleküls dar, das aufgrund seines meist hohen Informationsgehalts eine sehr genaue Identifizierung ermöglicht. Dieser hohe Informationsgehalt eines Massenspektrums stellt aber gleichzeitig eine der größten Schwächen der Massenspektrometrie dar, da die Fragmentierung eines Moleküls bis heute nicht zuverlässig aus der Struktur des Moleküls ableitbar ist. Aus einem unbekannten Spektrum lässt sich daher nur mit großer Mühe eine Strukturformel konstruieren. Daher ist es schwierig, mit der hohen Geschwindigkeit des Auftauchens neuer Substanzen auf dem Weltmarkt mitzuhalten. Um eine neue Substanz im *general unknown screening* erfassen zu können, muss mindestens das Spektrum der Ausgangssubstanz vorhanden sein. Für die Verifizierung des Fundes wiederum sind Metabolite dieser Substanz meist entscheidend. Liegt ein detaillierter Verdacht auf die Einnahme einer Substanz vor und ist die Strukturformel recherchierbar, sind erfahrene Toxikologen in der Lage, ein Massenspektrum einer Struktur zuzuordnen, ohne dass ihnen ein Referenzspektrum zur Verfügung steht. Auch Metabolite lassen sich mit einem hohen Erfahrungsgrad aus der Strukturformel einer Substanz ableiten, da gewisse Strukturmerkmale häufig bestimmten metabolischen Reaktionen unterliegen, wie der *N*-Demethylierung oder der Reduktion von synthetischen Kathinonen, der Hydrolyse von Estergruppen bei Methylphenidat-Derivaten oder der *O*-Desalkylierung bei NBOMes. [Caspar et al. 2017, 2018; Manier et al. 2018, 2019a, 2020a; Wagmann et al. 2019a] Trotzdem bleiben massenspektrometrische Untersuchungen und toxikokinetische Studien unabdingbar, um das tatsächliche Spektrum einer Substanz und dessen Metabolismus aufzuklären. Eine weitere Herausforderung stellen niedrige Konzentrationen von hoch potenten Stoffklassen wie den synthetischen LSD-Derivaten oder den synthetischen Opioiden dar. Diese Substanzen sind oftmals kaum detektierbar und ihre Erfassung bedarf ausgefeilterer Strategien.

Ein wichtiger Ansatzpunkt, um eine NPS sicher detektieren zu können, ist die Untersuchung ihres Metabolismus. Nur in seltenen Fällen kann der Metabolismus direkt im Menschen untersucht werden, da die gezielte Verabreichung an Menschen aufgrund der unbekannten Nebeneffekte ethisch nicht vertretbar ist. Daher werden Metabolismusmodelle verwendet, die dem menschlichen Metabolismus möglichst nahekommen. Diese Modelle lassen sich in In-vitro- und In-vivo-Modelle unterteilen. [Sinz 2012]

Bei **In-vitro-Modellen** werden humane Lebermikrosomen, das humane Lebercytosol sowie die humane Leber-S9-Fraktion, die aus fraktionierten Zentrifugationen von menschlichen Spenderlebern gewonnen wird, eingesetzt. [Sinz 2012] Diese Modelle eignen sich für die Untersuchung verschiedener metabolischer Reaktionen. Da CYP-Enzyme und die Glucuronosyltransferase lediglich auf dem endoplasmatischen Retikulum der Zellen exprimiert werden, lassen sich mittels humaner Lebermikrosomen u. a. Hydroxylierungen, Desalkylierungen und Glucuronidierungen untersuchen. [Peters u. Meyer 2011] Weitere Enzyme wie Sulfatasen und die Catechol-*O*-Methyltransferase befinden sich ausschließlich im Cytosol der Zelle. [Peters u. Meyer 2011] Die S9-Fraktion beinhaltet sowohl Lebermikrosomen als auch das Cytosol, weshalb hier eine Untersuchung der meisten Reaktionen möglich ist. [Peters u. Meyer 2011] Solche Leberfraktionen sind einfach in der Handhabung und ermöglichen schnelle Ergebnisse, weshalb sie bei der Untersuchung von Fremdstoffmetabolismus sehr beliebt sind. [Sinz 2012] Ein großer Nachteil von Leberfraktionen ist allerdings die Abwesenheit des Phase-0- und Phase-III-Metabolismus, der sich ausschließlich in intakten Zellen finden lässt, sowie die Konzentration von Metaboliten in Urin. Ersteres lässt sich mittels Untersuchungen an Leberzellen, z. B. den primären humanen Leberzellen oder Zelllinien wie HepG2 oder HepaRG, untersuchen. [Sinz u. Kim 2006, Richter et al. 2017b] Bei primären human Leberzellen handelt es sich um Zellen, die direkt aus einer intakten Spenderleber extrahiert wurden und somit dem menschlichen Metabolismus am nächsten kommen. Sie werden häufig als der „Goldstandard" unter den In-vitro-Modellen bezeichnet. [Richter et al. 2017b] Da die Extraktion von primären humanen Leberzellen allerdings sehr arbeits- und kostenintensiv ist, werden häufig auch Zelllinien verwendet, die von humanen Krebszellen abstammen. [Richter et al. 2017a] Aufgrund ihrer Immortalisierung können diese Zelllinien im Gegensatz zu den primären humanen Leberzellen kultiviert werden, zeigen also Wachstum unter Laborbedingungen. [Sinz u. Kim 2006] Die zwei oben genannten Zelllinien besitzen allerdings auch bedeutende Nachteile gegenüber den primären Zellen: So weisen HepG2-Zellen beispielsweise nur eine geringe CYP-Aktivität und die HepaRG-Zelllinie, die von einem CYP2D6-*poor-metabolizer* gewonnen wurde, eine sehr geringe Aktivität des CYP2D6-Enzyms auf. [Sinz u. Kim 2006, Richter et al. 2017b]

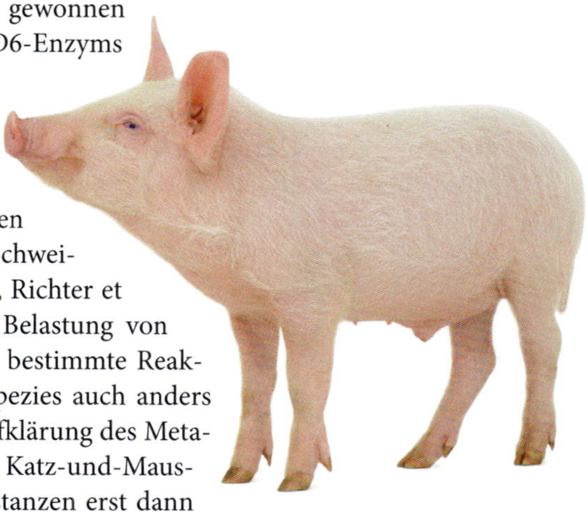

**In-vivo-Modelle** sollen den menschlichen Metabolismus durch das Vorhandensein eines vollständigen Organismus in seiner ganzen Komplexität nachbilden. Zu diesen Modellen zählen Untersuchungen an Ratten, Schweinen und Larven des Zebrafisches. [Sinz 2012, Richter et al. 2019] Ein großer Nachteil – neben der Belastung von Lebewesen – sind Speziesunterschiede, denn bestimmte Reaktionen im Metabolismus sind bei anderen Spezies auch anders ausgeprägt. [Sharma u. McNeill 2009] Die Aufklärung des Metabolismus von NPS gleicht in der Regel einem Katz-und-Maus-Spiel, denn die Wissenschaft kann neue Substanzen erst dann untersuchen, wenn Beschlagnahmungen oder die Detektion über das *EU Early Warning System on NPS* gemeldet und entsprechende Fälle publiziert wurden. Aus diesem Grund wurden auch NPS aufgrund ihrer hohen Wahrscheinlichkeit auf dem Schwarzmarkt aufzutauchen synthetisiert, um auf erste Konsumenten vorbereitet sein zu können. [Colestock et al. 2017, Wallach et al. 2016]

Konventionelle Metabolismus-Studien besitzen den großen Nachteil, dass nur solche Metabolite auffindbar sind, nach denen auch aktiv gesucht wird. Ist eine Substanz beispielsweise einem eher seltenen Metabolismus-Schritt wie der Konjugation mit Glutathion unterworfen, ist die Wahrscheinlichkeit hoch, dass solch ein Metabolit übersehen wird. Gleichzeitig können vermutete Metabolite nicht komparativ über den Abgleich mit einer Spektrendatenbank identifiziert werden, da Referenzspektren zu diesem frühen Zeitpunkt einer ersten Metabolismus-Analyse noch nicht existieren. Ein vermuteter Metabolit wird daher in der Regel deduktiv identifiziert, also durch Ableitung der Identität vom Massenspektrum der Ausgangssubstanz. Ein Hydroxymetabolit lässt sich so über den Zuwachs des Masse-zu-Ladung-Verhältnisses des Mutterions identifizieren, zusammen mit dem Zuwachs des Masse-zu-Ladung-Verhältnisses des entsprechenden Fragments, das die hydroxylierte Strukturkomponente repräsentiert, sowie einem typischen Wasserverlust im Massenspektrum, falls eine aliphatische Hydroxylierung vorliegt. Ein ähnliches Vorgehen ergibt sich für die Identifizierung von Desalkylmetaboliten sowie Glucuroniden und Hydrolyseprodukten. [Michely et al. 2016; Manier et al. 2018, 2019a, 2020b] Die deduktive Identifizierung bedarf eines hohen Maßes an Erfahrung des auswertenden Wissenschaftlers, weshalb solche Studienergebnisse oft in größeren Gruppen diskutiert werden müssen und vor Veröffentlichung durch externe Wissenschaftler in *Peer-review*-Prozessen sehr genau geprüft werden.

Ein Ansatz, der die oben genannten Nachteile überwindet, ist die **Toxikometabolomik**. Diese Art der Metabolismus-Studie sucht nicht gezielt nach einem Analyten, sondern kartographiert systematisch alle chromatographischen Peaks einer Analysengruppe in Bezug auf ihre Retentionszeit und ihr Masse-zu-Ladung-Verhältnis und vergleicht sie mittels statistischer Analysen mit einer Referenzgruppe. [Manier u. Meyer 2020] Wird der Metabolismus von NPS untersucht, kann eine Inkubation mit einem Leberhomogenisat-Modell wie den Lebermikrosomen erfolgen und diese dann mit einer Inkubation ohne NPS verglichen werden. [Manier et al. 2019b] Da die Auswertung über statistische Methoden erfolgt, müssen hier abhängig von der biologischen Variabilität mehrere Inkubationen durchgeführt werden, um statistisch signifikante Veränderungen ausmachen zu können. [Barnes et al. 2016] Die statistische Analyse der Inkubationen zeigt im Anschluss, welcher chromatographische Peak in der NPS-Gruppe bei welchem Masse-zu-Ladung-Verhältnis stärker oder schwächer ausgeprägt ist als in der Referenzgruppe, wobei hinter jedem Peak einer bestimmten Retentionszeit und eines bestimmten Masse-zu-Ladung-Verhältnisses ein Molekül steckt, das ein endogenes Stoffwechselprodukt oder ein Metabolit des NPS sein kann. Auf diese Weise lassen sich nicht nur Metabolite von NPS identifizieren, die zunächst nicht erkannt würden, auch endogene Metabolite des Menschen lassen sich mit der Einnahme eines NPS in Verbindung bringen. [Manier et al. 2019b] Zuletzt ist es auch möglich, Biomarker zu identifizieren, die nicht aus dem Metabolismus des Menschen stammen, sondern das Ergebnis nichtenzymatischer chemischer Prozesse sind, im Screening aber potenziell besser detektierbar sind. [Manier et al. 2020c] Obwohl die Toxikometabolomik großes Potenzial besitzt – gerade für schwierige Analyten, die beispielsweise wenig metabolisiert werden –, hat sie auch einige Nachteile. So muss aufgrund der notwendigen Trennschärfe (Power) der Tests in der Auswertung eine größere Anzahl an Replikaten angefertigt werden, um größere Gruppen zu erhalten, die miteinander verglichen werden können. Gleichzeitig ist der analytische Aufwand bedeutend höher, vor allem, da Toxikometabolomik-Studien eines größeren Maßes an Qualitätssicherung bedürfen, um die technische Variabilität auf ein Minimum zu reduzieren. [Dudzik et al. 2017]

Ein weiterer Ansatz, um der Herausforderung durch NPS gerecht zu werden, ist **fragmentbasiertes Screening**. Da viele NPS strukturell sehr ähnlich aufgebaut sind und üblicherweise nur geringe Abweichungen untereinander aufweisen, zeigen sie im Massenspektrum oft gemeinsame Fragmente. Diesen Umstand kann man sich zu Nutze machen, um gezielt nach diesen Fragmenten zu suchen und sie als Marker für eine NPS-Klasse zu verwenden. [Klingberg et al. 2019] Auf diese Weise ist man nicht mehr auf einen exakten Spektrenabgleich angewiesen, sondern kann bei Detektion dieser Fragmente versuchen, die Ausgangssubstanz anhand des Massenspektrums zu rekonstruieren. Gleichzeitig lässt sich mit der Fokussierung auf einzelne Fragmente die Sensitivität der Methode erhöhen, da der Messbereich auf eine geringe Bandbreite von Masse-zu-Ladung-Verhältnissen eingeschränkt werden kann.

Der letzte Ansatz, der hier vorgestellt werden soll, basiert auf der **Detektion von NPS anhand ihrer pharmakologischen Aktivität** (statt anhand ihrer chemischen Struktur). Bei einem Rezeptor wie dem CB1-Rezeptor, der die Wirkung von Cannabinoiden vermittelt, handelt es sich um einen $G_{i/o}$-gekoppelten Rezeptor, der seine inhibierende Wirkung über ein G-Protein vermittelt. Nachdem ein Cannabinoid an den CB1-Rezeptor bindet, wird eine Signalkaskade in Gang gesetzt, deren Ziel die Inhibierung der Adenylatcyclase darstellt. Dieses Enzym produziert cyclisches Adenosinmonophosphat (cAMP) aus Adenosintriphosphat (ATP), das als sekundärer Botenstoff über die Proteinkinase A verschiedene Effekte auslöst. Nach erfolgreicher Aktivierung des Rezeptors wird seine Aktivität durch das Protein β-Arrestin 2 (βarr2) vermindert, sodass eine erneute Aktivierung zunächst nur erschwert möglich ist. Dies führt gleichzeitig zu einer Endozytose des Rezeptors. [Cannaert et al. 2016] Bei Aktivitäts-Assays wird nun nach pharmakologisch aktiven Stoffen im Probenmaterial gesucht, die beispielsweise einen CB1-Rezeptor aktivieren können. Dabei wird die Inaktivierung des Rezeptors durch βarr2 gemessen, da dieser Mechanismus nur nach einer erfolgreichen Aktivierung in Gang gesetzt wird. Die Vorgehensweise ähnelt den Luciferase-Assays, wie sie für die Untersuchung von Genaktivitäten in Zellen häufig angewendet werden. Für den Nachweis einer NPS-Klasse werden HEK-293-Zelllen mittels Transfektion von Plasmiden so modifiziert, dass sie eine abgewandelte Form des Rezeptors sowie des βarr2 exprimieren. Die abgewandelten Formen dieser Proteine enthalten jeweils einen Teil des Proteins Luciferase, das Luciferine oxidiert, die im Anschluss unter Biolumineszenz zerfallen. [Cannaert et al. 2016] Diese Biolumineszens lässt sich wiederum recht einfach spektroskopisch erfassen. Da die Luciferase nur dann vollständig zusammengesetzt werden kann, wenn βarr2 an den Rezeptor bindet, lässt sich anhand der Biolumineszenz sehr einfach und spezifisch die Aktivität des Rezeptors untersuchen. Diese Methode eignet sich besonders für hochpotente NPS-Klassen, die sich aufgrund ihrer äußerst geringen Konzentration in Probenmaterialien kaum noch mittels massenspektrometrischer Methoden erfassen lassen. Entsprechende Assays wurden schon für Opioide und Cannabinoide entwickelt. [Cannaert et al. 2016, Cannaert et al. 2018] Aufgrund der aufwändigen zellbasierten Erfassung pharmakologisch aktiver Substanzen ist diese Methode jedoch nicht für Notfalluntersuchungen geeignet, sondern dient hauptsächlich der retrospektiven Aufklärung.

NPS stellen nach wie vor eine große Herausforderung für die Analytische Toxikologie dar. Obwohl die Anzahl der Substanzen, die pro Jahr neu auf den Markt kommen, in den letzten Jahren deutlich abgenommen hat, ist davon auszugehen, dass dieses Phänomen dauerhaft relevant bleiben wird. Um auch in Zukunft weiterhin Vergiftungen aufklären und Patienten eine adäquate Behandlung zukommen lassen zu können, ist die Forschung im Bereich der Analytischen Toxikologie unerlässlich.

# 14 Einordnung von Substanzen nach ihrem Gefährdungspotenzial

Niels Eckstein, Jenni Teipelke

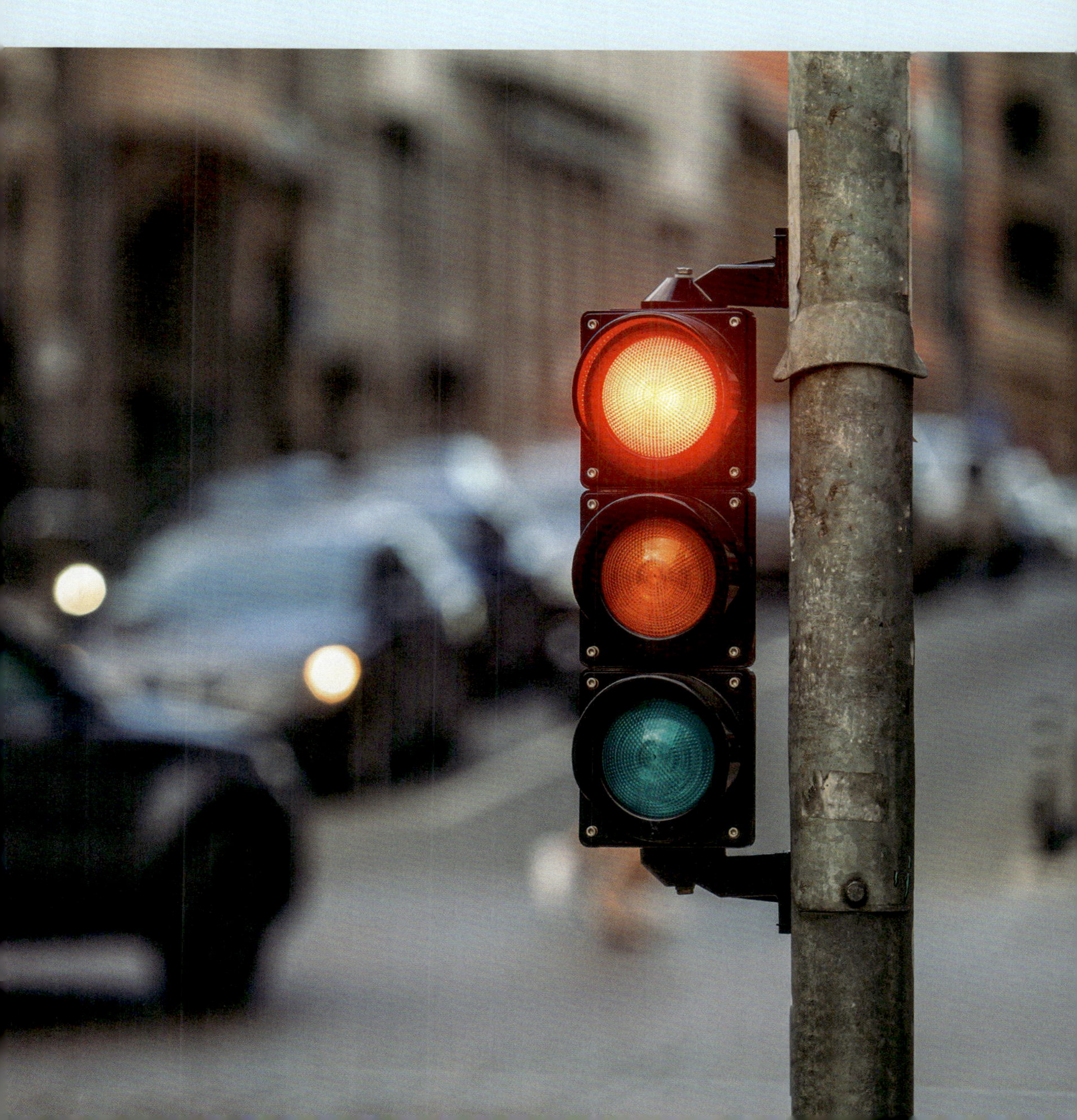

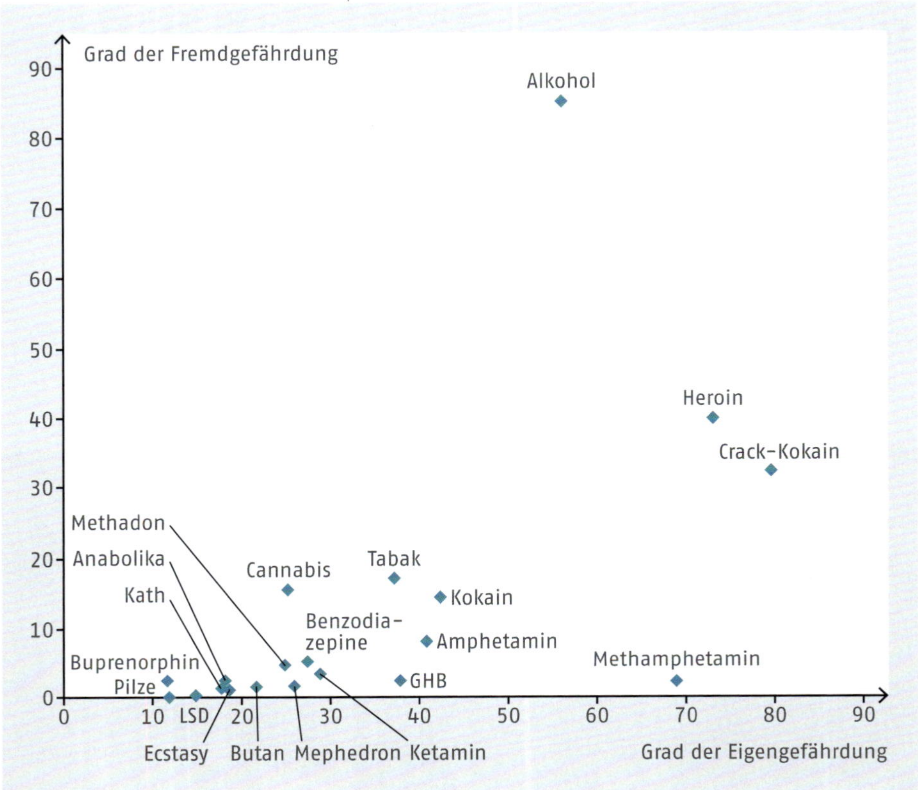


**Abb. 14.1** Einordnung von Substanzen nach ihrem Gefährdungspotenzial

Eine Einordnung der verschiedenen psychotropen Substanzen nach ihrem Gefährdungspotenzial für Konsument und Gesellschaft gab 2010 der Psychiater, Psychopharmakologe und – wie bereits erwähnt – ehemalige Drogenberater der britischen Regierung Prof. David Nutt. In seiner Publikation bewerteten Mitglieder des unabhängigen wissenschaftlichen Drogenausschusses in einem eintägigen Workshop 20 Drogen nach 16 verschiedenen Kriterien. Neun dieser Kriterien bewerteten die Schäden für den Konsumenten und sieben die Schäden für die Gesellschaft. Gewichtet wurde aus 100 Punkten (100 Punkte = am schädlichsten und 0 Punkte = unschädlich), um ihre relative Bedeutung anzugeben. Die *multicriteria decision analysis* (MCDA) ergab, dass Heroin (34), Kokain (37) und Methamphetamin (32) im Hinblick auf das Gefährdungspotenzial für den Konsumenten die gefährlichsten Drogen sind. Entgegen dem sind Alkohol (46), Heroin (21) und Kokain (54) am gefährlichsten für die Gesellschaft. In der Gesamtwirkung auf beide Bewertungsmaßstäbe ist jedoch Alkohol (72) bei Weitem am gefährlichsten, gefolgt von Heroin (55) und Crack-Kokain (54) (Abb. 14.1, Abb. 14.2). [Nutt et al. 2010]

Nach der Aussage, dass Heroin, Kokain und LSD in der Gesamtbetrachtung weniger gefährlich sind als Alkohol, wurde Prof. Nutt aus seiner Funktion als offizieller Berater der britischen Regierung in Drogenfragen entlassen. Das folgende Zitat mag britische Politiker in ihrer ablehnenden Haltung gegenüber Prof. Nutt bestärkt haben, wahr bleibt die Aussage dennoch:

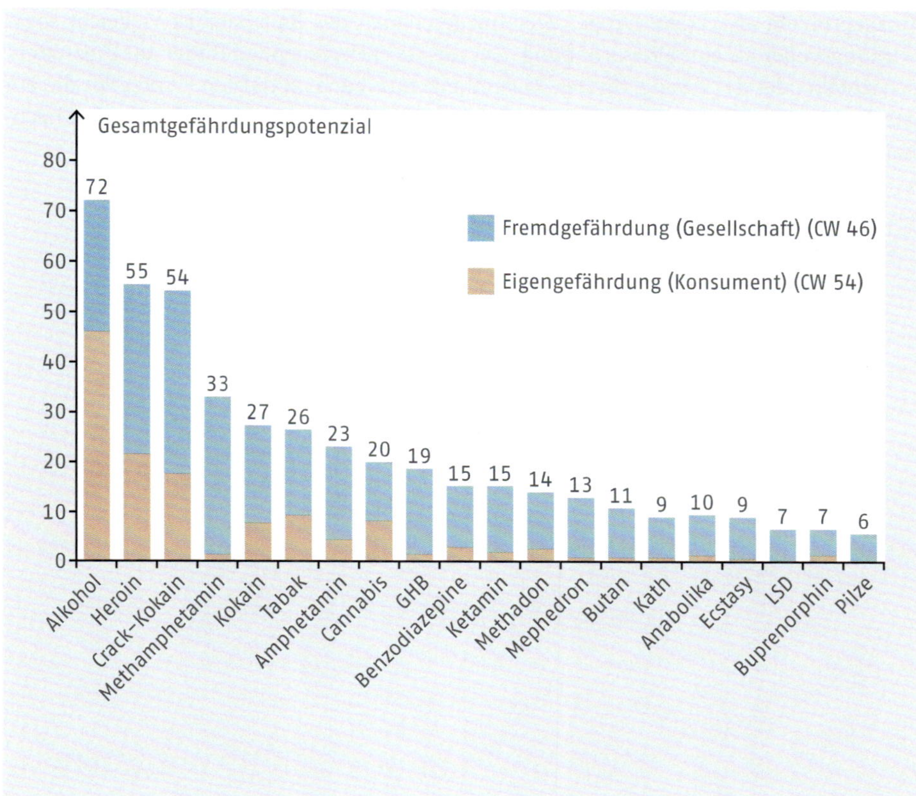


**Abb. 14.2** Drogen, geordnet nach ihrem Gesamtgefährdungspotenzial (100 am gefährlichsten, 0 am wenigsten gefährlich)

14

„*Any sensible person or scientist knows that the drug laws are not based on the science of drugs.*" – Jede vernünftige Person bzw. jeder Wissenschaftler weiß, dass die Drogengesetze nicht auf wissenschaftlichen Daten über Drogen basieren.[1]

Dies sollte jedoch nicht falsch verstanden werden: Eine Prohibition von Alkohol ist als Rückschluss aus dieser Betrachtung nicht ratsam. Aus den Erfahrungen der USA von 1920–1933 (der sogenannten „Prohibition") sollten Lehren gezogen werden. So sank die alkoholbedingte Zahl an Toten zunächst, stieg jedoch später wieder an. Auch die Kriminalitätsrate konnte nicht gesenkt werden. Stattdessen stieg sie und es entstanden illegale Brauereien. Die unsaubere Trennung des Destillats hatte oftmals eine Verunreinigung mit Methanol zur Folge. Methanol (umgangssprachlich „Holzgeist") führt beim Menschen konzentrationsabhängig zu einer metabolischen Azidose, Erblindung und Atemlähmung mit anschließendem Tod. [Fuhrmann 2006] Eine Erhöhung des Verkaufspreises von alkoholhaltigen Getränken und eine verbesserte Aufklärung in der Gesellschaft wären daher die bessere Alternative zur Prohibition von Alkohol. Vor allem sollte man dahin kommen, dass Alkohol gerade bei Jugendlichen und jungen Erwachsenen ein „uncooles" Image bekommt. In den Industrienationen ist man zumindest bei dem Thema Rauchen gerade schon auf dem Weg dorthin und auch eine illegale Droge wie das Heroin hat ein

1 https://theconversation.com/david-nutt-i-was-sacked-i-was-angry-i-was-right-19848 (Stand 2022)

Imageproblem als „Loser-Droge". Der Imageschaden des Rauchens ist vielleicht sogar wirkungsvoller als eine Preiserhöhung. Gerade die ekelerregenden Bilder auf Zigarettenschachteln oder der Zwang, für den Zigarettengenuss auch im tiefsten Winter vor die Tür gehen zu müssen, haben Zigaretten ein Imageproblem beschert, das vielleicht noch nachhaltiger tragfähig als jede Preiserhöhung ist.

# 15 Bewertung des Suchtpotenzials von Arzneimitteln

Bodo Haas

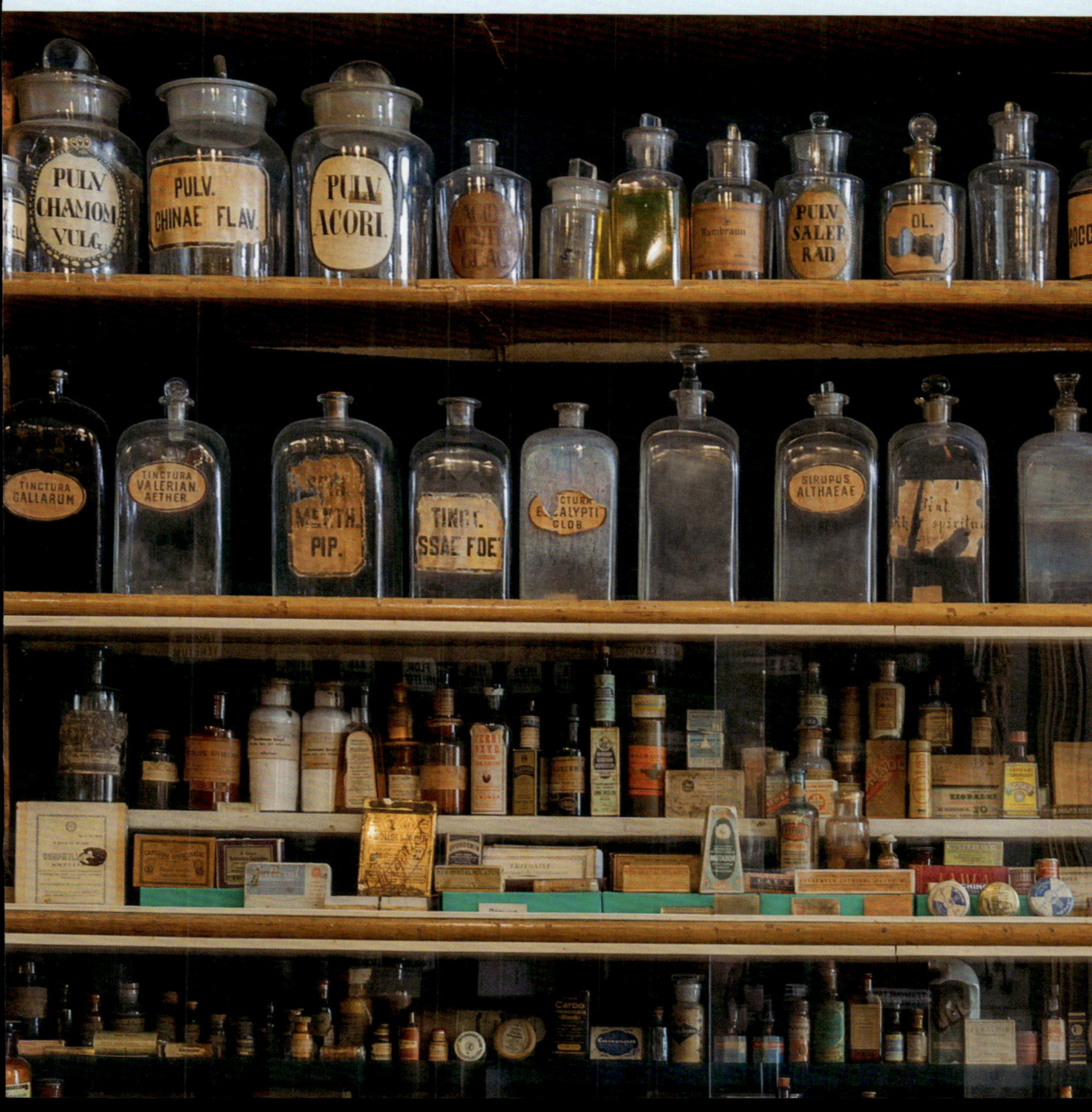

Viele Arzneimittel, die zur Behandlung neurologischer oder psychiatrischer Krankheiten und Schmerzzuständen eingesetzt werden, können stimulierende, dämpfende oder halluzinogene Effekte im zentralen Nervensystem (ZNS) hervorrufen. So kommt es zu der ambivalenten Situation, dass sie auf der einen Seite einen medizinischen Nutzen haben, auf der anderen Seite aber auch das Potenzial besitzen, eine Abhängigkeit auszulösen oder missbraucht zu werden. Dies kann sowohl die Patienten nach Beendigung der Therapie vor Probleme stellen als auch die Substanz selbst interessant für den illegalen Drogenmarkt machen (s. ▸ Kap. 16). So unerlässlich es ist, Patienten Arzneimittel mit psychoaktiven Substanzen zur Behandlung ihrer Krankheiten zur Verfügung zu stellen, so wichtig ist es auch, das Abhängigkeits- und Missbrauchspotenzial vor ihrer Marktzulassung abzuklären. Bevor ein Arzneimittel zur Vermarktung zugelassen wird, entscheiden die Zulassungsbehörden, ob die vom Antragsteller eingereichten Daten hinreichend belegt haben, dass das Medikament unter dem in der Produktinformation vorgeschlagenen Anwendungsgebiet, der Indikation, ein positives Nutzen-Risiko-Profil aufweist. Hierzu muss der Antragsteller Daten zur Sicherheit, Wirksamkeit und Qualität des Arzneimittels vorlegen. Diese Daten bestehen unter anderem aus präklinischen Tests, also aus In-vitro-Untersuchungen an Zellen und tierexperimentellen Versuchen sowie klinischen Studien mit Probanden und Patienten und chemisch-pharmazeutischen Untersuchungen, die unter anderem Informationen über die chemische Synthese, die Entwicklung der Arzneiform und die Haltbarkeit des Arzneimittels beinhalten. Auch bereits zugelassene Arzneimittel werden nach ihrer Zulassung im Rahmen von Pharmakovigilanz-Maßnahmen weiterhin auf ihre Wirksamkeit und Sicherheit überwacht. Während des Zulassungsprozesses von Arzneimitteln, die psychoaktive Substanzen enthalten, muss das Abhängigkeits- und Missbrauchspotenzial der Medikamente bewertet werden, da dies, wie oben bereits angesprochen, ein individuelles (der Patient wird abhängig) und öffentliches (Missbrauch des Arzneimittels als Droge) Gesundheitsrisiko darstellt.

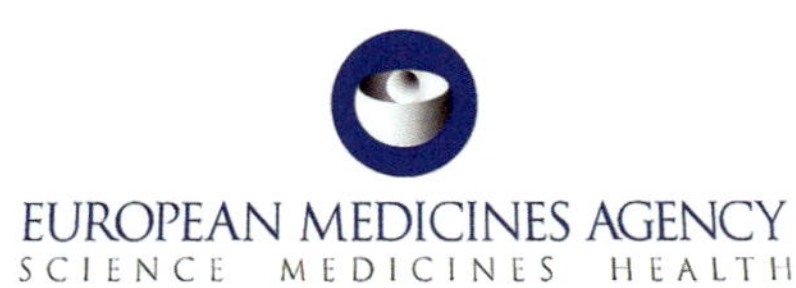


Die Bewertung des Abhängigkeits- und Missbrauchspotenzials eines Arzneimittels ist in der Regel ein multidisziplinärer Ansatz. Das Spektrum der verwendeten Methoden reicht von präklinischen Tests über klinische Prüfungen mit Probanden bis hin zur Überwachung des Arzneimittels nach dem Inverkehrbringen (Pharmakovigilanz). Das Vorgehen für solche Untersuchungen ist detailliert in Leitlinien der European Medicines Agency (EMA) und der amerikanischen Food and Drug Administration (FDA) vorgegeben. Die FDA-Leitlinie beschreibt ein schrittweises Vorgehen zur Beurteilung von neuen Arzneimitteln. Zunächst muss abgeklärt werden, ob überhaupt eine Aktivität auf das ZNS vorhanden ist. Lässt sich diese Frage mit „Ja“ beantworten, sind zunächst weitere präklinische Untersuchungen nötig. Zeigt sich hier ein Missbrauchspotenzial, muss dies an Probanden und Patienten weiter abgeklärt werden.

Die präklinische Prüfung eines Arzneimittels auf sein Abhängigkeitspotenzial erfolgt unter Zuhilfenahme mehrerer komplementärer Untersuchungen. Zur Prüfung des pharmakologischen und pharmakokinetischen Profils, zur Drogendiskriminierung, zur Selbstadministration und zur Prüfung der körperlichen Abhängigkeit kommen unter anderem In-vitro- und In-vivo-Verfahren zum Einsatz, die im Folgenden kurz erläutert werden.

## 15.1 Pharmakologisches und pharmakokinetisches Profil

Bei der Entwicklung eines neuen Arzneimittels für eine bestimmte therapeutische Indikation werden seine pharmakologischen Eigenschaften in der Regel im Vergleich zu prototypischen Arzneimitteln dieser Klasse bewertet. Ein ähnliches pharmakologisches Profil (im Vergleich zu Prototyparzneimitteln einer Klasse) wird nicht nur als Maß für den therapeutischen Nutzen, sondern auch für die Wahrscheinlichkeit, abhängig zu machen, angesehen. Die unterschiedlichen Verfahren, die zur Bewertung der Pharmakologie eines Arzneimittels verwendet werden, sind weitestgehend arzneimittelklassenspezifisch. Solche Studien können Untersuchungen der Rezeptorbindung und Beeinflussung der Aktivität oder Einflüsse auf relevante Neurotransmitter des ZNS beinhalten. Viele Arzneimittel besitzen nicht nur ein pharmakologisches Target, sondern binden häufig an mehrere Rezeptoren. Um dies zu untersuchen, kommen Screening-Verfahren zum Einsatz, die Rezeptor-Liganden-Bindungen des Arzneimittels von bis zu hundert ZNS-relevanten Rezeptoren erfassen. Die wichtigsten ZNS-relevanten Rezeptorsysteme, die ein solcher Screen enthält, sind die Folgenden:

- Dopamin,
- Serotonin,
- Gamma-Aminobuttersäure (*gamma-aminobutyric acid*, GABA),
- Opioid,
- Cannabinoid,
- *N*-methyl-D-aspartat (NMDA),
- Ionenkanäle (z. B. Calcium, Kalium, Chlorid),
- Transporter (z. B. Dopamin, Serotonin, GABA).

Für bestimmte Psychopharmakaklassen gibt es auch spezifische Tiermodelle, an denen die therapeutische Wirkung untersucht werden kann. So wird z. B. die Verlängerung der Latenzzeit des Pfotenleckens oder des Springens einer Maus, die auf eine heiße Platte gesetzt wird, als Maß für Analgesie angesehen (*hot plate test*, ▸ Kap. 7.4.2).

Auch pharmakokinetische Aspekte spielen bei der Abklärung eines Abhängigkeitspotenzials eine wichtige Rolle. So ist es entscheidend, ob und in welchem Maß die Substanz die Blut-Hirn-Schranke passieren kann. Denn auch wenn das in Frage stehende Arzneimittel strukturell und pharmakologisch einem bekannten Prototyparzneimittel ähnelt, kann es nur eine psychoaktive Wirkung entfalten, wenn es selbst oder ein aktiver Metabolit über die Blut-Hirn-Schranke gelangen und dort entsprechende Wirkungen auslösen können. Beispielhaft sei hier das Durchfallmedikament Loperamid (Immodium®) erwähnt, ein Opiatabkömmling mit agonistischer Wirkung am μ-Opioidrezeptor, der im Gehirn bekanntlich für die psychoaktiven Effekte von Opiaten mitverantwortlich ist. Da Loperamid nicht die Blut-Hirn-Schranke passieren kann, entfaltet es seine Wirkung nur auf den Darm, der ebenfalls μ-Opioidrezeptoren besitzt, die dort die Darmperistaltik regulieren, ohne dabei jedoch eine psychoaktive Wirkung zu besitzen. Folglich besitzt Loperamid auch kein Missbrauchs- und Abhängigkeitspotenzial und ist in Apotheken rezeptfrei erhältlich.

### 15.1.1 Studien zur Sicherheitspharmakologie (Safety Pharmacology Studies)

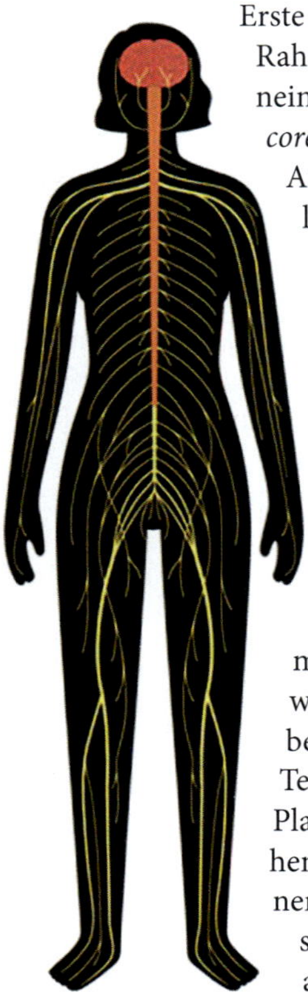

Erste Hinweise auf psychoaktive Effekte in Tieren liefern Versuche, die im Rahmen von Untersuchungen zur Sicherheitspharmakologie des Arzneimittels durchgeführt werden. Die sogenannte *safety pharmacology core battery* beinhaltet definierte Versuche, die abklären sollen, ob ein Arzneimittel unerwünschte Wirkungen auf das ZNS, das Herz-Kreislauf-System und die Atmung hervorruft.[1] Diese Versuche sind verpflichtend für jedes Arzneimittel durchzuführen, bevor es das erste Mal am Menschen in Phase-I-Studien verabreicht wird.[2] Der Irwin-Test an Ratten liefert erste Aussagen über eine Beeinflussung des generellen Verhaltens der Versuchstiere. Dabei wird den Tieren die Substanz akut verabreicht und danach das Verhalten (z. B. Mobilität, Fellpflege, Körperhaltung) in den Käfigen über einen gewissen Zeitraum beobachtet. Der Irwin-Test kann somit Informationen zu stimulierenden oder sedierenden Effekten eines Arzneimittels liefern. Motorische Tests (engl. *motor performance tests*) geben Hinweise auf Einflüsse eines Arzneimittels auf die motorischen Fähigkeiten der Ratten. Ähnlich wie beim Irwin-Test wird die Substanz wieder akut verabreicht und die Tiere nachfolgend beobachtet. Zusätzlich werden die Tiere noch speziellen motorischen Tests unterzogen, wie zum Beispiel das Halten auf einer rotierenden Platte, die Fähigkeit, sich aus einer Rückenposition wieder umzudrehen, oder Untersuchungen zur Muskelspannung. Die Ergebnisse können Informationen darüber liefern, ob eventuelle motorische Einschränkungen ähnlich zu Effekten sind, die durch bekannte Drogen ausgelöst werden.

### 15.1.2 Drogendiskriminierungstest (Drug Discrimination Study)

Drogendiskriminierungstests liefern weitere nützliche Erkenntnisse zur pharmakologischen Äquivalenz einer Referenzdroge und eines Testarzneimittels. In einem typischen Experiment an Labortieren werden sogenannte „differenzielle Verstärkungsverfahren“ eingesetzt. Hierbei wird eine Reaktion nach der Verabreichung einer bestimmten Dosis einer bekannten Missbrauchsdroge trainiert (z. B. das Drücken des rechten Hebels in einer Apparatur) und eine andere Reaktion (z. B. das Drücken des linken Hebels) nach der Verabreichung einer Probe ohne wirksamen Inhaltsstoff (Vehikel). Wenn die Tiere diese Unterscheidung erlernt haben und eine Dosis-Wirkungsbeziehung bestimmt wurde, kann dann das Testarzneimittel untersucht werden, und die Substanzen untereinander in ihrer Potenz verglichen werden. Solche Diskriminierungsverfahren haben sich vor allem bei der Entwicklung von Opioidanalgetika als wertvoll erwiesen. Man muss jedoch bei diesen Tests beachten, dass sie für sich allein genommen noch keinen sicheren

1 ICH S7A, CPMP/ICH/539/00, Safety Pharmacology Studies for Human Pharmaceuticals; ICH S7B, CPMP/ICH/423/02, The nonclinical Evaluation of the Potential for delayed Ventricular Repolarization (QT Interval Prolongation) by Human Pharmaceuticals

2 ICH M3(R2), EMA/CPMP/ICH/286/1995, ICH guideline M3(R2) on non-clinical safety studies for the conduct of human clinical trials and marketing authorisation for pharmaceuticals

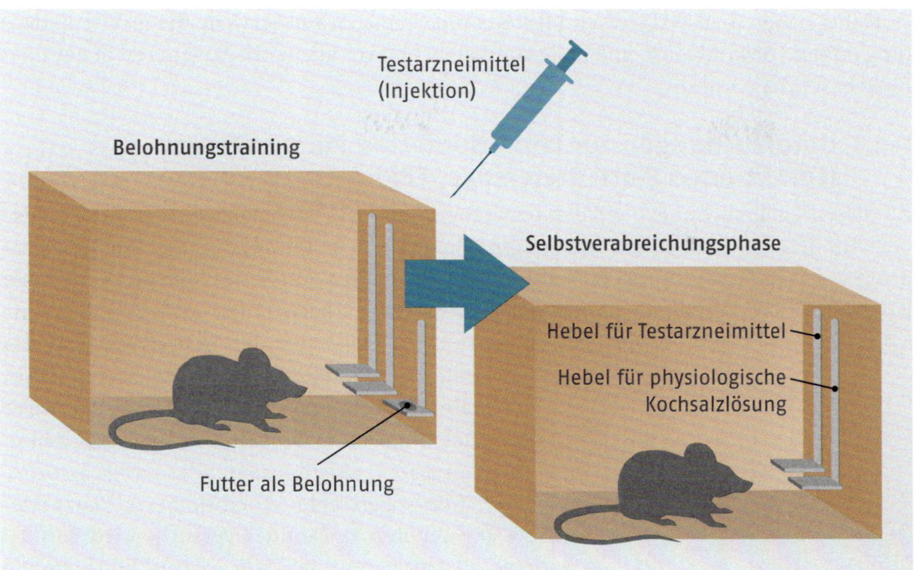


**Abb. 15.1** Aufbau einer Selbstverabreichungsstudie: Die Tiere werden trainiert, den Hebel einer Apparatur zu betätigen, indem sie dafür Futter als Belohnung erhalten (links, Belohnungstraining). Nach der Trainingsphase erhalten sie bei Betätigung des Hebels das Testarzneimittel injiziert (rechts, Selbstverabreichungsphase). Löst die Substanz eine Abhängigkeit aus, wird das Tier den Hebel wieder betätigen, um weitere Dosen des Arzneimittels zu erhalten.



Beweis für ein Abhängigkeitspotenzial liefern können. So lösen auch viele andere Substanzen diskriminierende Stimuli aus, obwohl sie bekanntermaßen abhängig machen. Der Hauptnutzen dieser Methodik ist vielmehr die Vorhersage, ob eine Substanz subjektive Wirkungen (interozeptive Reize) hervorruft, die denen bekannter Missbrauchsdrogen ähneln.

### 15.1.3 Selbstverabreichungsversuche (Self-Administration Study)

Die Selbstverabreichung ist der valideste Tierversuch zur Bestimmung des Abhängigkeitspotenzials eines Arzneimittels und kommt aus diesem Grund häufig in der Arzneimittelentwicklung zur Anwendung. Das Ausmaß, mit dem sich Tiere eine psychoaktive Substanz selbst verabreichen, gilt somit als Maß für ihren abhängigmachenden Effekt. Die am häufigsten verwendeten Verfahren sind der direkte Zugang zur Prüfsubstanz, zum Beispiel über automatische Futtersysteme. Zunächst werden die Tiere so trainiert, dass wenn sie den Hebel in einer Apparatur betätigen, Futter als Belohnung erhalten (Abb. 15.1, links). Wenn dies erlernt wurde, erhalten sie eine bekannte Missbrauchsdroge, meist intravenös, anstatt des Futters. Wenn sie nun weiterhin den Hebel betätigen, um an weitere Dosen der Droge zu kommen, wird ihnen nach einer gewissen Lernphase das Testarzneimittel oder nur Vehikel (Placebo) anstatt der Droge verabreicht (Abb. 15.1, rechts). Wenn das Arzneimittel im Vergleich zum Placebo nun immer noch dazu führt, dass das Tier regelmäßig den Hebel betätigt, ist die Wahrscheinlichkeit groß, dass das Arzneimittel auch das menschliche Belohnungssystems anspricht und somit ein Abhängigkeitspotenzial besitzt.

Dabei haben Selbstverabreichungstests mit Primaten mittlerweile die größte Bedeutung erlangt, obwohl auch eine Fülle von Versuchen vor allem mit Nagetieren in der Literatur beschrieben sind.

### 15.1.4 Untersuchungen zur konditionierten Platzpräferenz (Conditioned Place Preference, CPP)

Zu diesen Untersuchungen werden bevorzugt Ratten als Versuchstiere verwendet. Hierbei wird den Tieren in einem von zwei möglichen Abteilen des Käfigs eine Missbrauchsdroge per Injektion verabreicht, während sie im anderen Abteil des Käfigs eine neutrale Kontrollsubstanz erhalten. Durch die positive Verstärkerwirkung assoziiert das Versuchstier eines der Abteile mit der Droge, während das andere neutralen Charakter behält. Nach erfolgreichem Training verbringen die Tiere typischerweise auch ohne akute Drogeninjektion mehr Zeit in dem Abteil, welches sie mit der Droge assoziieren (die sogenannte „konditionierte Platzpräferenz"). Im weiteren Verlauf des Versuchs wird nun die erworbene Platzpräferenz gelöscht (Extinktion), indem neutrale, d. h. nicht belohnende Injektionen in beiden Abteilen verabreicht werden. Die Tiere sind nun jedoch so angelernt, dass sie sich trotzdem länger in dem zuvor mit der Droge assoziierten Abteil aufhalten. Der Stellenwert dieser Untersuchung im Vergleich zur Selbstverabreichung ist allerdings geringer, da diese als weniger verlässlich und sensitiv angesehen wird.

### 15.1.5 Prüfung der körperlichen Abhängigkeit

Körperliche Abhängigkeit ist ein Zustand, der durch wiederholte Verabreichung einer Substanz hervorgerufen wird und durch das Auftreten von Entzugssymptomen charakterisiert ist, wenn die Verabreichung der Substanz gestoppt wird. Um ein echtes Entzugssyndrom nachzuweisen, muss gezeigt werden, dass die Entzugserscheinungen bei erneuter Verabreichung der Substanz verschwinden. Die Prüfung der körperlichen Abhängigkeit unterscheidet sich je nach Art der psychoaktiven Substanz. Für Opiate zum Beispiel wurde eine Vielzahl standardisierter Modelle entwickelt. Zur Beurteilung der körperlichen Abhängigkeit von Opiaten wird in der Regel zunächst ein sogenannter „Einzeldosis-Substitutionstest" durchgeführt, mit dem festgestellt werden soll, inwieweit (wenn überhaupt) eine Prüfsubstanz in der Lage ist, Entzugserscheinungen bei opiatabhängigen Tieren zu unterdrücken, denen ihre übliche Morphindosis verweigert wurde. Positive Ergebnisse in diesem Test geben jedoch keine Auskunft über die Dosis und die Dauer der Exposition, die für die Entwicklung einer körperlichen Abhängigkeit durch die Prüfsubstanz erforderlich ist. Daher muss zusätzlich eine direkte Bewertung der Abhängigkeit vorgenommen werden, sobald nachgewiesen wurde, dass die Prüfsubstanz morphinähnliche Wirkungen hervorrufen kann. Dies geschieht, indem man Tieren die Prüfsubstanz chronisch verabreicht und dann die Verabreichung abrupt stoppt oder einen Antagonisten gibt, sodass die Tiere einen Entzug erleiden. Diese Untersuchungen sind deutlich langwieriger, da die Testsubstanzen über längere Zeiträume verabreicht werden müssen. Zu den typischen Messgrößen eines Opiatentzugs gehören Gewichtsverlust, somatomotorische Effekte und Verhaltensänderungen.

## 15.2 Bewertung des Abhängigkeits- und Missbrauchspotenzials in klinischen Studien

Aus klinischen Prüfungen lassen sich eine Vielzahl von Erkenntnissen zum Abhängigkeits- und Missbrauchspotenzial eines Arzneimittels gewinnen. Wenn sich aus der oben angesprochenen präklinischen Untersuchung oder aus Meldungen von unerwünschten Wirkungen in klinischen Prüfungen Hinweise auf ein Abhängigkeits- und Missbrauchspotenzial ergeben, muss dem in speziell designten klinischen Untersuchungen nachgegangen werden. Als „Goldstandard" hat sich dafür eine Studie an Probanden mit einer Drogenmissbrauchsvorgeschichte etabliert (Human Abuse Potential Study in Recreational Drug Users). Die Untersuchungen werden bevorzugt an Probanden mit einer sehr umfangreichen Drogenmissbrauchsvorgeschichte durchgeführt, einschließlich des Missbrauchs von Drogen aus der gleichen pharmakologischen Klasse wie das infrage stehende Arzneimittel. Ein Grund für diese Wahl der Probandenpopulation ist, dass sie aufgrund ihrer Erfahrungen mit Drogen aussagekräftige Bewertungen abgeben können, wie z. B. Abschätzungen über die Intensität des Drogenrausches, den geschätzten Wert der Droge auf der Straße oder die Einstufung des psychoaktiven Effekts des Arzneimittels im Vergleich zu bekannten Missbrauchsdrogen. Darüber hinaus repräsentieren sie die Bevölkerungsgruppe mit dem größten Risiko für einen illegalen Konsum des Arzneimittels. Des Weiteren liefert so eine Studie nachweislich extrem niedrige falsch-positive Ergebnisse (gemessen an der Reaktion auf die Verabreichung eines Placebos) sowie kaum falsch-negative Ergebnisse im Vergleich zu Personen ohne Drogenmissbrauchsvorgeschichte. Typischerweise werden solche Studien stationär durchgeführt, idealerweise in einer geschlossenen stationären Forschungseinrichtung für Drogenmissbrauch. Der Aufbau entspricht einer klassischen klinischen Studie, sie sind randomisiert (zufällige Verteilung der Probanden auf die Studienarme), doppelblind (weder der behandelnde Arzt noch der Proband wissen, was verabreicht wird) und haben ein Cross-over-Design, bei dem jede Testperson (n = 10–14) allen Testbedingungen unterzogen wird, d. h. akute Gabe von

- Placebo (Negativkontrolle),
- in der Regel 3 Dosen des Prüfarzneimittels und
- in der Regel 3 Dosen der Referenzdroge (Positivkontrolle), die ein bekanntes Missbrauchspotenzial hat (vorzugsweise eine Droge aus der gleichen pharmakologischen Klasse wie das Prüfarzneimittel).

Da die Darreichungsform eine bedeutende Rolle bei Arzneimitteln spielen kann (die Formulierung kann die Pharmakokinetik beeinflussen und somit die subjektiven Wirkungen verändern), ist es wichtig, die für die Vermarktung vorgesehene Darreichungsform zu verwenden. Während der Studie müssen die Probanden zu unterschiedlichen Zeitpunkten standardisierte Fragebögen ausfüllen, um das Profil und den zeitlichen Verlauf der subjektiven Wirkungen zu erfassen. Grundsätzlich werden drei Punkte abgefragt und analysiert:

1. Vorhersage der Wahrscheinlichkeit des Missbrauchspotenzials (z. B. Bewertungen der Vorliebe für das Prüfarzneimittel, der Bereitschaft, die Substanz erneut einzunehmen, des Straßenverkaufswerts und des Entscheidungsverhaltens zwischen Substanz und Geld)

2. Interpretation der Missbrauchswahrscheinlichkeit (z. B. von den Probanden bewertete Nebenwirkungen und Stimmungsänderungen)
3. Aussagen über die Wirkung des Prüfarzneimittels (z. B. von den Probanden bewertete Stärke der psychoaktiven Wirkung, verhaltensbezogene und kognitive Leistungen, vom Beobachter bewertete Messgrößen, physiologische Wirkungen)

Neben den subjektiven Wirkungen werden noch Daten zu missbrauchsrelevanten unerwünschten Wirkungen und pharmakokinetische Parameter erhoben. Nach statistischer Auswertung der Gesamtheit aller Daten kann eine recht gute Aussage getroffen werden, ob das Arzneimittel ein Missbrauchspotenzial besitz oder nicht. Die Ergebnisse einer solche Studie können sehr hilfreich dabei sein, die Wahrscheinlichkeit des Missbrauchs durch Freizeitkonsumenten zu bestimmen und ein mögliches Umwidmen des Arzneimittels als Freizeitdroge vorherzusagen. Weniger eindeutige Ergebnisse liefert sie hingegen bei der Vorhersage eines Missbrauchs durch die Patientenpopulationen, die das Arzneimittel zur Therapie erhalten. Das Ausbleiben eines Signals in einer drogenmissbrauchenden Population kann ein guter Hinweis auf ein fehlendes Missbrauchspotenzial in normalen (d. h. weniger gefährdeten) Patienten sein; ein positives Signal reicht jedoch nicht unbedingt aus, um auf ein Missbrauchsrisiko für Patienten zu schließen. Deswegen müssen noch weitere Informationen auch aus „normalen" klinischen Studien hinzugezogen werden. Hier können Daten zur Medikamententreue, wie zum Beispiel Selbstauskunft der Patienten über die eingenommene Tablettenanzahl, von erheblichem Nutzen sein, um sowohl die Wirksamkeit als auch das Missbrauchspotenzial zu beurteilen. Darüber hinaus kann das Auftreten von Entzugs- oder Absetzsymptomen systematisch erfasst werden. Neben solchen Studien kann die Anwendungsbeobachtung nach der Markteinführung einen weiteren Einblick in die Missbrauchsanfälligkeit von Patienten in einer „realen" Umgebung geben. Unter Berücksichtigung des oben Gesagten ist es wichtig zu beachten, dass die epidemiologische Erfahrung, d. h. das Ausmaß des tatsächlichen Missbrauchs und einer Abhängigkeit, das ultimative Kriterium ist, das alle anderen Ansätze lediglich vorherzusagen versuchen.

# C
# Gesellschaftspolitischer Teil

# 16 Opioid-Krise in den USA

Niels Eckstein, Jenni Teipelke

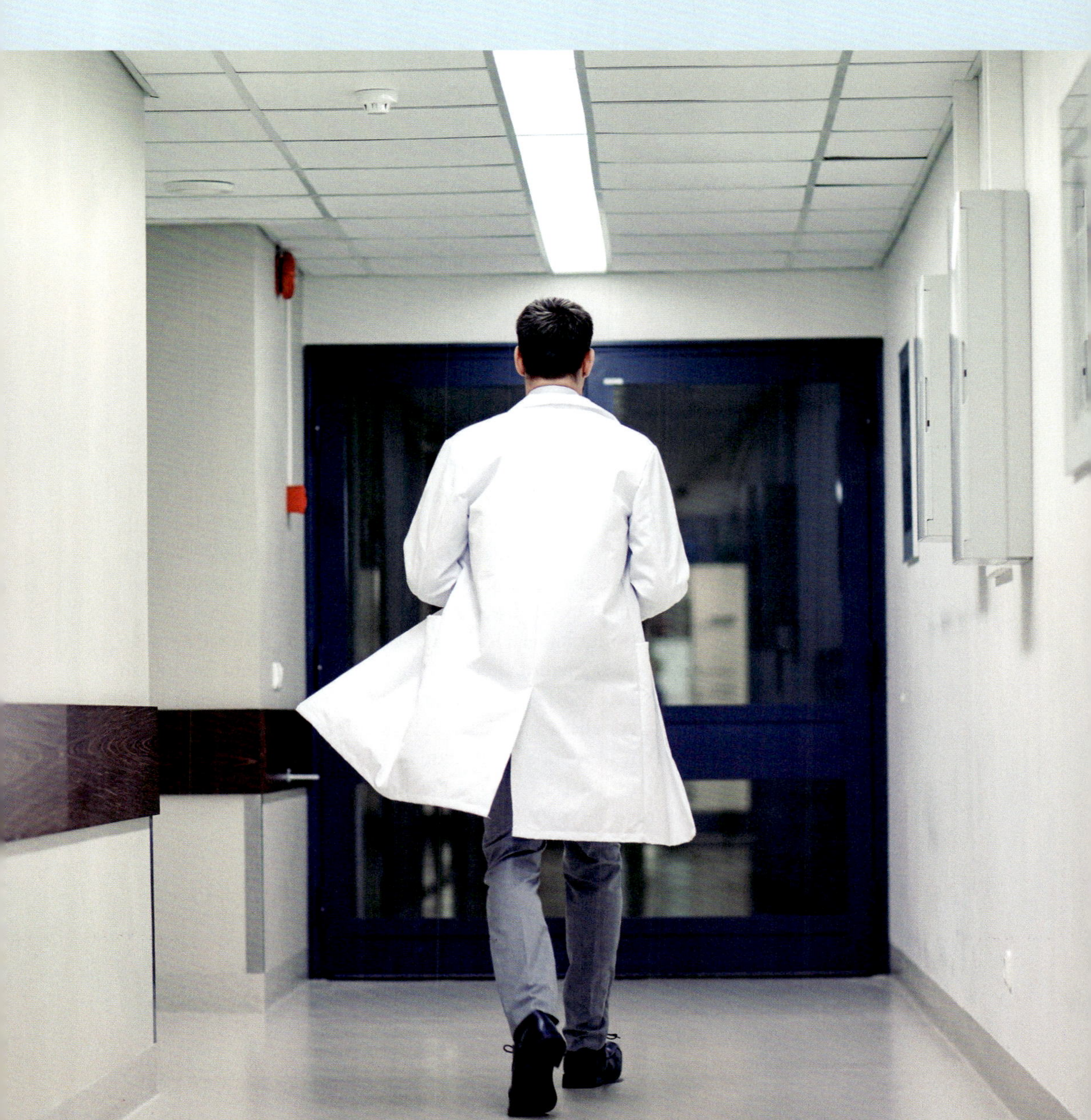

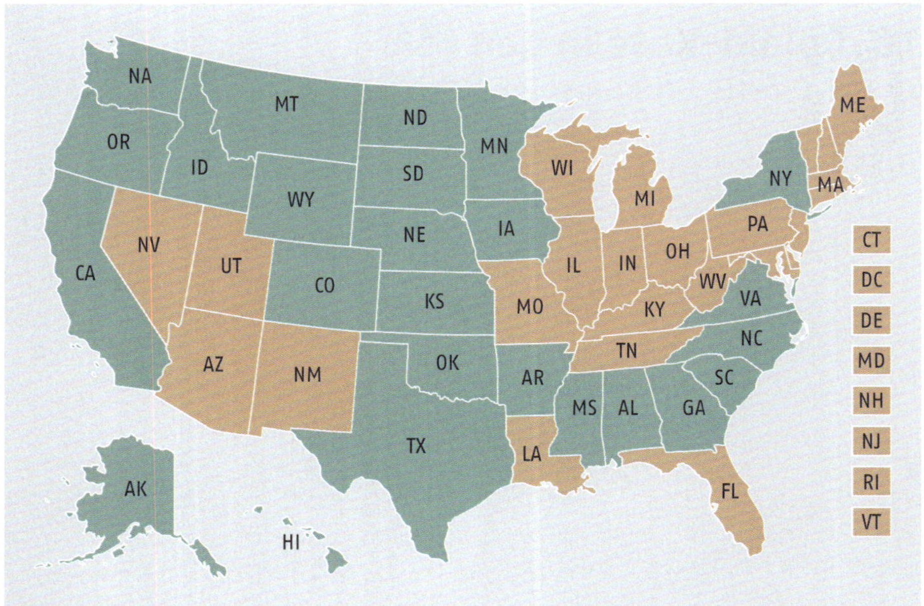


**Abb. 16.1** Übersicht über Drogenüberdosierungen in den einzelnen US-Bundesstaaten im Jahr 2017. Rot markiert sind die Staaten mit den höchsten Raten (21,1 bis 57,0/100 000 Einwohner): AZ: Arizona, CT: Connecticut, DC: Washington D. C., DE: Delaware, FL: Florida, Il: Illinois, IN: Indiana, KY: Kentucky, LA: Louisiana, MA: Massachusetts, MD: Maryland, ME: Maine, MI: Michigan, NH: New Hampshire, NJ: New Jersey, NV: Nevada, MO: Missouri, NM: New Mexico, OH: Ohio, PA: Pennsylvania, RI: Rhode Island, TN: Tennessee, UT: Utah, VT: Vermont, WI: Wisconsin, WV: West Virginia

Opioide sind in der Schmerztherapie, insbesondere bei onkologisch oder ischämisch bedingten schweren Schmerzen, Mittel der Wahl. In den USA hat jedoch ein leichtfertiger Umgang mit diesen Medikamenten zu einer besonderen Krise geführt: Im Jahr 2016 sollen rund 11,8 Millionen US-Amerikaner Opioide missbräuchlich angewendet haben, teils in Form von Schmerzmedikamenten, teils als illegale Drogen (Heroin, Fentanyl).[1] Täglich sterben in den USA – je nachdem, welchen Literaturangaben man Glauben schenkt – zwischen 90 und 130 Menschen an einer Opioid-Überdosis (Abb. 16.1).[2]

Die Lebenserwartung von US-Amerikanern ist im Jahr 2017 um einen Monat auf 78,6 Jahre gesunken, ein Rückgang, wie er in ähnlichem Ausmaß zuletzt während des Ersten Weltkriegs verzeichnet wurde [Xu et al. 2018] und für den neben illegal gehandelten Substanzen wie Heroin und Fentanyl vor allem auch ärztlich verschriebene Opioide wie Oxycodon mitverantwortlich gemacht werden. Schaut man 40 Jahre zurück, so sah die Verschreibungspraxis für Opioide in den USA anders aus als heute. Aus Angst vor dem Suchtpotenzial der Opioide wurden sie vor 1980 nur sehr zurückhaltend verordnet. Doch

1 Behavioral Health Workforce Projections, 2016–2030; https://bhw.hrsa.gov/sites/default/files/bureau-health-workforce/technical-documentation-health-workforce-simulation-model.pdf (Stand 2022)

2 CDC Wonder online database. CDC/NCHS, National Vital Statistics System, Mortality. CDC WONDER, Atlanta, GA: US Department of Health and Human Services, CDC; 2018. https://wonder.cdc.gov (Stand 2022); www.tagesschau.de/ausland/opioide-usa-107.html (Stand 2022)

OXYCONTIN
COUPON
Pharmacy Instructions
Submit a primary claim using the following pharmacy processing information.
For processing questions and comments please call the Pharmacy Helpline below.
Member ID: Enter Year & Time (Example: Year 2012; Time 9:14; Enter ID 2012914)
RxPCN: 7777
RxBIN: 610709
RxGRP: RXCOUPON
THIS IS NOT INSURANCE
Drug Coupon
NEVER EXPIRES
Customer Service:
800-726-4232
Pharmacy Helpline:
877-321-6755
Pharmacy Coupons.com

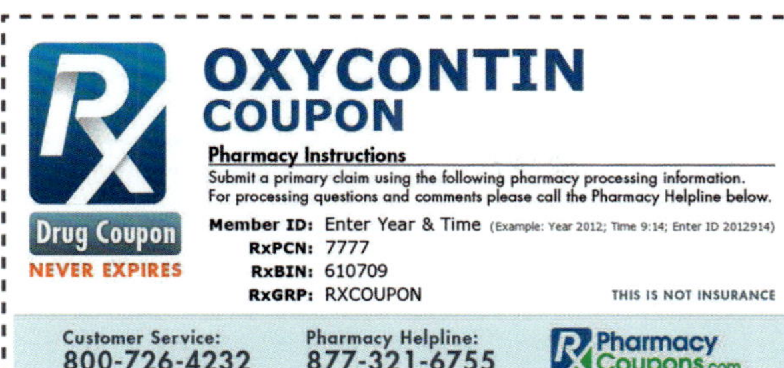

**Abb. 16.2** Oxycontin®-Coupon zum Ausdrucken von der Website www.rxpharmacycoupons.com

diese Einstellung änderte sich, als 1980 im New England Journal of Medicine in einem Leserbrief mitgeteilt wurde, dass eine Opioidbehandlung von Krankenhauspatienten nur selten eine Sucht auslöst. [Poster et al. 1980] Diese Aussage ist keinesfalls falsch, obwohl man zu diesem Zeitpunkt nicht von einer evidenzbasierten Datengrundlage sprechen konnte. Durch Instrumentalisierung dieser Mitteilung durch Lobbyorganisationen und Pharmaunternehmen vervierfachten sich daraufhin im Zeitraum von 1999 bis 2010 die Verkaufszahlen von opioidhaltigen Schmerzmitteln. [Paulozzi et al. 2011] Falsche Angaben zur Sicherheit der Opioide veränderten die Verschreibungskultur grundlegend. [Lopez 2017] Inzwischen (seit 2016) wurde durch das Center for Disease Control and Prevention (CDC) die „Guideline for Prescribing Opioids for Chronic Pain“ entworfen, die dieser Verschreibungskultur entgegenwirken soll. [Dowell et al. 2016]

Eine besonders aggressive Vermarktungsstrategie praktizierte die Firma Purdue Pharma ab dem Jahr 1996 mit Oxycontin®, einer Retard-Tablette mit dem Wirkstoff Oxycodon. Sie versprach zwölf Stunden Schmerzfreiheit, garantiert durch den Retard-Überzug, der zudem das Missbrauchspotenzial aufgrund der ausbleibenden schnellen Anflutung im ZNS senken sollte. Die Tatsache, dass der Überzug einfach durch Zerkleinern, Zerbeißen oder Auflösen unwirksam gemacht werden konnte, schien damals nicht ernsthaft in Betracht gezogen worden zu sein. Schließlich hatte die FDA im Dezember 1995 das folgende Wording zugelassen: „*[…] the controlled-release formulation of Oxycontin® would result in less abuse potential, since the drug would be absorbed slowly and there would not be an immediate "rush" or "high" that would promote abuse.*“[3]

Purdue Pharma lies Oxycontin® für ein wesentlich breiteres Spektrum an Indikationen (Kopf-, Rücken- und Nervenschmerzen) vermarkten als die schwächere Vorgängervariante MS Contin® (Wirkstoff: Morphin). Ebenfalls Teil der Marketingstrategie war nicht nur die massive Beschäftigung von Pharmareferenten, sondern auch die Einbindung von Ärzten und medizinischen Organisationen in die Werbekampagnen für Oxycontin®. Dies geschah gegen eine eher wenig versteckte Bezahlung. Unter anderem wurde von Purdue Pharma an tausende Ärzte ein Werbevideo verschickt, welches das Suchtrisiko von Oxycontin® unter 1 % bezifferte. [Lindner 2019] Eine weitere Vermarktungsstrategie, die nach dem deutschen Heilmittelwerbegesetz undenkbar ist, ist das In-Umlauf-Bringen von Rabatt-Coupons (Abb. 16.2). Die Coupons ließen sich im Internet herunterladen

3 Timeline if selected FDA Activities und Significant Events Addressing Opioid Missues and Abuse, www.fda.gov/Drugs/DrugSafety/InformationbyDrugClass/ucm338566.htm (Stand 2022)

**Tab. 16.1** Gesamtintensität der Entzugserscheinungen während der ersten zehn Tage nach Absetzen eines Opioids, abgeleitet aus der Summe von Faktoren, die im Rahmen der Abstinenz ausgelöst werden

| Opioid | Analgetische Potenz | Tagesdosis (mg) | Intensität der Entzugserscheinungen |
|---|---|---|---|
| Morphin | 1 | 240 | 198 ± 16,3 |
| Cyclazocin | 20 | 13,2 | 103 ± 13,2 |
| Nalorphin | 1 | 240 | 129 ± 10,6 |
| Butorphanol | 5 | 48 | 164 ± 15,2 |
| Nalbuphin | 0,8 | 203 | 136 ± 6,4 |
| Propiram | 0,13 | 1786 | 130 ± 32 |
| Pentazocin | 0,25 | 580 | 106 ± 9,3 |
| Buprenorphin | 40 | 8 | 61 ± 4,2 |
| Oxycodon | 2 | 120 | – |
| Placebo | – | – | 35 ± 3,8 |

Freye 2015

und waren bei 27 verschiedenen Anbietern (Apothekenketten) bei Vorlage einer Oxycontin®-Verordnung einlösbar, darunter Walmart Pharmacy.[4]

## 16.1 Abhängigkeit und das organisierte Verbrechen

Die suchterzeugende Eigenschaft der Opioide ist direkt proportional zu ihrer analgetischen Wirkstärke (Tab. 16.1), denn beide Eigenschaften basieren molekular-pharmakologisch auf einem Agonismus am μ-Opioidrezeptor. Zusätzlich hängt sie von der jeweiligen Pharmakokinetik der Substanz ab. Beim bestimmungsgemäßen, individuell dosierten Gebrauch von Opioiden besteht nur eine geringe Gefahr der Opioidabhängigkeit. Bei längerem Gebrauch und übermäßiger Dosierung kommt es durch eine unphysiologisch lange Stimulation der Opioidrezeptoren zur Down-Regulation bzw. Desensibilisierung der Rezeptorpopulation. Dies ist unter anderem auf eine verminderte Syntheserate von Messengerribonukleinsäure (mRNA) und eine Entkopplung des Rezeptors vom G-Protein zurückzuführen. [Freye 2015] Das Resultat ist eine Toleranzentwicklung, die eine höhere Dosis für die gleiche Wirkung erfordert: Der Teufelskreis der Sucht nimmt Fahrt auf und die Dosis-Eskalation beginnt. Wenn dann der Patient keine weitere Verschreibung erhält und auch die Therapie nicht *lege artis* (dt. nach den Regeln der ärztlichen Kunst) ausschleichend beendet worden ist, steht der Patient vor einem Problem. [Hurd

4 OxyContin®-Coupon, www.helprx.info/oxycontin-discounts-coupons (Stand 2022); www.rxpharmacy-coupons.com/oxycontin-coupon (Stand 2022)

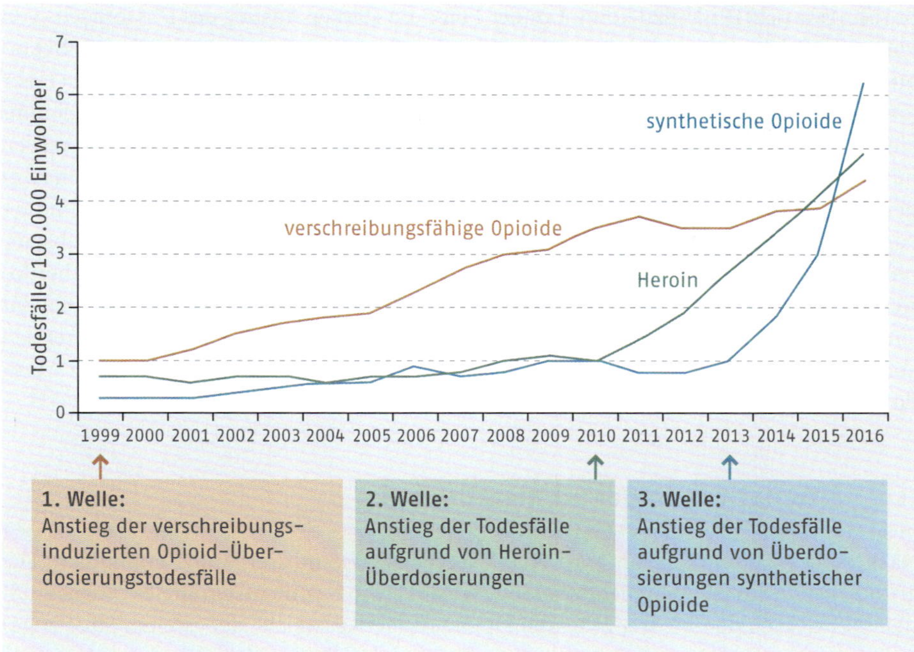


**Abb. 16.3** Die drei zeitlich aufeinanderfolgenden Wellen der Opioidkrise



2017] Er sieht sich in der Regel gezwungen, seine Sucht auf illegalem Weg zu befriedigen. Diesen Markt bedienen große Verbrechersyndikate – mexikanische Kartelle. So sind neue illegale Vertriebswege für Heroin, v. a. aus Mexiko, entstanden. Im Rahmen dieses Neuaufkommens einer Heroinkrise spricht man von der „Rückkehr einer Loser-Droge". Der Begriff „Neuaufkommen" leitet sich von der Tatsache ab, dass gerade die USA bereits mehrfach von Opioidkrisen heimgesucht wurden (Beispiele hierfür wären die beiden Heroinkrisen basierend auf dem illegalen Treiben der beiden Drogen-Handelsorganisationen der sogenannten *French Connection* [korsische Mafia] und der *Pizza Connection* [US-amerikanische Mafia]). Insofern ist es verwunderlich, wie leichtfertig die Pharmaindustrie, Ärzteschaft und FDA der jetzigen Krise Vorschub geleistet haben. Heute kommen mehr als 90 % des Heroins auf dem US-amerikanischen Markt aus Mexiko (Black-tar-Heroine). [Ridderbusch 2018]

Die zeitliche Entwicklung der derzeitigen Opioidkrise lässt sich grafisch in drei Phasen darstellen (o Abb. 16.3). Mit der zunehmenden ärztlichen Verschreibung von Opioiden durch die aggressive Vermarktung ging eine steigende Entwicklung der Opioidüberdosierungen einher. Die Steigerung des Marketings erhöhte das Risiko für Drogentodesfälle signifikant um 9 %. Bei 40 % der tödlichen Überdosierungen wurde vorab ein Opioid verschrieben. [Jung 2019] Nachdem eine breite Oxycodonabhängigkeit durch das von Purdue Pharma vermarktete Oxycontin® erzeugt worden war (im illegalen Milieu würde man dies als *drug pushing* bezeichnen), ging die ärztliche Verschreibung unter steigendem behördlichem Druck zurück. Der Arzt verschreibt nach Genesung der Schmerzursache kein Opioid mehr. Deshalb wird es auf dem Schwarzmarkt besorgt. Dort kostet die „Oxy-Pille" 50 Dollar. Ist dies dem Patienten zu teuer, erfolgt der Umstieg auf das wesentlich billigere Heroin. Auf dem Schwarzmarkt kostet eine Heroindosis etwa 20 Dollar (ca. 17

Euro). [Evans 2019] Hinzu kommt in der Folge ein starker Anstieg des Missbrauchs von vollsynthetischen Opioiden wie Fentanyl oder Carfentanyl (ursprünglich ein Betäubungsmittel für Großwild wie Elefanten oder Nashörner), welche mittlerweile für mehr Todesfälle als natürliche Opioide (Morphin) und halbsynthetische Derivate (Oxycodon/Heroin) sorgen. [Ridderbusch 2018] Durch ihre bis zu 500-fach höhere Potenz werden nur sehr geringe Mengen benötigt, welche leicht über den Postweg versendet werden können. Der Schwarzmarkt wird teilweise aus Mexiko, mehr jedoch über chinesische Onlinehändler befriedigt. [DEA 2016] Heroin wird gelegentlich mit unterschiedlichen Substanzen, z. B. Fentanyl, gestreckt (sog. „gespiktes Heroin"), wodurch die Gefahr der Überdosierung massiv steigt. Fentanyl ist mittlerweile in den USA die Ursache Nummer eins für eine Opioidüberdosis. [Lindner 2019] Zudem kann jeder Beikonsum von sedierenden Substanzen (Benzodiazepinen, Barbituraten, Alkohol) zu einer lebensgefährlichen Überdosierung führen. [Freye 2015]

## 16.2 Alternativen in der Schmerztherapie

Nach dem WHO-Stufenplan wird eine Vorgehensweise in drei Stufen empfohlen. Die grundlegende Stufe bilden nichtopioide Analgetika wie z. B. nichtsteroidale Antirheumatika (NSAR). Zu den niedrig potenten Opioidanalgetika, welche der zweiten Stufe zugeordnet werden, gehören Substanzen wie Tramadol, Tilidin oder Dihydrocodein. Die dritte Stufe bilden hochpotente Opioidanalgetika wie Buprenorphin, Fentanyl (retardiert, bspw. als TTS) oder Morphin. Alternativen zu nichtopioiden Analgetika in einer Wirkstärke, vergleichbar mit Opioiden, gibt es zurzeit noch nicht. Es können lediglich Co-Medikationen zur Unterstützung der Analgesie, beispielsweise trizyklische Antidepressiva bei neuropathischen Schmerzen oder zur Verbesserung der Schmerzbewältigung, verabreicht werden, ebenso Pregabalin und weitere Co-Analgetika.[5] Neben Opioiden gibt es zurzeit nur wenige Alternativen, wenn es um die Behandlung chronischer Schmerzen geht. Ketamin hat sich in jüngster Zeit, beispielsweise bei chronischen Schmerzen, besonders mit neuropathischer Komponente, als ein vielversprechender Kandidat herausgestellt. [Niesters et al. 2014] Auch Medizinalcannabis ist laut der American Cancer Society beispielsweise zur Reduzierung der Dosierung von Opioiden [Piper et al. 2017] oder zur Behandlung neuropathischer Schmerzen therapeutisch verwendbar.[6]

## 16.3 Behandlung der Opioidabhängigkeit

■ **DEFINITION** (Abhängigkeit, engl. *addiction*, nach WHO)
*„Addiction is a cluster of physiological, behavioural, and cognitive phenomena in which the use of a substance or a class of substances takes on a much higher priority for a given individual than other behaviours that once had greater value. A central descriptive characteristic of the dependence syndrome is the desire (often strong, sometimes*

5 https://flexikon.doccheck.com/de/WHO-Stufenschema (Stand 2022)

6 www.cancer.org/treatment/treatments-and-side-effects/complementary-and-alternative-medicine/marijuana-and-cancer.html (Stand 2022)

*overpowering) to take the psychoactive drugs (which may or may not have been medically prescribed initially), alcohol, or tobacco. There may be evidence that return to substance use after a period of abstinence leads to a more rapid reappearance of other features of the syndrome than occurs with nondependent individuals."*[7]

Die Behandlung einer Abhängigkeitserkrankung wird in zwei aufeinander folgende Phasen eingeteilt. Zunächst steht die somatische Entgiftung im Vordergrund, anschließend die psychische Entwöhnung (Verhaltensänderung). Denn beim Suchtmittelkonsum handelt es sich um ein langfristig erlerntes, selbstschädigendes Verhalten. Für die medizinische Entgiftung von Opioiden eignen sich verschiedene Substitutionsmittel, um die Situation für den Patienten erträglich zu gestalten. Das im Jahr 1964 in New York initiierte Methadonprogramm wird zur Behandlung von Opioidabhängigen eingesetzt. Die orale Gabe von Methadon verhindert ein schnelles Anfluten im Gehirn. Zudem hat Methadon eine lange Halbwertszeit von ca. 50 Stunden, wodurch das Verlangen der kontinuierlichen Heroinapplikation zurückgehen soll. Durch das pharmakologisch aufgefüllte Substanzdefizit werden die Entzugssymptome vermindert, ebenso wie der tägliche Beschaffungsdruck von Heroin, und damit auch das Abdriften in die Illegalität oder Prostitution. Unter der Aufsicht beispielsweise eines Apothekers oder von Pflegepersonal wird das individuell eingestellte Methadon einmal täglich peroral appliziert und mehrmals wöchentlich werden unangekündigte Urintests auf Beikonsum durchgeführt. Doch anders als angenommen, führt es nur in 20–30 % der Fälle zu einer physischen Rehabilitation, einer sozialen und beruflichen Reintegration und einer allgemeinen Stabilisierung. Letztendlich stehen die körperlichen Symptome eines Entzugs weniger im Vordergrund als die psychische Komponente der Abhängigkeit. Der Rückfall in alte Verhaltens- und damit Konsummuster gehört zur Stabilisierung (eine Heilung gibt es derzeit nicht) ebenso dazu wie ein großer Leidensdruck. Oftmals erscheint einem Schwer- bzw. Schwerstabhängigen ein Leben ohne chemisch-psychologischen Schutzmantel nicht lebenswert. Ein großes Problem stellt die Gefahr des Beikonsums von Heroin dar, wodurch es zu einer additiven Wirkung und damit einer lebensgefährlichen Überdosis kommen kann. Ebenso birgt die Größe der USA eine enorme Schwierigkeit. Abseits der Küstenregionen gibt es viele ländliche Gebiete mit schlecht ausgebauter Infrastruktur (Bsp. Arkansas, Oklahoma, Montana, Nebraska) wodurch die tägliche kontrollierte Abgabe von Methadon erschwert wird. [Freye 2015]

Vereinzelt wurde in deutschen Städten die „freie Abgabe" von Heroin offen als alternative Behandlung erprobt. Es stellte sich eine „[…] signifikante Überlegenheit der Diamorphin- gegenüber der Methadonbehandlung heraus […]" [Haasen et al. 2007], wobei die Zielgruppenzugehörigkeit und die Art der psychosozialen Betreuung keinen Einfluss auf das Hauptergebnis hatten. In der ebenfalls 12-monatigen zweiten Studienphase konnten die längerfristigen Wirkungen sowie die Stabilisierung der im ersten Jahr eingetretenen Effekte unter der Diamorphinbehandlung aufgezeigt werden. [Verthein et al. 2008a] Darüber hinaus wurden die positiven Wirkungen der heroingestützten Therapie bei Patienten nachgewiesen, die nach einem Jahr von Methadon auf Diamorphin wechselten. [Verthein et al. 2008b, 2008c] Warum die Substitution mit Heroin in der Breite nicht

7 www.ncbi.nlm.nih.gov/books/NBK319/; https://medical-dictionary.thefreedictionary.com/substance+abuse; www.afro.who.int/health-topics/substance-abuse; (Stand 2022)

16

durchgeführt wird, bleibt schwer nachvollziehbar. Aus Sicht der klinischen Wissenschaft würden die Daten dafürsprechen. Eine weitere Möglichkeit zur Substitution bietet die Substanz Buprenorphin. Dabei handelt es sich um einen Partialagonisten am μ-Opioidrezeptor mit stark schmerzstillender Wirkung. Am κ-Opioidrezeptor fungiert er als Antagonist, wodurch es weniger zu Sedierung und Dysphorie kommt. Buprenorphin hat ein geringes Risiko der Atemdepression. Es wird zunehmend bei substituierten Patienten eingesetzt, die Methadon nicht vertragen. So sind bei Buprenorphin nicht nur die Einnahmehäufigkeiten geringer, was sich in einer besseren Compliance für den Patienten äußert, sondern auch der Umstieg auf das Naltrexon-Programm nach kontinuierlicher Dosissenkung ist leichter. Aufgrund der hochaffinen Rezeptorbindung von Buprenorphin ist der μ-Opioidrezeptor für ein rasches Anfluten von intravenös beikonsumiertem Heroin blockiert – ein weiterer großer Vorteil von Buprenorphin, das daher 2006 in die WHO-list of essential medicines aufgenommen wurde (Indikation: Opioidentwöhnung, nicht als Analgetikum!). Allerdings wird eine Buprenorphintherapie in den USA nicht subventioniert und substituierende Ärzte sind an vorgegebene Höchstmengen (an Substanz wie auch an behandelten Patienten) gebunden.

Trotz der bestehenden Behandlungsmöglichkeiten stellt der Mangel an Behandlungszentren ein Problem dar. Diese müssen eine langwierige sowie kosten- und zeitintensive Akkreditierung durchlaufen, welche alle 1–3 Jahre einer Erneuerung bedarf und durch die SAMHSA (Substance Abuse and Mental Health Service Administration) erolgt. Auch Ärzte benötigen eine Genehmigung, welche erst nach intensiver Schulung ausgestellt werden kann. Diese können im ersten Jahr maximal 30 Patienten und im dritten Jahr nur maximal 275 Patienten in Behandlung nehmen. [Freye 2015] Man stelle sich einmal vor: Ein Arzt durfte also so viel Oxycodon gegen Schmerzen verschreiben, wie er es für nötig hielt – und zwar zu einem Zeitpunkt, als dies den Patienten in eine Opiatabhängigkeit führte. Derselbe Arzt ist aber limitiert bei der Behandlung mit Substitutionsmitteln für abhängige Patienten.

Eine weitere Barriere stellt das Erfüllen folgender Kriterien für die Aufnahme in ein Substitutionsprogramm dar:

1. Diagnostizierung der Abhängigkeit mit einer sogenannten „Opioidgebrauchsstörung“ (*opioid use disorder*) nach der 5. Auflage des Diagnostic and Statistical Manual of Mental Disorders,
2. aktive Abhängigkeit von Opioiden zum Zeitpunkt des Eintritts in das Programm,
3. Opioidabhängigkeit seit mindestens einem Jahr[8].

Im Falle einer Abhängigkeit sollten jedoch besser sofort Maßnahmen ergriffen werden, statt das Problem über mindestens ein Jahr zu chronifizieren und damit die Behandlung zu erschweren.

## 16.4 Lebensretter Naloxon

Naloxon ist ein kompetitiver Antagonist an Opioidrezeptoren. Es besitzt eine höhere Affinität zum Rezeptor als andere Opioide (mit Ausnahme von Buprenorphin) und verdrängt somit Oxycodon, Heroin oder Fentanyl vom μ-Opioidrezeptor. Die Wirkung tritt bei par-

8 www.ecfr.gov. Retrieved, 15.11.2018 – § 8.1 Federal opioid treatment standards

enteraler Gabe nahezu instantan ein, hält aber nur circa 30 Minuten an, weshalb oftmals eine weitere Dosis verabreicht werden muss. Dabei ist darauf zu achten, dass der Patient keine überstarken Entzugssymptome erleidet. Neben der parenteralen Gabe ist auch die nasale Applikation mit Naloxon mittlerweile zugelassen (Narcan® USA; Nyxoid® DE), wodurch die Hemmschwelle für Ersthelfer deutlich gesenkt werden kann.[9] Seit August 2012 gibt es in den USA das Peer Overdose Prevention Program (POPP), welches in der Anwendung von Naloxonkits schult und sie für die Ersthelfer (engl. *first-responder*; Polizei, Notärzte/Sanitäter, Feuerwehr) zur Verfügung stellt. Durch die Rezeptpflicht von Naloxon verweigern jedoch einige Bundesstaaten die Abgabe an Polizei und Feuerwehr.[10] US-Forscher aus Seattle haben zudem inzwischen eine App (ursprünglich gegen Schlafapnoen) entwickelt, die im Falle einer Opioidvergiftung warnen kann. Dabei wird die Atemfrequenz über Ultraschallwellen vom Smartphone analysiert und individuelle Atemmuster erkannt und unterschieden. Somit kann die potenziell tödliche, dosisabhängige Nebenwirkung einer opioidinduzierten Atemdepression erkannt werden. [Jung 2019]

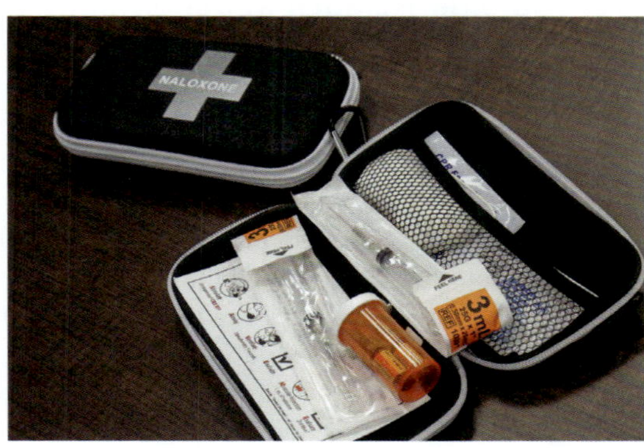


Im Jahr 2003 wurde Naloxon in den USA im Kombinationspräparat mit Buprenorphin (Suboxone®) zugelassen. Das primäre Ziel der Kombination ist die Prävention einer missbräuchlichen intravenösen Anwendung. Bei sublingualer Applikation wird eine 40–60 %ige Bioverfügbarkeit von Buprenorphin erreicht, und von Naloxon (bedingt durch den First-Pass-Effekt) nur maximal eine 10 %ige. Bei dieser Applikationsform dominiert vornehmlich das Buprenorphin. Bei der intravenösen Applikation steigt das Wirkungsverhältnis von Buprenorphin im Vergleich zur sublingualen Applikation zwar auf das Doppelte an, das von Naloxon allerdings auf ein 15-Faches. Somit kann Naloxon einer potenziellen Überdosierung mit Buprenorphin trotz höherer Rezeptoraffinität von Buprenorphin entgegenwirken. Da die Affinität von Buprenorphin zu den Opioidrezeptoren höher ist, muss die Dosierung von Naloxon in Kombinationspräparaten entsprechend berechnet werden, um die Verdrängung zu ermöglichen. Sekundär wirkt Naloxon bei sublingualer Applikation peripher an den Opioidrezeptoren im Darm und kann so einer opioidinduzierten Obstipation entgegenwirken. Schlussendlich stellt das Kombinationspräparat Buprenorphin/Naloxon das derzeit sicherste Substitutionsmittel dar. Dies liegt vornehmlich an einer, im Vergleich zu anderen Substitutionsmitteln (z. B. Methadon), geringeren Gefahr im Hinblick auf eine Überdosierung. [Backmund 2008]

16

9 https://medinfo.mundipharma.de/schulungsmaterial/ (Stand 2022)
https://medinfo.mundipharma.de/wp-content/uploads/2019/01/EM-Nyxoid-pat-Patienteninformationskarte-Oktober-2018.pdf (Stand 2022)

10 www.ncbi.nlm.nih.gov/pmc/articles/PMC3883815/ (Stand 2022)

## 16.5 Opioidantagonist Naltrexon

Naltrexon, ein weiterer kompetitiver Antagonist, hat im Vergleich zu Naloxon eine längere Wirkdauer und besitzt eine gute orale Bioverfügbarkeit. Es wird erst in der Leber in seinen aktiven Metaboliten überführt. Deshalb ist Naltrexon im Rahmen einer Langzeittherapie sowie bei Nicht-in-Frage-Kommen einer Methadontherapie indiziert. Der Antagonist dient der Langzeitblockade der Rezeptoren nach einer erfolgreichen Entgiftung. Dadurch soll das Verlangen der repulsiven Dosierung reduziert und das Rückfallrisiko minimiert werden. [Freye 2015]

## 16.6 Opioidkrise auch in Deutschland zu erwarten?

Heroin ist das in Europa am weitesten verbreitete illegale Opioid. Aus dem Europäischen Drogenbericht 2019 geht jedoch hervor, dass in den meisten europäischen Mitgliedsstaaten der Heroinkonsum zurückgeht, auch in Deutschland sinkt die 12-Monats-Prävalenz bereits seit 2012. Deutschland zählt im europäischen Vergleich zu den Ländern mit niedrigeren Fallzahlen. [Europäischer Drogenbericht 2019]

Die Erstverschreibung von Opioiden bei chronischen, nichttumorbedingten Schmerzen nahm in Deutschland zwischen 2000 und 2010 um 37 % zu. [Just et al. 2016] Das am häufigsten missbrauchte Opioid in Deutschland ist Methadon. Dieses wird von 33 % der Konsumenten missbraucht. [Europäischer Drogenbericht 2019]

Vergleicht man die Ergebnisse der Country Drug Reports der Jahre 2015–2017 für Deutschland ist eine deutlich fallende Tendenz in der Kategorie „Hochrisiko-Opioidkonsumierende" feststellbar. Allein von 2016 auf 2017 ist die Zahl um ein Drittel gesunken (2015: 160 322 [3,0 Hochrisiko-Opioidkonsumierende/1000 Einwohner]; 2016: 150 943; 2017: 105 234 [2,0/1000]). Die Zahl der Patienten in Opioidsubstitutionsbehandlung ist dabei fast gleichgeblieben. [EMCDDA 2017, 2018, 2019]

Der Arzneimittelverordnungsreport 2018 verzeichnet im Rückblick auf die letzten 20 Jahre allerdings eine dreifache Zunahme der Verordnungshäufigkeit von Opioidanalgetika. Bei Betrachtung des Verordnungsvolumens an Opioidanalgetika werden am häufigsten (fast 60 %) die schwachwirksamen Opioide Tramadol sowie das Kombipräparat Tilidin/Naloxon verordnet. Die Verschreibungshäufigkeit der Tilidin/Naloxon-Kombination (162,7 Mio. *defined daily dose*, DDD) ist nahezu so groß wie die aller starkwirksamen Opioidanalgetika zusammen (167,8 Mio. DDD). [Schwabe et al. 2018]

Nach einem Review einer Expertenkommission des Bundesinstituts für Arzneimittel und Medizinprodukte (BfArM) aus dem Jahr 2013 besitzen Tramadol (kein BtM, rezeptpflichtig) und Tilidin (BtM, rezeptpflichtig, ausgenommen sind feste Zubereitungen mit verzögerter Wirkstofffreigabe von bis zu 300 mg Tilidin in Kombination mit definierter Menge Naloxonhydrochlorid) in Deutschland jedoch ein niedriges Missbrauchsrisiko.[11] [Radbruch et al. 2013]

Während 1996 noch Morphin (WHO-Stufe 3) mit 60 % der Verordnungen an starkwirksamen Opioidanalgetika Mittel der Wahl war, liegt es heute nur noch bei 9,7 %. Diese

11 Gesetz über den Verkehr mit Betäubungsmitteln (Betäubungsmittelgesetz – BTMG) Anlage III (zu § 1 Abs. 1) verkehrsfähige und verschreibungsfähige Betäubungsmittel, BGBl. I 2001, 1189–1195, www.gesetze-im-internet.de/btmg_1981/anlage_iii.html (Stand 2020)

Entwicklung lässt sich durch die Einführung von Alternativen zu oral appliziertem Morphin in den letzten Jahren begründen. Unter den stark wirkenden Opioiden ist Fentanyl die am häufigsten verordnete Substanz (32,7 %). Die Verordnung der transdermalen Arzneiform von Fentanyl ist 2017 gegenüber dem Vorjahr etwas zurückgegangen (–1,4 %). Den Leitlinien gemäß sollte es nur verordnet werden, wenn die orale Standardmedikation mit Morphin nicht möglich ist. Nach einer Arzneimittelverbrauchsstudie (2004–2006) werden diese Leitlinien aber in Deutschland offenbar nicht durchgehend beachtet. Danach waren 85 % der mit Fentanylpflastern behandelten Patienten opioidnaiv und 73 % hatten keine Schwierigkeiten mit oraler Arzneitherapie. [Garbe et al. 2012]

Bei den Oxycodonverordnungen ist auch im Jahr 2017, ebenso wie die Jahre zuvor, ein Zuwachs zu verzeichnen (+2,8 %). Verordnet wird Oxycodon (41,7 Mio. DDD) inzwischen mehr als doppelt so häufig wie Morphin (15,4 Mio. DDD). Levomethadon stieg in den Verordnungszahlen als Analgetikum erneut an (+3,8 %), während es als Substitutionsmittel abnahm (–7,4 %). Das racemische Methadon wies 2017 einen deutlichen Zuwachs auf. Die steigende Verschreibungszahl an Opioiden generell mag vorschnelle Schlüsse bzgl. einer Opioidepidemie auch in Deutschland zulassen. Doch bei näherer Betrachtung der Verteilung zwischen schwach- und starkwirksamen Opioiden kann diese Sorge entschärft werden. Dennoch sollte nicht unterschätzt werden, dass auch schwächer wirksame Opioide ein gewisses Abhängigkeitspotenzial besitzen und leitliniengemäß verschrieben werden sollten. [Schwabe et al. 2018]

Die Autoren einer 2015 durchgeführten, retrospektiven Analyse von Opioidpatienten in nicht tumorbedingten Indikationen kommen zu dem Schluss, dass keine Signale einer Opioidepidemie in Deutschland vorliegen. [Marschall et al. 2016] Epidemiologische Daten zeigen, dass die erste Nachfrage nach Suchtberatung und/oder Behandlung, die Anzahl der Erstanwender und die Anzahl der Verstöße gegen das BtMG aufgrund von Heroin und anderem Opioidkonsum seit Jahren zurückgehen. Ein Vergleich der Schätzungen der letzten 20 Jahre zeigt, dass sich die Zahl Opioidabhängiger kaum geändert hat. Dies erklären die Autoren durch Stagnierung der Prävalenz und einer Abnahme in ihrer Inzidenz. Opioide scheinen weniger attraktiv für junge Menschen zu sein. Trotzdem zeigen uns die erschreckenden Zahlen aus den USA, dass der Fokus weiterhin auf präventiven Maßnahmen liegen sollte. [Kraus et al. 2019]

# 17 The War on Drugs

Niels Eckstein

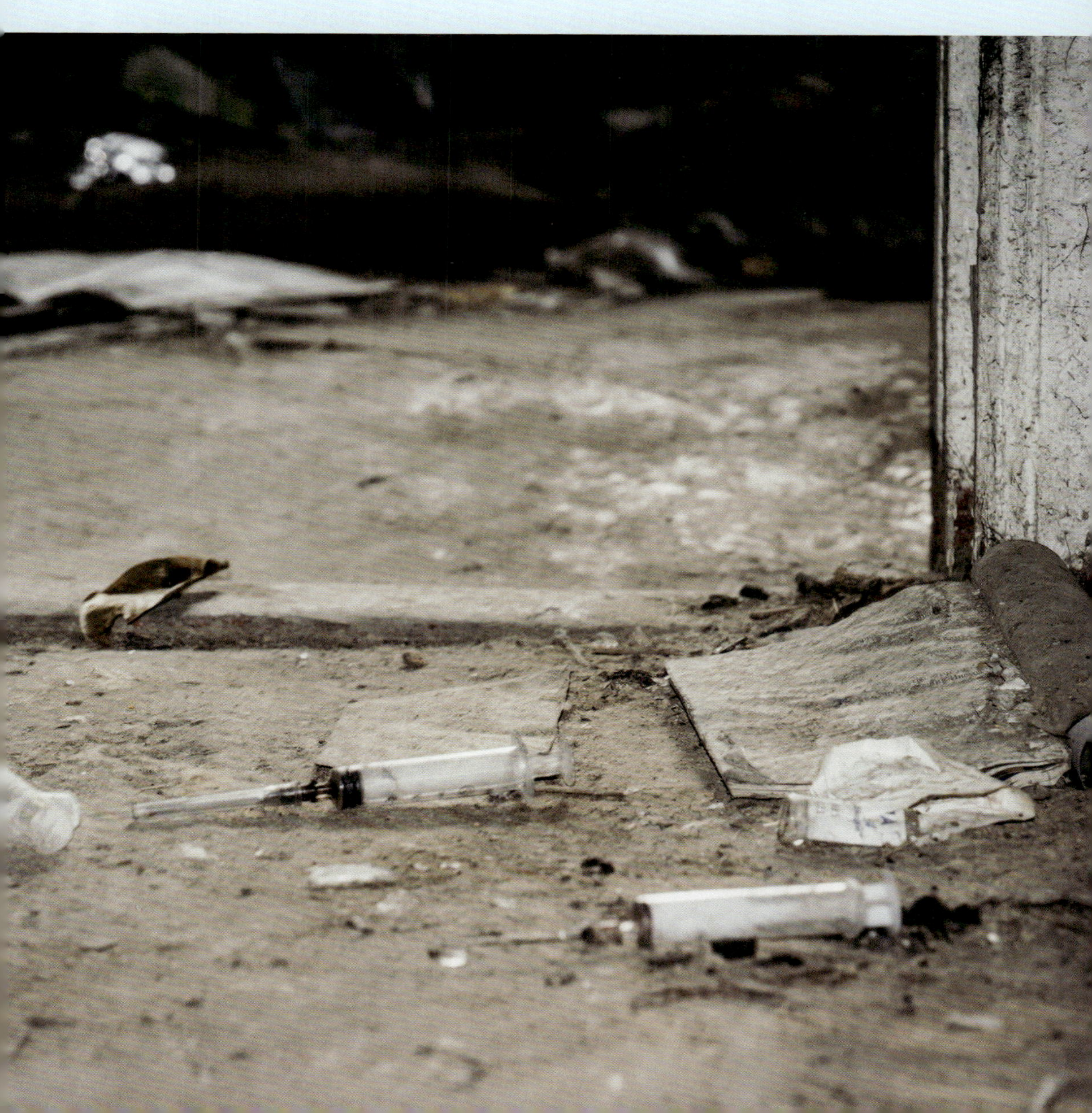

## 17.1 Historie

Das angeführte Zitat von Richard M. Nixon, dem 37. Präsident der Vereinigten Staaten von Amerika (*1913, †1994), aus dem Jahr 1971 setzt im allgemeinen Sprachgebrauch den Beginn des *War on Drugs*. Ob der Drogenkrieg nicht bereits viel früher beispielsweise mit der Alkoholprohibition (1920) oder dem fanatischen Feldzug Harry Anslingers gegen Cannabis (ab 1930) begann, sei dahingestellt. Zumindest trifft er augenscheinlich in den USA auf eine bereitwillige Wählerschaft, denn mit einer Verschärfung des Drogenkriegs punktete nahezu jeder amerikanische Präsident vor anstehenden Wahlen. Dabei stand im Mittelpunkt, den Konsum illegaler Drogen zu reduzieren. Das Budget Nixons zur Bekämpfung von Drogen wie LSD, Marihuana, Heroin[1] u. a. stieg vom Jahr 1969 bis zum Jahr 1974 von 81 Mio. US-Dollar auf 760 Mio. US-Dollar. Eine häufig konsumierte Droge dieser Zeit mit einem hohen Abhängigkeitspotenzial war Heroin. Bei Heroin handelt es sich um ein Opioid, welches aus dem Saft unreifer Kapseln des Schlafmohns (*Papaver somniferum* LINNÉ) extrahiert und anschließend durch Acetylierung von Morphin synthetisiert wird. Heroin bindet an Opioidrezeptoren des ZNS, welches die Überlebensfunktionen des Körpers kontrollieren. Denn aus evolutionärer Sicht dienen körpereigene endogene Opioide, wie z. B. Endorphin, der Dämpfung von Belastungssituationen und Schmerzen nach extremen Reizen des sympathischen Nervensystems. Exogen zugeführt kann ein Opioid bei medizinischer Indikation eingesetzt Schmerzen lindern oder missbräuchlich verwendet zur Euphorie, also berauschenden High-Zuständen, führen. Bei einer Überdosierung jedoch kann eine Atemdepression einsetzen und zum Tod führen. [Schaumann 1954, Freye 2015, Freissmuth et al. 2020]

> *America's public enemy number one is drug abuse.*
> Richard M. Nixon

Die Anbaugebiete des Schlafmohns lagen jedoch nicht in den USA, sondern zum einen im sogenannten „Goldenen Dreieck", einem Gebiet, das in Vietnam, Laos, Myanmar und Thailand liegt (○ Abb. 17.1) und zum anderen im „Goldenen Halbmond", welcher Pakistan und Afghanistan umfasst. Heutzutage wird außerdem auch in Mexiko und Kolumbien Opiumanbau betrieben. Bekanntlich sind das die Länder, in denen die USA und ihre Geheimdienste über viele Jahre hinweg Interventionen und Geheimoperationen durchführten.

Die geographische Lage der Vereinigten Staaten von Amerika erschwert die Kontrolle eines nicht autorisierten Vertriebes, wie den von Heroin, denn die USA, ein über den halben nordamerikanischen Kontinent reichendes Land, besitzt jeweils zwei große Küsten im Osten (Atlantik) und Westen (Pazifik) sowie mehrere Tausend Meilen Landesgrenzen zu Mexiko und Kanada. Zudem gibt es zahlreiche Großstädte mit einer gut ausgebauten Infrastruktur. Damit ist ein Vertrieb von Drogen über den See-, Land- und/oder Luftweg international wie auch national jederzeit möglich und nur schwer zu kontrollieren. Die Drogenkuriere konnten somit lange Zeit nahezu mühelos die US-amerikanische Grenze passieren.

1 Dies führte gelegentlich zu Überraschungen, beispielsweise als Präsident Trump für die Einführung der Todesstrafe für Dealer plädierte und sein Team erstaunt herausfand, dass dies bereits seit Clintons Präsidentschaft möglich war.

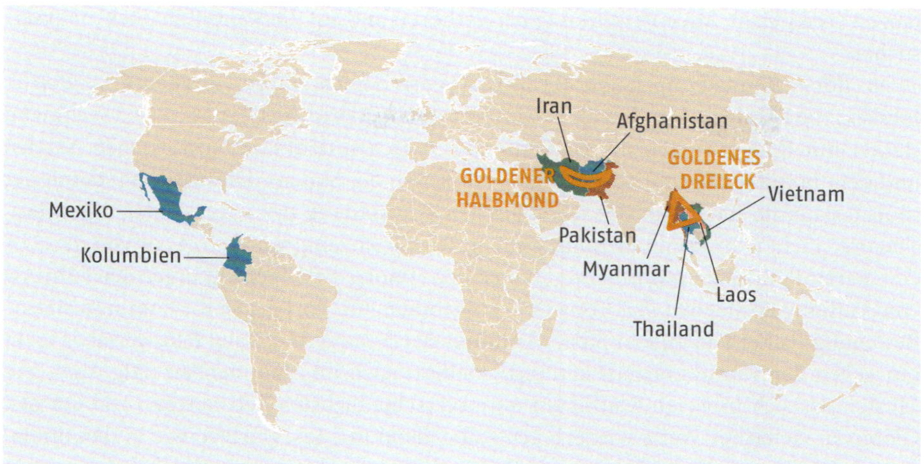


**Abb. 17.1** Weltkarte mit den größten Opiumproduzenten der Welt. Das „Goldene Dreieck" umfasst Vietnam, Laos, Myanmar und Thailand. Pakistan und Afghanistan bilden den „Goldenen Halbmond". Das „Mexikanische Goldene Dreieck" umfasst die schwer zugänglichen Bergregionen der Bundesstaaten Sinaloa, Durango und Chihuahua.

Schon in den 1960er-Jahren wurde Heroin durch die italienischstämmige Mafia unter dokumentierter Mitwisserschaft der Central Intelligence Agency (CIA), dem Auslands-Geheimdienst der USA, ins Land geschmuggelt. Die sogenannte *French-Connection*-Route führt vom mittleren Osten über Frankreich (Marseille) nach Havanna (Kuba) in die USA und besteht noch heute. Damals betrug die Reinheit des Heroins noch ca. 99 %. Somit gab es schon 1961 um die 40 000 Heroinabhängige in den USA. Im Jahr des deklarierten *War on Drugs* war ein 12-facher Anstieg auf 500 000 Heroinabhängige zu erkennen. Ein Überangebot von hochreinem Heroin ist also augenscheinlich dazu in der Lage, eine Opioidkrise auszulösen.

17

Der Ursprung dieses „Krieges" liegt aber eigentlich schon viel früher in den Anfängen des Kalten Krieges. Dabei sah es die amerikanische Regierung als ihre Aufgabe an, den sowjetischen Einfluss in der Welt, vor allem in Bezug auf deren kommunistisches Staatsmodell, einzudämmen.[2] Die Mittel, die dafür gewählt wurden, sind aus heutiger Sicht sicherlich fragwürdig und nicht vertretbar. Aber sie stehen stellvertretend für den missbräuchlichen Gebrauch psychotroper Substanzen durch Regierungen und Geheimdienste, die im Laufe der Geschichte immer wieder vorkamen (und wahrscheinlich auch noch vorkommen). Vor allem die CIA war zu unterschiedlichen Zeiten und auf unterschiedlichen Schmuggelrouten stark an der Verbreitung von Drogen beteiligt und agierte dabei eigenständig und oftmals ohne das Wissen der Regierung bzw. regierungsverantwortlichen Organisationen und entzog sich folglich demokratisch legitimierter Kontrolle.

Im Jahr 1953 startete die CIA ein Programm namens MKULTRA, welches den Menschenversuchen in den Konzentrationslagern im nationalsozialistischen Deutschland ähnlich kam. Das Programm wurde der Öffentlichkeit verschwiegen und erlangte durch die Verschwörung um das Attentat an Präsident John F. Kennedy größere Bekanntheit. Versuchspersonen wurden ohne ihr Wissen oder gegen ihren Willen psychotrope Subs-

2 www.bpb.de/internationales/amerika/usa/10620/vietnamkrieg?p=1 (Stand 2022)

tanzen verabreicht, um eine Wirkung bei Verhören und auf die Kampffähigkeit zu untersuchen.

Nachdem Kennedy im Jahr 1963 in Dallas erschossen wurde, übernahm Lyndon B. Johnson die Führung. Mit ihm als Nachfolger intervenierte die USA ab 1964 zunehmend stärker mit Bodentruppen im Vietnamkrieg, zwischen dem kommunistischen Norden und dem pseudodemokratischen Süden, auf Seiten des Südens. Dies geschah, damit der südostasiatische Raum auf der ideologischen Begründung der sogenannten „Domino-Theorie“ nicht dem Kommunismus anheimfiel. Gleichzeitig wurde in Laos von der CIA eine paramilitärische und geheime Armee der Hmong-Bevölkerung unter der Führung von Anthony Poshepny (alias Tony Poe) ausgebildet, um dort gegen die kommunistische Bewegung Pathet Lao zu kämpfen.[3] Anführer der Hmong war Vang Pao, der aber nicht nur gegen den Kommunismus kämpfte, sondern auch im Opiumanbau tätig war – ein Muster, das sich in vielen Konflikten mit unterschiedlichsten Substanzen rund um den Globus in vielfacher Weise wiederholen sollte, denn in Laos, genauso wie in den umliegenden Ländern sowie Afghanistan und Umgebung, wurde Opium seit Jahrhunderten in der Medizin verwendet, bis erkannt wurde, dass Opium durch die Weiterverarbeitung zu Heroin einen höheren Wert erlangt (aus der Acetylierung von Morphin entsteht Diacetylmorphin, also Heroin). Die Zusammenarbeit von Vang Pao und Tony Poe ermöglichte nicht nur den Transport von Waffen, Munition und Menschen, sondern auch von Geld und Drogen, um geheime Operationen zu finanzieren. Auch dies sollte sich beispielsweise in Mittelamerika, wo die „Währung“ dann Kokain war, wiederholen. Drogen und Geld wurden über die Flugzeuge von Air America transportiert. Jedoch war Tony Poe nicht nach Laos gekommen, um sich als Drogenhändler zu bereichern. Die CIA zog Tony Poe von Long Tieng zurück. Damit konnte Vang Pao den Drogenhandel ungebremst fortführen und die Region wurde zum Mittelpunkt der globalen Heroinproduktion. Ein paar Jahre später „wanderte“ die „Weltmarktführerschaft“ im Heroingeschäft dann nach Afghanistan zum Bruder des von den USA installierten Präsidenten Karsai. Somit gelangte Heroin auch zu den US-Soldaten im Nachbarstaat Vietnam. Aufgrund der Kriegssituation, welche eine starke psychische und physische Belastung bedeutete, griffen viele Soldaten zu Heroin und wurden abhängig. Auf dem Höhepunkt des Vietnamkrieges starben zwei Soldaten täglich an einer Heroinüberdosis. Die Anfänge der damaligen Opioidkrise waren gelegt. Der Krieg wurde verloren. Verletzte und abhängige Soldaten kehrten in ihre Heimat zurück und der Heroinhandel boomte. Doch damit nicht genug: durch die Verbindung Vang Paos zur CIA gelang es schon vorab, einen Kontakt zur amerikanischen Mafia zu bekommen (die Mafia ist nur in Filmen nicht am Drogenhandel

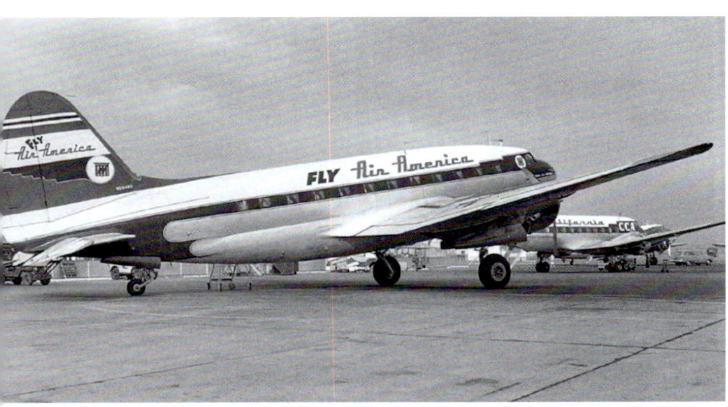


3 www.nytimes.com/1993/12/03/opinion/IHT-the-cia-drug-connectionis-as-old-as-the-agency.html (Stand 2022)

beteiligt, „der Pate“ zeichnet hier ein falsches Bild). Dadurch konnte das Heroin in die USA über die Handelsroute Südamerika oder die Karibik geschmuggelt werden.[4]

Nun begann ein Kampf gegen Heroin im eigenen Land. Ob dieser Kampf jedoch seitens der Politik und der Strafverfolgungsbehörden mit aller Konsequenz geführt wurde, blieb undurchsichtig, denn die Strukturen der Mafia, der sogenannten „Cosa Nostra“, bestanden in den USA seit Ende des 19. Jahrhunderts und diese Strukturen hatten bereits Politik und Polizei in Mitleidenschaft gezogen. Erschwerend hinzu kam, dass Polizeibeamte, Drogenfahnder und ähnliche Akteure aus den eigenen Reihen die Seite gewechselt hatten und der Korruption anheimgefallen waren. So kam es im Oktober 1972 in New York City zu einem der größten Heroindiebstähle der Geschichte. Über einen Zeitraum von zehn Jahren wurde das konfiszierte Heroin der *French Connection* in einem Polizeitresorraum in Manhattan gelagert. Als dieses aus der Asservatenkammer entnommen werden sollte, war das Heroin bereits durch Mehl ersetzt worden. Das Heroin im Wert von 70 Mio. US-Dollar war von der korrupten Polizei an Drogenhändler und mittelbar an die Dogenabhängigen verkauft worden. Die Mafia hatte durch Korruption leichtes Spiel und hatte immer einen Überblick über die Ermittlungen. Gerade in den Städten New York und Chicago hatte die Mafia die vollkommene Macht im Untergrund.[5] Die Geschichte des New Yorker Polizisten Frank Serpico mag hier stellvertretend für den jahrelangen Kampf gegen die Korruption der Polizei stehen.

Eine neue Herausforderung für die USA war die Entstehung von zunächst kolumbianischen und anschließend mexikanischen Drogenkartellen in den 70er- und 80er-Jahren des letzten Jahrhunderts. Aufgrund der massiven Gewinnspanne im Drogenschmuggel war und ist es nur schwer möglich, die Drogenzufuhr in die USA zu stoppen. Bestes Beispiel dafür ist die Festnahme (2014, und nach einer Flucht noch einmal 2016) des Kopfes des Sinaloa-Kartells Joaquín Guzmán, auch „El Chapo“ genannt. Im Nachgang der Verhaftung kam es nicht zum Rückgang der Drogengeschäfte, da El Chapo schnell ersetzt wurde. Im Laufe der Zeit diversifizierte sich der Drogenhandel und es entstanden eine ganze Reihe an mexikanischen Kartellen, die in ständiger Konkurrenz zueinander stehen: das Cartel Jalisco Nueva Generación (CJNG), das Golf-Kartell, die Los Zetas, das Tijuana Kartell etc. Lange Zeit verfolgten die mexikanischen und US-amerikanischen Behörden die sogenannte „Kingpin-Strategie“. Diese besteht darin, den Kopf eines Kartells zu jagen und entweder zu töten oder einzusperren, was allerdings nachteilige Effekte auf die Zivilbevölkerung hat. Jedes Machtvakuum, das nach einer solchen Tötung oder Verhaftung entsteht, lässt Nachfolgekämpfe um die Macht innerhalb des betroffenen Kartells entstehen oder ein konkurrierendes Kartell versucht, die (vorübergehende) Führungslosigkeit auszunutzen und Marktanteile der Konkurrenz an sich zu reißen. Diese beiden Effekte befeuern kontinuierlich die Gewalt der Kartelle untereinander und führen zu steigenden Mordraten. Die schlecht bezahlte Polizei ist oftmals korrupt und somit dem einen oder anderen Kartell zuzuordnen. Es passiert also auch, dass bundesstaatliche und kommunale Polizeibehörden gegeneinander kämpfen und sich beschießen. Die Zivilbevölkerung ist diesem Treiben oftmals schutzlos ausgeliefert und gerät zwischen die Fronten. Je nachdem, wie wertvoll eine „Plaza“, ein Grenzübergang zu den USA, ist, wurden bereits so viele Journalisten getötet, dass keine Berichterstattung mehr stattfindet. Abgesehen von

---

4 www.bpb.de/themen/nordamerika/usa/10620/der-vietnamkrieg (Stand 2022)

5 www.spiegel.de/wirtschaft/geschichte-der-us-mafia-narbengesicht-und-teflon-don-a-509471.html (Stand 2022)

politisch motivierten Guerillakriegen sind die Drogenkartelle der Grund dafür, dass die überwiegende Mehrzahl der Städte mit den höchsten Mordraten weltweit in Lateinamerika liegen. Der Kampf der US-amerikanischen Drug Enforcement Administration (DEA) gegen die mexikanischen Drogenkartelle, Maras (Banden) etc., erscheint vor dem Hintergrund dieser Strategie und vor allem dem nahezu unstillbaren Hunger der USA nach Drogen auf der Nachfrageseite auch weiterhin aussichtslos.[6]

Ein anderer Fall, in dem psychotrope Substanzen zu politischen Zwecken missbraucht wurden, soll im Folgenden dargestellt werden: Im Jahr 1979 wurde die sowjetische Regierung von der linksgerichteten afghanischen Regierung (zumindest in der Theorie) gebeten, ihr gegen die Bedrohung durch islamistische Fundamentalisten beizustehen. Im Rahmen der Operation „Cyclone" sah die CIA vor, die islamistischen Regierungsgegner, darunter auch die Taliban, zu unterstützen und die sowjetischen Truppen in einen asymmetrischen Krieg, ähnlich den USA in Vietnam, zu verwickeln. Der damalige Präsident Jimmy Carter unterzeichnete den Befehl zur Unterstützung der damals „Mudschaheddin" genannten Widerstandskämpfer. Das Ziel war, laut seinem Sicherheitsberater Zbigniew Brzezinski, dass die Sowjetunion das gleiche Schicksal wie die USA damals im Vietnamkrieg erleiden solle. Während die islamistischen Kämpfer nun mit Waffen, Munition und einer gezielten Kampfausbildung versorgt wurden, führte die CIA im „Goldenen Halbmond" den dortigen Drogenanbau ein und trieb die Opiumproduktion auf ein Maximum voran. Der dadurch florierende Drogenhandel finanzierte den teuren Krieg gegen die Sowjetunion. Nachdem die Sowjetunion 1989 die letzten Truppen zurückgezogen hatte, folgte ein gutes Jahrzehnt des Bürgerkriegs. Mit dem Kriegseintritt der USA in Afghanistan im Jahr 2001 ist die Opiumproduktion erneut stark angestiegen und verweilt seitdem auf einem extrem hohen Niveau. Der amerikanische Drogenmarkt wird seit diesem Zeitpunkt überwiegend durch Opium aus diesen Gebieten gedeckt.[7] Das afghanische Opium führte zu einer neuen Welle von Heroinabhängigen (oftmals ehemalige Oxycodonkonsumenten). Ein Ende dieser Entwicklung ist derzeit nicht absehbar, denn eine entfesselte Pharmaindustrie hat diese Entwicklung weiter befeuert. Ohne, dass sich die USA von dieser Welle erholen konnten, nahte schon die nächste. Diese kam von innen, von staatlich anerkannten Ärzten, die ihren Patienten Schmerzmedikamente verschrieben. Dafür wurde 2007 die erste sogenannte „Pill Mill", eine Klinik, in der Narkotika und Schmerzmittel in großen Mengen verschrieben werden, in Palm Beach errichtet. Das Ziel war, so viele Opioide (z. B. Oxycodon) wie möglich zu

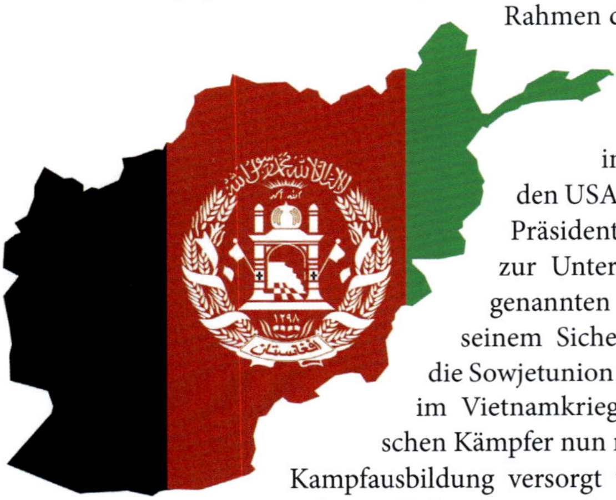

6 www.bpb.de/themen/kriege-konflikte/innerstaatliche-konflikte/54652/mexiko (Stand 2022); www.spiegel.de/panorama/justiz/mexiko-warum-die-chapo-festnahme-das-kartell-kaum-schwaecht-a-1073053.html (Stand 2022)

7 www.globalresearch.ca/der-inszenierte-terrorrismus-die-cia-und-al-qaida/9839 (Stand 2022); www.zeit.de/politik/ausland/2010-12/afghanistan-hilfe-islamisten (Stand 2022); https://nsarchive2.gwu.edu//coldwar/interviews/episode-17/brzezinski2.html (Stand 2022); www.anti-spiegel.ru/2019/die-cia-deckt-heroinproduktion-in-afghanistan-wie-arte-die-zuschauer-fuer-dumm-verkauft/ (Stand 2022)

verkaufen. So konnten in 3 Jahren fast 40 Millionen Tabletten verschrieben und ein Umsatz von 40 000 Dollar täglich (!) erwirtschaftet werden. Die Patienten bekamen ein höchstens vierminütiges Gespräch mit einem Arzt, der zwar approbiert, dem hippokratischen Eid aber nicht verpflichtet war. Täglich kamen hunderte Patienten, bis der Skandal bekannt wurde. Die Verantwortlichen wurden zu einer Gefängnisstrafe verurteilt und die Schmerzkliniken geschlossen. Doch die Patienten waren abhängig. Die Alternativen, die ihnen blieben, war der teure Erwerb auf dem Schwarzmarkt oder der Umstieg auf das wesentlich günstigere Heroin. Dies führte zu einem vierfachen Anstieg der Herointoten.[8]

Der *War on Drugs* stellt sich somit als ein eher heuchlerischer Kampf der USA gegen Drogen dar. Ob er überhaupt gewonnen werden soll, bleibt fraglich, denn die astronomischen Gewinne des Drogenhandels wurden mehr als einmal zur Finanzierung von Kriegen oder kriegsähnlichen Handlungen seitens staatlicher Organe genutzt. Die Rolle der CIA ist undurchsichtig und scheint die USA erst in die momentane Lage gebracht zu haben. Waren die Motive des *War on Drugs* aber überhaupt die für die man sie hielt?

John Ehrlichman[9] (1925–1999), der Chefberater Nixons für innere Angelegenheiten, berichtete in einem Interview 1994 mit dem Journalisten Dan Baum:

*„Die Nixon-Kampagne 1968 und die folgende Regierung hatte zwei Feinde: Die linken Kriegsgegner und die Schwarzen. Verstehen Sie, was ich damit sagen will? Wir wussten, dass wir es nicht verbieten konnten, gegen den Krieg oder schwarz zu sein, aber dadurch, dass wir die Öffentlichkeit dazu brachten, die Hippies mit Marihuana und die Schwarzen mit Heroin zu assoziieren und beides heftig bestraften, konnten wir diese Gruppen diskreditieren. Wir konnten ihre Anführer verhaften, ihre Wohnungen durchsuchen, ihre Versammlungen beenden und sie so Abend für Abend in den Nachrichten verunglimpfen. Wussten wir, dass wir über die Drogen gelogen haben? Natürlich wussten wir das!“*[10]

Diese Aussage stellt Anfang und Motive des *War on Drugs* in Frage und zeigt die rassistischen und ideologischen Motive der Nixon-Regierung auf.

Es stellt sich die Frage: Wenn der Drogenkrieg nicht der eigentlichen Absicht folgte und der jetzige Kampf nicht von Erfolg gekrönt sein kann, wäre es nicht besser, die immensen Mittel, die jetzt in teilweise militarisierte Strafverfolgung der Drogenprohibition fließen, stattdessen für Prävention und Rehabilitation zu verwenden? Oder zumindest einmal an der eigentlichen Ursache, der US-amerikanischen Nachfrage nach Drogen, zu arbeiten? Dan Baum hat einen interessanten Artikel hierzu verfasst mit dem bezeichnenden Namen *„Legalize it all“*.[11]

## 17.2 Mind Control Ultra

*Mind Control Ultra* (MKULTRA) war, wie bereits erwähnt, während des Kalten Krieges ein Geheimdienstprogramm der CIA (1953–1973) mit dem Ziel der totalen Kontrolle und Steuerung des Bewusstseins sowie der Erschaffung einer neuen Persönlichkeit. Es wurden diverse psychoaktive Substanzen, Elektroschocks etc. als Verhörmethode unter-

8 www.northpointrecovery.com/blog/ugly-truth-pill-mills-united-states/ (Stand 2022)

9 Ehrlichman (aus deutscher Sicht ein absurder Name für diesen Politiker) wurde später wegen Verschwörung, Behinderung der Justiz, Meineid und Einbruch im Zusammenhang mit dem Watergate-Skandal zu einer Gefängnisstrafe verurteilt.

10 https://harpers.org/archive/2016/04/legalize-it-all/ (Stand 2022)

11 https://harpers.org/archive/2016/04/legalize-it-all/ (Stand 2022)

sucht, mit dem Ziel kommunistischen Gefangenen, Spionen u. Ä. vertrauliche Informationen zu entlocken. Erst 1975 wurden die Experimente, die zum Teil an unwissenden US-Bürgern durchgeführt wurden, bekannt. Zur Verantwortung gezogen wurde, aufgrund der frühzeitigen Vernichtung von Dokumenten, niemand. Bei MKULTRA wurden psychologische, elektronische und chemische Foltermethoden zur Manipulation angewendet.[12] Beispielsweise wurden die Personen starken Elektroschocks über die Kopfhaut ausgesetzt, wodurch sämtliche Erinnerungen gelöscht wurden. Was im Detail bei Elektroschocks im Gehirn passiert, ist bislang noch nicht ausreichend erforscht und es dürfte heutzutage jedem (außer eventuell der CIA, wie deren inhumane Entgleisungen der Vergangenheit zeigen) schwerfallen, Experimente dieser Art von einer Ethikkommission genehmigt zu bekommen. Vermutlich kommt es zu einer erhöhten Ausschüttung von Neurotransmittern im Gehirn, wie z. B. Adrenalin, Noradrenalin, Serotonin und Dopamin. Außerdem kommt es bei sehr hoher Wiederholungszahl zu einer Neuorganisation der Neuronen, eine Restrukturierung der Synapsen, wodurch zahlreiche Erinnerungen gelöscht werden. Anschließend wurden kontinuierlich Audiodateien abgespielt, um den Geist neu zu programmieren. Dabei wurden zum Beispiel Ereignisse an bestimmte repetitiv vorgetragene Codes geknüpft, um darüber eine Kontrolle einzuleiten. Verwendet wurde beispielsweise das griechische Alphabet, da dies im Alltag eher selten Verwendung findet. Ebenso wurden halluzinogene Drogen wie LSD und Mescalin als „Wahrheitsdrogen" untersucht. Der größte Fokus lag dabei jedoch auf LSD, das 1938 von Albert Hofmann entdeckt und 1943 getestet wurde. Sechs Jahre später wurde es von der Schweizer Firma Sandoz Laboratories als Psychotomimetikum unter dem Namen „Delysid®" in den Verkehr gebracht. Zu Beginn des MKULTRA-Programms autorisierte die CIA den Ankauf von 10 kg pharmazeutisch reinem LSD. Bei einer wirksamen Dosis ab 20 µg, könnte man mit einer derartig gigantischen Menge die Hälfte der US-amerikanischen Bevölkerung auf einen LSD-Trip schicken, eine Menge, die Timothy Leary Jahrzehnte später hätte erblassen lassen.[13] Ein solches Mittel sollte in Verhören von Spionen eingesetzt werden. Ebenso wollte die CIA über die Bewusstseinskontrolle Personen dazu bringen, Attentate zu vollführen, die sonst niemals freiwillig durchgeführt worden wären, also wurden sogenannte „Mandschurische Kandidaten" erschaffen. Auffällig viele Opfer des Programms waren Bedienstete des Militärs, der CIA oder der National Aeronautics and Space Administration (NASA).[14]

Eines der Opfer dieser Experimente war Theodore (Ted) Kaczynski, auch bekannt als der „Unabomber" (*university and airline bomber*). Von 1978 bis 1995 verübte er 16 Briefbombenanschläge, die 23 Verletzte und 3 Tote zur Folge hatten. Zurückzuführen ist dies wohl unter anderem auch auf die an ihm verübten Menschenversuche, mit denen er psychisch gebrochen wurde. Im Jahr 1958 war Ted Kaczynski mit gerade einmal 16 Jahren ein hochbegabter Mathematikstudent der Eliteuniversität Harvard. Dort lernte er den Psychologen Henry A. Murray kennen, welcher in einer Studie den Einfluss von Stress auf die menschliche Psyche untersuchte. Murray führte Experimente im Auftrag der CIA durch. An einer von Murray geleiteten dreijährigen Persönlichkeitsstudie nahm Ted Kaczynski

12 www.history.com/topics/us-government/history-of-mk-ultra (Stand 2022)

13 www.pharmawiki.ch/wiki/index.php?wiki=Delysid_Sandoz (Stand 2022); History-Sendung, Americas War on Drugs, www.history.de/sendungen/americas-war-on-drugs/staffeln/staffel-1/episoden.html; (Stand 2022); www.youtube.com/watch?v=TQMUJxWKPsw (Stand 2022)

14 www.theblackvault.com/documentarchive/cia-mkultra-collection/ (Stand 2022); www.spiegel.de/wirtschaft/geschichte-der-us-mafia-narbengesicht-und-teflon-don-a-509471.html (Stand 2022)

zusammen mit 21 weiteren Probanden teil. Diese schrieben einen detaillierten Essay über ihre Weltanschauung und ihre persönliche Philosophie. Anschließend wurden diese auf einem Stuhl mit hellen Lichtern angestrahlt, mit Elektroden verkabelt und verhört, indem ihre Weltanschauung in Frage gestellt und schärfstens angegriffen wurde. Ziel der Studie war die Bewertung dieser Verhörtechnik für Strafverfolgungsbehörden und Geheimdienste.[15] Auch in Deutschland wurden Menschenversuche durchgeführt. Schon der KZ-Arzt Kurt Blome führte zur Nazi-Zeit Experimente besonders widerwärtiger Natur durch.[16] Erstaunlich ist allerdings, dass derart menschenverachtende Experimente ohne Weiteres über Jahre hinweg in einer Demokratie wie den USA stattfinden konnten. Ebenfalls wird von weiteren Experimenten an vulnerablen Personengruppen berichtet, durchgeführt von Wissenschaftlern, die unter Vertrag bei der CIA standen. Ethische Standards und Lebensrettungsmaßnahmen für den Notfall waren dabei nicht angedacht.[17] Heutzutage sichern die GCP-Verordnung (Good Clinical Practice), Ethikkommissionen sowie die Deklaration von Helsinki, dass derartige Menschenversuche nicht mehr vorkommen – zumindest nicht bei offiziell angemeldeten Studien. Somit bedarf eine Arzneimittelstudie in Deutschland beispielsweise vor Beginn der Genehmigung einer der regulatorischen Bundesoberbehörden, also des Paul-Ehrlich-Instituts (PEI) oder des Bundesinstituts für Arzneimittel und Medizinprodukte (BfArM). Voraussetzung ist hierbei die GCP-konforme Durchführung der Zulassungsstudie. Eine Ethikkommission, von welcher es ebenfalls einer Zustimmung bedarf, beurteilt die medizinische Forschung ethisch und berufsrechtlich. Im Rahmen dieser ethischen Bewertung steht das individuelle Wohl des Studienteilnehmers über der Freiheit von Wissenschaft und Forschung (also die Menschenwürde über der Wissenschaftsfreiheit). Als Folge der Menschenversuche während der Nazidiktatur wurde nach dem zweiten Weltkrieg auf der Generalversammlung des Weltärztebundes die Deklaration von Helsinki festgelegt. Darin ist beispielsweise die Einwilligung der Ethikkommission oder eine Einwilligungserklärung der Probanden bei klinischen Prüfungen festgeschrieben.

Die Summe all der entsetzlichen Verstöße gegen die Menschenwürde im Rahmen der Arbeit der CIA und vieler anderer Geheimdienste führt zu dem Schluss, dass psychotrope Substanzen bei Weitem nicht nur zu hedonistischen Zwecken missbraucht werden. Vielmehr werden sie von Staaten und deren Behörden missbraucht:

1. zur Generierung von Geldern, die an Kontroll- und Aufsichtsgremien vorbei verwendet werden können, um illegale militärische und geheimdienstliche Operationen zu finanzieren,
2. zu weiteren illegalen oder menschenverachtenden Zwecken wie Folter, Informationsgewinnung, Erpressung etc.



15 www.history.com/topics/us-government/history-of-mk-ultra (Stand 2022)

16 www.deutschlandfunkkultur.de/ahnungslos-im-lsd-rausch-die-menschenversuche-der-cia-100.html (Stand 2022)

17 www.theweek.co.uk/86961/mkultra-inside-the-cias-cold-war-mind-control-experiments (Stand 2022)

# 18 Alternativen zur Drogenprohibition

Niels Eckstein, Jenni Teipelke

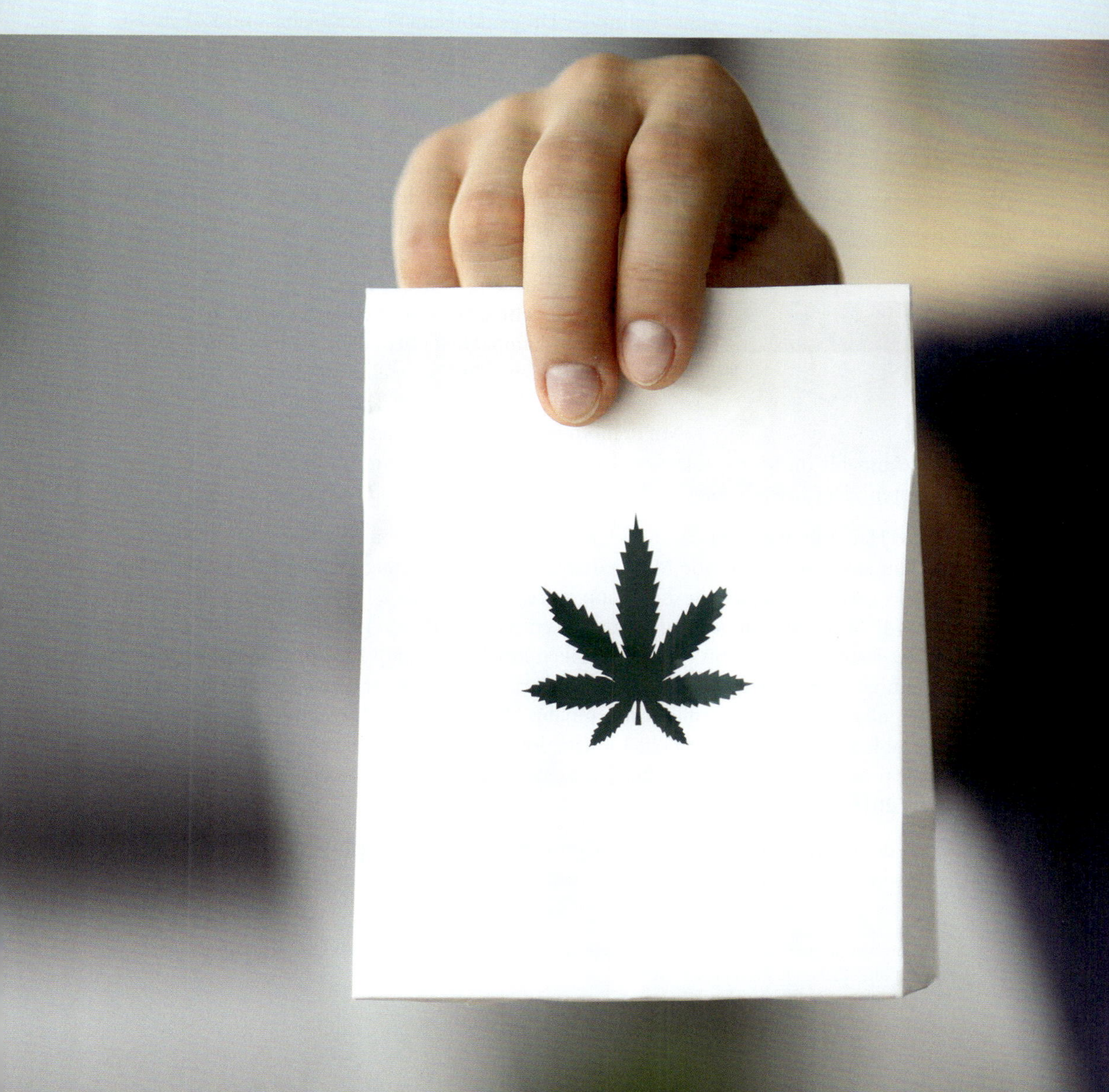

## 18.1 Legalisierung von Cannabis am Beispiel von Uruguay

■ **DEFINITION** **Legalisierung** ist das Außerkraftsetzen eines Verbotes. Dies wäre beispielsweise eine Behandlung, die derjenigen des Alkohols ähnlich käme.

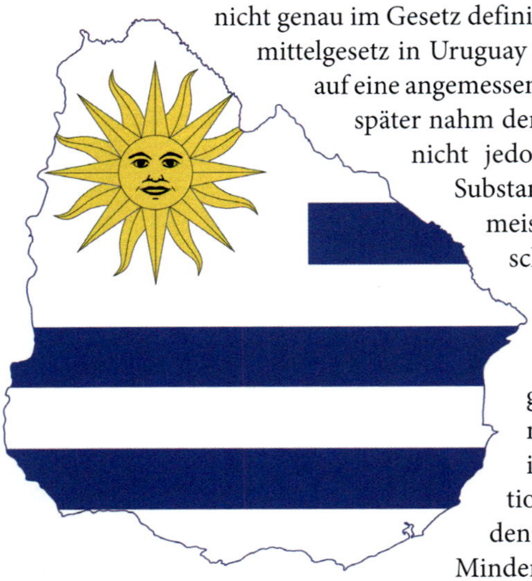

Uruguay ist ein sehr progressives und gleichzeitig staatlich stark kontrolliertes Land. Seit dem Jahr 1974 ist der Konsum von illegalen Drogen entkriminalisiert. Außerdem wurde der Besitz von Kleinstmengen toleriert, sofern niemand dadurch beeinträchtigt würde. Wobei eine tolerierbare minimale Menge oder das Maß an öffentlichen Störungen initial nicht genau im Gesetz definiert wurde. Im Jahr 1999 wurde das Betäubungsmittelgesetz in Uruguay revidiert und die tolerierbare minimale Menge auf eine angemessene Menge für den Eigenbedarf erweitert. Ein Jahr später nahm der Drogenkonsum von Cannabis und Kokain zu, nicht jedoch der Konsum von anderen psychoaktiven Substanzen wie Heroin. Zudem war die Qualität des meist aus Paraguay importierten Cannabis äußerst schlecht. Daraufhin kam die Forderung nach der Produktion von Cannabis für den Eigengebrauch, um dessen Qualität zu verbessern und den Cannabishandel vom viel gewalttätigeren Kokainhandel zu trennen. Die Entkriminalisierung von Cannabis im Allgemeinen trat im Jahr 2011 ein. Aufklärungs- und Informationskampagnen über Alkohol und Cannabis wurden im Jahr 2014, vermehrt mit dem Augenmerk auf Minderjährige, gestartet. [Zobel u. Marthaler 2016] Mit dem Vollenden des 18. Lebensjahres ist eine Menge von 40 g Cannabis im Monat toleriert (10 g/Woche). Der Konsum im öffentlichen Raum ist verboten[1]. Der Erwerb von Cannabis ist über drei Quellen möglich:

1. Pro Haushalt dürfen bis zu sechs Cannabispflanzen angebaut werden.
2. Cannabis kann über eine Mitgliedschaft in einer Vereinigung der Konsumierenden erworben werden, welche dieses anpflanzen und verteilen. Pro Vereinigung werden 15 bis 45 Mitglieder aufgenommen und maximal 99 Pflanzen gehalten.
3. Der Kauf von Cannabis ist in Apotheken möglich. [Hemp Five Team 2016] Jeder der Cannabis erwerben möchte, muss in dem Register des staatlichen Instituts für die Regulierung und Kontrolle von Cannabis (IRCCA)[2] eingetragen sein. Somit werden Problemkonsumenten erfasst, Informationen verbreitet und ein Kontrollsystem für die produzierten und verkauften Mengen von Cannabis geschaffen. [Zobel u. Marthaler 2016]

Nach dem Stand von 2016 wurden 3200 Personen für den Selbstanbau von Cannabispflanzen eingetragen und landesweit wurden circa 15 bis 30 Vereinigungen von Konsu-

1 Zum Vergleich: Deutschland hat es vor der Corona-Pandemie nicht geschafft bspw. ein Alkoholverbot auf öffentlichen Plätzen durchzusetzen.

2 El Instituto de Regulación y Control del Cannabis (IRCCA)

mierenden gegründet (die Zahl schwankt etwas über die Jahre). Vereinigungen von Konsumierenden sind jedoch eher etwas für Liebhaber und Züchter. Aufgrund der Aufnahmegebühr und des monatlichen Beitrags bei den Vereinigungen ist der Erwerb von Cannabis über die Apotheke für einen reinen Konsumenten meist günstiger. [Hemp Five Team 2016] Hierfür gab es im Jahr 2016 circa 100 Apotheken, die Cannabis führten. Diese Apotheken dürfen max. 2 kg Cannabis im Lager vorrätig haben. Die Abgabe erfolgt über den Scan des Fingerabdrucks und den Abgleich im IRCCA-Register, um einen überhöhten Bezug über mehrere Quellen (Apotheken-Hopping) zu vermeiden. Vom Staat wurden fünf Unternehmen ausgesucht, die Cannabis für Apotheken in drei unterschiedlichen Klassen bezogen auf den THC-Gehalt produzieren sollen. Der Anbau erfolgt auf staatlichen Anbauflächen und wird streng überwacht. Jede einzelne Pflanze wird dokumentiert und ihr Lebenszyklus nachverfolgt. Die Samen für die Cannabispflanzen werden vom Staat importiert oder selbst gezüchtet. [Zobel u. Marthaler 2016]

## 18.2 Entkriminalisierung am Beispiel von Portugal

**DEFINITION** Bei der **Entkriminalisierung** werden alle bisherigen Straftaten der Konsumenten komplett aus dem Strafrechtssystem entfernt. Folglich werden diese lediglich als rein administrative Verstöße behandelt und aus dem kriminellen Rahmen genommen. Dabei ist Entkriminalisierung aber nicht mit der Legalisierung zu verwechseln. Die Prohibition bleibt im Gesetz bestehen. Es fallen lediglich der Erwerb, Besitz und Konsum nicht mehr unter das Strafrecht. Das heißt, dass diese Handlungen keine Strafmaßnahmen mehr nach sich ziehen. Ausgenommen sind nichtstrafrechtliche Maßnahmen wie u. a. Bußgelder oder Therapiemaßnahmen.

18

Portugal hat als erstes Land den Konsum, Erwerb und Besitz aller Drogen bereits vor vielen Jahren entkriminalisiert. Auslöser waren der als unkontrollierbares, soziales Problem gesehene Dogenmissbrauch, die Sucht und die damit einhergehenden Probleme (Marginalisierung, soziale Ausgrenzung). Doch wurde in Portugal nicht der Drogenmissbrauch als Kern des Problems angesehen, sondern vielmehr die Kriminalisierung, die Hindernisse zur Behandlung der Drogensüchtigen und der Verlust vieler Ressourcen durch die Strafverfolgung von Besitz- und Konsumdelikten. Im Rahmen der Entkriminalisierung wird an Strategien zu Maßnahmen der Prävention, Nachfragereduzierung, Schadensminimierung und Freisetzung maximaler Ressourcen zur Behandlung und zur Erreichbarkeit Drogensüchtiger gearbeitet. Dieses Konzept könnte verallgemeinernd als ein vollumfänglicher Ansatz zur Schadensminderung (engl. *harm reduction*) angesehen werden. Dies bedeutet jedoch nicht, dass Portugal den Konsum psychotroper Substanzen gutheißt. Im Gegenteil, Aufklärungsgespräche mit erreichbaren Konsumenten zielen durchaus auf die Frage ab, wie ein konsumfreies Leben erreicht werden kann, bzw. welche Probleme eigentlich hinter einem problematischen Konsum stehen. Bereits 2001 trat das Gesetz zur Entkriminalisierung aller

Drogenkonsumenten in Kraft. Der Gebrauch und Besitz von Drogen gelten weiterhin als verboten, jedoch wird beides als administrativer Verstoß geahndet. Im deutschen System würde man sagen, es handelt sich um eine Ordnungswidrigkeit, keine Straftat. Die Legalisierung wurde als keine geeignete Option wahrgenommen, da viele internationale Abkommen eine etablierte Prohibition bezüglich des Drogenkonsums im nationalen Recht verlangen. Es entsteht somit eine paradoxe Situation: Dadurch, dass die Prohibition an sich weiterhin etabliert bleibt, ist die Entkriminalisierung in Portugal auf sichere Füße gestellt. Man könnte auch sagen: Der lange Schatten der internationalen Gremienarbeit Harry Anslingers wirkt sich noch heute direkt auf das Verhalten eines EU-Mitglied-Landes aus. Die straffreie Menge an Drogen, die in Portugal mitgeführt werden darf, errechnet sich aus der durchschnittlichen Menge, die eine Einzelperson in 10 Tagen verbraucht. Im Gegensatz hierzu liegt bei Besitz einer Menge von mehr als der durchschnittlichen Dosis einer Einzelperson für den Gebrauch von 10 Tagen ein Drogenhandel vor. Für die Regulation dieser administrativen Verstöße und Maßnahmen, die sich daraus ergeben, wurde eine Kommission gegründet, die sogenannte „Commission for Dissuasion of Drug Addiction". Nach der Entkriminalisierung können damit effektiv Behandlungen angeboten werden, ohne dass Suchtkranke eine Anklage fürchten müssen oder als Kriminelle abgestempelt werden. Der Weg zu einer Suchtbehandlung ist somit frei. Zudem kann der Verbraucherschutz durch freiwerdende Ressourcen gefördert werden und in Maßnahmen zur Schadenminimierung (engl. *harm reduction*) sowie therapeutische Behandlungen investiert werden. Kritiker der Entkriminalisierung warnten, dass ein nicht strafrechtlich verfolgter Drogenkonsum zahlreiche Drogentouristen anlocken würde. Die Zahlen und Fakten belegen allerdings das Gegenteil: 95 % der von Behörden registrierten Drogenkonsumenten stammten aus Portugal. [Greenwald 2009]

## 18.3 Überlebenshilfe am Beispiel von Zürich

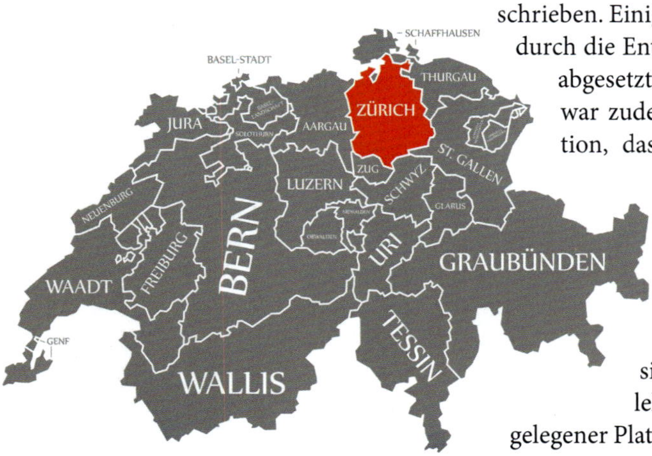

In Zürich als größter Stadt der Schweiz herrschten Mitte der 1980er-Jahre extreme Probleme mit Delikten der typischen Straßenkriminalität (klassische Beschaffungskriminalität: Ladendiebstahl, Einbruchdiebstahl, Prostitution etc.). Heroinkonsumenten wurden jedoch auch so verfolgt und bereits als Konsumenten kriminalisiert. Im Arrest wurden den Heroinsüchtigen gegen die Entzugserscheinungen lediglich Beruhigungsmittel verschrieben. Einige starben nach der Freilassung durch die Entzugserscheinungen des abrupt abgesetzten Heroins. Die Bevölkerung war zudem unzufrieden mit der Situation, dass personelle Ressourcen und Gelder für Justiz und Polizei ausgegeben wurden, statt Drogensüchtigen eine kausale Hilfe anzubieten. Noch im Jahr 1979 wurde der Vorstoß zur Entkriminalisierung vom Bundesrat abgelehnt. Später wurde ein zentral gelegener Platz nahe dem Hauptbahnhof, der sogenannte „Platzspitz“, etabliert und man tolerierte den Heroinhandel in geringer Menge, um eine Enklave zu bilden, die als abgesonderter Rückzugsraum dienen sollte. Man versprach sich davon unter anderem, dass der Drogenkonsum und -handel keine weiteren Stadtteile in Mitleidenschaft ziehen sollte. Es entwickelte sich daraufhin eine lebhafte Szene, die Abhängige auch aus weiter entfernten Städten anzog. Schlussendlich fiel der Heroinpreis und die Nachfrage stieg durch die steigende Personenanzahl, die sich im Umfeld des Platzspitz aufhielt. Auch Drogentouristen aus dem nahen Ausland besuchten den sogenannten „Needlepark“. Der steigende Drogenkonsum löste eine HIV-Epidemie aus, woraufhin Ärzte Spritzen ausgaben, um wenigstens die Folgeeffekte zu minimieren. Später wurde die Spritzenvergabe jedoch unter dem Verdacht einer „Hilfeleistung am illegalen Drogenhandel“ verboten. Dieses Verbot wurde 1986 aufgehoben und viele Hilfsorganisationen kamen auf dem Platz zusammen. Impfungen wurden durchgeführt und Spritzen verteilt. Aufgrund von steigender Gewalt, Verwahrlosung und Elend eskalierte die Situation trotz allem. Es starben immer mehr junge Menschen und auch Kinder. Durch den wachsenden medialen Druck wurde in Zürich der Verein Arud (Zentrum für Suchtmedizin) gegründet, die Arbeitsgemeinschaft für einen risikoarmen Umgang mit Drogen. Damit wurde der Grundstein für die niederschwellige Methadonpolitik in der Schweiz gelegt. [Meili 2007]

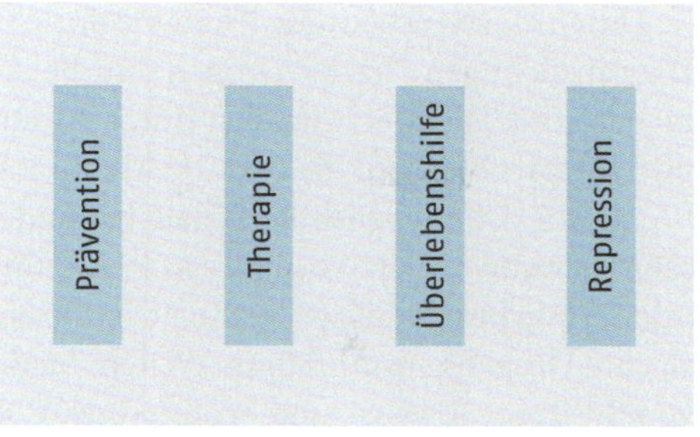


**Abb. 18.1** Vier-Säulen-Modell der Schweizer Drogenpolitik, bestehend aus: Prävention, Therapie, Überlebenshilfe und Repression

Im Jahr 1991 etablierte sich das Vier-Säulen-Modell (Abb. 18.1) und sollte bereits damals durch ein Suchthilfegesetz ersetzt werden. Doch erst 2011 verankerte sich das Modell durch die Revidierung des Betäubungsmittelgesetzes auch rechtlich. [Simmel 2008] Dieses Modell besteht aus Prävention, Therapie, Überlebenshilfe und Repression. Vom Bund wurden nationale Präventionsprogramme erstellt und es wurde an einem verbesserten Jugendschutz gearbeitet. Durch Aufklärungskampagnen werden den Jugendlichen in Schulen, Jugendverbänden, im Sport oder durch ihre Eltern die Folgen des Drogenkonsums bedarfs- und zielgerecht aufgezeigt. Vorrangiges Ziel ist es, den Erstkonsum bzw. den Einstiegskonsum zu verhindern sowie gesundheitliche und soziale Probleme durch den Drogenkonsum zu verringern.

Die umfangreiche Aufklärung, welche die Bevölkerung aller Schichten in Schulen, Wohngemeinden und am Arbeitsplatz erreichen soll, wird kritisch überwacht und bei Versagen durch andere Projekte ersetzt. [Kurzer 2005] In puncto Therapie sorgt jeder Kanton für eigene Betreuungsangebote für Personen mit suchtbedingten Störungen. Diese Einrichtungen müssen sowohl ärztliche und psychosoziale Behandlungen als auch eine Nachsorge anbieten. Ziel ist es, die körperliche und psychische Verfassung dieser Menschen zu verbessern und somit die Grundlage für ein konsumfreies Leben zu ermöglichen. Damit können die Menschen wieder sozial integriert werden, um sich dann auch wieder in ein berufliches Leben eingliedern zu können.

Durch den Ausbau der Therapieeinrichtungen konnten seit 2005 zwei Drittel aller Drogensüchtigen „harter Drogen[3]" in Behandlung aufgenommen werden. Die Behandlungen und Therapien werden durch Kontrollmaßnahmen auf ihre Effizienz überprüft und entsprechend auf die Bedürfnisse ihrer Patienten angepasst. [Kurzer 2005]

Für die Überlebenshilfe/Schadensminderung sind die einzelnen Kantone ebenfalls selbst verantwortlich. So gibt es in 15 Kantonen mindestens je ein Angebot zur Schadensminderung beziehungsweise eine Überlebenshilfe. Auf 7 Kantone verteilt gibt es 10 überwachte Drogenkonsumräume. Weitere Maßnahmen zur Überlebenshilfe sind die Abgabe von Spritzen, Arbeits- und Wohnprojekte, das Angebot zur niederschwelligen Substitution sowie AIDS- und HIV-Kampagnen. Ziel ist nicht die Abstinenz, sondern das Überleben des Konsumenten mit möglichst geringem Schaden. [Schaub 2013]

Der Vollzug des Betäubungsmittelgesetzes unterliegt dem Bund. Dieser kontrolliert sowohl die Außengrenzen als auch die Zolllager. Für die Repression und die Kontrollen vor Ort sind die Kantone verantwortlich. Ziel der vierten Säule (Repression) ist es, die verfügbare Menge an Drogen durch die Bekämpfung des illegalen Drogen**handel**s zu verringern. Der Bund stellt dafür die zentrale Drogenhändlerdatenbank (DOSIS) und das Informationssystem (ISOK) bereit. Ebenso zeigt die Repression, durch die Zusammenarbeit zwischen Einrichtungen der Suchthilfe und Polizei, Erfolge. Die Verfahren gegen Drogenhändler stiegen von 5 % im Jahr 1991 auf 8,4 % im Jahr 1999. [Kurzer 2005]

Ein Blick in Länder wie Uruguay, die Schweiz oder Portugal zeigt alternative Wege in der Drogenpolitik. Portugal geht den Weg der vollständigen Entkriminalisierung, Uruguay führte ein Quasi-Staatsmonopol und den Selbstanbau für den Eigenbedarf von Cannabis ein und der Schweizer Kanton Zürich integrierte das Vier-Säulen-Modell. Aber auch andere Länder, wie die Niederlande oder der US-Bundestaat Colorado im Westen der USA, gehen mit der Regulierung des Cannabismarktes einige Schritte weiter, denn eine funktionierende Cannabisabgabe ohne Zielgruppenerweiterung sollte auf einem nicht markwirtschaftlichen Modell basieren, um finanziellen Interessen, und somit einer Erweiterung der Menge an Konsumierenden aus Staats- oder Unternehmensinteressen, vorzubeugen. So sollte die Regierung die Bildung eines ökonomischen Interesses verhindern und notfalls Maßnahmen dagegen ergreifen. Eine (typisch amerikanische) Kommerzialisierung des Cannabismarktes, wie beispielsweise in Colorado, kann nicht empfohlen werden.

Gerade das Beispiel Cannabis ist zudem gut geeignet, um sich einmal zu überlegen, ob man tatsächlich eine vergleichsweise weniger schädliche Droge verbieten will, deren Verbot dann den viel gefährlicheren, synthetischen Cannabinoiden Vorschub leistet. Werfen wir zu diesem Zweck einen Blick in unser Nachbarland, die Niederlande. Solange Drogen auf dem Schwarzmarkt kursieren und nicht reguliert werden, besteht immer ein Risiko, dass neuartige, gesundheitsgefährdendere Drogen entwickelt werden. Für Alternativen gilt es einen Blick in das System der niederländischen Coffeeshops zu werfen. Die Vorgaben der UN-Drogenkonvention von 1988 wird beibehalten, jedoch ist die Abgabe in den Coffeeshops von der Strafverfolgung freigestellt. Der Staat erteilt Lizenzen an „geduldete" Händler und sorgt zudem für eine zusätzliche Kontrolle der Produkte. Der Cannabiskonsum ist entgegen den Erwartungen nicht in die Höhe gestiegen, er blieb nahezu identisch.

3 Die sogenannten „harten Drogen" umfassen alle illegalen Drogen außer Cannabis. (Eine pharmakologisch ziemlich unsinnige Definition, die sich jedoch eingebürgert hat.)

Ein weiteres Beispiel ist die Entkriminalisierung von Drogen jeglicher Art, also die Entkriminalisierung des Besitzes geringer Mengen. Auch hier ist das Ergebnis in Hinblick auf das Konsumverhalten analog. In Spanien kam es, nach einer wirkungslosen Verschärfung des Drogenstrafrechts der UN-Drogenkonvention von 1988, ebenfalls zur Entkriminalisierung: Der Konsum (auch von Cannabis) an öffentlichen Plätzen und Handlungen, die den Konsum von Drogen fördern, sind zwar weiterhin strafrechtlich verboten, jedoch ist der Besitz von bis zu 100 g Cannabis für den privaten Gebrauch abseits der Öffentlichkeit erlaubt und zieht keine strafrechtlichen Konsequenzen nach sich. Außerdem wurde der private Anbau von Cannabis erlaubt. Eine Steigerung des Drogenkonsums hat es auch hier nicht gegeben. Safer-Use-Gebote gewährleisten dem Konsumenten bei Anwendung einen Schutz vor Infektionen durch den Drogenkonsum. Ohne diese Gebote können (z. B. durch verunreinigte Spritzen oder scharfkantige Ziehrohre) leicht Krankheitserreger wie das Humane Immundefizienz-Virus (HIV) oder auch verschiedene Arten von Hepatitis-Viren übertragen werden. Jeder Konsument bekommt deshalb eigenes steriles Zubehör wie Spritzen, Injektionsnadeln oder Röhrchen. In Portugal und in Spanien werden deshalb Konsumräume und Spritzenvergaben für die Konsumenten angeboten. Doch selbst die USA scheinen langsam vom unseligen Erbe eines Harry Anslinger genug zu haben: In den Vereinigten Staaten von Amerika war im Jahr 2021 in mindestens 22 Bundesstaaten der Gebrauch von Cannabis zu medizinischen Zwecken erlaubt, Tendenz steigend. In den Bundestaaten Colorado, Washington, Alaska und Oregon wurde der Besitz von Cannabis zum Eigenbedarf und der staatlich regulierte Handel eingeführt und legalisiert. In Deutschland ist seit dem 10. März 2017 Cannabis als Arzneimittel erlaubt und wird seitdem durch eine staatliche Kontrolle angebaut, wodurch pharmazeutische Qualität gewährleistet wird.[4] [v. Hedyden u. Jungaberle 2018a, Jacobs 2019]

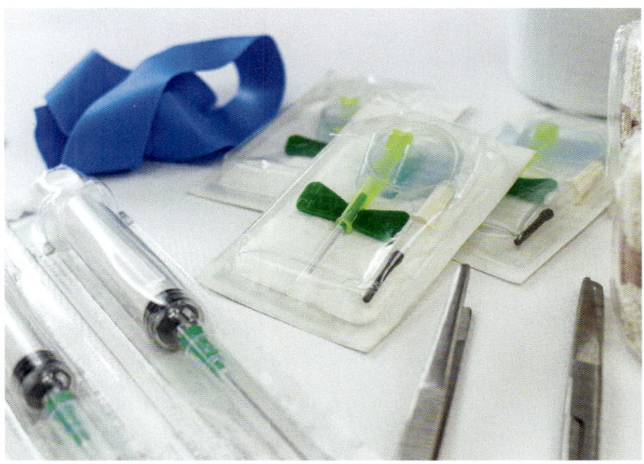

4 www.bundesgesundheitsministerium.de/ministerium/meldungen/2017/maerz/cannabis-als-medizin-inkrafttreten.html (abgerufen am 05. Juni 2022, Stand: 10/03/2017)

# 19 Future Prospects

Niels Eckstein

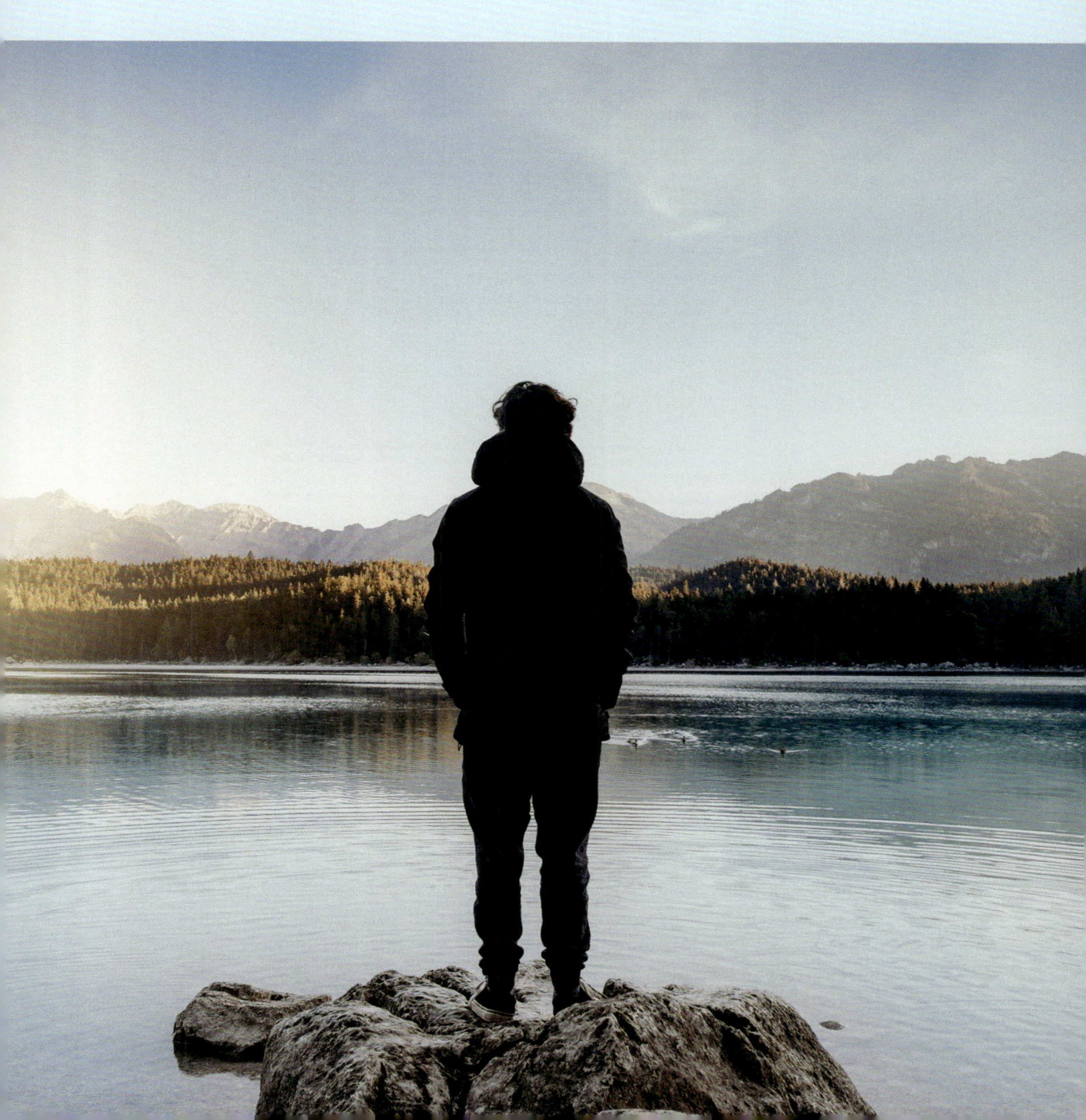

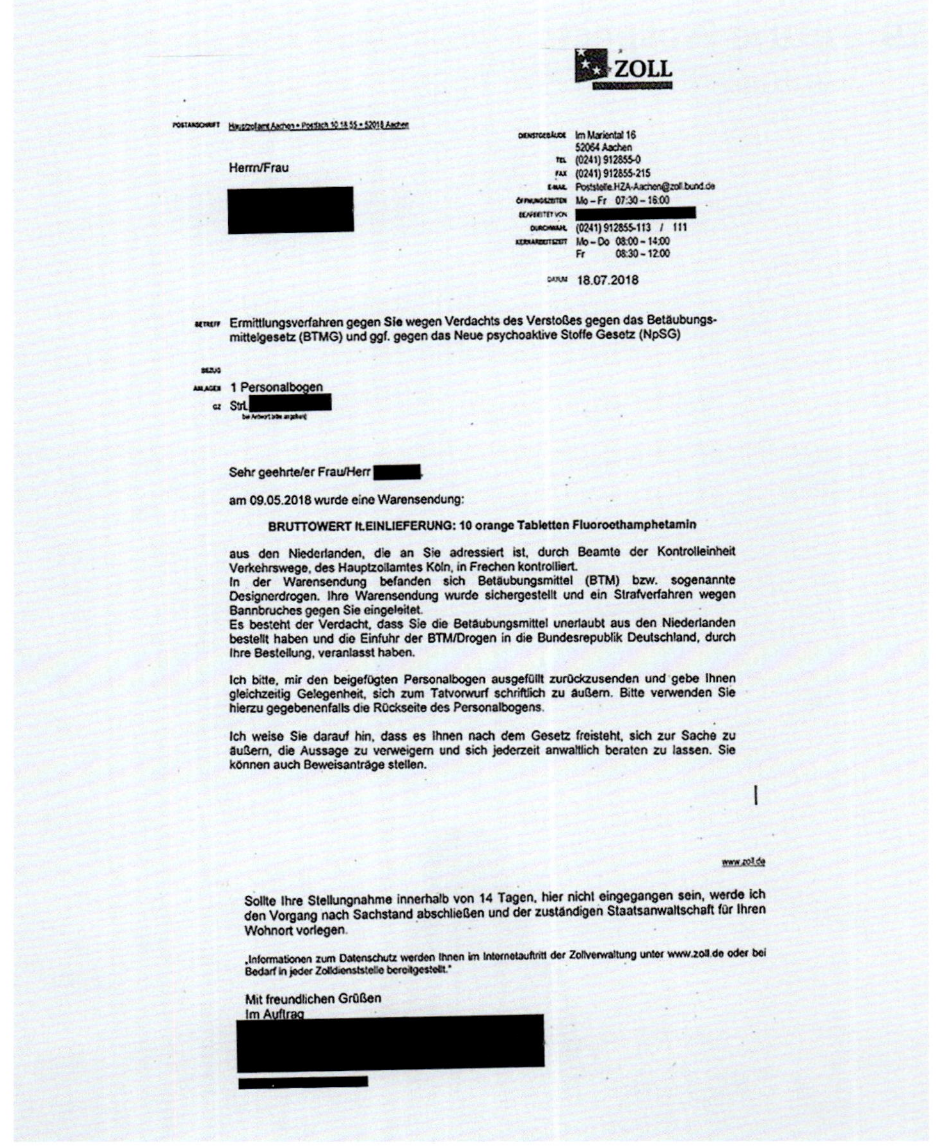

ZOLL

POSTANSCHRIFT Hauptzollamt Aachen • Postfach 10 18 55 • 52018 Aachen

DIENSTGEBÄUDE Im Mariental 16
52064 Aachen
TEL (0241) 912855-0
FAX (0241) 912855-215
E-MAIL Poststelle.HZA-Aachen@zoll.bund.de
ÖFFNUNGSZEITEN Mo – Fr 07:30 – 16:00
BEARBEITET VON
DURCHWAHL (0241) 912855-113 / 111
KERNARBEITSZEIT Mo – Do 08:00 – 14:00
Fr 08:30 – 12:00

DATUM 18.07.2018

Herrn/Frau

BETREFF Ermittlungsverfahren gegen Sie wegen Verdachts des Verstoßes gegen das Betäubungsmittelgesetz (BTMG) und ggf. gegen das Neue psychoaktive Stoffe Gesetz (NpSG)

BEZUG

ANLAGEN 1 Personalbogen

GZ StrL

Sehr geehrte/er Frau/Herr ,

am 09.05.2018 wurde eine Warensendung:

**BRUTTOWERT lt.EINLIEFERUNG: 10 orange Tabletten Fluoroethamphetamin**

aus den Niederlanden, die an Sie adressiert ist, durch Beamte der Kontrolleinheit Verkehrswege, des Hauptzollamtes Köln, in Frechen kontrolliert.
In der Warensendung befanden sich Betäubungsmittel (BTM) bzw. sogenannte Designerdrogen. Ihre Warensendung wurde sichergestellt und ein Strafverfahren wegen Bannbruches gegen Sie eingeleitet.
Es besteht der Verdacht, dass Sie die Betäubungsmittel unerlaubt aus den Niederlanden bestellt haben und die Einfuhr der BTM/Drogen in die Bundesrepublik Deutschland, durch Ihre Bestellung, veranlasst haben.

Ich bitte, mir den beigefügten Personalbogen ausgefüllt zurückzusenden und gebe Ihnen gleichzeitig Gelegenheit, sich zum Tatvorwurf schriftlich zu äußern. Bitte verwenden Sie hierzu gegebenenfalls die Rückseite des Personalbogens.

Ich weise Sie darauf hin, dass es Ihnen nach dem Gesetz freisteht, sich zur Sache zu äußern, die Aussage zu verweigern und sich jederzeit anwaltlich beraten zu lassen. Sie können auch Beweisanträge stellen.

www.zoll.de

Sollte Ihre Stellungnahme innerhalb von 14 Tagen, hier nicht eingegangen sein, werde ich den Vorgang nach Sachstand abschließen und der zuständigen Staatsanwaltschaft für Ihren Wohnort vorlegen.

„Informationen zum Datenschutz werden Ihnen im Internetauftritt der Zollverwaltung unter www.zoll.de oder bei Bedarf in jeder Zolldienststelle bereitgestellt."

Mit freundlichen Grüßen
Im Auftrag

**Abb. 19.1** Bannbruch, exemplarisches Ermittlungsverfahren. Erwerb und Besitz von NPS-Substanzen führen nach dem Grenzübertritt zur strafrechtlichen Verfolgung.

Einige Jahre nach seinem Inkrafttreten lässt sich sagen, dass aus regulatorischer Sicht das NpSG große Erfolge verbuchen kann. So lässt sich im Clearnet nur noch ein einziger größerer Händler von Research Chemicals in Deutschland finden, der bundesweit mit NPS-Substanzen handelt. Alle weiteren erhaltenen NPS-Substanzen dieses Projektes stammten aus dem umliegenden Ausland (Niederlande, UK, Schweden, Polen). Der in der Theorie nicht verfolgte Besitz und Erwerb von NPS-Substanzen wird in der Praxis durch den Grenzübertritt zum Bannbruch und damit, wie das oben angeführte Ermittlungsverfahren zeigt, strafrechtlich verfolgt (Abb. 19.1).

Anders als beim BtMG kommt es durch das NpSG nicht zu einem Forschungshemmnis. Der Verkehr mit NPS-Substanzen zum Zweck von Wissenschaft und Forschung ist legal. Die Dokumentation jedes verwendeten Milligramms eines BtMs und die zeitnahe Übermittlung an die Bundesopiumstelle sind gerade für kleinere Forschungsgruppen nicht ohne Weiteres zu leisten. Zumal zuerst eine BtM-Umgangserlaubnis erteilt werden muss, welche in der Regel zunächst einmal substanzbezogen und mengenspezifisch ist, und deren Ausstellung sich über einen Zeitraum von mehreren Monaten hinziehen kann. Durch das BtMG kam es nicht wie beim NpSG zu einer Abnahme des Handels mit illegalen Substanzen, sondern zu einer Zunahme. So nahm die Zahl der Rauschgiftdelikte im Jahr 2017 im Vergleich zum Vorjahr um 5,5 % zu. Gerade bei Kokain und Amphetaminen ließ sich ein Anstieg feststellen.[1] In Wirklichkeit ist das BtMG also ein eher kontraproduktives Gesetz.

Das NpSG ist wie eingangs erwähnt in seiner aktuellen Form schon ein beeindruckend erfolgreiches Gesetz. Jedoch bestand auch hier Raum für Erweiterungen, gerade weil es so erfolgreich war: So konnte durch die Übernahme der Benzodiazepingrundstruktur im Rahmen der ersten Erweiterung des Gesetzes eine noch verbleibende umfangreiche Lücke nicht regulierter Substanzen geschlossen werden. Auch die Übernahme weiterer Grundstrukturen wurde daher in Erwägung gezogen. Dies geschah einmal im Jahr 2019 und ein weiteres Mal im zweiten Quartal des Jahres 2022. Somit sind mittlerweile auch Benzodiazepine, von *N*-(2-Aminocyclohexyl-)amid abgeleitete Verbindungen und Tryptamine sowie nahezu alle Lysergsäurederivate dem NpSG unterstellt. Bislang unreguliert sind damit lediglich die Kokainanaloga. Die Arylcyclohexylamine (Ketamin- und PCP-Analoga) wurden im Rahmen der zweiten Erweiterung des NpSG 2021 hinzugefügt. Zu den Kokainanaloga ist allerdings festzuhalten, dass sie vom Phenyltropantyp her nahezu bedeutungslos sind, da sie bei den Konsumenten keine Akzeptanz gefunden haben. Die psychotrope Wirkung scheint, verglichen mit Kokain selbst, „zu schlecht“ zu sein, sodass dem Gesetzgeber kein Versäumnis vorgeworfen werden kann, eine Substanzklasse unreguliert zu belassen, die ohnehin keine größere Beachtung findet. Die Substanzen werden schlichtweg zu wenig nachgefragt, als dass hier ein Regulierungsbedarf besteht.



1 www.bka.de/SharedDocs/Downloads/DE/Publikationen/JahresberichteUndLagebilder/Rauschgiftkriminalitaet/2017RauschgiftBundeslagebildZ.html?nn=27972 (abgerufen am 05. Juni 2022)

# 20 „Treat them like drugs" – Wege aus der Drogenkrise

Niels Eckstein

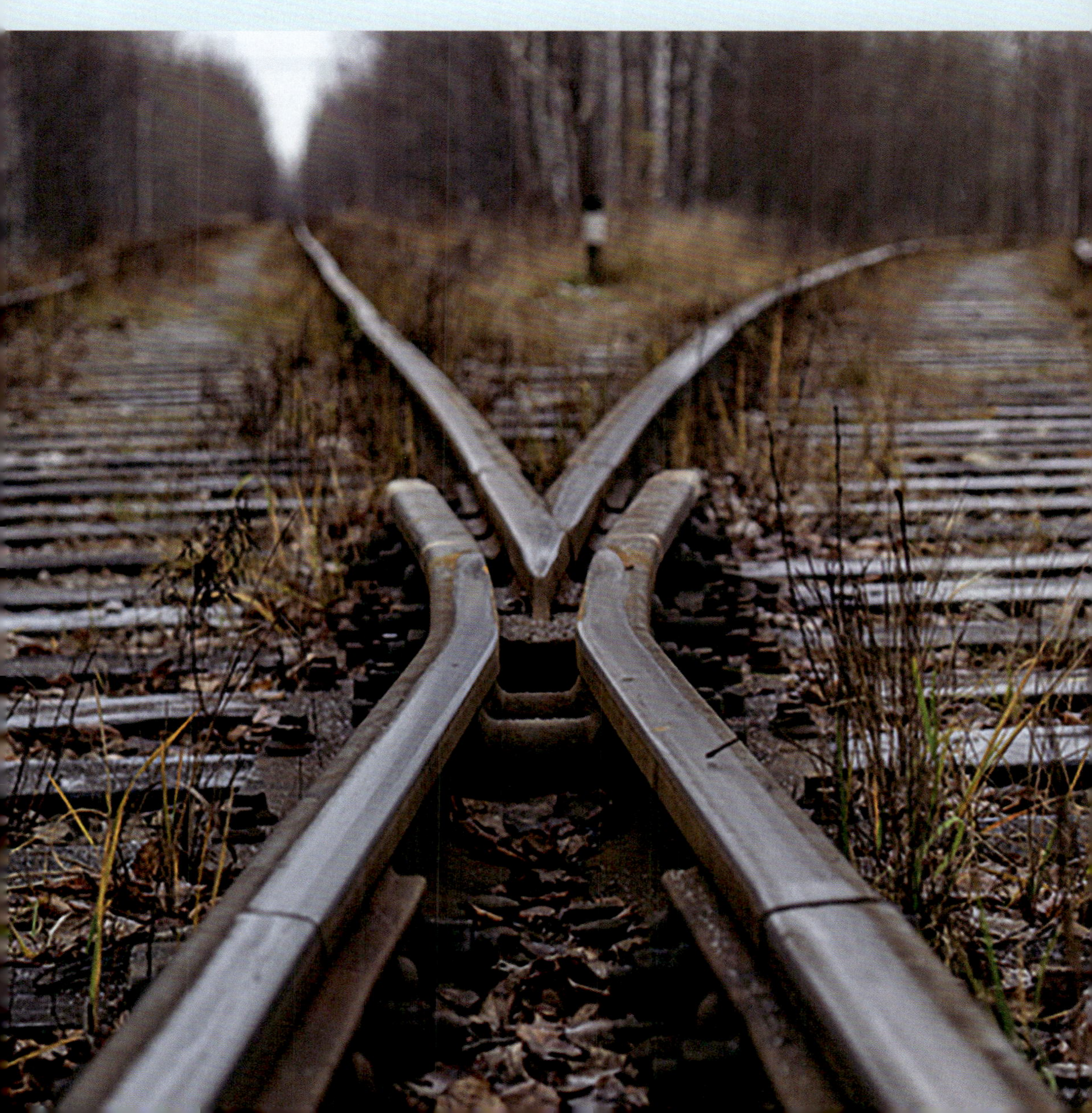

In den vorhergehenden Kapiteln wurden viele Substanzen und Substanzklassen aus naturwissenschaftlicher und medizinischer Sicht dargestellt. Auch wurde kritisiert, was im Umgang mit psychotropen Substanzen – gleichwohl welcher Regulierung sie unterliegen – problematisch ist. Doch erscheint es wenig zielführend, rein destruktiv einen unbefriedigenden Ist-Zustand zu beschreiben. An dieser Stelle soll daher ein konstruktiver Vorschlag unterbreitet werden, wie das System der Regulierung psychotroper Substanzen verbessert werden kann.

Zunächst einmal sollte der Konsum psychotroper Substanzen von der gesetzgebenden Politik als unabdingbare Realität hingenommen werden. Ob emotional positiv oder negativ besetzt – der Affe mit den Händen vor Augen, Ohren und Mund bringt einen gesellschaftlichen Diskurs nicht weiter. Die Vor- und Nachteile der Prohibitionspolitik sollten möglichst neutral gegeneinander aufgewogen werden. Bisher wurden sie als alternativlos dargestellt, doch je mehr Daten vorliegen, desto mehr kann man diese Denkweise als eher ideologisch geprägt in Zweifel ziehen. Überhaupt ist es interessant, den Begriff der „Prohibition" einmal von einer quantitativen Seite her zu betrachten. Wir betrachten heute die Prohibition als die Zeit zwischen 1920 und 1933 in den USA, wo jedoch nur eine einzige Substanz namensgebend für diese Epoche war: der Ethylalkohol. Eine Auflistung von psychotropen Substanzen, die

- nur in Deutschland,
- nur durch das BtMG,
- nur in Anlage 1 und
- nur mit dem Anfangsbuchstaben „A" beginnend

verboten sind, hätte im Jahr 2021 bereits acht Substanzen erfasst. Der Begriff der Prohibition wird somit durch das System selbst ad absurdum geführt. Der erste Schritt hin zu mehr Rationalität wäre also, damit aufzuhören, verbotene Substanzen pauschal zu betrachten und stattdessen eine Einzelfallbetrachtung vorzunehmen. Niemand bei Verstand wird sich dafür verwenden, echte Horrordrogen wie Methamphetamin oder Heroin leicht zugänglich zu machen; aber gerade dann, wenn der Gesundheitsschutz der Bevölkerung (*public health*) im Focus steht, sollten so unterschiedliche Substanzen wie Heroin, LSD, MDMA und Cannabis nicht der gleichen Regulation unterworfen werden – so wie es derzeit mit dem BtMG geschieht. Nahezu alle heutzutage als „Drogen" diffamierten Substanzen sind gleichzeitig zugelassene Arzneimittel (Cannabis, Kokain, Fentanyl), ehemals zugelassene Arzneimittel (LSD, Heroin) oder befinden sich in einem Arzneimittelentwicklungsprogramm (Psilocybin). Die klinische Erfahrung mit diesen Substanzen ist also umfangreich. Als erstes sollte also eine Risikobewertung der jeweiligen Substanz vorgenommen werden, sowie es der britische Forscher David Nutt in den vergangenen Jahren bereits unter verschiedenen Blickwinkeln tat. Unter dem Blickwinkel der psychischen Suchtgefährdung und der somatischen Schädigung etwa ist dies die Top 3:

1. Heroin,
2. Kokain,
3. Alkohol.

Als dritte Dimension gilt es, auch den Schaden, den eine Substanz der Gesellschaft beispielsweise durch häusliche Gewalt, Unfälle, sexuelle Gewalt, Landfriedensbruch und Trunkenheitsfahrten zufügt, zu beachten. Dabei führt der Alkohol, wie erwähnt, uneinholbar und mit weitem Abstand auf Platz 1. Bei aller berechtigter Kritik an dieser stets teilweise subjektiven Betrachtungsweise, stellt der Approach von Prof. Nutt doch zumindest eine Diskussionsgrundlage her, den Ist-Zustand in der Regulation psychoaktiver Substanzen zu verbessern. Eine rationale Betrachtungsweise sollte auch bei legalen Drogen miteinbezogen werden, ohne sich dabei vor unerfreulichen Ergebnissen zu scheuen. Der gesellschaftliche Diskurs der letzten Jahre hat bereits an zwei Beispielen gezeigt, dass dies geleistet werden kann: bei den legalen Drogen am Beispiel des Tabaks, bei den illegalen BtM am Beispiel der Cannabispräparate zum medizinischen Gebrauch. Eine gute Zusammenfassung zur Regulation und Diskussion über Cannabis hat der Leiter der Bundesopiumstelle im BfArM, Peter Cremer-Schaeffer, verfasst[1]. Basierend auf einer medizinisch – klinischen Risikobewertung kann dann eine Liste erstellt werden, die Substanzen für den Gebrauch zu hedonistischen Zwecken zulässt oder ablehnt. Diese Betrachtung sollte unvoreingenommen vorgenommen werden und müsste auch die Gefährlichkeit von Alkohol und Tabak als vergleichenden Maßstab zulassen, wenn eine Substanz nicht zugelassen werden soll. Mithilfe einer Liste an Substanzen, können diejenigen, die den vorab festgelegten Kriterien genügen, zugelassen und andere (weiterhin) verboten werden[2]. Es stellt sich allerdings die Frage wie eine Zulassung organisiert werden kann und wer die Kosten dafür trägt. Hier lohnt es sich, einen Blick darauf zu werfen, wie Arzneimittel, Medizinprodukte, Kosmetika und Ähnliches eine Marktzulassung erhalten. Besonders der Blick auf die arzneimittelrechtliche Zulassung macht Sinn, da die meisten der in Rede stehenden Substanzen einst als Arzneimittel erforscht und entwickelt wurden (Heroin beispielsweise wurde von der Firma Bayer zeitgleich mit Aspirin in den 1890er-Jahren entwickelt und [rezeptfrei] vermarktet).

Arzneimittel werden basierend auf dem Nachweis von pharmazeutischer Qualität, Sicherheit und Wirksamkeit zugelassen. Ein ähnliches System gibt es für Medizinprodukte, nur vermitteln diese ihre Wirkung auf mechanischem Weg und werden somit eher auf physikalische Funktionsfähigkeit als auf pharmakodynamische Wirksamkeit geprüft. Nun haben aber psychotrope Substanzen, wenn sie zu hedonistischen Zwecken eingesetzt werden, keine Wirksamkeit im traditionellen Sinn, schließlich heilen sie keine Krankheit, sondern befriedigen ein Bedürfnis. Auch aus diesem Umfeld, also ohne Wirksamkeitsprüfung, ist ein System bekannt: Kosmetika heilen ebenso keine Krankheit und werden somit auf der Basis von Qualität und Sicherheit ohne eine Wirksamkeitsprüfung zugelassen. Ein wichtiger erster Schritt wäre die Sicherstellung der sogenannten „pharmazeutischen Qualität". Bei einem Arzneimittel gilt es, basierend auf der jeweiligen Monografie des in Rede stehenden Arzneistoffs, die drei Parameter Identität, Reinheit und Gehalt exakt (anhand von sogenannten „Spezifikationen") festzulegen und nachzuweisen. Die **Identität** beweist, dass tatsächlich auch diejenige Substanz enthalten ist, die auf der Verpackung steht. Allein dies wäre ein oftmals lebensrettender Fortschritt im Bereich illegaler Drogen. Die **Reinheit** beweist, dass in vorab festgelegten Grenzen keine darüberhinausgehenden Verunreinigungen (engl. *impurities*) enthalten sind. Dies wäre ebenso ein wichtiger Schritt für Drogen, denn kriminelle Banden sind natürlich weder ausgebildet noch interessiert an einer hohen Reinheit ihrer Produkte. Im Gegenteil, der Gesamtbereich des Streckens von hochpreisigen Substanzen wie Kokain macht ja eine eigene Teildisziplin der Drogenlieferkette aus und erhöht den Gewinn. Es besteht also ein kontra-



1 Cannabis. Was man weiß, was man wissen sollte, ISBN 978–3777626642

2 Die Frage ist dann, *was* genau man verbieten möchte. Erwerb und Besitz zu verbieten – so wie derzeit im BtMG – hat sich als nicht zielführend herausgestellt.

produktiver Anreiz und dieser sollte durch staatliche Regulierung umgekehrt werden. Der **Gehalt** wiederum beweist, dass die prozentuale Substanzmenge in engen Grenzen konstant gehalten wird. Auch dies wäre ein eventuell lebensrettender Schritt, denn gerade wenn hochreines Heroin selbst mit einem plötzlich steigenden Gehalt an Wirksubstanz auf den Markt kommt, versterben ja Abhängige, weil sie so sehr an minderwertige Ware gewöhnt sind, dass sie einen stärker verunreinigten „Stoff" erwarten.[3] Zu den Bereichen Reinheit und Gehalt gibt es interessante Daten aus der Schweiz: Nachdem man sich dort entschieden hatte, Schwerstabhängige mit als Arzneimittel produziertem, also in Identität, Reinheit und Gehalt hochwertigem Heroin zu versorgen, führten diese ein weitgehend sozial angepasstes Leben und verließen den Bereich der Beschaffungskriminalität. Heroin selbst ist nicht so toxisch, wie sein Ruf vermuten lässt. Wie die ehemalige Gesundheitsministerin der Schweiz, Ruth Dreifuss, die dieses Projekt aus der Not ins Leben rief, verkündete, gehen die ersten Teilnehmer dieses Projektes mittlerweile in Rente, haben also mehrere Jahrzehnte weitgehend angepasst überlebt.

Wie allerdings gerade das Beispiel aus der Schweiz zeigt, sollte ein bestimmter Fehler nicht noch einmal begangen werden. Zu Beginn der 90er-Jahre des letzten Jahrhunderts beschloss man im Kanton Zürich, einen bestimmten öffentlichen Platz in der Stadt, den Platzspitz, für den Konsum und Handel mit Heroin (im Sinne von kleineren Mengen, die für den persönlichen Gebrauch erworben werden) freizugeben und zumindest nicht einer Strafverfolgung zu unterziehen. Wenn dies in nur einem Land und schlimmstenfalls nur in einer einzigen Stadt (Zürich) passiert, führt diese punktuelle Aussetzung der Prohibition zu einem Drogentourismus und lockt aus dem ganzen Land, schlimmstenfalls zusätzlich aus dem benachbarten Ausland, Drogentouristen an, die auch von der Straffreiheit profitieren wollen. Ein Plädoyer für eine nachhaltige Veränderung in der Drogenpolitik kann daher kein Plädoyer für nationale Insellösungen sein. Auch das Beispiel der Niederlande zeigt, dass eine liberale Insellösung eher zu einer Verschärfung der Probleme führt. Insofern ist es nicht verwunderlich, dass in den Niederlanden in den meisten Städten nur Personen berechtigt sind, Cannabis zu erwerben, die ihren Wohnsitz in den Niederlanden haben. Doch das große Problem der Niederlande mit dem Drogenschmuggel und der Synthese harter Drogen (beispielsweise in der Provinz Brabant) hat weitere Gründe: Die Niederlande haben mit Rotterdam einen der größten Seehäfen Europas und mit der Provinz Nordbrabant einen globalen Hotspot der MDMA-Herstellung. Wenn man das Problem also strategisch angehen möchte, sollten sich mehrere Staaten oder wenigstens ein großer Staat (UK, Deutschland, Frankreich, Italien oder Spanien) dazu bereitfinden, Wege der Entkriminalisierung, Depenalisierung oder Legalisierung zu beschreiten. Insbesondere UK als europaweit führende Nation im Kokainverbrauch wäre prädestiniert, seine Drogenpolitik zu überdenken – ob nun mit oder ohne Beteiligung der EU.[4]

3 Ein Umstand, der eine perverse Konsequenz hat: Wenn Heroinabhängige sterben, weiß „die Straße", dass der Dealer sehr reinen Stoff hat und es setzt ein perverser Marketing-Effekt ein – plötzlich will jeder diesen Stoff haben und wer auf diese Weise tötet, erhält „zur Belohnung" eine höhere Nachfrage.

4 Dies treibt teilweise absurde Blüten: Aus der Londoner Innenstadt gelangt mittlerweile so viel Kokain in die Themse, dass die Aale dort abmagern und den Weg in ihre Laichgebiete nicht mehr überleben.

- **DEFINITION Depenalisierung** bedeutet, dass wie in den meisten europäischen Ländern im Rahmen der Entkriminalisierung der Drogenkonsum und-besitz illegal bleibt und weiter polizeilich verfolgt wird. Die Drogenkonsumenten werden folglich weiter kriminalisiert, es werden lediglich die strafrechtlichen Sanktionen relativiert. In diesem Fall werden, vor allem bei Cannabis, Freiheitsstrafen abgeschafft. Andere Strafen wie die Eintragung ins Strafregister oder Bewährungsstrafen bleiben. [EMCDDA 2005]

Ein weiterer Effekt, der sich positiv auf die Gesundheit der Konsumenten auswirken würde, ist die Applikationsform (*route of administration*, RoA). Es gibt wohl keine gefährlichere Art des Konsums, als sich ein undefiniertes und stark verunreinigtes Pulver mit unbekanntem Gehalt, aufgekocht mit Vitamin C auf einem schmutzigen Löffel, in die Vene zu injizieren. Genau dies geschieht aber beispielsweise mit Heroin. Ohnehin ist ein Pulver zur Injektion keine Arzneiform, die in Patientenhand gehört – einem pharmazeutischen Technologen würden die Haare zu Berge stehen. Es ist ein Leichtes für ein professionelles Labor mit qualifizierten Mitarbeitern, eine Darreichungsform herzustellen, die sich ausschließlich für eine langsame Wirkstofffreisetzung der Substanz aus der Formulierung eignet. Der „Kick" wäre zwar geringer, aber ebenso die Gefahr, in eine Abhängigkeit hineinzugeraten. Die am wenigsten schädliche Art eine exogene (körperfremde) Substanz zuzuführen, ist die perorale Applikation. Unter anderem deswegen sind Tabletten und Hartgelatinekapseln noch immer die am weitesten verbreitete Arzneiform. Hinzu kommt, dass Inhaltsstoffe des pflanzlichen Sekundärstoffwechsels stark im Gehalt schwanken. Beispiele sind Morphin im Opium, Kokain in Kokablättern oder der THC-Gehalt in den weiblichen Blütenständen der Cannabispflanze. Kriminellen Banden ist die Schwankungsbreite des Wirkstoffgehalts egal. In einem Labor der pharmazeutischen Industrie, das nach den Grundsätzen der Good Manufacturing Practice (GMP) arbeitet, kann man jedoch den Gehalt exakt einstellen und so von Charge zu Charge konstant halten. Hierzu ist wichtig zu wissen, das Arzneimittel stets in Chargen hergestellt werden. Dabei ist es weniger ein Problem, einmal eine gute Qualität herzustellen. Die Herausforderung besteht vielmehr darin, die Qualität über den gesamten Lebenszyklus eines Arzneimittels – also über Jahre und Jahrzehnte – konstant zu halten. Würde man jedoch bei psychotropen Substanzen ähnlich wie mit Arzneimitteln verfahren, wären versehentliche Überdosierungen unwahrscheinlicher.

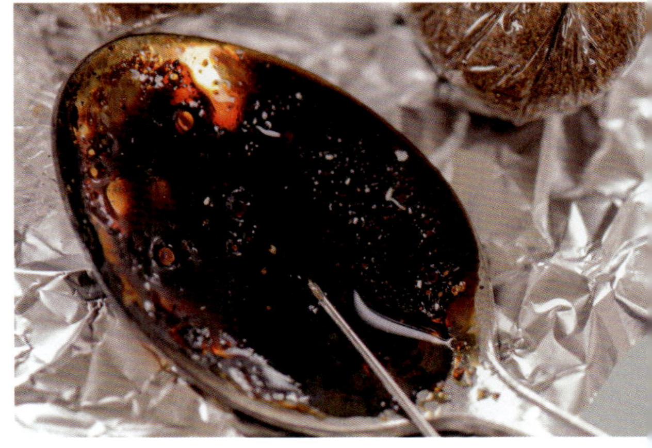

Auch für die Frage der Finanzierung eines solchen Systems gibt es Beispiele: Für die Zulassung von Arzneimitteln in Deutschland sind zwei regulatorische Bundesoberbehörden zuständig, das Bundesinstitut für Arzneimittel und Medizinprodukte (BfArM) und das Paul-Ehrlich-Institut (PEI). Da das PEI nur für besondere Arzneimittel (Sera, Impfstoffe, Gewebs- und Genarzneimittel etc.) zuständig ist, kann es aus dieser Betrachtung herausgelassen werden. Das BfArM ist jedoch nicht nur für die Zulassung von Arzneimitteln zuständig, sondern für eine Vielzahl zusätzlicher Aufgaben. Die Betrachtung der reinen Zulassungstätigkeit zeigt drei große Abteilungen des BfArM (Stand 2021), die sich mit der Begutachtung von Marktzulassungsanträgen befassen. Das Einbinden bereits bestehender Behörden oder von niedergelassenen Ärzten und Apothekern erscheint vor dem Hintergrund massiver Ressentiments im Drogensegment wenig zielführend. Es müsste also über eine neue regulatorische Behörde und besondere Verkaufsstellen nachgedacht werden. Dabei wäre allerdings eine weitaus kleinere Behörde völlig ausreichend – schließlich sind die meisten Drogen lange bekannte Substanzen und somit kann auf Unmengen an Erfahrungen zurückgegriffen werden. Hinzu kommt, dass viele der missbrauchten Substanzen gleichzeitig eine arzneimittelrechtliche Zulassung haben. Beispiele wären mit Stand des Jahres 2021 Heroin, Kokain, Fentanyl, Cannabis, Amphetamin, diverse Benzodiazepine, Morphin u. a.

Eine zweite Abteilung könnte sich mit der großen Menge an NPS befassen, über die noch nicht viel Erkenntnismaterial vorliegt. Erwartbar wäre an dieser Stelle ein wütender Aufschrei aus Teilen der Politik und Bevölkerung als Antwort: „Ja, soll denn die Allgemeinheit eine Behörde bezahlen, nur weil sich bestimmte Leute zudröhnen wollen?" So oder so ähnlich dürfte eine reflexartige Gegenfrage lauten. Betrachten wir diesen berechtigten Einwand aus der ökonomischen Perspektive:

Der jährliche Umsatz durch hedonistischen Gebrauch psychotroper Substanzen liegt bei ca. 30 Mrd. Euro allein in der EU (grob unterteilt in Cannabis ca. 11,5 Mrd., Kokain ca. 9 Mrd., Heroin ca. 7,5 Mrd.). Wobei dies stets nur eine Näherung ist. Oftmals wird davon ausgegangen, dass nur ca. 10 % der geschmuggelten Substanzen beschlagnahmt werden und von dieser Schätzung ausgehend wird hochgerechnet. Dennoch: Würde nur 1 % dieser immensen Geldmenge für eine neue Behörde durch Gebührenerhebung für legalen Konsum veranschlagt, würde sie den Steuerzahler nichts kosten (ein Sachverhalt, der übrigens ebenso bereits auf das BfArM zutrifft, dessen Einnahmen durch die Gebühren der Pharmaindustrie die Kosten der Behörde überkompensieren). Es könnte also durchaus eine Lösung auf europäischer Ebene geben, um Insellösungen zu vermeiden, wenn sich die 27 Mitgliedsstaaten einigen könnten. Eine solche neue Behörde könnte beispielsweise als Institute for Psychoactive Substances (IPS) oder Psychoactive Substances Regulatory Agency (PSRA) bezeichnet werden.

Zudem könnten (auch zum Selbstkostenpreis) besondere Verkaufsstellen für zugelassene Substanzen in akzeptablen Darreichungsformen einrichtet werden. Wiederum würde aufgrund der herrschenden Ressentiments sinnvollerweise von Apotheken als Verkaufsstellen abgesehen. Auch müssten solche Verkaufsstellen nur spärlich, beispielsweise eine pro Großstadt (> 100 000 Einwohner) eingerichtet werden. Das Mindestalter für den Erwerb würde man dann im Sinne des Jugendschutzes je nach Substanz variabel gestalten. Da aus wissenschaftlichen Erhebungen bekannt ist, dass Cannabis besonders schädlich für das junge, sich entwickelnde Gehirn ist, warum sollte an den 18 Jahren eines Erwachsenenalters festgehalten werden? Das Mindestalter für einen Erwerb könnte beispielsweise auf 25 oder 30 Jahre erhöht werden. Werfen wir hierzu einen Blick auf die Praxis in anderen Ländern.

Beispiel **Schweden**: Gerade die skandinavischen Länder haben oftmals, vornehmlich wohl in der dunklen Jahreszeit, ein großes Problem mit Alkohol. In Schweden dürfen alkoholische Getränke mit einem Gehalt von > 3,5 Vol% nicht in normalen Lebensmittelläden verkauft werden. Es gibt eine staatlich regulierte Monopolstelle zur Abgabe: die Filialen der Systembolaget. Zutritt erhalten nur Personen, die älter als 20 Jahre sind, und die Abgabe erfolgt nur für den Konsum zu Hause. Selbst ein aus deutscher Sicht „normales" Bier mit 4,8 Vol% darf in Schweden nur in gesonderten staatlichen Monopolstellen, erst ab 21 Jahren und nur für die Verwendung zu Hause gekauft werden. In Deutschland kann ein 16-Jähriger hierfür ohne weiteren Jugendschutz nachts um 24 Uhr an eine Tankstelle gehen – Deutschland tut sich damit gemessen an den strengeren Verfahren, die andere EU-Länder längst eingeführt haben, nicht gerade als Vorbild in Sachen Jugendschutz hervor. An dieser Stelle sei angemerkt, dass das schwedische Gesetz hierzu überprüft wurde und mit europäischem Recht vereinbar ist.

Hinzu kommt das problematische Thema Werbung: Die oben angeführten Ausführungen zur Opioidkrise (▸ Kap. 16) in den USA legen nahe, dass im Sinne des Verbraucher- und Jugendschutzes jegliche Werbung für psychotrope Substanzen unterbleiben sollte. Dies müsste allerdings auch für Tabak und Alkohol gelten. Auch stellt sich die Frage, wie sich die Etablierung einer Großindustrie, mit der sich zwangsläufig anschließenden Gewinnmaximierung samt Lobbyismus prospektiv verhindern lässt. Hierzu hat Uruguay bereits ein interessantes Konzept implementiert, das mit Erfolgen aufwarten kann:

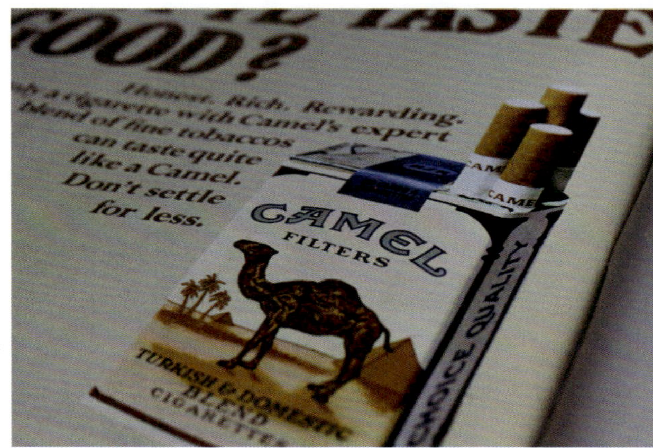


In dem kleinen südamerikanischen Land **Uruguay** kann sich jeder ab Vollendung des 18. Lebensjahres als Cannabiskonsument in ein Register eintragen lassen. Der Registereintrag erfolgt per Fingerabdruck, der bei jedem Kauf gescannt wird, sodass ein Mehrfachbezug über die zugelassene Höchstmenge hinaus nicht möglich ist. Um Drogentourismus zu vermeiden, ist dies nur uruguayischen Staatsbürgern möglich und die Weitergabe und der Verkauf des erhaltenen Produkts sind untersagt.

Die Vorschläge, die in dem vorliegenden Kapitel unterbreitet werden, sind also nichts weltbewegend Neues, sondern eher eine Art Best-of-Mischung aus bereits erfolgreich etablierten Systemen anderer Länder. Es könnte auch der portugiesische Weg der Entkriminalisierung des Konsums hinzufügt werden, der die Strafverfolgungsbehörden davor schützt, Tatbestände des *non-violent drug abuse* einer langwierigen, bürokratischen Strafverfolgung zuzuführen. All diese abweichenden Wege von der kriminalisierenden Drogenprohibition zeigen spezifische positive Effekte. Allerdings wird dies nicht das gesamte Problem lösen und auch negative Effekte haben. Zu einer neutralen Analyse gehört eben auch die Betrachtung der anderen Seite und deren Argumente. Das Problem ist, irgendetwas müssen die kriminellen Banden ja tun, wenn der Konsum entkriminalisiert ist und die Substanzen in staatlich regulierten Spezialgeschäften erworben werden können. In Uruguay zeigte sich aus demselben Täterkreis ein Anstieg der Einbruchsdelikte. Aus einem solchen Argument heraus allerdings eine bereits gescheiterte Prohibition fortzusetzen, kommt einem Offenbarungseid gleich. Wie hier Abhilfe geschafft werden könnte, weiß derzeit niemand, aber ein Blick in die jüngere Geschichte kann zumindest nachdenklich stimmen.

Der letzte amerikanische Präsident vor dem „Drogenkrieger" Richard M. Nixon war Lyndon B. Johnson. Der Mann war nicht zu beneiden. Vor ihm war mit John F. Kennedy einer der beliebtesten und charismatischsten Präsidenten schlechthin an der Macht. Allein, warum Kennedy so beliebt war, bleibt wohl ein Geheimnis. Wäre er nicht ermordet worden, er wäre wohl weit weniger beliebt in die Geschichtsbücher eingegangen. Schließlich verstärkte gerade Kennedy die amerikanische Präsenz in Vietnam enorm. Letztendlich wurde er jedoch 1963 ermordet und Johnson erbte einen unpopulären Krieg als zunächst einmal nicht gewählter Vizepräsident. Im Anschluss jedoch wurde er zumindest einmal gewählt. Allerdings hatte er nicht die Mittel, ein Projekt, das ihm besonders am Herzen lag, zu finanzieren: den *War on Poverty* (Krieg gegen die Armut). So trat er schließlich zutiefst frustriert vor das amerikanische Volk und verkündete, dass er für eine zweite Amtsperiode nicht zur Verfügung stehe. Die nächsten Wahlen gewann Richard M. Nixon und der erklärte die Drogen zum (Zitat) *„[…] public enemy number one“* (Staatsfeind Nummer eins). Welchen Zweck der *War on Drugs* für Nixon wirklich erfüllte, soll an dieser Stelle ein weiteres Zitat erklären, das keiner weiteren Interpretation bedarf: Richard M. Nixon über *Black Americans*, die durch die Assoziation mit Heroin verunglimpft wurden: „[…] diese kleinen Neger-Bastarde, die von Sozialhilfe wie eine Meute Hunde leben […]“. Die Drogenprohibition basiert also auf zwei Säulen: der Lüge und dem Rassismus.

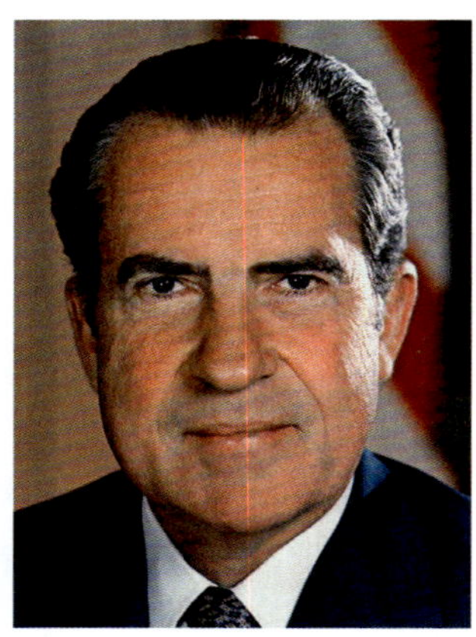

Doch zurück zu Johnson. Lassen Sie uns ein weiteres Gedankenexperiment machen: Was wäre, wenn der *War on Poverty* an Stelle des Vietnamkriegs geführt worden wäre? Dies bleibt natürlich im Bereich des Spekulativen. Sicher ist jedoch, dass es ohne den Vietnamkrieg keine Antikriegsbewegung gegeben hätte und somit auch keinen Grund für Nixon, Kriegsgegner mit Drogenlügen zu unterdrücken. Zudem darf davon ausgegangen werden, dass es ohne den Vietnamkrieg wohl die Mittel für einen *War on Poverty* gegeben hätte. Die Frage bleibt, ob Nixon kriminell und bösartig genug gewesen wäre, um die (mehrheitlich demokratisch wählenden) Schwarzen auch ohne den Vietnamkrieg zu kriminalisieren und zu marginalisieren. Aber allein die Intention Johnsons einen *War on Poverty* zu führen, mag einen möglichen Lösungsansatz der Drogenproblematik aufzeigen. Schließlich gehen den Weg in den Drogenhandel und -schmuggel oftmals Personen, die geringen Einkommensschichten angehören.

# 21 Der innerste Kreis der Drogenhölle

Niels Eckstein

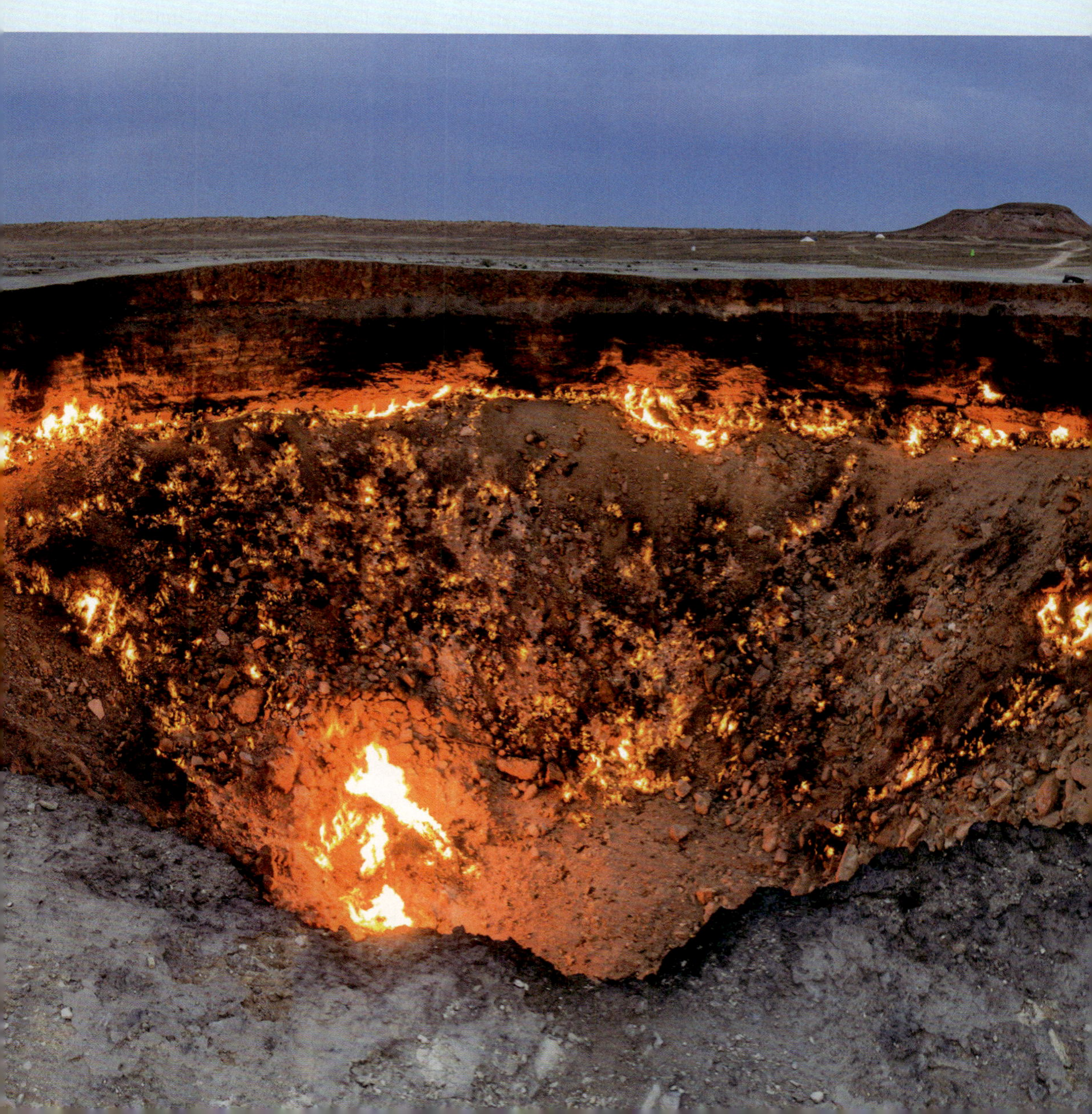

Die Hölle ist wahrscheinlich etwas sehr Persönliches und sieht für jeden Menschen anders aus. Ebendies erlebt auch Winston Smith im Roman „1984“ in der Szene mit den ausgehungerten Ratten – seine ganz persönliche Hölle. Auch Orwell plädiert also für eine personalisierte Hölle und der ständige Konsum von Gin, die zahllosen Zigaretten und die starken Hustenanfälle lassen bereits zu Beginn dieser dystopischen Vision auf eine Art Verharren von Winston Smith in der Vorhölle schließen. Im Laufe der Datenerhebung und des Erkenntnisgewinns der in diesem Buch geschilderten Projekte haben Menschen von beiderseits der Legalitätsgrenze ihre persönliche Hölle geschildert. Mal heißt diese Hölle „Heroin“, mal „Kokain“, „Crystal“ oder „Alkohol“, oftmals heißt sie kurz vor dem Krebstod „Tabak“. Aber egal wie sie im Einzelnen heißt und auf welcher Seite der Legalität sie verortet ist, man blickt stets in **zwei** Abgründe: den persönlichen und den gesellschaftlichen.

Wie wohl jeder Mensch guten Willens, würde ich mich freuen, wenn wir, zumindest was den gesellschaftlichen Aspekt angeht, einen Weg aus dem Dilemma finden, und ich glaube, es ist jeden Versuch, jedes Gespräch, jede Friedensinitiative wert. Schließlich stehen viele tausend Menschenleben von noch nicht einmal Geborenen auf dem Spiel und das sollte es uns immer und überall wert sein.

Lassen Sie mich ein weiteres Zitat der Band Dire Straits aus dem Song „Ride across the river“ von dem Album „Brothers In Arms“ einfügen (die Antikriegstexte von Mark Knopfler passen einfach gut zum Drogenkrieg):

*I'm a soldier of freedom in the army of the man*
*Ah we are the chosen, we're the partisan alright*
*Well the cause it is noble and the cause it is just*
*We are ready to pay with our lives if we must*
Aus dem Song „Ride Across the River“
von dem Album „Brothers in Arms“

So sieht es wohl auf beiden Seiten der Front des *War on Drugs* aus. Beide Seiten wähnen sich so sehr im Recht, dass sie den *cause* (den *casus belli*, Kriegsgrund) für *noble* (edel) halten, und bereit sind, *to pay with theire lifes if they must* (mit ihrem Leben zu bezahlen). Pensionierte Drogenkrieger (Michael Vigil) der DEA behaupten sogar, sie würden den Job auch ohne Bezahlung gemacht haben, so sehr wähnen sie sich auf der Seite, die Recht hat. So befremdlich die Einstellung, das eigene Leben aus einer Position der Ruhe heraus zu opfern, erscheinen mag: Wie kommen wir nun aus der Misere heraus? Betrachtet werden soll im Folgenden der Versuch einer Extrapolation vom privaten Umfeld in das politische Umfeld.

## Ein Weg aus dem Grabenkrieg der Ansichten

Wir sind historisch betrachtet geneigt, den ersten Weltkrieg als „die Urkatastrophe des 20. Jahrhunderts“ zu begreifen. Dies mag hinsichtlich des Entsetzens über den ersten industrialisierten Krieg der Geschichte verständlich sein. Wohl viele Menschen haben Verständnis dafür, dass man die Abertausenden von Toten, die psychisch zerstörten „Kriegszitterer“ (heute würde man wohl von einem posttraumatischen Belastungssyndrom sprechen) und den fehlenden Willen der Mächtigen, diesen Krieg zu verhindern, als Katastrophe ansieht. Auch ist verständlich, dass man im Ausgang des Ersten Weltkrieges („Schandfrieden“, „Dolchstoßlegende“), die diabolische Saat des Zweiten Weltkriegs sieht und schlussendlich zur Einschätzung gelangt, dass Deutschland nicht von einem, sondern sogar von zwei Dreißigjährigen Kriegen der Ausgangspunkt war. Nichtsdestotrotz zeichnen sich alle konventionellen Kriege durch ein Ende aus. Und selbst wenn man der Diktion Glauben schenkt, dass „nur die Toten das Ende des Krieges gesehen haben", so sind nun doch bereits genug Generationen ins Land gegangen, sodass Deutschland und Frankreich nun Freunde und Verbündete und keine Erbfeinde mehr sind. In dieser Hinsicht kann man durchaus begründet der Diktion widersprechen, dass der erste Weltkrieg tatsächlich die Urkatastrophe des 20. Jahrhunderts war: Gemessen an einem mittlerweile über 100 Jahre andauernden Krieg (seit 1920, Beginn der „Prohibition") ohne Aussicht auf ein Ende heißt die Urkatastrophe des 20. Jahrhunderts vielleicht auch „Harry Anslinger" oder „DEA". Allein der *War on Drugs* hat bisher nicht einmal den Versuch eines Endes gesehen. Der amerikanische Präsident Joe Biden schreibt sich gerne auf die Fahnen, er hätte Amerikas längsten Krieg beendet – gemeint ist der Afghanistankrieg im Gefolge des 11. Septembers. Dies kann durchaus verwundern, denn der Drogenkrieg hat mehr Opfer gefordert und dauert mittlerweile länger als der Afghanistankrieg, der Irakkrieg und der Vietnamkrieg zusammen – Ende offen.[1]

## Family Affairs

Ich möchte an dieser Stelle eine persönliche Erfahrung einfügen, die ich im Familienkreis oftmals mit einer Person mache, deren Ansicht ich schätze: meiner Frau. Meine Ansicht zur Prohibition kennen Sie, wenn sie bis hierher gelesen haben, aber dies ist nur eine Ansicht unter vielen und ich beanspruche nicht, Recht zu behalten. Nun haben meine Frau und ich das Gleiche studiert: Pharmazie. Sie hat also ebenso wie ich Fachkenntnis und gehört der viel größeren Fraktion der Apothekerschaft an, nämlich derjenigen, die die Beibehaltung der Prohibition für sinnvoll erachtet. Ich habe Verständnis dafür, wenn man objektiv gefährliche Substanzen auch weiterhin einer Prohibition unterstellt: Kein klardenkender Mensch, der das Leben von sich und anderen schätzt, wird eine Horrordroge wie Fentanyl oder Methamphetamin freigeben wollen. Man kann sicherlich über eine Entkriminalisierung bzw. Straffreistellung der Konsumenten sprechen, aber nicht über eine Legalisierung des Handels außerhalb medizinischer Indikationen. An dieser Stelle sei gesagt, dass der Hass auf eine Substanz oder die Angst vor einer Substanz wenig hilfreich sind. Ein objektives Gefahrenpotenzial zu emotionalisieren, wird die Diskussion nur zurück in den Grabenkrieg führen. Eine Substanz an sich ist weder gut noch böse, erst der ungesunde Umgang durch den Menschen verursacht, dass eine Substanz angstbesetzt betrachtet wird. Fentanyl beispielsweise ist in bestimmten medizinischen Indikationen eine wichtige Substanz, andererseits aber auch im Drogenhandel eine sehr große Gefahr. Aber eine Chemikalie bedarf keiner emotionalen Würdigung ihrer Dignität. – Vielleicht versuchen wir als gesellschaftliche oder parlamentarische Diskussionsform einmal, uns wie ein altes Ehepaar zu benehmen. Natürlich will jeder Recht haben und natürlich entstehen manchmal Spannungen und, ja, es fällt manchmal schwer, aber es gibt einen Weg – gegenseitiges Zuhören!



1 Die heutige, extreme Form der Prohibition hätte übrigens Adolf Hitler gut gefallen. Es gab keinen radikaleren Verfechter der Prohibition, sogar ausgeweitet auf Alkohol und Zigaretten, als den Nazi-Führer (was ihn allerdings nicht daran hinderte, sich von seinem Leibarzt Theo Morell Medikamente spritzen und verordnen zu lassen, die einem klaren Missbrauch zuzuordnen sind). Es mutet ohnehin befremdlich an, dass wir bis heute im Umgang mit psychotropen Substanzen den radikalen Rassisten nach Art von Harry Anslinger und Adolf Hitler folgen. – Aber: Wie beendet man einen Krieg? Es ist leicht, einen solchen zu beginnen, aber ihn zu beenden ...?

## Keine Friedenskonferenz, kein Waffenstillstand – aber Zuhören

Somit habe ich nach einem Jahrhundert Drogenkrieg und der bedauerlichen Erfahrung, dass ein weißer Behördenleiter wie Harry Anslinger ungestraft einer schwarzen Künstlerin wie Billie Holiday die notwendige medizinische Behandlung verweigern durfte, einen Vorschlag: Beginnen wir mit dem Zuhören. Verlassen wir die Schützengräben, auch wenn sie so lange Schutz versprochen haben. Es ist dabei egal, welche Seite der verhärteten Fronten zu reden beginnt. Ein solcher Schritt hieße ohnehin das Offenlegen der eigenen Ängste zu wagen und erfordert viel Mut. Aber wichtiger als Resultate werden in einem ersten, nichtoperativen Schritt das Zuhören und das Verständnis für die Ängste der anderen Seite sein, denn Ängste gibt es auf beiden Seiten. Aber warum fragen wir nicht einfach diejenigen, die mit diesen Gesetzen leben müssen? Fragen wir einen Polizeibeamten, wie es sich anfühlt, am Berliner „Cotti" einen Drogendealer festzunehmen, wissend, dass der Senat Ausnahmetatbestände schafft, die dem Gesetz nicht mehr zur Durchsetzung verhelfen. Fragen wir einen marginalisierten, stigmatisierten Heroinabhängigen, was er empfehlen würde, um die Dinge erträglicher zu machen. Fragen wir die Menschen in Kolumbien, Bolivien, Peru, Mexiko und Afghanistan, ob sie einen Vorschlag haben, wie die Gewalt verringert werden könnte. Es muss noch nicht einmal etwas auf Anhieb funktionieren, das ist das absurd Positive nach 100 Jahren Drogenkrieg, denn der derzeitige Zustand ist nicht zu unterbieten in seiner Kontraproduktivität – da sind die Bremer Stadtmusikanten resignatives Vorbild: Etwas Besseres als den Tod werden wir überall finden.

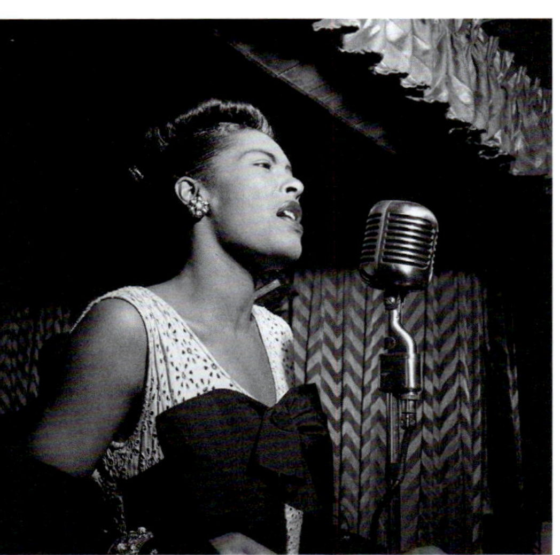

Kann es Frieden nach hundert Jahren Krieg geben? Sicher, wie ging denn der konventionelle 100-jährige Krieg zu Ende? Es scheint zu gehen – England und Frankreich sind heute zumindest keine Gegner mehr. Sicher, ein solcher Prozess hat Nachwehen, schaut man sich die Heerscharen arbeitsloser Söldner an, die danach England verwüsteten. Aber vielleicht kann dem vorgebeugt werden. Und: Ja, England und Frankreich haben den 100-jährigen Krieg nicht mit identischen Meinungen beendet, es gab zumindest auf dem Papier noch lange Zeit einen theoretischen englischen Anspruch auf Gebiete in Frankreich. Aber zumindest letztere Form von Wunden heilt die Zeit. Ich habe mich damit abgefunden, dass ich zu Lebzeiten wohl nicht mehr in den Genuss eines Drogenfriedens kommen werde, aber man will seinen Kindern ja immer eine bessere Welt hinterlassen, oder?

# D
# Daten, Fakten, Hintergründe – ein Überblick

# 22 Die Geschichte der Rauschdrogen

Niels Eckstein

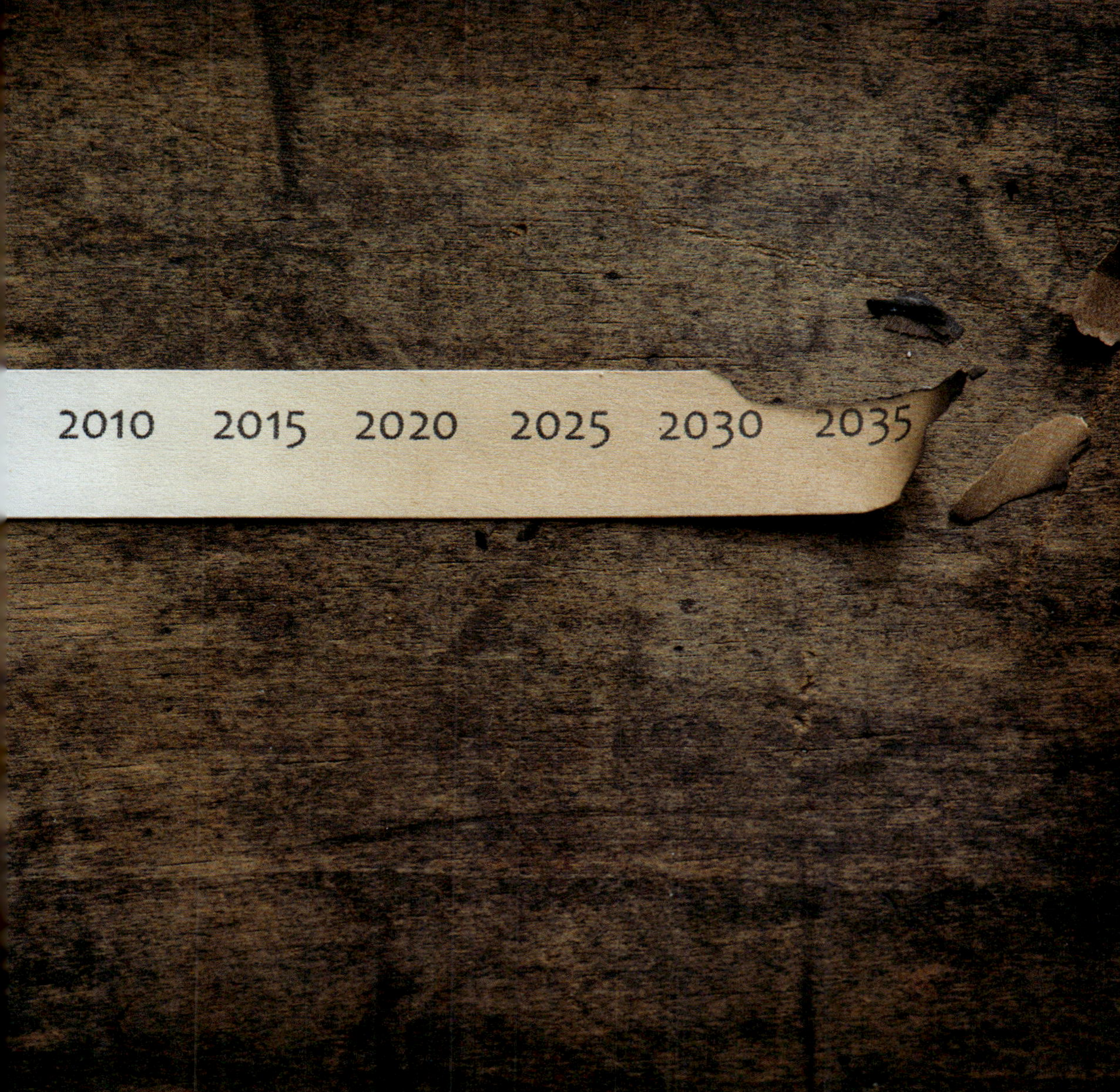

### ca. 3000–2000 v. Chr.

Zu dieser Zeit erfolgt der erste Nachweis des Konsums von Opioiden im antiken Ägypten. Mindestens genauso lange datiert der erste Nachweis von Rauschhanf zurück (Indien). Möglicherweise wird Cannabis aber auch schon deutlich länger konsumiert.

### ca. 2500 v. Chr.

Seit wahrscheinlich 4000–5000 Jahren wird die Kokapflanze in Südamerika kultiviert.

### 1000 v. Chr. – 400 n. Chr.

Im antiken Griechenland und dem römischen Imperium sind verschiedene psychotrope Substanzen und Pflanzen im Gebrauch: Beispiele sind Alkohol und Fliegenpilz.

### 8. Jahrhundert n. Chr.

In Nordchile finden Archäologen Reste DMT-haltiger Pflanzen und Schnupfbesteck als Grabbeilagen, die auf diese Zeit datiert werden.

### 1804–1805

Friederich Wilhelm Sertürner isoliert Morphin aus Opium.

### 1816

John Jacob Astor, der erste US-amerikanische Multimillionär, macht ein Vermögen mit dem Schmuggel von Opium nach China (wo Opium bereits zu dieser Zeit verboten war).

### 1839–1842

Der erste Opiumkrieg: Großbritannien gewinnt diesen Krieg gegen das Kaiserreich China und zwingt dieses in der Folge, britisches Opium (aus der Kolonie Indien) zum Verkauf an seine Bevölkerung freizugeben. Ein Jahrhundert vor der generalisierten Prohibition psychotroper Substanzen sind es also staatliche Stellen, die aus ökonomischen Gründen für den Handel mit Drogen kämpfen.

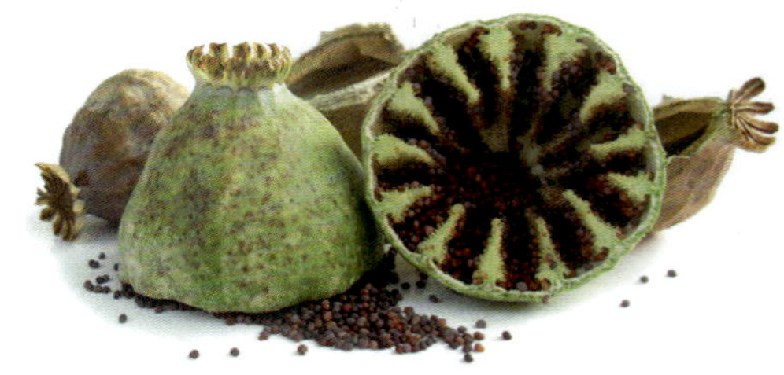

### 1841

Nachdem Charles Gabriel Pravaz die Injektionsspritze erfunden hat, kann Morphin parenteral appliziert werden.

### 1856–1860

Der zweite Opiumkrieg: Wieder wird China zur Öffnung seiner Märkte gezwungen, diesmal von Großbritannien und Frankreich.

### 1860

Albert Niemann isoliert Kokain aus den Blättern der Kokapflanze.

### 1861–1865

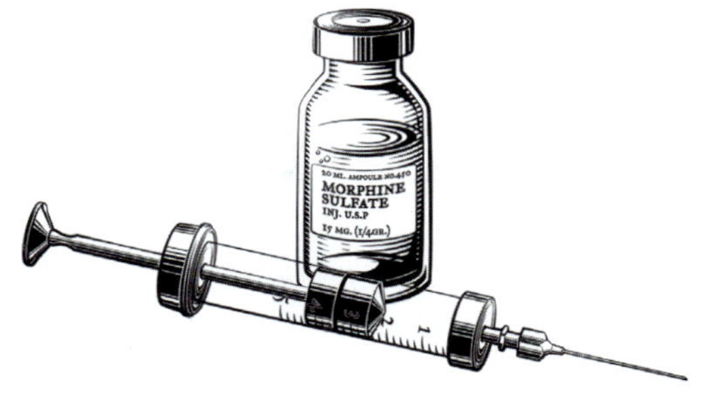


Die parenterale Applikation von Morphin geschieht erstmals großflächig im amerikanischen Bürgerkrieg (1861–1865). Im Nachgang wird erstmals augenfällig, dass die so behandelten Soldaten einen unstillbaren Drang entwickeln, auch weiterhin Morphin zu erhalten. Aus diesem Grund wird der später als „Morphinismus“ bezeichnete Krankheitszustand zunächst als „Soldatenkrankheit“ bezeichnet. Bis zur Entdeckung der Parallelen substanzbezogener Abhängigkeitserkrankungen bezeichnet man jede einzelne dieser Erkrankungen nach der in Rede stehenden Substanz (z. B. Morphinismus, Kokainismus, Heroinismus, Eukodalismus etc.).

### 1885

Kokain wird einer Limonade zugesetzt, die sich unter dem Namen „Coca-Cola“ sehr gut verkauft.

### 1898

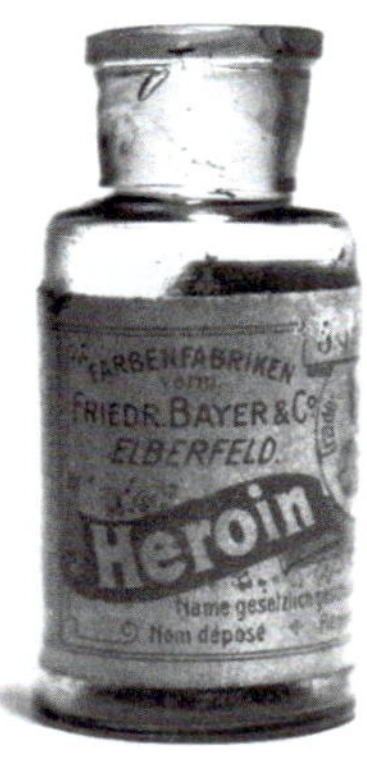


In Wuppertal-Elberfeld lässt sich die Firma Bayer den Markennamen „Heroin“ schützen. Das Arzneimittel kommt zunächst als „nicht süchtig machendes Medikament“ rezeptfrei gegen Husten, Schmerzen und viele weitere Krankheitsbilder auf den Markt. Besonders erwähnenswert ist, dass es gegen die Entzugssymptome opium- und morphinsüchtiger Patienten eingesetzt wird. Zu dieser Zeit gilt Heroin als nebenwirkungsarmes Präparat. Exakt 100 Jahre später sollte Gleiches (wider besseren Wissens) in den USA mit der Substanz Oxycodon passieren.

### 1914

Ein Gesetz zur Regulierung von Opioiden und Kokain, der sogenannte „Harrison Narcotics Tax Act“, greift massiv in die bis dahin problemlose Lieferkette dieser Substanzen ein, wodurch diese einer Prohibition unterworfen werden. In der Folge etablieren sich die ersten Schwarzmärkte für psychotrope Substanzen in den USA.



### 1915

Als direkte Reaktion auf die Drogenprohibition beginnen Schmuggler, Opium aus den Bergregionen des mexikanischen Bundesstaates Sinaloa in die USA zu schmuggeln.

### 1920

Der National Prohibition Act illegalisiert Herstellung, Verteilung und Verkauf von Alkohol. Ähnlich wie beim heutigen BTMG in Deutschland bleibt jedoch der Konsum erlaubt. Der Schmuggel erfolgt beiderseits von Mexiko und Kanada aus. Es bilden sich die Vorläufer heutiger Drogenhandelsorganisationen (DHO), trivial als „Kartelle“ bezeichnet: wohlhabende und mächtige Verbrecherorganisationen. Die Gewalt eskaliert und Korruption breitet sich aus. Italienische (Al Capone, Lucky Luciano), jüdische (Meyer-Lansky) und irische Banden dominieren den Schwarzmarkt.

**Zahlen, Preise & Prozente**

Der Opiumschmuggel in die USA erreicht bereits ein Volumen von ca. 500 000 amerikanische Pfund (ca. 225 000 Kilogramm) jährlich.

### 1929

Die kriminelle Organisation von Alfonse „Al" Capone – heute würde man sagen „das Kartell" – ermordet am Valentinstag sieben Mitglieder einer rivalisierenden Bande. Die Öffentlichkeit ist entsetzt. Die Geschehnisse gehen als „St. Valentines day massacre" in die Geschichte ein.

### 1930er- bis 1960er-Jahre

French Connection: Die New Yorker Mafia bekommt Heroin, das üblicherweise über Marseille auf dem Seeweg in die USA kommt, und überschwemmt das Land damit. Eine der vielen Opioid-Wellen trifft die USA.

**Zahlen, Preise & Prozente**

Im Jahr 1931 beherrscht Al Capone die Chicagoer Unterwelt nahezu allein und verdient ca. 100 Millionen US-Dollar pro Jahr. In heutige Währung umgerechnet wären das ca. 1,5 Milliarden US-Dollar.

### 1930er- und 1940er-Jahre

Die sogenannte „Murder Inc." begeht zur Verdeckung und Ermöglichung des Drogenhandels der „Kosher Nostra" um Jacob „Yasha" Katzenberg hunderte von Auftragsmorden. Der Chef der Murder Inc., Louis Buchalter, ist bis heute der einzige hochrangige Mafioso, der in den USA hingerichtet wurde.

**Zahlen, Preise & Prozente**

Ziel der Alkohol-Prohibition (1920–1933) ist die Senkung der Kriminalität; die tatsächlichen Resultate sind:

- 13 % mehr schwere Verbrechen,
- 81 % mehr Fälle von Trunkenheit am Steuer und
- 9 % mehr andere Delikte.

### 1939

Mit dem deutschen Überfall auf Polen bricht der Zweite Weltkrieg aus. Der Bedarf an Morphin für die Kriegsversehrten der Schlachtfelder steigt. Die mexikanische Regierung regt den (legalen) Anbau von Schlafmohn an, um die Nachfrage befriedigen zu können.

### 1939–1945

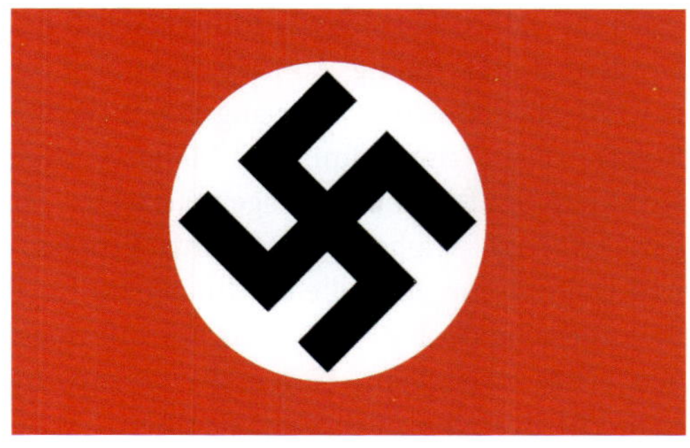

Während des Zweiten Weltkriegs herrscht ebenso ein Wettbewerb um das beste Psychostimulanz. Auf deutscher Seite kommt Methamphetamin (Pervitin®) zum Einsatz, auf britischer Seite Amphetamin. Psychosen und Suchterkrankungen beim deutschen Militär häufen sich. Es wird angenommen, dass ohne den breitflächigen Einsatz von Pervitin® das sogenannte „Blitzkrieg-Konzept" nicht durchführbar gewesen wäre.

### 1945

Der Krieg ist vorbei, dennoch bleiben einige Bauern, insbesondere aus den ländlichen Regionen Sinaloas, Durangos und Chihuahuas, dabei Mohn anzubauen. Daraus wird nunmehr Opium gewonnen (engl. *gum*; auf Spanisch etabliert sich der Begriff *gomeros* für diese Art Landbauern). Aus diesem Opium wird die mexikanische Spielart von Heroin hergestellt, das aufgrund seiner Konsistenz den Szenenamen „black tar heroin" bekommt.

### Mitte der 1960er-Jahre

Die Nachfrage nach Heroin steigt weiter an, als die in Vietnam traumatisierten US-Soldaten heimkehren.

### 1971

Richard M. Nixon erklärt den *War on Drugs*.

#### Zahlen, Preise & Prozente

Statistiken, nach denen ca. 15 % der heimkehrenden Soldaten heroinabhängig sind, Cannabis oder andere Drogen konsumieren, rütteln die USA auf. Selten wurde der Zusammenhang zwischen Traumata und Substanzkonsum so augenfällig.

### 1975

Mexiko, Operation Condor: Die mexikanische Armee wird mit Unterstützung des US-amerikanischen Militärs entsendet, um im mexikanischen Goldenen Dreieck (den Bergregionen der Sierra Madre in den Bundestaaten Sinaloa, Durango und Chihuahua) Mohnfelder und Cannabisplantagen niederzubrennen sowie die Bevölkerung (die *gomeros*) zu drangsalieren und zu vertreiben. Das Resultat ist jedoch nach einer vorübergehenden Verminderung des Drogenertrags, dass sich die vertriebenen *gomeros* über das ganze Land verteilen, effektiver organisieren und effizienter arbeiten.

### 1975–1995

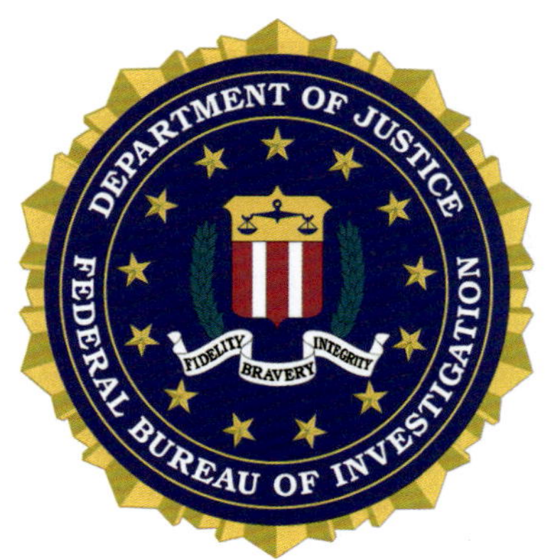


Auch das FBI macht sich der Mittäterschaft beim Drogenhandel schuldig: Ab 1980 deckt die Bostoner FBI-Niederlassung jahrelang James „Whitey" Bulgar. Der irischstämmige Mafioso begeht schwerste Straftaten wie Drogenhandel an Minderjährige an Highschools, Mord, Erpressung und Geldwäsche. Er sollte ein Informant für die Behörde sein, doch die Relevanz der Informationen bleibt zweifelhaft. Gegen die verantwortlichen FBI-Beamten wird später ermittelt.

### 1976

Das Medellín-Kartell in Kolumbien wird gegründet.

### 1979

Im Einkaufszentrum Dadeland Mall in Miami (Florida) kommt es unter südamerikanischen Bandenmitgliedern zu einer Schießerei mit vollautomatischen Waffen. Das Ereignis ist als *Dadeland shootout* bekannt. Es ist der Beginn der *Cocaine Cowboys*, zu deren Mitgliedern unter anderem die Kolumbianerin Griselda Blanco, die sogenannte „Godmother of Cocaine" gehört. Die Mordrate in Miami steigert sich ins Unerträgliche.

### 1980er-Jahre

Die freie Kokainbase (*free base*, Crack) erscheint auf dem Markt. Dafür wird Kokainhydrochlorid mit Backpulver (Natriumhydrogencarbonat, $NaHCO_3$) aufgekocht. In einer Glaspfeife gerauchtes Crack macht deutlich schneller abhängig als geschnupftes Kokain.

### 1981

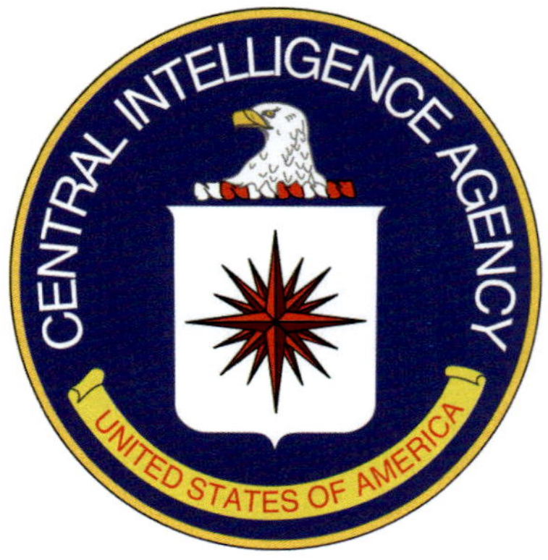


Die rechtsgerichteten Contra-Guerillas kämpfen in Nicaragua gegen die linksgerichteten Sandinisten, die die Regierungsgewalt innehaben. Illegal und am Kongress vorbei finanziert die CIA diesen Kampf durch die Billigung des Kokainschmuggels in die USA. Insbesondere in vorwiegend von Afroamerikanern bewohnten, schwarzen Vierteln – sogenannten *black communities* - in Los Angeles (South Central, Compton) werden die Drogen als Crack (*free base*) verkauft. Der nicaraguanische Drogenhändler Oscar Danilo Blandon beliefert den schwarzen US-Amerikaner Ricky Donell Ross (auch „Freeway Ricky Ross") mit hunderten Kilo Kokain unter den Augen bzw. der Mitwisserschaft der CIA. In Nicaragua selbst töten die Contras bei Weitem nicht nur Soldaten der Regierung: Viele Zivilisten werden Opfer der Kämpfe. Colonel Oliver North übernimmt die Verantwortung, wahrscheinlich, damit Präsident Reagan behaupten kann, er habe nichts von all dem gewusst. Als der Zeitungsreporter Gary Webb diesen Zusammenhang 1996 zu recherchieren und publizieren beginnt, diskreditieren ihn die CIA und Journalistenkollegen, bis Webb 2004 Selbstmord begeht – mit 2(!) Kopfschüssen. Die Artikelserie (das Buch) wird unter dem Namen „Dark Alliance“ publiziert. Diese sogenannte „Iran-Kontra-Affäre“ und die Geschichte seiner Aufdeckung stehen bis heute für die unklare Position staatlicher Stellen zum Drogenhandel im Rahmen diverser Skandale und die politische Einflussnahme und Instrumentalisierung durch eine große Zahl an Staaten weltweit (China, Russland, Afghanistan, Jemen etc.).

### 1982–1996

Khun Sa, ein chinesisch-birmanischer Freiheitskämpfer und Drogenbaron, erzeugt im südostasiatischen Goldenen Dreieck (Nordthailand, Laos, Myanmar) ca. 50 % der weltweiten Heroinproduktion. Auf dem Höhepunkt seiner Macht bietet er den USA an, seine gesamte Jahresproduktion zu kaufen, damit die USA sie vernichten könne (wenn gewünscht) und er mit dem Erlös den Freiheitskampf des Shan-Volksstammes von Birma (Myanmar) unterstützen kann.

### 1982

General Noriega, der panamaische Staatschef, erlaubt dem Medellín-Kartell, Kokain über Panama in die USA zu transportieren. Zudem wird Panama ein beliebter Ort der Geldwäsche für Drogenschmuggler. Solange Noriega im Kampf gegen den Kommunismus an der Seite der USA steht, schaut US-Präsident Reagan weg, wenn es um Drogenschmuggel und Geldwäsche in Panama geht.

### 1984

US-amerikanische und kolumbianische Strafverfolgungseinheiten zerstören „Tranquilandia“, ein gigantisches im Dschungel gelegenes Kokainlabor des Medellín-Kartells.

**Zahlen, Preise & Prozente**

Etwa 1,2 Milliarden US-Dollar in Kokain gehen dem Kartell verloren. Auf dem Höhepunkt seiner Tätigkeit im Kokainhandel verdient das Medellín-Kartell ca. 60 Millionen US-Dollar pro Tag.

Zur gleichen Zeit beginnt Präsident Reagans Frau Nancy Reagan die Just-Say-No-Kampagne gegen den Drogenkonsum in den USA. Es wird zum ersten Mal klar, dass die USA nicht an einem Ende des Drogenhandels interessiert sind, sondern davon profitieren. Später wiederholt sich Ähnliches in Afghanistan und anderen Ländern.

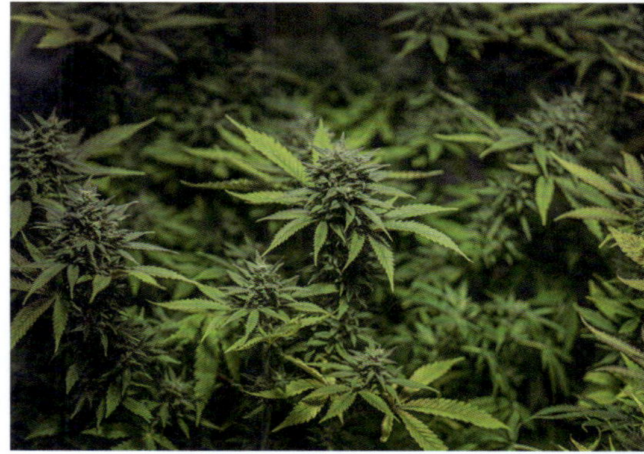

Das gigantische Cannabisfeld „El Bufalo“ wird von der mexikanischen Polizei gestürmt und die Plantage verbrannt. Sie wurde von Rafael Caro Quintero (RCQ) betrieben, einem der drei führenden Köpfe des Guadalajara-Kartells.

**Zahlen, Preise & Prozente**
Der Verlust des Kartells beläuft sich auf etwa 10 000 Tonnen Marihuana, umgerechnet waren dies zu der Zeit etwa 2,5 Milliarden US-Dollar.

### 1984–1987

Richard Wershe, Jr., in der Detroiter Szene „White Boy Rick" genannt, wird mit 14 Jahren als jüngster Informant des FBI geführt und im Drogenhandel der Stadt aufgebaut. Er liefert Informationen, die zu ca. 30 Verhaftungen führen, bevor er 1987 mit mehreren Kilo Kokain von der Polizei aufgegriffen und 32 Jahre lang inhaftiert wird. Er gilt bis heute als der am längsten inhaftierte, minderjährige Straftäter für ein *non-violent crime*.

### 1985

Als direkte Reaktion des Guadalajara-Kartells auf die Zerstörung der Plantage „El Bufalo" wird der in Guadalajara stationierte Enrique Camarena, Mitarbeiter der DEA (Drug Enforcement Administration; eine amerikanische Strafverfolgungsbehörde), vom Kartell entführt, gefoltert und getötet. Die USA reagieren mit Grenzschließung und der Durchsuchung jedes einzelnen von Mexiko aus einreisenden Fahrzeugs. Die Verzögerungen setzen die mexikanische Regierung schließlich so unter Druck, dass sie zunächst Rafael Caro Quintero und Ernesto Fonseca Carrillo sowie vier Jahre später schließlich auch Miguel Angel Felix Gallardo, den Kopf des Kartells, verhaften und unter Anklage stellen.

### 1988

Da die sogenannte „Karibikroute" von Carlos Lehder nicht mehr sicher ist und die US-amerikanischen Behörden (Zoll, Polizei, DEA etc.) zu viel Kokain abfangen, beginnen die kolumbianischen Kartelle, mit den mexikanischen Kartellen zusammenzuarbeiten. Da die Mexikaner mit Kokain bezahlt werden, lösen sie langsam, aber sicher die Kolumbianer als Hauptakteure im globalen Kokainhandel ab.

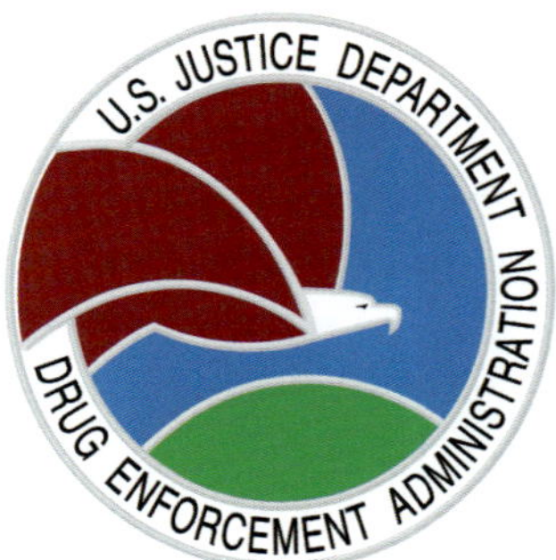


### 1989

In Sylmar, im US-Bundesstaat Kalifornien, werden 21(!) Tonnen Kokain in einem Lagerhaus beschlagnahmt. Es ist die bis dato größte Menge beschlagnahmten Kokains und zeigt, wie wichtig die Mexikaner im Vergleich zu den Kolumbianern geworden sind, denn zu dieser Zeit bilden sich die mexikanischen „Superkartelle", die an Finanzkraft, Einfluss und Macht gewinnen. Parallel dazu nimmt die Bedeutung kolumbianischer Kartelle ab.

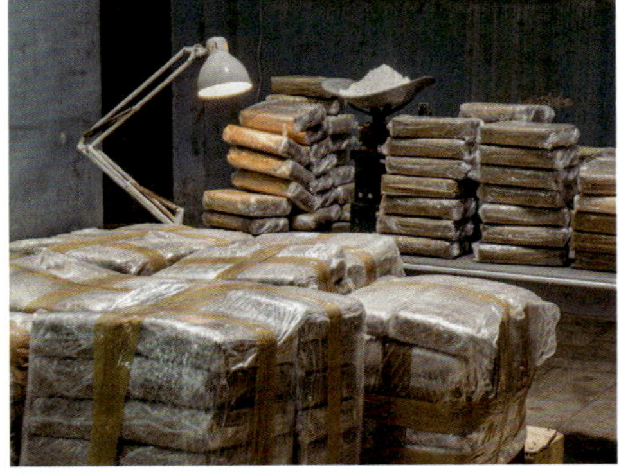

Die USA marschieren in Panama ein, verhaften ihren ehemaligen Verbündeten General Noriega und stellen ihn unter Anklage.

### 1993
Pablo Escobar wird in Medellín von Sicherheitskräften erschossen.

### 1994
Das Freihandelsabkommen zwischen den USA, Mexiko und Kanada (North American Free Trade Agreement, NAFTA) – von den erfreuten Drogenkartellen „Narcotics Free Trade Area" genannt – tritt in Kraft, trotz US-interner Warnungen der DEA, dass damit der Zustrom an Drogen aus Mexiko nicht mehr kontrollierbar sein wird.

Richard M. Nixons Berater John Ehrlichman räumt ein, dass die Nixon-Regierung bei der „Erklärung des *War on Drugs*" gelogen hat, damit illegalisierte Substanzen missbraucht werden können, um Afroamerikaner und Vietnamkriegsgegner zu diskreditieren und zu verhaften.

### 1995
Das Cali-Kartell hat das Medellín-Kartell als führende Organisation im globalen Kokainhandel abgelöst. Zunehmende Strafverfolgung führt zu kleineren Organisationen. Rückblickend betrachtet man das Cali- und das Medellín-Kartell in Kolumbien, aber auch das Guadalajara- und das Sinaloa-Kartell in Mexiko, als „Superkartelle".

### 1997
Mexikos hochrangigster Drogenbekämpfer General Jesus Gutierrez Rebollo wird verhaftet und beschuldigt, mehrere Millionen Dollar an Bestechungsgeldern vom Juarez-Kartell angenommen zu haben. Im gleichen Jahr stirbt Amado Carrillo Fuentes (*El Senor de los Cielos*, der Herr der Himmel), der Chef des Juarez-Kartells, nach einer Gesichtsoperation, die sein Aussehen aus Sicherheitsgründen verändern sollte.

**Zahlen, Preise & Prozente**

Das Vermögen von Amado C. Fuentes wird auf 25 Milliarden US-Dollar geschätzt. Damit wäre er der zweitreichste Drogenbaron seiner Zeit nach Pablo Escobar (30 Milliarden US-Dollar).



### 1998
Mit dem Präparat Oxycontin® (Wirkstoff: Oxycodon) passiert dasselbe wie mit Heroin 100 Jahre zuvor. Die Firma lässt sich den Markennamen schützen und behauptet, es mache weniger als 1 % der Patienten süchtig, was nicht der Wahrheit entsprach.

### 1999
Eine Kompanie mexikanischer Elitesoldaten, die vom US-Militär ausgebildet wurde, desertiert und bildet fortan den militärischen Arm des Golf-Kartells. Ihr Name ist „Los Zetas". Diese Soldaten werden die Brutalität des mexikanischen Drogenkriegs um ein Vielfaches steigern.

Die Reviere der Kartelle sind im ständigen Wandel und damit kartografisch nicht einwandfrei abzuzeichnen.

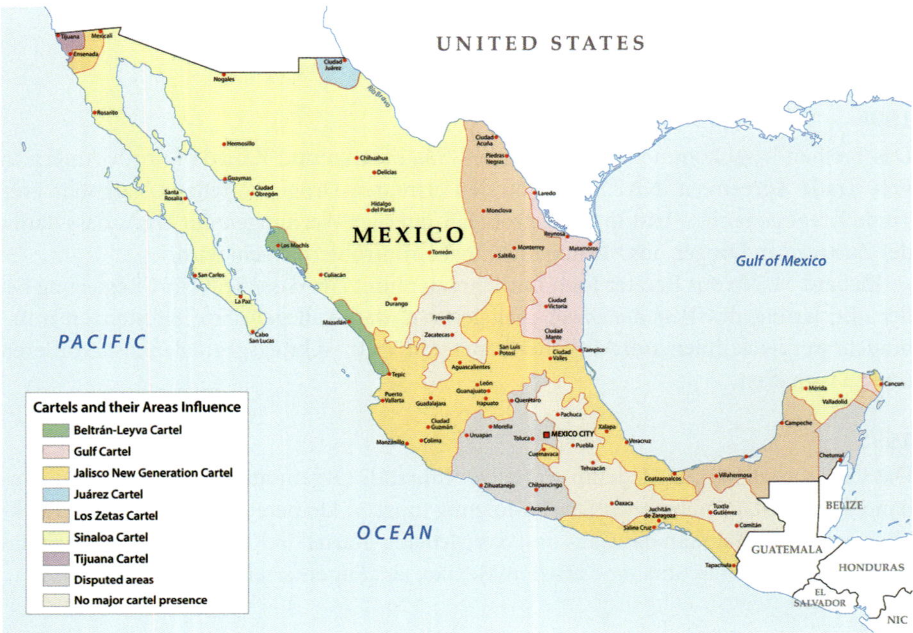


## 2000

Der US-amerikanische Plan Colombia tritt in Kraft. Die USA unterstützen Kolumbien mit 9 Milliarden US-Dollar an Militärhilfen, um den Drogenhandel zu bekämpfen.

## 2001

Joaquín „El Chapo" Guzmán gelingt als erstem Inhaftierten die Flucht aus einem mexikanischen Bundesgefängnis (Puente Grande bei Guadalajara im Bundestaat Jalisco).

## 2005

Was den Mohnanbau und die Heroinproduktion betrifft, hat sich das Land nur vier Jahre, nachdem die USA in Afghanistan einmarschiert sind, zur führenden Nation entwickelt (**o** Abb. 22.1).

## 2006

Vor der Küste Costa Ricas bringt die US-Zollbehörde den ersten „Halbtaucher" auf, ein U-Boot zum Kokainschmuggel.

Die sogenannten „Kent-Memos" enthüllen, dass in Bogota (Kolumbien) stationierte, korrupte Mitarbeiter der DEA Drogenschmugglern und rechten Paramilitärs bei kriminellen Aktivitäten geholfen haben, anstatt diese zu verfolgen.

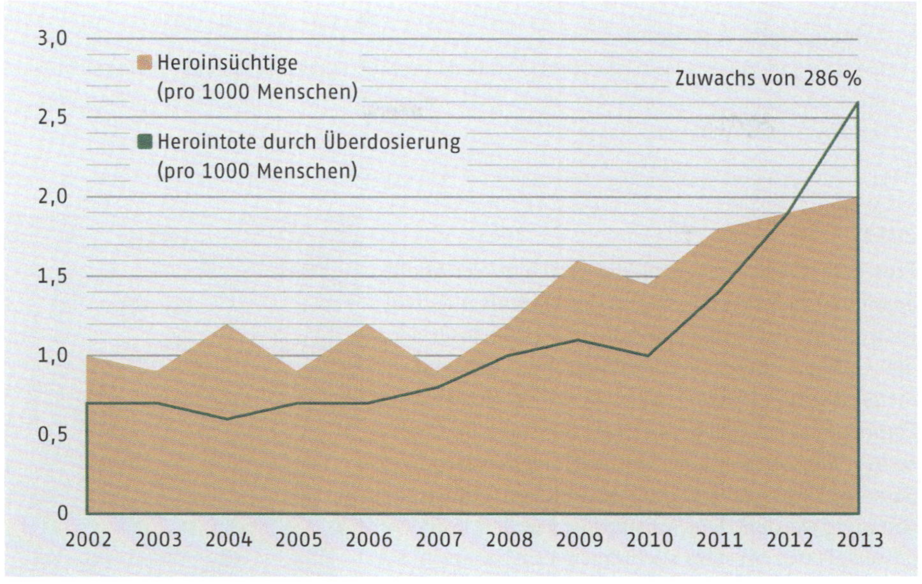


**Abb. 22.1** Heroinsüchtige und Tote durch Überdosierung. Nach Teipelke et al. 2019

Felipe Calderon mobilisiert kurz nach seiner Wahl zum mexikanischen Präsidenten das Militär, um den Kartellen die Stirn zu bieten. Dieser Vorfall gilt als Beginn des mexikanischen Drogenkrieges, wenngleich bereits unter Calderons Vorgänger Vicente Fox die Gewalt der Kartelle zu eskalieren begann. Initial zielt Calderons Aktion darauf ab, das La-Familia-Michoacana-Kartell zu bekämpfen. Doch der Drogenkrieg eskaliert rasch. In den folgenden Jahren (und bis zum heutigen Tag) sind Tausende und Abertausende Tote, Vertriebene, Gefolterte, verschwundene Personen und stetig eskalierende Gewalt die Folge. Auch das Militär begeht (teilweise entsetzlichste) Menschenrechtsverletzungen.

Der längste Tunnel unter der US-amerikanisch-mexikanischen Grenze wird entdeckt. Er verbindet die Grenzstädte Tijuana (Mexiko) und San Diego (USA) miteinander.

## 2007

Erneut fällt die CIA mit undurchsichtigem Verhalten auf: Ein Kleinflugzeug mit 4 Tonnen Kokain an Bord zerschellt im Dschungel von Yukatan (Mexiko). Dasselbe(!) Flugzeug wurde zuvor von der CIA für Flüge von und nach Guantanamo Bay (Kuba) benutzt.



## 2008

Die mexikanische Armee findet ein Waffenlager der Kartelle. Enthalten sind 288 vollautomatische Sturmgewehre, 126 Handfeuerwaffen, 166 Granaten, 14 Bomben auf TNT-Basis, 500 000 Schuss Munition, mehr als 1000 Magazine sowie ein Raketenwerfer.

## 2009

Der militärische Arm des Golf-Kartells, Los Zetas, löst sich vom Golf-Kartell und beide Gruppen beginnen, Krieg gegeneinander zu führen. Folterungen und Gewaltexzesse beginnen in Tamaulipas, der Heimatregion des Golf-Kartells.

**Zahlen, Preise & Prozente**

Die New York Times veröffentlicht eine Statistik des ATF (Bureau of Alcohol, Tobacco, Firearms and Explosives), nach der 90 % der im mexikanischen Drogenkrieg konfiszierten Schusswaffen aus den USA kamen.

## 2011

Präsident Obama erkennt die durch *prescription opioids* ausgelöste *opioid crisis* der USA als massive Bedrohung der Volksgesundheit an. Auslöser ist die Geldgier des US-amerikanischen Unternehmens Purdue Pharma bzw. deren Besitzer, der Familie Sackler. Die betreffende Substanz ist Oxycodon. Die FDA erlaubt ein irrationales Wording, dass „weniger als 1 % der behandelten Patienten abhängig werden". Die Substanz ist seit den 1940er-Jahren als extrem stark suchterzeugend bekannt.

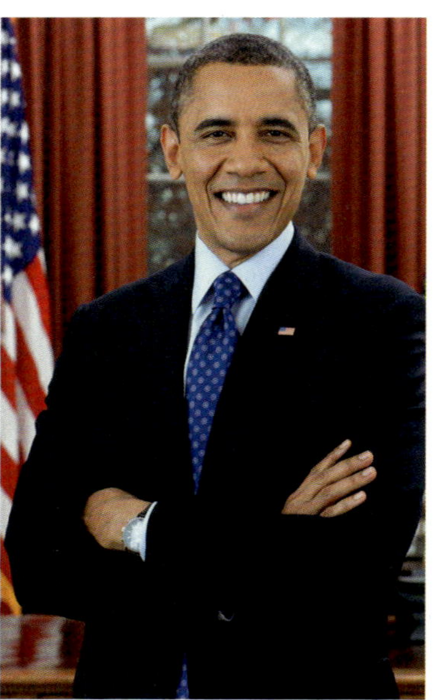

## 2013

Joaquín Guzmán (El Chapo) wird medienwirksam als Staatsfeind Nr. 1 bekannt gemacht. Sein Sinaloa-Kartell schmuggelt einen Großteil aller Drogen in die USA und gilt als mächtigstes Kartell in Mexiko.

**Zahlen, Preise & Prozente**

Bis zum Jahr 2013 gab es 45 Millionen Festnahmen und 2,3 Millionen Strafgefangene im US-amerikanischen *War on Drugs*. Um so viele Insassen unterzubringen, besitzen die USA die meisten Gefängnisse der Welt, mehr als Russland, Nordkorea oder China.

Für 500 g Kokain (Kokainhydrochlorid) verbringt der Angeklagte in den USA durchschnittlich 5 Jahre im Gefängnis. Wenn der Angeklagte jedoch im Besitz von Crack ist (die freie Base des Kokains), wird er schon bei 5 g zu einer Freiheitsstrafe von 5 Jahren verurteilt.

Obwohl die Vereinigten Staaten nur etwa 5 % der Weltbevölkerung ausmachen, schätzt das National Institute on Drug Abuse (NIDA), dass ca. 81 % des globalen Angebots an Kokain dort konsumiert werden.

Der National Survey on Drug Use and Health (NSDUH) zeigt: Menschen zwischen 18 und 25 Jahren werden am wahrscheinlichsten zugeben, Oxycodon zu missbrauchen. Das sind 9,9 %. Im Vergleich dazu stehen 6 % der Menschen über 26 Jahren.

Laut NIDA gab es im Jahr 2013 53 Millionen Oxycodon-Verschreibungen, die in amerikanischen Apotheken ausgestellt wurden. Umgerechnet ist das eine Flasche dieser süchtig machenden Droge für jeden sechsten US-Amerikaner im Land. Legal in einer Apotheke gekauft, kosten 30 Tabletten Oxycontin à 40 Milligramm 240 US-Dollar oder etwa 0,20 US-Dollar pro Milligramm. Aufgrund der hohen Wirksamkeit von Oxycodon und der starken Abhängigkeit, die Konsumenten entwickeln, wächst der Schwarzmarkt dieser Droge und die Kosten steigen kontinuierlich. Eine Studie aus 2013 schätzt den „Straßenwert" von Oxycodon in allen Regionen der USA auf ungefähr einen US-Dollar pro Milligramm. Das sind etwa 40 US-Dollar für eine Tablette à 40 Milligramm aus der Packung – eine fünffache Zunahme im Vergleich zu den legalen Preisen des Medikamentes.

### 2016

El Chapo wird endgültig gefasst, in die USA ausgeliefert und sitzt eine lebenslange Freiheitsstrafe im berüchtigten Hochsicherheitsgefängnis Florence ab.

### 2017

Die Heroinpreise beginnen zu fallen, weil synthetische Opioide wie Fentanyl in den Markt gepusht werden. Fentanyl und seine Derivate lösen die tödlichste Drogenwelle in der Geschichte der Menschheit aus. Allein in diesem Jahr sterben 70 000 US-Amerikaner an einer Überdosis.

### 2019

Die Schlacht von Culiacán (engl. *Battle of Culiacán*): Ovidio Guzmán López, einer der Söhne von El Chapo, soll verhaftet werden. In Culiacán, der Hauptstadt des Bundesstaates Sinaloa, zieht das Sinaloa-Kartell rasch ca. 500 Sicarios zusammen und bewirkt durch die Feuerkraft von automatischen Kriegswaffen und Granatwerfern aus teilweise gepanzerten Fahrzeugen, dass die unterlegene Polizei sich zurückziehen und Ovidio Guzmán freilassen muss.

Genaro Garcia Luna, der ehemalige Chef der mexikanischen Bundespolizei (der Federales), wird in Dallas (Texas) wegen Bestechlichkeit verhaftet. Er soll Millionen an Schmiergeldern vom Sinaloa-Kartell angenommen haben.

### 2020

Die Legalisierung von Cannabis gewinnt weltweit an Zuspruch. In den USA wird überlegt, wie mit Zehntausenden wegen Cannabis-Delikten inhaftierten Personen umzugehen ist.

### 2021

In Deutschland wird der Bundestag neu gewählt. Auch hier soll Cannabis legalisiert werden.

#### Zahlen, Preise & Prozente

Die explizite Proklamation des *War on Drugs* durch Richard M. Nixon wird 50 Jahre alt. Drogen aller Art sind zu diesem Zeitpunkt einfacher erhältlich und preiswerter als je zuvor. Zwischen 1971 und 2013 hat der Drogenkrieg allein in den USA über 1 Billion US-Dollar gekostet. Zum gleichen Zeitpunkt geben US-Amerikaner konservativ geschätzt zwischen 10 und 16 Milliarden US-Dollar pro Jahr für Drogen aus. Zudem sind Millionen Tote in den Lieferketten und durch Überdosen zu beklagen.

## 2022

Die Stanford Lancet Commission gibt nach 5 Jahren Arbeit bekannt: In den USA und Kanada sind zwischen 1999 und 2021 mehr als 600 000 Menschen an einer Opioidüberdosis gestorben. Damit übersteigt die Sterblichkeit die schlimmste HIV/AIDS-Epidemie. Die Zahl der toten US-Amerikaner und Kanadier aufgrund der Opioide ist höher als die Sterberate dieser Länder im Ersten und Zweiten Weltkrieg und setzt die finanziellen Kosten der Epidemie auf 1 Trillion US-Dollar. Im Jahr 2021 stieg die Zahl der durch Drogenüberdosierung bedingten Todesfälle in diesen zwei Ländern erneut, es verloren 100 000 Menschen das Leben. Allein in den USA hingen davon 70 000 Tode mit Opioiden zusammen. Die Kommission rechnet für den Zeitraum 2020 bis 2029 mit insgesamt mit 1,22 Millionen Opioidtoten in den USA, wenn keine neuen Handlungen hinsichtlich der Epidemie unternommen werden.

## 2023

Am 05. Januar 2023 wird Ovidio Guzmán López (El Ratón) endgültig festgenommen. Im Jahr 2019 war er noch nach der Battle of Culiacán auf Geheiß des mexikanischen Präsidenten Andrés Manuel López Obrador wieder auf freien Fuß gesetzt worden, um weiteres Blutvergießen Unbeteiligter zu vermeiden. 2023 wurde er jedoch, wahrscheinlich auch durch Druck aus den USA, in ein Hochsicherheitsgefängnis (Altiplano) gebracht.

Die Substanz Xylazin erreicht den US-amerikanischen Markt. Xylazin ist eine dem Clonidin verwandte Substanz, die seit ein paar Jahren steigende Beschlagnahmungszahlen verzeichnet, den großen US-amerikanischen Markt jedoch bisher verschont hat. Es ist seit langem bekannt, dass Substanzen wie Clonidin in der akuten Entzugstherapie der Opiatabhängigkeit verwendet werden können. Allerdings ist Xylazin bisher nur als Beruhigungsmittel für Tiere in Erscheinung getreten (daher der Szene-Name „Tranq“). Die Beimengung zu der bereits an sich sehr gefährlichen Substanz Fentanyl verschärft allerdings die Situation noch einmal deutlich: Fentanyl an sich ist bereits die mit Abstand tödlichste Droge, die die USA je erreicht hat. Allerdings lassen sich die Effekte von Fentanyl mit einem spezifischen Antagonisten (Naloxon) aufheben. Dies ist bei Xylazin nicht mehr möglich: Es gibt kein spezifisches Antidot. Durch die extrem sedierende Eigenschaft der Substanz hat diese (aufgrund der fehlenden Ansprechbarkeit der Intoxikierten) auch den Beinamen „Zombie-Droge“ erhalten.

# 23 Die meistkonsumierten Drogen und ihre chemischen Derivate (Designerdrogen)

Niels Eckstein, Izabela Reluga

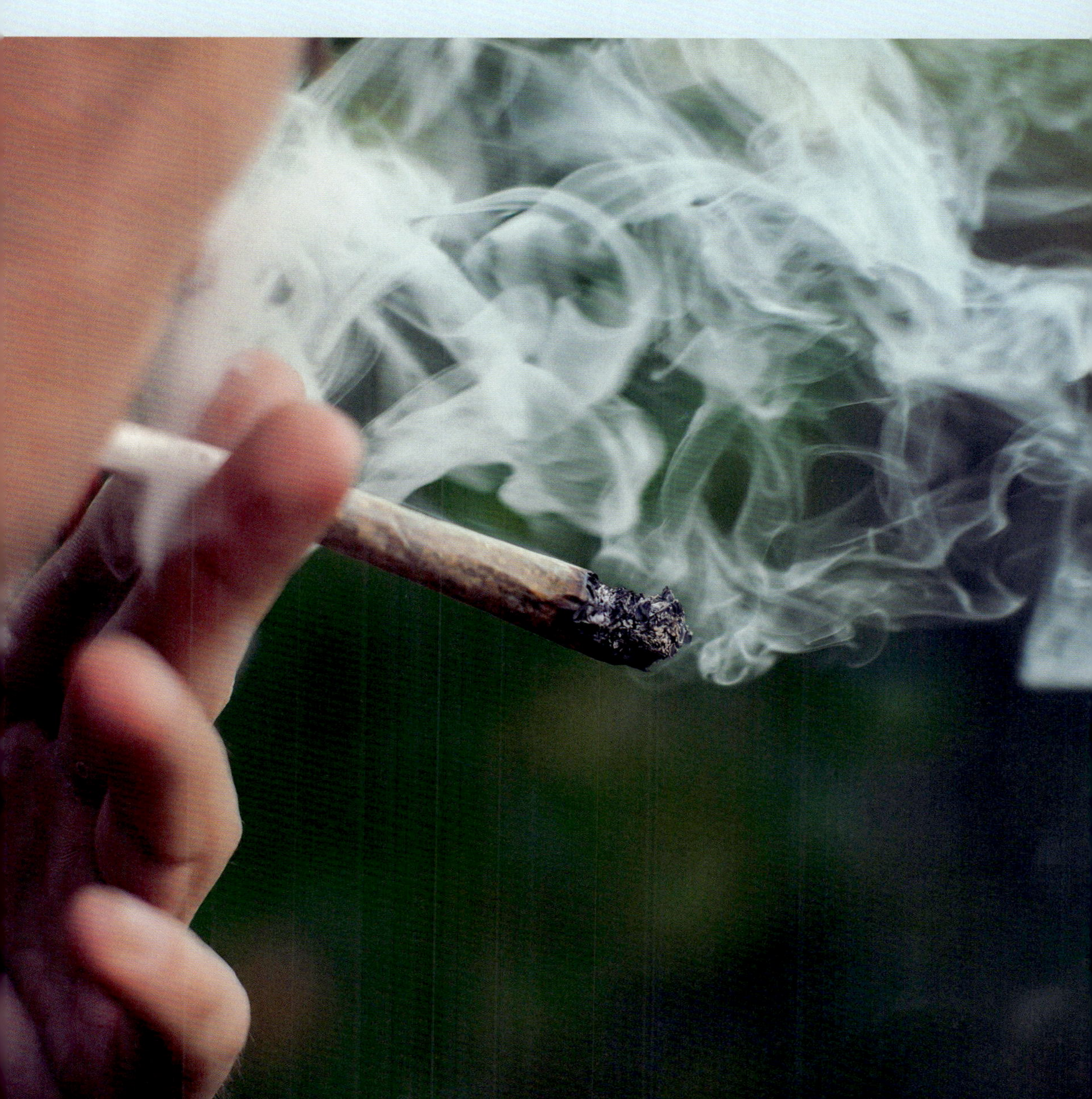

## 23.1 Monografien

### 23.1.1 Amphetamin

| | |
|---|---|
| **Strukturformel** | 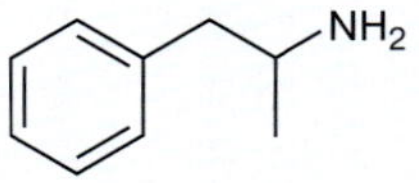 |
| **Summenformel** | $C_9H_{13}N$ |
| **Molare Masse** | 135,21 g/mol |
| **IUPAC-Name** | (±)-1-Phenylpropan-2-amin |
| **Synonyme** | Alpha-Methyl-**Phen**-**Et**hyl-**Amin**, Phenylisopropylamin |
| **Handelsnamen** | Benzedrin®, Dexedrin®, Adderall® |
| **Szenenamen** | Speed, Pep |
| **Ursprung** | Chemisch |
| **Substanzklasse** | Stimulanzien |
| **Molekularer Wirkungsmechanismus** | ZNS-stimulierend als Wiederaufnahmehemmer von Monoaminen (Noradrenalin, Dopamin) |
| **Einnahme** | Oral, intravenös, rektal, nasal |
| **Einzeldosis** | 5–25 mg |
| **Handelsformen** | Tabletten, Kapseln, Pulver, Kristalle |
| **Medizinische Anwendung** | *Heute:* bei Narkolepsie, ADHS, missbräuchlich als Dopingmittel<br>*Früher:* bei Encephalitis lethargica (Schlafsucht), Asthma, als Anorektikum bei Adipositas |
| **Drogenscreening** | Wird in Standard-Drogentests nachgewiesen |
| **Trivia** | Das S(+)-Enantiomer ist drei- bis viermal stärker wirksam (daher Dexedrine). |

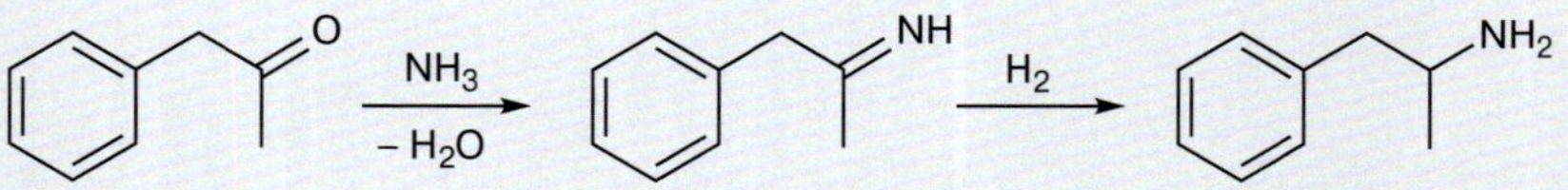

**Abb. 23.1** Synthese von Amphetamin (BtMG) aus Phenylaceton (GÜG)

■ **KLINISCHE EFFEKTE**

- Aktivitätssteigerung
- Bronchodilatorische Wirkung
- Antriebs- und Vigilanzsteigerung
- Unterdrückte Müdigkeit
- Anorektikum
- Gesteigerter Rededrang
- Vasokonstriktion
- Blutdrucksteigerung
- Erregend
- Euphorie
- Gedankenflucht bei hoher Dosierung
- Enthemmung von aggressiven und sexuellen Impulsen

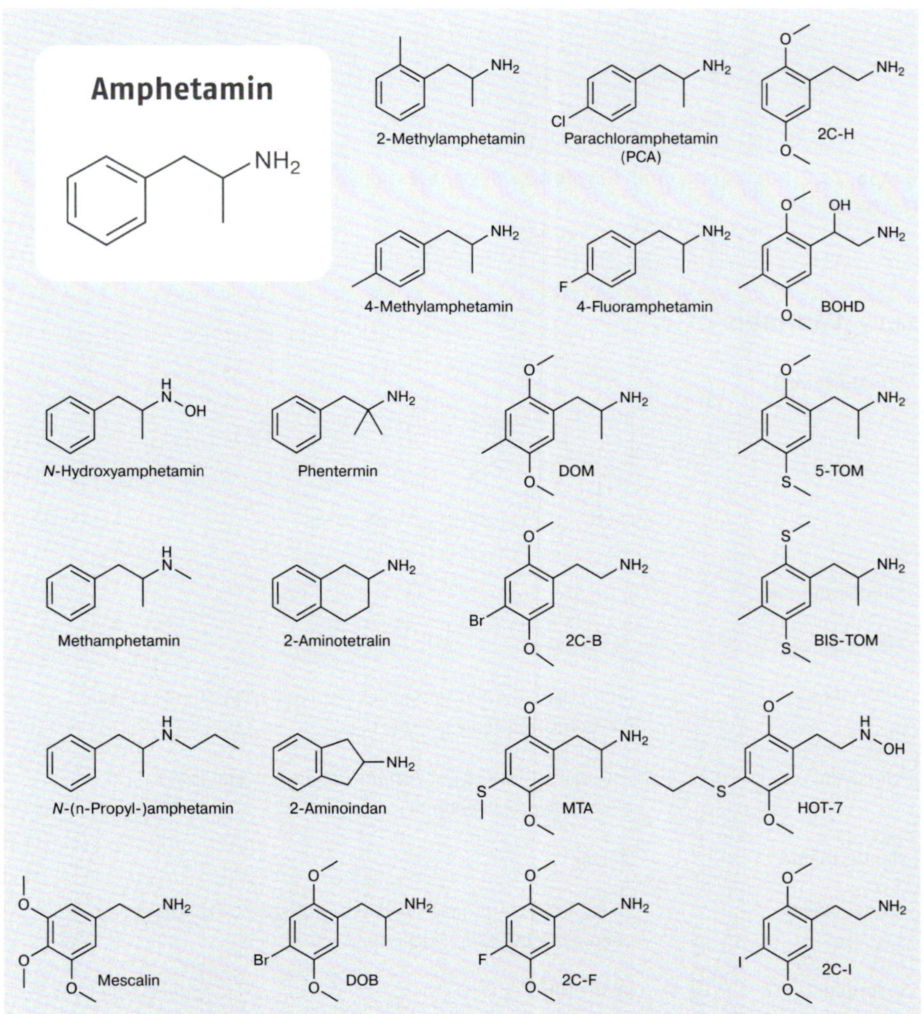


**Abb. 23.2** Aus Amphetamin abgeleitete Designerdrogen als chemische Derivatisierung

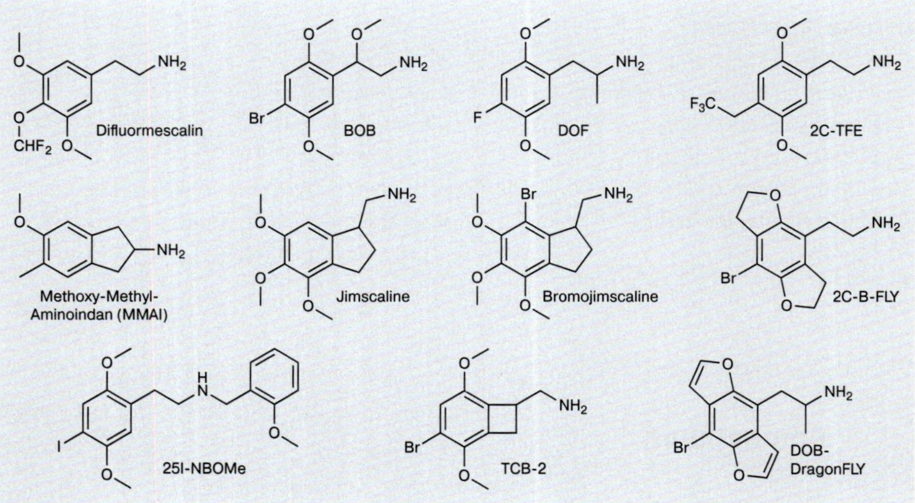

**Abb. 23.2** Aus Amphetamin abgeleitete Designerdrogen als chemische Derivatisierung (Fortsetzung)

## 23.1.2 Cannabis

| | |
|---|---|
| **Strukturformel** | 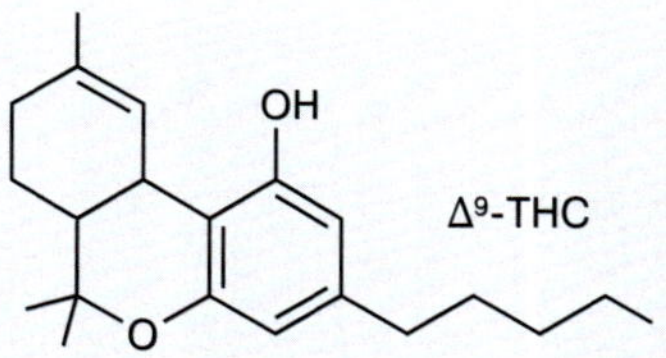 $\Delta^9$-THC |
| **Summenformel** | $C_{21}H_{30}O_2$ |
| **Molare Masse** | 314,47 g/mol |
| **IUPAC-Name** | (6a*R*,10a*R*)-6,6,9-Trimethyl-3-pentyl-6a,7,8,10a-tetrahydro-6*H*-benzo[*c*]chromen-1-ol |
| **Synonyme** | THC, Delta-9-THC, (−)-$\Delta^9$-*trans*-Tetrahydrocannabinol, $\Delta^9$-Tetrahydrocannabinol |
| **Handelsname** | Sativex® |
| **Szenenamen** | Weed, Gras, Marihuana (weibliche Blütenstände) „Charas" oder „Ganja", Joint, Kiff, Haschisch (Harz) |
| **Ursprung** | Pflanzlich |
| **Substanzklasse** | Cannabinoide |

| | |
|---|---|
| **Molekularer Wirkungsmechanismus** | Affinität zu Cannabinoid-Rezeptoren CB1 und CB2 und Beeinflussung von Neurotransmitterfreisetzung |
| **Einnahme** | Inhalativ (rauchen), oral als Gebäck („Space-Cakes") |
| **Einzeldosis** | 5–20 mg |
| **Handelsformen** | Pflanzenteile, Harz, Öl |
| **Medizinische Anwendung** | Mundspray zur Behandlung therapieresistenter Mundspastik bei Multipler Sklerose, als Analgetikum, gegen Übelkeit, Erbrechen oder Appetitlosigkeit |
| **Weitere Anwendung** | In einigen religiösen Praktiken |
| **Drogenscreening** | Urinuntersuchung, Haaranalyse (Nachweiszeiten: je nach Konsum Tage bis Wochen; Kumulation im Gewebe führt zu sehr langen Nachweiszeiträumen.) |
| **Trivia** | Faserhanf kann zur Herstellung von Papier, Kleidung oder Tauen verwendet werden. |

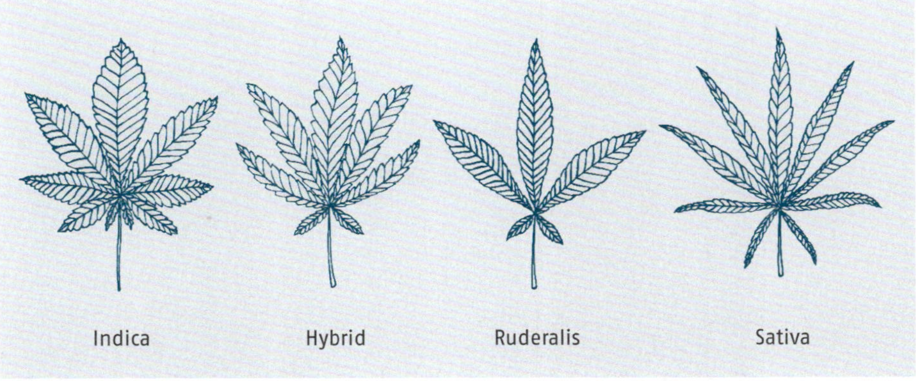


**Abb. 23.3** Arten der Cannabispflanze

### KLINISCHE EFFEKTE

- Appetitsteigerung
- Antriebsminderung
- Muskelrelaxierende Wirkung
- Tachykardie
- Mundtrockenheit
- Gangunsicherheit
- Augenrötung und Miosis
- Müdigkeit
- Euphorie
- Entspannung
- Milde Halluzinationen
- Veränderung der Zeitwahrnehmung
- Gesteigerte Sensualität
- Kumulation im Fettgewebe

23

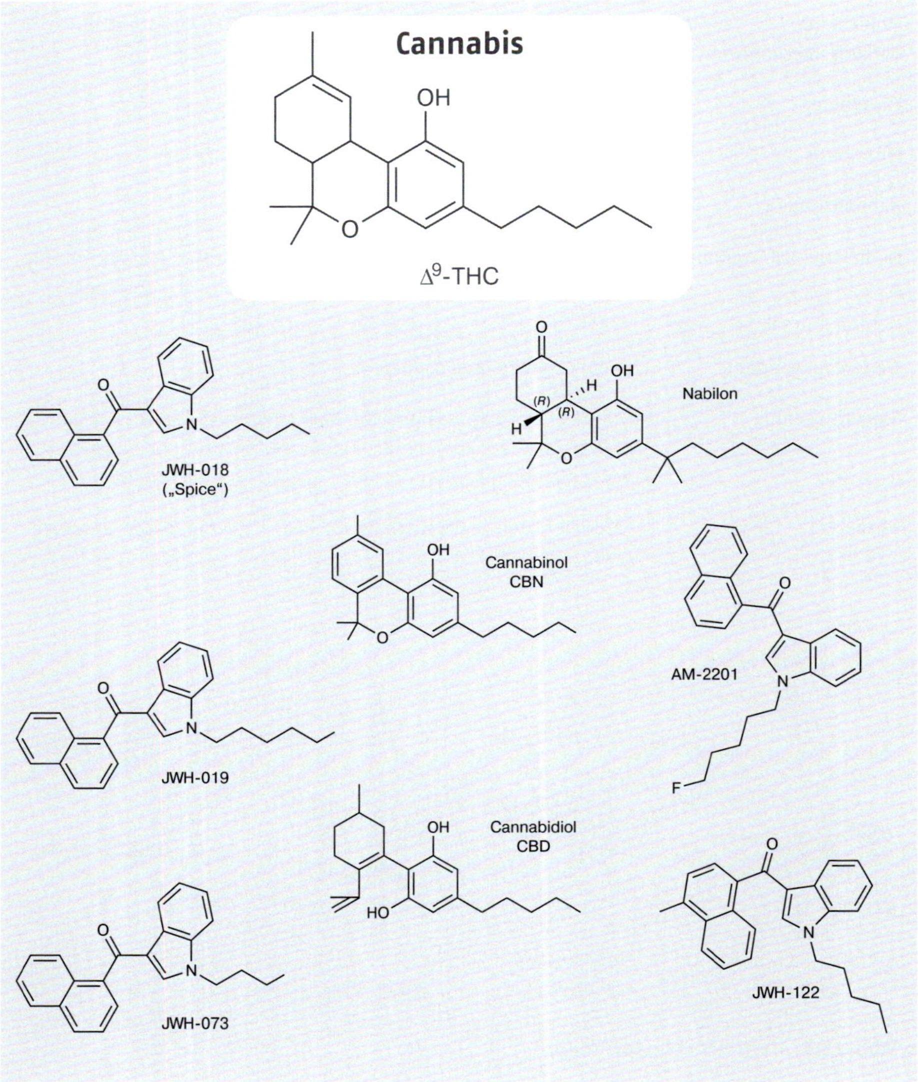

**Cannabis**

Δ9-THC

JWH-018
(„Spice")

Nabilon

Cannabinol
CBN

AM-2201

JWH-019

Cannabidiol
CBD

JWH-073

JWH-122

**Abb. 23.4** Aus Cannabis abgeleitete Designerdrogen als chemische Derivatisierung

## 23.1.3 Benzodiazepine

| | |
|---|---|
| **Strukturformel** | 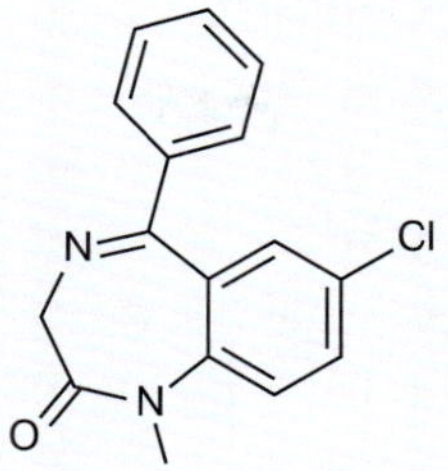 Diazepam |
| **Summenformel** | $C_{16}H_{13}ClN_2O$ |
| **Molare Masse** | 284,74 g/mol |
| **IUPAC-Name** | 7-Chloro-1-methyl-5-phenyl-3*H*-1,4-benzodiazepin-2-on |
| **Synonyme** | Methyldiazepinon, Diazepamum |
| **Handelsname** | Valium® |
| **Szenenamen** | Benzos, Flunis, Dias, Rivos, Ropis u. a. |
| **Ursprung** | Chemisch |
| **Substanzklasse** | Benzodiazepine |
| **Molekularer Wirkungsmechanismus** | Allosterischer Modulator des $GABA_A$-Rezeptors |
| **Einnahme** | Oral, parenteral, intranasal, rektal |
| **Einzeldosis** | 2–10 mg |
| **Handelsformen** | Tabletten, Ampullen, Kapseln, Klistiere |
| **Medizinische Anwendung** | Sedativa, Tranquillanzien, Antiepileptika, Prämedikation vor einer Narkose, Midazolam als Narkotikum |
| **Drogenscreening** | Leicht nachweisbar; im Urin eventuell über mehrere Wochen |
| **Trivia** | Die Wirksamkeit wird durch größere Substituenten am Stickstoff N1 und in der 3- oder 4-Stellung am Phenylrest in Position 5 verringert. |

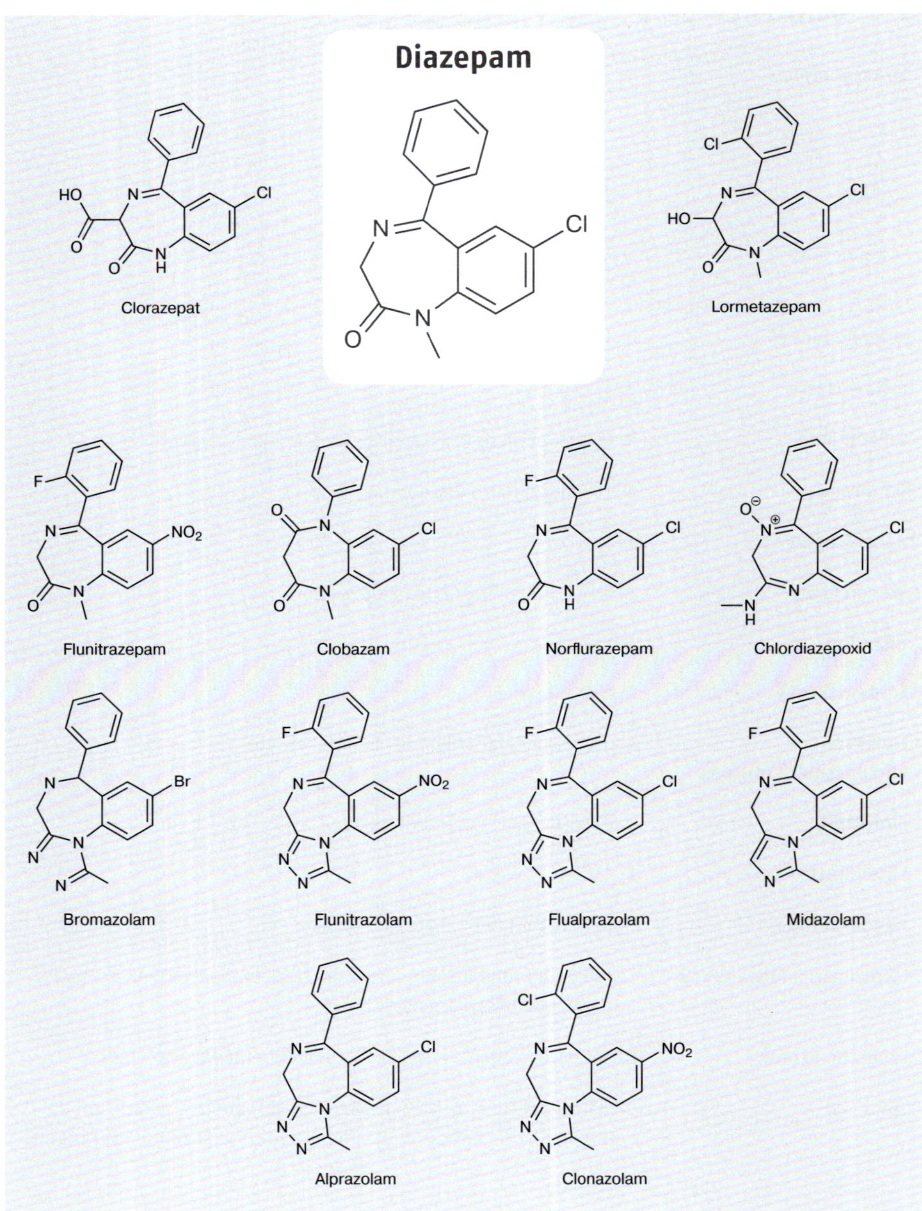


**Abb. 23.5** Aus Diazepam abgeleitete Designerdrogen als chemische Derivatisierung

**KLINISCHE EFFEKTE**

- Antikonvulsiv
- Muskelrelaxierend
- Antiepileptisch
- Anxiolytisch
- Beruhigend
- Sedierend

### 23.1.4 DMT

| Strukturformel | 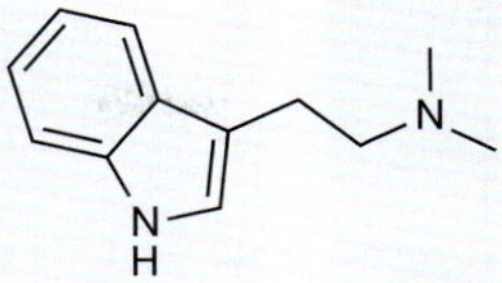 |
|---|---|
| Summenformel | $C_{12}H_{16}N_2$ |
| Molare Masse | 188,27 g/mol |
| IUPAC-Name | *N*,*N*-Dimethyltryptamin |
| Synonyme | Businessman's Trip, Dimitri u. a. |
| Handelsnamen | Keine |
| Szenenamen | Businessman's LSD, Fantasia |
| Ursprung | Pflanzlich |
| Substanzklasse | Tryptamine |
| Molekularer Wirkungsmechanismus | Affinität zu Serotonin-Rezeptoren |
| Einnahme | Oral (kombiniert mit einem MAO-Hemmer), intramuskulär, intravenös, inhalativ, nasal |
| Einzeldosis | 20–30 mg |
| Handelsformen | Pulver, Kristalle |
| Medizinische Anwendung | PTSD, bestimmte Kopfschmerzformen – allerdings in einem Graubereich. Nicht als Arzneimittel zugelassen. |
| Drogenscreening | Kein Nachweis durch übliche Tests |
| Trivia | Verwendung bei religiösen Riten südamerikanischer Ureinwohner: Verwendet wird ein halluzinogen wirkender Pflanzensud namens „Ayahuasca" (auch „Yagé" genannt). |

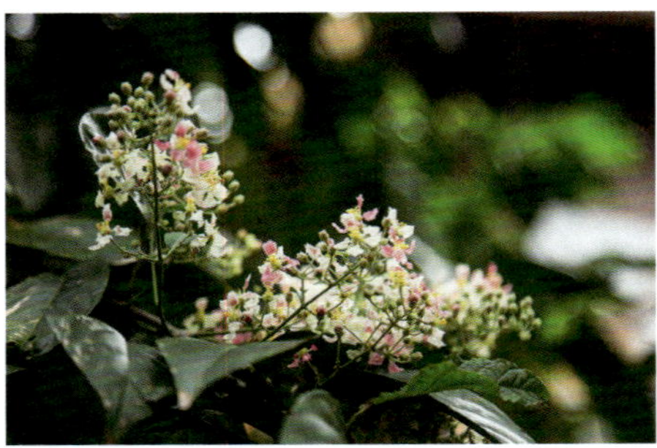

**Abb. 23.6** *Banisteriopsis caapi*: eine Lianenart mit natürlichem Vorkommen an β-Carbolinen

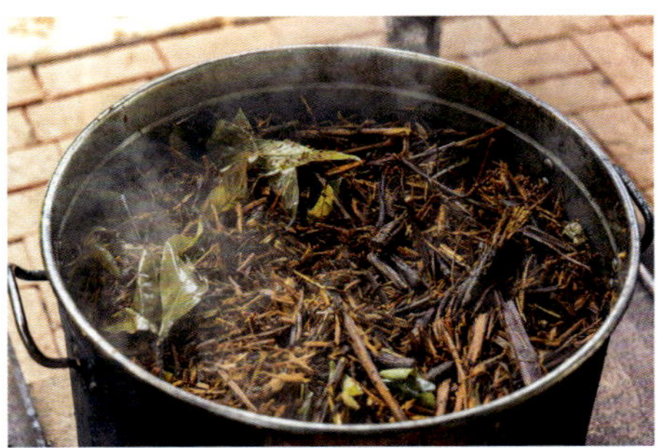

**Abb. 23.7** *Psychotria viridis*: eine Pflanze mit natürlichem Vorkommen an DMT

**KLINISCHE EFFEKTE**

- Mydriasis
- Bluthochdruck
- Bewegungsstörung
- Krampfanfälle
- Kontrollverlust
- Sehr starkes Halluzinogen
- Wechsel zwischen Euphorie und Dysphorie
- Paranoide und erschreckende Erlebnisse möglich

5-Methoxy-*N*,*N*-dimethyltryptamin

DMT

Dipropyltryptamin (DPT)

**Abb. 23.8** Aus DMT abgeleitete Designerdrogen als chemische Derivatisierung

### 23.1.5 Ephedron

| | |
|---|---|
| **Strukturformel** | |
| **Summenformel** | $C_{10}H_{13}NO$ |
| **Molare Masse** | 163,22 g/mol |
| **IUPAC-Name** | (*R*,*S*)-2-Methylamino-1-phenyl-1-propanon |

| | |
|---|---|
| **Synonyme** | 2-(Methylamino)propiophenon, Methkathinon, *N*-Methylkathinon, β-Keto-Phenylpropylamin, Kathinon |
| **Handelsnamen** | Kein zugelassenes Arzneimittel |
| **Szenenamen** | Cat/Kath, Badesalz etc. |
| **Ursprung** | Pflanzlich |
| **Substanzklasse** | Stimulanzien |
| **Molekularer Wirkungsmechanismus** | ZNS-stimulierend als Wiederaufnahmehemmer von Monoaminen (Noradrenalin, Dopamin) |
| **Einnahme** | Oral, nasal, kauen, selten intravenös |
| **Einzeldosis** | 10–50 mg |
| **Handelsformen** | Pulver, Kristalle, Tabletten |
| **Medizinische Anwendung** | Appetitzügler (Amphepramon, Diethylpropion)<br>Zur Raucherentwöhnung (Bupropion) |
| **Drogenscreening** | Im Urin etwa 4 Tage nachweisbar |

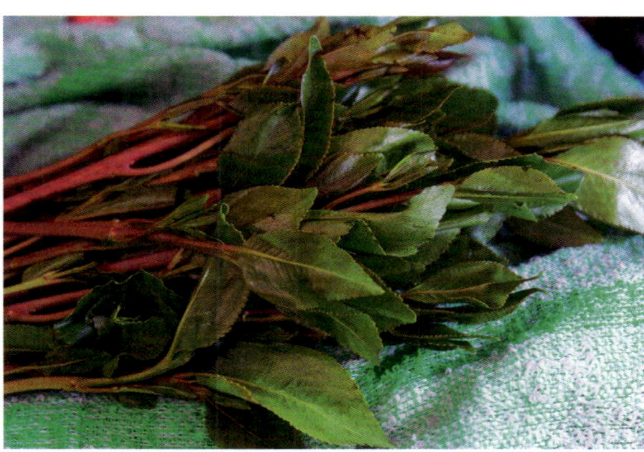

**Abb. 23.9** Khatpflanze (*Catha edulis*); natürliches Vorkommen von Ephedron bzw. Kathinon

**KLINISCHE EFFEKTE**

- Zentral erregend, aktivitätssteigernd
- Unterdrückt Müdigkeit
- Anorektikum
- Rededrang
- Blutdrucksteigerung
- Tachykardie
- Mydriasis
- Neurotoxische Eigenschaften
- Stimmungsaufhellend
- Euphorie

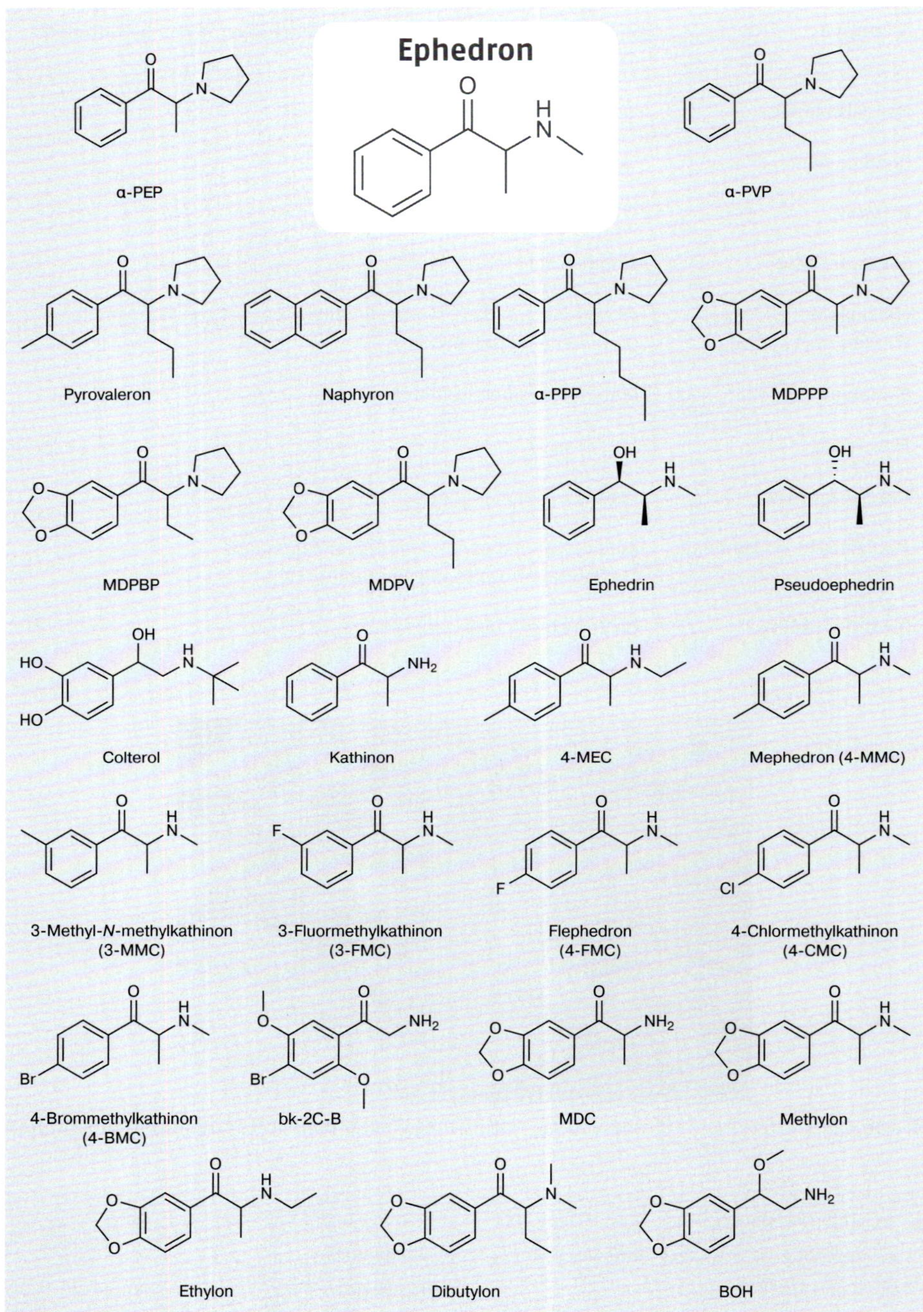


**Abb. 23.10** Aus Ephedron abgeleitete Designerdrogen als chemische Derivatisierung

### 23.1.6 Kokain

| | |
|---|---|
| Strukturformel | 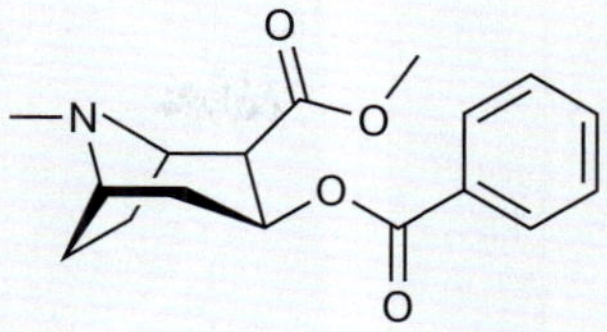 |
| Summenformel | $C_{17}H_{21}NO_4$ |
| Molare Masse | 303,36 g/mol |
| IUPAC-Name | Methyl-3-(benzoyloxy)-8-methyl-8-azabicyclo-octan-2-carboxylat |
| Synonyme | Ecgonylbenzoat |
| Handelsnamen | Kein Fertigarzneimittel |
| Szenenamen | Crack (freie Base), Koks, (Anden-)Schnee, Puder |
| Ursprung | Pflanzlich |
| Substanzklasse | Stimulanzien |
| Molekularer Wirkungsmechanismus | ZNS-stimulierend als Wiederaufnahmehemmer von Monoaminen (Noradrenalin, Dopamin, Serotonin) |
| Einnahme | Nasal, durch Auftragen auf die Schleimhaut, inhalativ (rauchen), kauen, intravenös |
| Einzeldosis | 20–60 mg |
| Handelsformen | Pulver, Kristalle |
| Medizinische Anwendung | *Heute:* als Lokalanästhetikum in der Ophthalmologie (selten)<br>*Früher:* in Hustensaft, als Antidepressivum, Tonikum |
| Drogenscreening | Haar-, Nagel- und Harnproben sowie Blutanalyse innerhalb weniger Stunden; bei regelmäßigem Konsum sind Metabolite 2 bis 3 Wochen im Urin nachweisbar. |
| Trivia | Kokain wurde früher als Zusatz zu Coca-Cola verwendet und in Südamerika wird die Pflanze noch heute als Blattkugel gekaut, wobei sie eine deutlich mildere stimulierende Wirkung aufweist. |

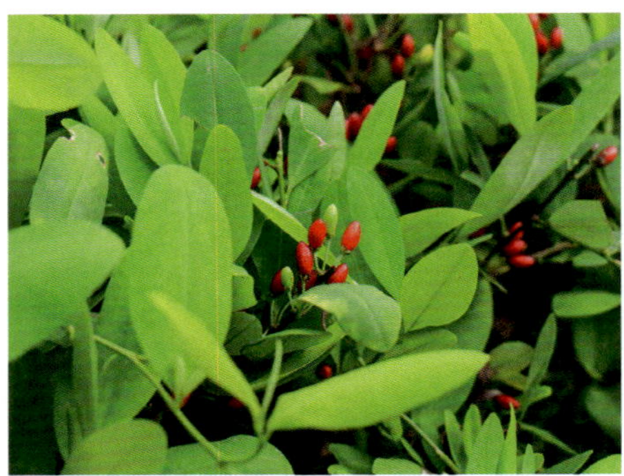

**Abb. 23.11** Kokastrauch, *Erythroxylum coca*

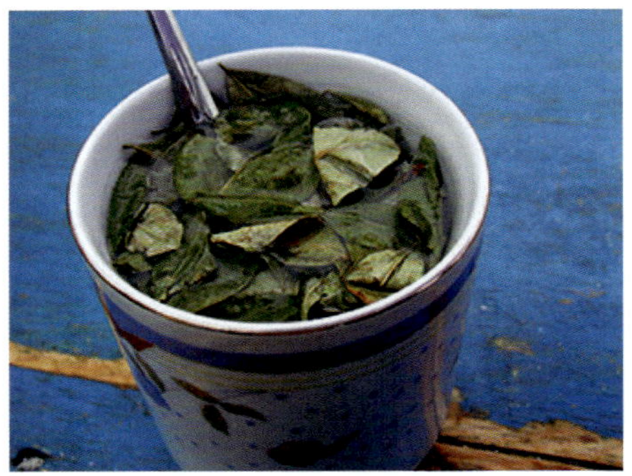

**Abb. 23.12** In Südamerika werden aus medizinischen, kulturellen oder spirituellen Gründen aus Kokablättern Tees zubereitet.

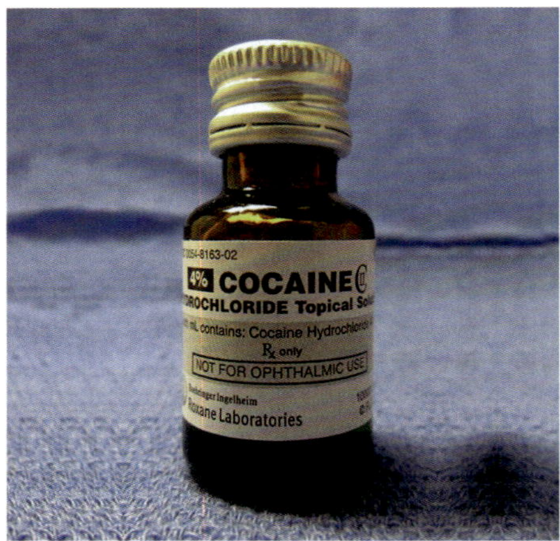


**Abb. 23.13** In der Medizin (Augenheilkunde) wird Kokain in Form von Hydrochlorid verwendet.

**KLINISCHE EFFEKTE**

- Puls- und Blutdruckerhöhung
- Mydriasis
- Rededrang
- Zerebrale Krämpfe
- Erregungszustände
- Lähmung
- Euphorie
- Leistungssteigerung

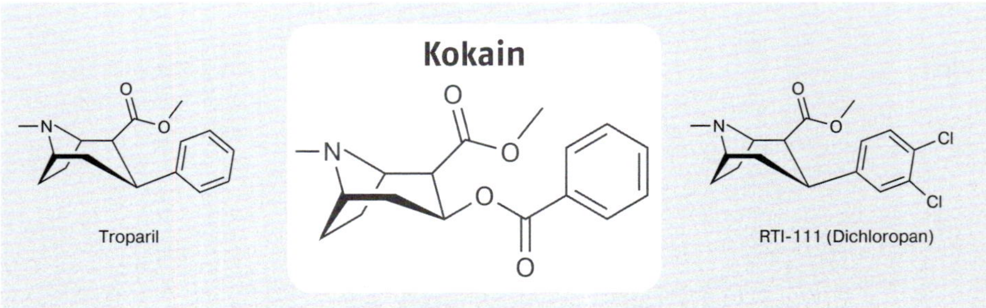


**Abb. 23.14** Aus Kokain abgeleitete Designerdrogen als chemische Derivatisierung

### 23.1.7 LSD

| | |
|---|---|
| **Strukturformel** | |
| **Summenformel** | $C_{20}H_{25}N_3O$ |
| **Molare Masse** | 323,42 g/mol |
| **IUPAC-Name** | 9,10-Didehydro-*N*,*N*-diethyl-6-methylergolin-8β-carboxamid |
| **Synonyme** | (+)-Lysergsäurediethylamid, *d*-Lysergsäurediethylamid, (5*R*,8*R*)-Lysergsäurediethylamid, *N*,*N*-Diethyllysergamid, Lysergid, LSD-25 |
| **Handelsnamen** | Kein zugelassenes Arzneimittel |
| **Szenenamen** | Acid, Pappen, Löschpapier |
| **Ursprung** | Pflanzlich, Chemisch |
| **Substanzklasse** | Lysergsäureamide |
| **Molekularer Wirkungsmechanismus** | (Partial-)Agonist an Serotonin-Rezeptoren |
| **Einnahme** | Oral |
| **Einzeldosis** | 10–250 µg |
| **Handelsformen** | Mikrotabletten, Blotter (mit LSD-Lösung getränkte Papierstreifen) oder als Lösung |
| **Medizinische Anwendung** | Clusterkopfschmerzen, in der Psychotherapie, bei Krebspatienten im Endstadium |
| **Drogenscreening** | Im Urin nachweisbar für ca. 3 Tage; lange Wirkdauer (100–200 µg etwa 6–10 Stunden) |
| **Trivia** | Bei ungeschützter Lagerung wird die Substanz rasch durch Luftsauerstoff, Licht und Feuchtigkeit inaktiviert.<br>Eigenlimitierung der Wirkung: Durch eine eingenommene Dosis an Tag 1 wird eine hochpotente Wirkung erreicht, an Tag 2 wird diese Wirkung deutlich schwächer, an Tag 3 ist nahezu keine Wirkung mehr wahrnehmbar. Ein Konsument muss wochenlang warten, bis die volle Wirkung wieder erreicht werden kann, daher: geringes Abhängigkeitspotenzial. |

**KLINISCHE EFFEKTE**

- Verschwommenes Sehen mit Farbillusionen
- Euphorie oder Dysphorie
- Mydriasis
- Pseudohalluzinationen (Konsumenten ist bewusst, dass die Halluzinationen nicht echt sind, sondern chemisch erzeugt wurden.)

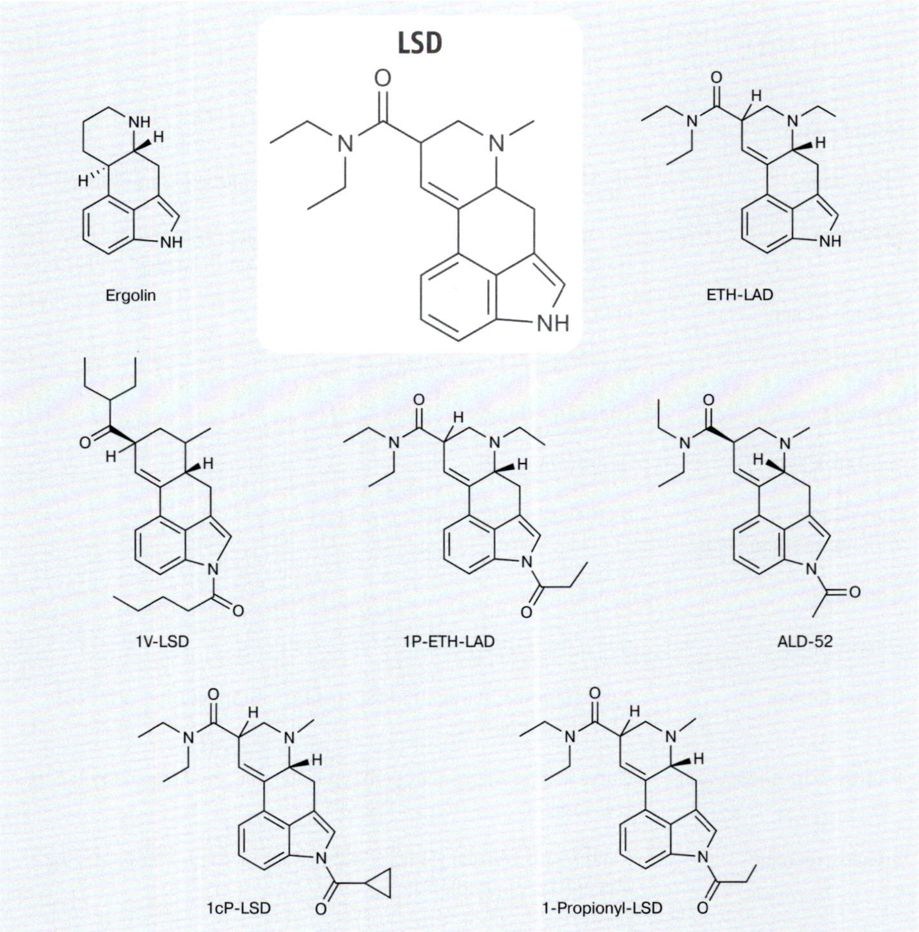

LSD

Ergolin

ETH-LAD

1V-LSD

1P-ETH-LAD

ALD-52

1cP-LSD

1-Propionyl-LSD

**Abb. 23.15** Aus LSD abgeleitete Designerdrogen als chemische Derivatisierung

## 23.1.8 MDMA

| | |
|---|---|
| **Strukturformel** | |
| **Summenformel** | $C_{11}H_{15}NO_2$ |
| **Molare Masse** | 193,25 g/mol |
| **IUPAC-Name** | 1-(Benzo[*d*][1,3]dioxol-5-yl)-*N*-methyl-propan-2-amin |
| **Synonym** | Methylendioxymethamphetamin |
| **Handelsnamen** | Kein zugelassenes Fertigarzneimittel |
| **Szenenamen** | Ecstasy, Empathy, Molly, Adam, E, X, XTC etc. |
| **Ursprung** | Pflanzlich, chemisch |
| **Substanzklasse** | Entaktogene |
| **Molekularer Wirkungsmechanismus** | Ausschüttung von Neurotransmittern (vor allem Serotonin, aber auch Noradrenalin und Dopamin) |
| **Einnahme** | Oral (selten nasal) |
| **Einzeldosis** | 50–150 mg |
| **Handelsformen** | Tabletten, Kapseln, Pulver, Kristalle |
| **Medizinische Anwendung** | Zur Behandlung von PTSD (Posttraumatische Belassungsstörung, engl. *posttraumatic stress disorder*) und anderen Traumata |
| **Drogenscreening** | Im Urin innerhalb von 24 bis 72 Stunden nachweisbar |

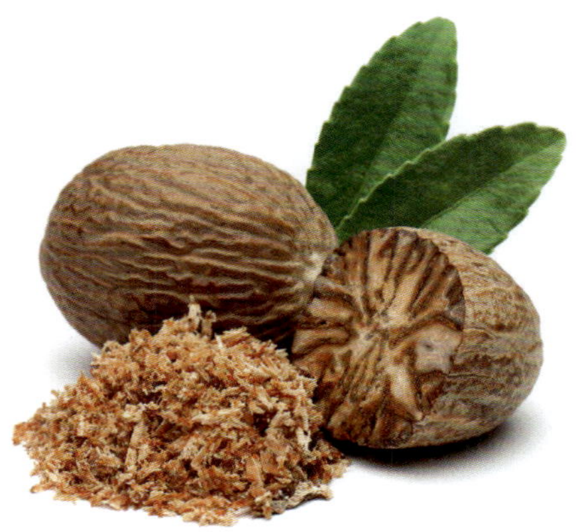

**Abb. 23.16** MDMA wird vom Körper endogen aus Safrol erzeugt, welches bspw. in der Muskatnuss enthalten ist.

**KLINISCHE EFFEKTE**

- Empathogene Wirkung
- Stimmungsaufhellung
- Verminderung von Egoismus, Feindseligkeit, Irritation und Erhöhung von Liebe, Zuneigung, Mitgefühl
- Hyperthermie
- Tachykardie
- Erhöhte Cortisolspiegel
- Kreislaufstörungen
- Erbrechen
- Kopfschmerzen
- Mydriasis
- Koordinationsstörungen
- Neurotoxizität
- Arrhythmien

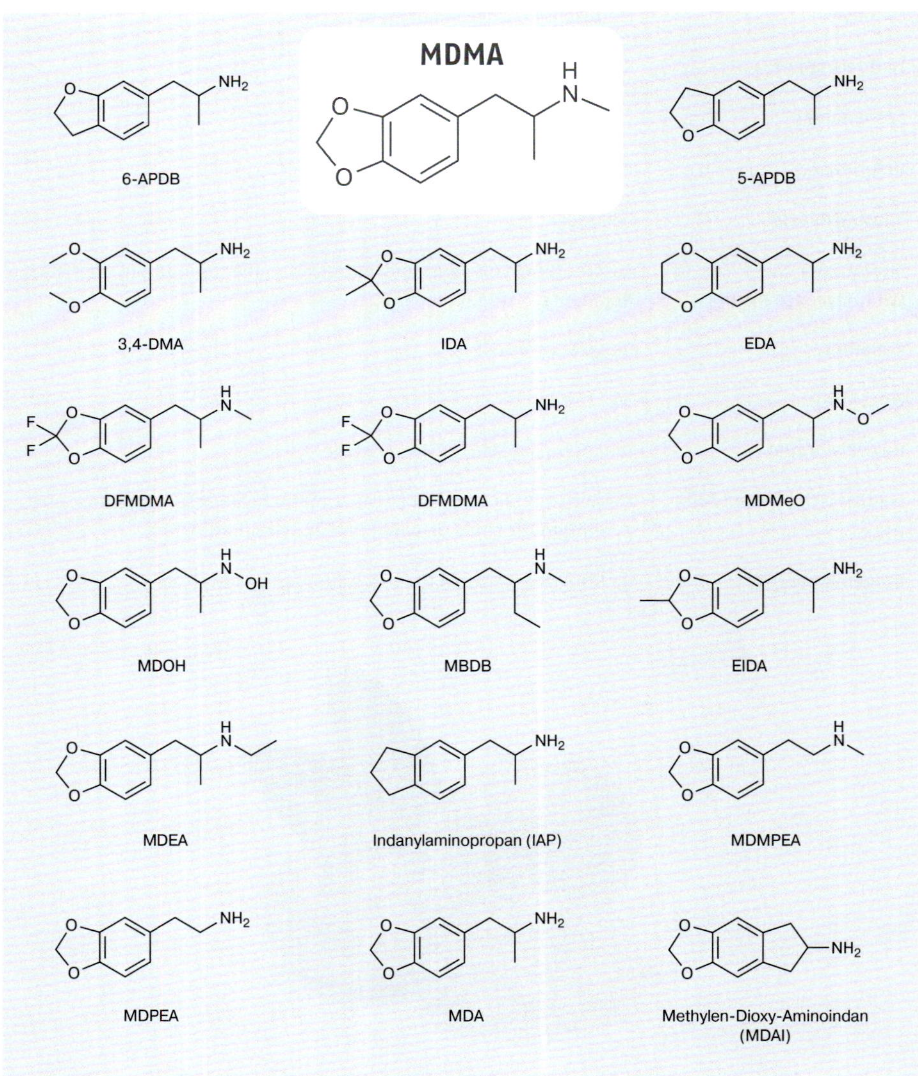


**Abb. 23.17** Aus MDMA abgeleitete Designerdrogen als chemische Derivatisierung

### 23.1.9 Methylphenidat

| | |
|---|---|
| Strukturformel | 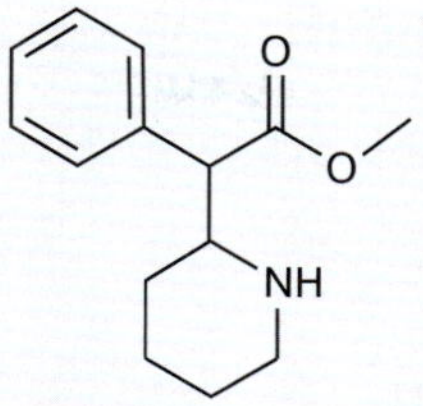 |
| Summenformel | $C_{14}H_{19}NO_2$ |
| Molare Masse | 233,31 g/mol |
| IUPAC-Name | (±)-2-Phenyl-2-(2-piperidyl)essigsäure-methylester |
| Synonyme | MPH, MPD |
| Handelsnamen | Ritalin®, Concerta®, Equasym®, Medikinet®, Medikinet® adult |
| Szenenamen | Rids, Ritas, Smarties |
| Ursprung | Chemisch |
| Substanzklasse | Phenidate |
| Molekularer Wirkungsmechanismus | ZNS-stimulierend durch Freisetzung von Neurotransmittern und als Wiederaufnahmehemmer (Noradrenalin, Dopamin) |
| Einnahme | Oral, nasal, intravenös |
| Einzeldosis | 10–50 mg |
| Handelsformen | Kapseln, Tabletten |
| Medizinische Anwendung | *Heute:* Narkolepsie, ADHS<br>*Früher:* Depressionen, als Antidot bei Barbiturat-Intoxikationen |
| Drogenscreening | Im Urin innerhalb von 1 bis 2 Tagen nachweisbar |

**KLINISCHE EFFEKTE**

- Aktivitäts- und antriebssteigernd
- Unterdrückt Müdigkeit und Schlafbedürfnis
- Psychostimulans, Psychoanaleptikum
- Leistungs- und Aufmerksamkeitssteigerung
- Verbesserung der Fokussierung
- Stimmungsaufhellend

23

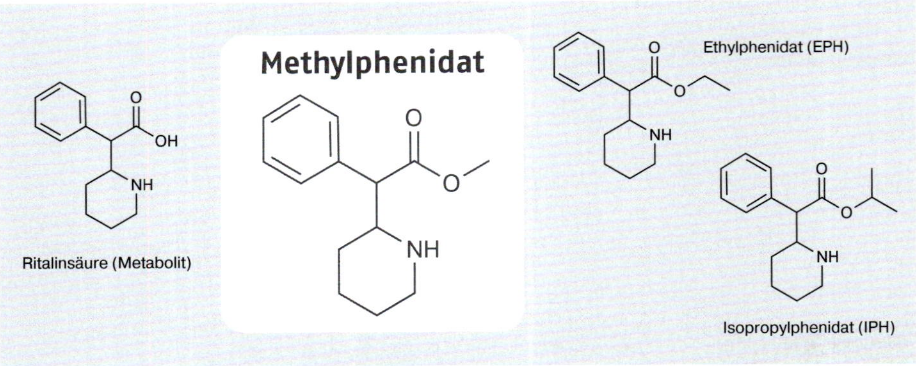

Methylphenidat

Ritalinsäure (Metabolit)

Ethylphenidat (EPH)

Isopropylphenidat (IPH)

**Abb. 23.18** Aus Methylphenidat abgeleitete Designerdrogen als chemische Derivatisierung

## 23.1.10 Morphin

| | |
|---|---|
| **Strukturformel** | 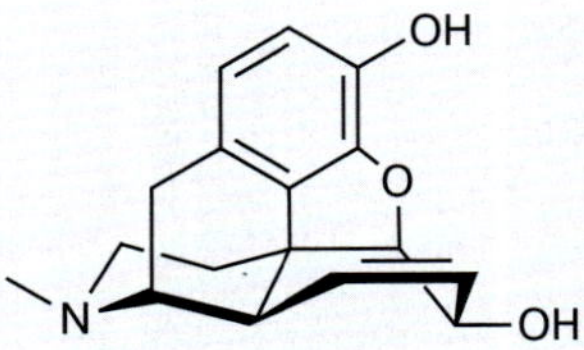 |
| **Summenformel** | $C_{17}H_{19}NO_3$ |
| **Molare Masse** | 285,34 g/mol |
| **IUPAC-Name** | (5*R*,6*S*,9*R*,13*S*,14*R*)-4,5-Epoxy-*N*-methylmorphinan-7-en-3,6-diol |
| **Synonyme** | Morphium |
| **Handelsnamen** | Morphin®, MST®, MSI®, sowie eine immense Menge an weiteren Fertigarzneimittelnamen |
| **Szenenamen** | Gartenmohn, Magan, Tschandu, Tschibuk |
| **Ursprung** | Pflanzlich |
| **Substanzklasse** | Opioide |
| **Molekularer Wirkungsmechanismus** | Agonist am μ-Opioidrezeptor |
| **Einnahme** | Intravenös, inhalativ (rauchen), oral |
| **Einzeldosis** | 10–30 mg |
| **Handelsformen** | Tabletten, Rohmasse (Opium), Pulver |

| | |
|---|---|
| **Medizinische Anwendung** | *Heute:* aufgrund seines Abhängigkeitspotenzials nur noch als Analgetikum<br>*Früher:* zentrales Analgetikum, Sedativum, antitussiv wirksam |
| **Drogenscreening** | Im Urin innerhalb von 2 bis 4 Tagen nach Konsum nachweisbar |
| **Trivia** | Morphin ist ein hoch potentes Insektizid. Im Krieg wurde Morphin oftmals zur Behandlung von Verwundeten verwendet. Schon in der Antike war Morphin als Wein-Opium-Gemisch (Laudanum) bekannt. |

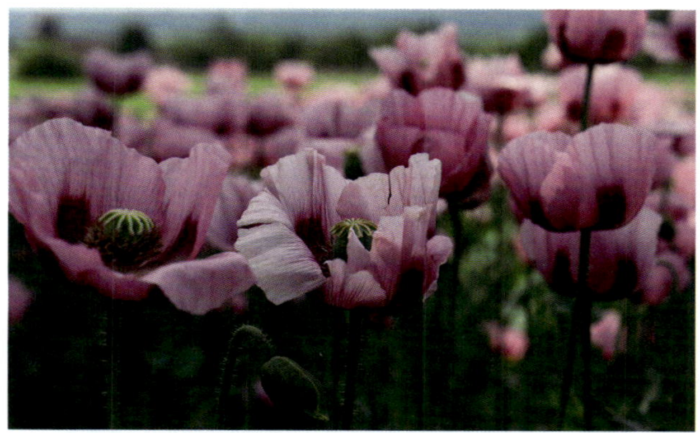

**Abb. 23.19** *Papaver somniferum*; Stammpflanze des Opiums

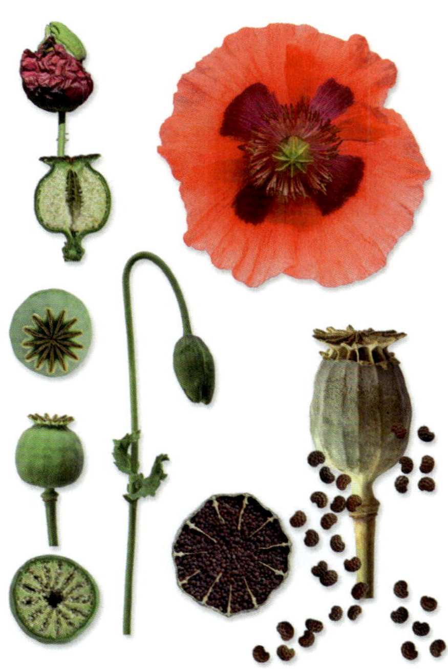

**Abb. 23.20** Schlafmohn → Opium → Morphin → Heroin

**KLINISCHE EFFEKTE**

- Analgesie
- Dopaminfreisetzung
- Toleranzentwicklung
- Juckreiz
- Miosis
- Bradykardie
- Obstipation
- Miktionsstörung
- Anxiolyse
- Euphorie
- Traumhaft-visionäres Erleben

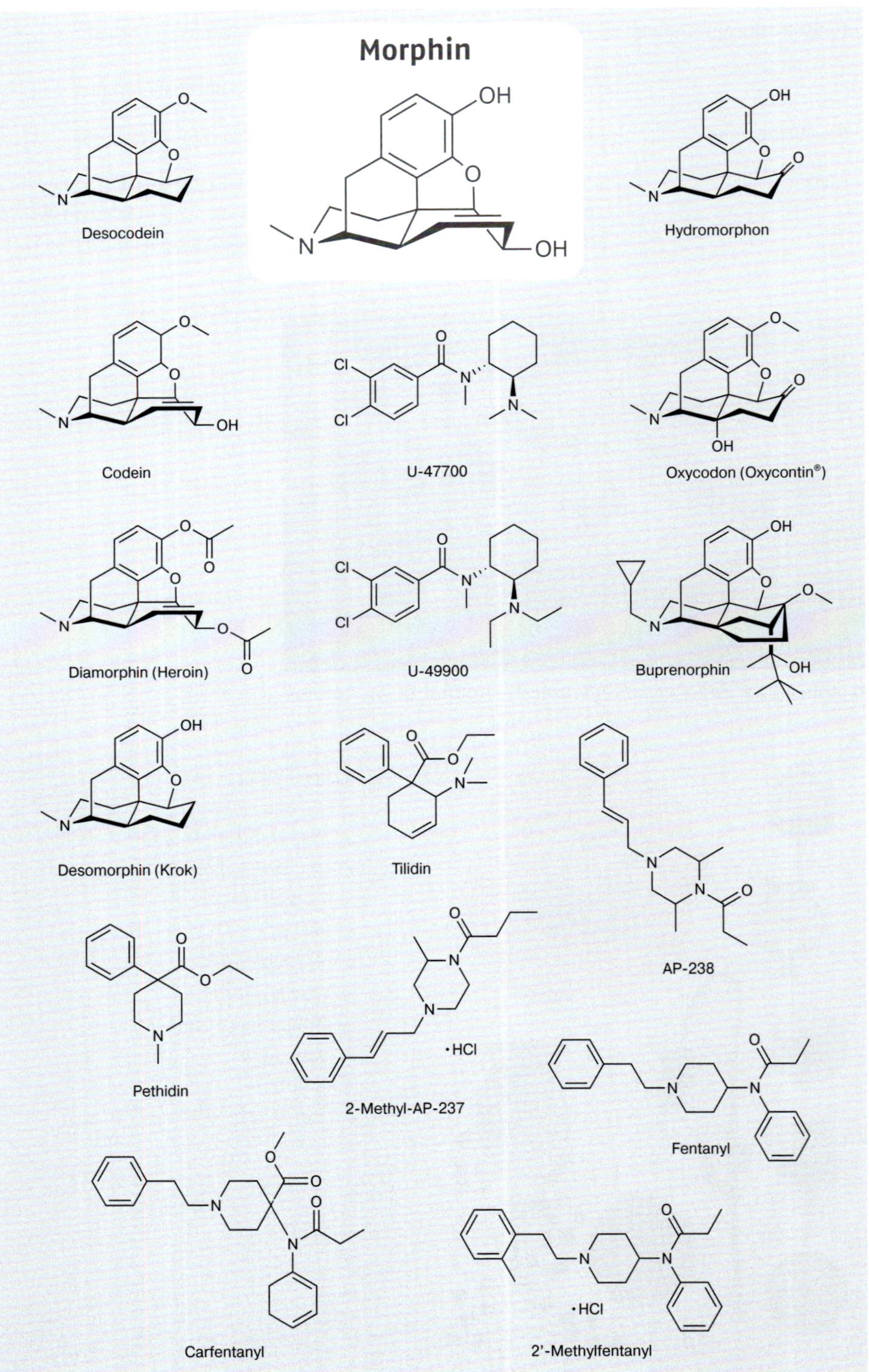


**Abb. 23.21** Aus Morphin abgeleitete Designerdrogen als chemische Derivatisierung

### 23.1.11 PCP

| | |
|---|---|
| **Strukturformel** | 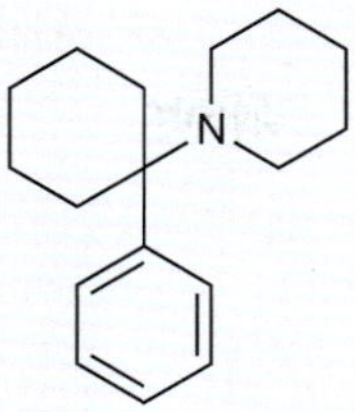 |
| **Summenformel** | $C_{17}H_{25}N$ |
| **Molare Masse** | 243,39 g/mol |
| **IUPAC-Name** | Phenylcyclohexylpiperidin, 1-(1-Phenylcyclohexyl)piperidin |
| **Synonyme** | Keine |
| **Handelsname** | Sernyl® (nur in der Veterinärmedizin) |
| **Szenenamen** | Angel Dust (Engelsstaub), Peace Pill, Agent SN, Elephant, Horse tranquilizer |
| **Ursprung** | Chemisch |
| **Substanzklasse** | Dissoziativa |
| **Molekularer Wirkungsmechanismus** | NMDA-Rezeptor-Antagonist |
| **Einnahme** | Oral, intranasal, inhalativ (rauchen) |
| **Einzeldosis** | 2–10 mg |
| **Handelsformen** | Tabletten, Kapseln, Pulver, Kristalle |
| **Medizinische Anwendung** | *Heute:* als Narkotikum in der Tiermedizin<br>*Früher:* Anästhetikum, Analgetikum |
| **Missbrauch von Ketamin** | Bei langfristigem Gebrauch ist eine irreversible Blasenschädigung mit blutigem Urin bekannt, bei akuter Überdosierung die Degeneration von Neuronen und Atemstillstand, eventuell mit Todesfolge. Bei Jugendlichen kommt es zu Störungen in der neuronalen Entwicklung, Reifeprozesse werden beeinträchtigt, schizophrenieartige Symptome können auftreten. |
| **Drogenscreening** | Im Urin innerhalb von 2 bis 4 Tagen nachweisbar; ärztlich verordnetes Ketamin kann ein falsch positives Ergebnis liefern. |

- **KLINISCHE EFFEKTE**
  - Starke analgetische Potenz
  - Körperliche Starre
  - Neurotonische Wirkungen
  - Blutdrucksteigerung
  - Anästhetische Wirkung
  - Halluzinationen
  - Nahtoderlebnisse (NDE)
  - Euphorie
  - Amnesie
  - Geistige Starre
  - Gefühl, als würde man den Körper verlassen – *out-of-body experience*

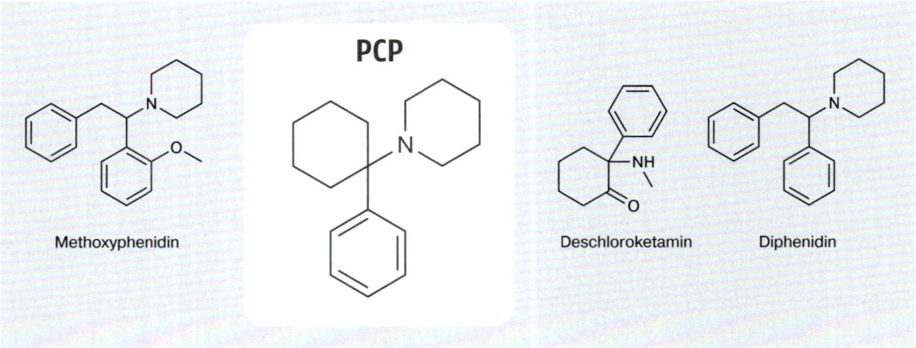

**Abb. 23.22** Aus PCP abgeleitete Designerdrogen als chemische Derivatisierung

## 23.2 Zusatzinformationen

### Molekularer Wirkmechanismus der am häufigsten konsumierten Drogen

| Droge | Substanzklasse | Molekularer Wirkungsmechanismus |
|---|---|---|
| Amphetamin | Stimulanzien | Wiederaufnahmehemmer und Freisetzer von Neurotransmittern |
| Cannabis | Cannabinoide | Affinität zu Cannabinoid-Rezeptoren und Beeinflussung von Neurotransmitterfreisetzung |
| Diazepam | Benzodiazepine | Allosterischer Modulator des $GABA_A$-Rezeptors |
| DMT | Tryptamine | Affinität zu Serotonin-Rezeptoren |
| Ephedron | Stimulanzien | Wiederaufnahmehemmer und Freisetzer von Neurotransmittern |
| Kokain | Stimulanzien | Wiederaufnahmehemmer und Freisetzer von Neurotransmittern |
| LSD | Lysergamide | Affinität zu Serotonin-Rezeptoren |
| MDMA | Entaktogene | Ausschüttung von Neurotransmittern |
| Methylphenidat | Phenidate | Wiederaufnahmehemmer und Freisetzer von Neurotransmittern |
| Morphin | Opioide | Agonist am μ-Opioidrezeptor |
| PCP | Dissoziativa | NMDA-Rezeptor-Antagonist |

### Substanzen nach dem Betäubungsmittelgesetz

| Anlage I: nicht verkehrsfähig; Handel und Abgabe verboten | Anlage II: verkehrsfähig, jedoch nicht verschreibungsfähig; Handel erlaubt, Abgabe verboten | Anlage III: verkehrs- und verschreibungsfähig |
|---|---|---|
| DMT | Kokablätter | Morphin |
| PCP | Methylphenidat[1] | Amphetamin |
| LSD | Kokain[1] | Cannabis[2] |
| Ephedron | – | Methylphenidat[2] |
| MDMA | – | Kokain[2] |
| Cannabisharz | – | – |

[1] als Reinsubstanz
[2] in applikationsfähiger Form

## Risikomatrix

| | Pflanzliche Drogen | | | Vollsynthetische Drogen | | |
|---|---|---|---|---|---|---|
| | Hersteller | Schmuggler | Konsument | Hersteller | Schmuggler | Konsument |
| Strafverfolgung | ++ | ++ | + | – | + | + |
| Gewalt durch Kriminelle | ++ | +++ | + | – | + | + |
| Gesundheits-schäden durch Drogen/Verun-reinigung | – | + | ++ | – | – | ++++ |

–: nicht vorhanden, +: gering, ++: mittel, +++: stark, ++++: sehr stark

## Marktübliche Preise psychotroper Substanzen und Pflanzen

| Psychotrope Substanz/Pflanze | Preis in Euro |
|---|---|
| Amphetamin (Schwarzmarkt) | 10–25 (pro Gramm) |
| Haschisch, Harz (Schwarzmarkt) | 10–15 (pro Gramm) |
| Marihuana, „Gras", weibliche Blütenstände (Schwarzmarkt) | 8–12 (pro Gramm) |
| Methamphetamin, „Crystal Meth" (Schwarzmarkt) | 70–100 (pro Gramm) |
| Crack (Schwarzmarkt) | 80–100 (pro Gramm) |
| Crack: ein Stein („Rock") entspricht einer KE | 5–10 (pro Gramm) |
| MDMA: eine „Pille" entspricht einer KE (Schwarzmarkt) | 5–10 (pro Gramm) |
| Heroin (Schwarzmarkt) | 40–80 (pro Gramm) |
| Kokain-Hydrochlorid (Schwarzmarkt) | 70–90 (pro Gramm) |
| LSD „Pappe", ein Trip entspricht einer KE (Schwarzmarkt) | 10–15 (pro KE) |
| Diazepam: eine Tablette à 5 mg (Apothekenverkaufspreis 2022) | 0,25 (pro Tablette) |
| Morphin: eine Tablette à 100 mg (Apothekenverkaufspreis 2022) | 1,70–1,80 (pro Tablette) |
| Ketamin: eine Ampulle à 500 mg, ca. 3–5 KE (Apothekenverkaufspreis 2022) | 11–15 (pro Ampulle) |

KE = Konsumeinheit

# Epilog

Niels Eckstein

Fällt Ihnen etwas bezüglich des *War on Drugs* auf? Der gute alte Klammerblues aus den 80er-Jahren hat nicht ganz Unrecht mit den *mist-covered mountains* (frei übersetzt: die verdammten Berge). Schlafmohn ist eine robuste Pflanze, die gut am Hindukusch wächst. Ebenso ist die Kokapflanze (zumindest die Art *Erythroxylon coca*) als Andengewächs ebenso eine Pflanze der Hochlagen. Aber eine andere Assoziationsbeobachtung ist viel augenfälliger: Ein Drogenhandel im industriellen Maßstab samt Kartellbildung geschieht oftmals in Staaten, die von Krieg oder Bürgerkrieg gezeichnet sind. Oftmals findet man eine Kombination aus erodierten staatlichen Strukturen und schwachen korrumpierbaren Behörden sowie große Mengen an leicht verfügbaren Waffen. Beginnend mit dem südost-asiatischen goldenen Dreieck kann man die Heroinschwemme der 1960/70er-Jahre („Bumpy" Johnson, später dann Frank Lucas in New York oder die *French Connection*) aus der schwer zugänglichen Grenzregion zwischen Laos, Myanmar und Thailand als eine Folge des französischen Indochinakrieges und des amerikanischen Vietnamkrieges betrachten. Psychisch gezeichnet von der Greul des Krieges stieg bei amerikanischen GIs die Nachfrage nach Substanzen, die den Horror vergessen lassen. Nicht umsonst ist Heroin ein so starkes Schmerzmittel – körperlich wie psychisch. Khun Sa[1] als damals größter Drogenbaron weltweit steht somit als Chef der Muang Tai Army nur stellvertretend für die intensive Verbindung von gewaltsamer Politik mit Drogengeschäften. Weitere Beispiele dieser Art sind

> *These mist covered mountains*
> *Are a home now for me.*
> *But my home is the lowlands*
> *And always will be.*
> *Someday you'll return to*
> *Your valleys and your farms,*
> *And you'll no longer burn to*
> *Be brothers in arms.*
> Mark Knopfler (Dire Straits),
> Brothers In Arms

- die kolumbianische FARC und das Kokaingeschäft,
- die Taliban und das Geschäft mit Opium bzw. Heroin,
- die Iran-Contra-Affäre (Kokain),
- die Produktion von Amphetaminderivaten (Captagon®, Wirkstoff Fenetyllin) in Syrien während der Besatzung durch den sogenannten „IS",
- das „Nördliche Dreieck" (Honduras, Guatemala, El Salvador) mit seiner spezifischen Mara (Gang)-Problematik (MS 13 und M 18) als Hauptdurchgangsroute für Drogen in die USA (Kokain),
- Panama unter Manuel Noriega – viele Jahre lang wissentlich geduldet von den USA (Kokain),
- die (in letzter Sekunde verhinderten) politischen Ambitionen von Pablo Escobar (Kokain).

Staaten, die durch einen (Bürger-)Krieg oder durch eine korrupte Diktatur geschwächt wurden, sind ideale Brutstätten für eine drogenbasierte Parallelwirtschaft und die sich typischerweise anschließenden Phänomene. Zunächst erfolgt eine Machtkonzentration

1 Wörtlich übersetzt „wohlhabender Prinz"

im Sinne einer Monopolisierung. Anschließend werden die immensen Geldbeträge aus den Drogengeschäften zum „Problem“ und es entsteht ein florierender Markt für Geldwäsche durch kriminelle Banken (z. B. der HSBC wurde Geldwäsche für Drogenkartelle nachgewiesen). Die weiteren Konsequenzen für die betroffenen Staaten sind unterschiedlich. Mal zerfallen Staaten, und Regierungen stellen nur noch Marionetten von Hegemonialmächten dar (Jemen). In anderen Fällen sind Staaten zur Bekämpfung der Kartelle auf die Verursacher der Probleme angewiesen: Ohne die Nachfrage nach Kokain, Cannabis, Methamphetamin und Heroin aus den USA gäbe es wahrscheinlich keines der vielen Kartelle in Mexiko. Würde man das Problem des Drogenkonsums kausal bekämpfen wollen, müsste man beginnen, die gesundheitlichen und psychischen Ursachen der Nachfrage aus den größten Absatzmärkten (USA und EU-Europa) zu analysieren. Drogenanbau und -schmuggel, Kartellbildung, Gewalt, Geldwäsche etc. sind schlussendlich nur Konsekutiveffekte der Nachfrage aus den industrialisierten Ländern. Allerdings schaffte es die UNODC (United Nations Office on Drugs and Crime) erst vor wenigen Jahren, eine gemeinsame Stellungnahme zu erarbeiten, in der man sich verpflichtet, Drogenmissbrauch (engl. *drug abuse*) als gesundheitliches Problem und nicht als strafrechtliches Verhalten zu betrachten. Allerdings, ob überhaupt und welche Nationen dies in welchem Ausmaß umsetzen, bleibt dahingestellt. Es hat ohnehin eine suggestive Wirkung, wenn bestimmte Assoziationen in Organisationen bzw. deren Namen zusammenführt werden. Zwei Beispiele hierzu:

1. Die UNODC (United Nations Office on Drugs and Crime) assoziiert bereits im Namen, ohne eine einzige Aktion durchgeführt zu haben, dass Drogen und Verbrechen zusammengehören. Dass dies nicht so sein muss, kann vielfach geschichtlich belegt werden.
2. Die US-amerikanische Behörde ATF ist zuständig für *alcohol, tobacco, firearms* (*and ammunition/explosives*). Wie dies zusammenhängt, erschließt sich auf den ersten Blick nicht oder nur durch die Tatsache, dass alles, was hier subsummiert wird, in Bezug auf Besitz, Erwerb und Handel, in den USA legal im Sinne von nicht grundsätzlich illegal ist.

Eine weitere Frage, die sich stellt: Warum werden die substanzbezogenen Abhängigkeitserkrankungen andersartig betrachtet als die nicht substanzbezogenen (Glücksspiel-, Internet-, Sex-, Magersucht und andere verhaltensbezogene Abhängigkeiten)? Die Antwort: So leicht es ist, eine Substanz zu illegalisieren, so schwierig dürfte es sein, beispielsweise den Drang nach Sexualität oder das Auslassen von Mahlzeiten als Straftat zu brandmarken.

Doch es gibt noch weitere Parallelen: Ist ein durch hochkalorische Ernährung herbeigeführter Typ-II-Diabetes auch den Suchterkrankungen als Abhängigkeitserkrankung von Zucker und in der Folge von Insulin zuzurechnen? Schließlich erzeugen auch das Essen und insbesondere die Aufnahme von Monosachariden ein angenehmes Wohlbefinden. Und warum differenziert man die Abhängigkeitserkrankungen von legalen (Alkohol, Tabak, Medikamente) und illegalen Substanzen (Heroin, Kokain etc.) so dezidiert? Einen neurophysiologischen Grund dafür sucht man vergebens, denn Abhängigkeitserkrankungen zeigen biochemisch oftmals eine Erhöhung der Dopaminkonzentration im Nucleus accumbens des Belohnungssystems im ZNS. Aber was genau ist eigentlich eine Abhängigkeitsdefinition? Trotz aller Bemühungen finden wir nur sehr hölzern klingende Allgemeindefinitionen im Gegensatz zu den Menschen vorangegangener Jahrhunderte.

■ **DEFINITION** **Sucht** bzw. **Abhängigkeit** beschreibt einen „[...] Zustand periodischer oder chronischer Vergiftung, hervorgerufen durch den wiederholten Gebrauch einer natürlichen oder synthetischen Droge" (WHO). Dabei sind diese Kriterien entscheidend: Unbezwingbares Verlangen zur Einnahme und Beschaffung des Mittels.

■ **DEFINITION** „**Abhängigkeit**, genannt auch **Sucht**, bezeichnet das unabweisbare Verlangen nach einem bestimmten Erlebniszustand. Diesem Verlangen werden die Kräfte des Verstandes untergeordnet. Es beeinträchtigt die freie Entfaltung einer Persönlichkeit und die sozialen Chancen eines Individuums. In zahlreichen offiziellen und inoffiziellen Einrichtungen wird der Begriff ‚Sucht' verwendet." (Wikipedia, Hervorhebungen im Original)

Hier ist also der Schritt von den substanzbezogenen Suchterkrankungen (WHO) hin zu einer allgemeineren Definition (Wikipedia) vollzogen worden. Doch keine der beiden Definitionen kommt auch nur annähernd der Realität einer Abhängigkeitserkrankung so nahe wie die Definition des Mittelalters. Damals nämlich nannte man eine Suchterkrankung „Lügenkrankheit"[2]. Und tatsächlich scheint dies der einzige gemeinsame Nenner aller Abhängigkeitserkrankungen zu sein: die fehlende Krankheitseinsicht, also die Selbstlüge. Folglich ist mit dem Begriff „Lügenkrankheit" nicht die Lüge gegenüber anderen gemeint, sondern der Selbstbetrug, etwas unter Kontrolle zu haben, das längst einem Kontrollverlust anheimgefallen ist. Der alkoholkranke Entertainer Harald Juhnke hat dies in unnachahmlicher Schauspielkunst (oder hat er da gar nicht geschauspielert?) einmal in dem Film „Der Trinker" (1995) dargeboten. Schlussendlich starb Juhnke zehn Jahre später an seiner Sucht.[3] Auch dies gehört leider zur Wahrheit dazu: Man kann den Teufelskreis der Sucht auf jeder Ebene verlassen und damit den Abwärtstrend stoppen, man kann den Weg jedoch auch bis zum Ende gehen und an nahezu jeder Abhängigkeitserkrankung sterben, mal früher (Magersucht), mal erst nach Jahrzehnten (Rauchen).

Viele Staaten haben eher widerwillig zugestimmt, dass es sich bei Abhängigkeitserkrankungen um ein gesundheitliches Problem handelt und die nationalen Gesetzgebungen weichen teils in extremer Form von dieser Linie ab. Der Iran, als wichtiges Transitland für Opium, verliert derzeit einen substanziellen Anteil seiner jungen Bevölkerung an die Drogen, weicht aber von seiner Linie, einen Großteil betäubungsmittelrechtlicher Vergehen mit dem Tod zu ahnden, nicht ab. Ausgerechnet sein sogenannter „Todfeind", die USA, ist in dieser verheerenden Ansicht ganz beim Iran und auch der große Konkurrent der USA auf der Weltbühne folgt dieser Diktion: Die Volksrepublik China kennt als Leidtragende zweier Opiumkriege kein Pardon bei Drogenvergehen – da staunt der Fachmann und der Laie wundert sich. Nur sind die USA besser im Vermarkten der Drogenprohibition. Im *land of the free* wurden Gefängnisse privatisiert und neue Begriffe halten Einzug in die Drogendiskussion, wie *„non-violent drug abuse"* (NVDA) – Verurteilungen

2 Die heute in der Medizin als krankhaftes Lügen anerkannte Pseudologie (auf Stoffels zurückgehend) hat mit der Definition von Suchterkrankungen als Lügenkrankheit früherer Jahrhunderte nichts zu tun. Dies ist ein anderes Krankheitsbild.

3 Wenn es um die filmische Darstellung einer entgleisenden Sucht geht, wären weitere hervorragende Beiträge die Spielfilme „Rückfälle" über Alkohol und „9 Tage wach" über Methamphetamin.

zu Haftstrafen, die aufgrund von Drogenkonsum ohne Gewalt-Straftaten verhängt werden – und *mass incarceration* (Masseninhaftierung), usw.

Dazu kommt ein Begriff, der, seit Pablo Escobar dem kolumbianischen Staat den Krieg erklärt hat, weitgehende Bedeutung erhalten hat: „Narcoterrorismus". Der 27.11.1989 mag vielleicht als Beginn des Narcoterrorismus im engeren Sinn ansehen werden, legt man den Anschlag von Escobar auf die Avianca Maschine 203 zugrunde. Jedoch ist dies eigentlich nur ein medienwirksamer Tiefpunkt für eine Assoziation, die oftmals im Drogenumfeld angetroffen wird. Asymmetrische Kriege gegen einen ungleich stärkeren konventionellen Gegner werden häufig durch Erlöse aus dem Drogenhandel finanziert. Den Mitgliedern der Taliban und Al-Qaida ist zwar laut ihren kruden Auslegungen eines Steinzeitislams der Konsum psychoaktiver Substanzen untersagt[4], dies hält sie allerdings nicht davon ab, egal ob als Mudschahedin gegen die Sowjetunion oder als Taliban/Al-Qaida gegen die USA, ihren Kampf durch den Opium- bzw. Heroinhandel zu finanzieren.

Ein weiterer Vorfall erregte 2015 Aufsehen: Ein saudischer Prinz wurde am Flughafen Beirut mit 40 Koffern voller Captagon®-Tabletten (einem Amphetamin) aufgegriffen. Und – wie könnte es anders sein bei einem Verbündeten der USA – auch in Saudi-Arabien, dem Ziel der Privatmaschine, steht auf Drogenhandel die Todesstrafe. Der Ursprung der Tabletten liegt wahrscheinlich in dem Gebiet, das damals vom sogenannten „IS" besetzt war. Heute erinnert nur noch wenig daran, aber Syrien war einstmals einer der größten Produzenten pharmazeutischer Produkte im Nahen Osten, die „Apotheke des Nahen Ostens". Über die Iran-Contra-Affäre braucht nicht mehr viel gesagt zu werden, außer vielleicht: Wollen die USA wirklich etwas gegen den Drogenhandel unternehmen oder lieber selbst daran verdienen? Es ist und bleibt eine unbequeme Tatsache, dass die einzigen, die stets jubeln, wenn eine psychoaktive Substanz der Drogenprohibition unterstellt wird, Dealer sind, denn je „verbotener" eine Substanz ist, desto mehr kann ein Drogenkurier (engl. *drug trafficer*) für den illegalen Grenzübertritt verlangen.

Nachdem Mexiko bereits über 250 000 Tote zu beklagen hatte (die „verschwundenen Personen" ohne Leichenfund nicht mitgezählt) und die Hoffnung in der Luft lag, dass mit dem neuen Präsidenten eine Deeskalation Einzug halten würde, stellte man im ersten Quartal 2019 ernüchtert fest, dass es einen weiteren traurigen Rekord bei den Zahlen der drogenhandelassoziierten Morde gab: 8500 Tote in nur einem einzigen Quartal – der lange Schatten der Präsidentschaft von Felipe Calderon (2006–2012).

Doch wenden wir uns einen Augenblick von der Gewalt ab. Haben Sie sich schon einmal gefragt, warum in den USA und der EU die Nachfrage nach Betäubungsmitteln so groß ist? Was ist in den reichsten Ländern der Welt so unerträglich, dass eine milliardenschwere Nachfrage danach besteht, sich die Sinne zu vernebeln, um die Realität zu ertragen? Da ist zum einen natürlich der Umstand, dass genug Geld da ist, um die hohen Preise für Drogen zu bezahlen. Räumen wir aber an dieser Stelle vorab mit einem reißerischen Vorurteil auf. Immer wieder wird in der Laienpresse Aufmerksamkeit mit der marktschreierischen Äußerung erregt, dass Kokain teurer sei als Gold. Aber erstens: Das kommt sehr stark auf die Region an, die man betrachtet – der peruanische Kokabauer[5] wird dem

4 Interessant an dieser Stelle ist anzumerken, dass gerade der sogenannte „IS" ein Amphetamin (Fenetyllin) als „Lieblingsdroge" auserkoren hat – man scheint also auch in diesen Kreisen nicht ganz frei von Heuchelei zu sein, wenn es um psychotrope Substanzen geht.

5 „Peruvian fishscale Kokain" aus dem sogenannten „Tal des Kokains", dem Valle de los Ríos Apurímac, Ene y Mantaro (auch kurz VRAE oder VRAEM genannt) gehört mit zu den reinsten Kokainprodukten überhaupt.

sicher nicht zustimmen. Es gilt also nur für die industrialisierten Hochpreisländer. Zweitens: Der Fakt an sich erschließt sich bei der Betrachtung hochwirksamer Arzneistoffe als das Normalste der Welt. Legt man zugrunde, dass Kokain mit 20–100 mg pro Einzeldosis (*Line*) nicht gerade zu den hochaffinen biologisch aktiven Stoffen zählt, so werden für deutlich höher affine und somit deutlich geringer dosierte Arzneistoffe im pharmazeutischen Sektor deutlich höhere Preise erzielt. Ein Beispiel hierfür sind Endokrinologika, die im µg-Bereich dosiert werden oder das am stärksten wachsende pharmazeutische Marktsegment der Biologicals (rekombinant hergestellte Arzneistoffe) oder gar gentechnische Arzneimittel (*advanced therapy medicinal products*, ATMPs). Wie so oft also eine nach Aufmerksamkeit heischende, eher marktschreierische Aussage. Zudem ist die Betrachtung nach dem Kriterium Preis/Masse nicht zielführend, denn eine Substanz, die in derart geringer Dosierung psychoaktiv ist wie LSD, wäre dann viel teurer. LSD wirkt bereits bei etwa einem 1000stel der üblichen Dosis von Kokain. Sinnvoller ist hier also die Betrachtung des Kriteriums Preis/Rausch. Davon ausgehend, dass Kokain nur sehr kurz wirksam ist und zum kontinuierlichen „Nachlegen" verführt, ist Kokain tatsächlich teurer als LSD. Dieses wirkt in der viel geringeren Dosierung (50–100 µg) zumindest einmal 6–10 Stunden lang und verleitet praktisch nicht oder zumindest deutlich weniger zu einem weiteren Konsum im direkten Anschluss.

Doch abgesehen von den Angeboten, die das vorhandene Geld erst schafft: Warum die Nachfrage? Ein sehr geringer Prozentsatz an Schwerstabhängigen hat es mit einem zugrundeliegenden Trauma als Primärerkrankung zu tun. Diese Personengruppe möchten wir an dieser Stelle einmal außen vor lassen, denn in diesem Fall ist der Suchtmittelkonsum eine Sekundärerkrankung, die dem primären Trauma folgt. Die zahlenmäßig weitaus größere Personengruppe jedoch folgt einem Systemfehler. Das Problem an der Oberfläche ist das alternativlose Funktionieren nach dem Leistungsprinzip: funktionieren oder scheitern. Somit ist es nicht gerade verwunderlich, dass ausgerechnet leistungssteigernde Drogen wie Kokain und Methamphetamin auf dem Vormarsch sind. Nach dem praktisch überall verfügbaren Cannabis (selbst in kleineren Dörfern) stehen die klassischen Stimulanzien (Amphetamin, Kokain und Methamphetamin) auf dem zweiten Platz der meistkonsumierten Drogen. Das Problem in diesem (nichttraumatisierten) Personenkreis ist das Auseinanderdriften von Anforderungen und Leistungsfähigkeit, kombiniert mit einem hedonistischen Bild der Freizeitgestaltung. Das moderne Arbeits- und Sozialumfeld stellt den Menschen vor zwei Probleme:

1. Die Anforderungen wachsen (im Wortsinn) ins Unerträgliche.
2. Die Ratio (Vernunft) wird ebenso gefordert wie die völlige Ausblendung der eigenen Emotio (Gefühlsebene).

Nicht umsonst gelten Depressionen als stigmatisierende Erkrankung und werden oftmals geheim zu halten versucht. Dies schlägt sich auch im Konsummuster nieder: Heroin hat das Image einer Loser-Droge, während Kokain mit Gewinnern (Ärzten, Anwälten, Wall-Street-Bankern…) in einem marktwirtschaftlich orientierten System assoziiert wird.

Die isolierte Betrachtung der Drogenproblematik allein wird dem Phänomen also nicht gerecht, egal welche der beiden Konsumentengruppen man betrachtet. Menschen, deren Psyche überbeansprucht wird, suchen sich Ausweichstrategien. Es hat schließlich einen Grund, weshalb parallel zum Konsum sogenannter „Arbeitsdrogen", bei anderen Personen die Anzahl an Krankmeldungen wegen psychischer Erkrankungen zunimmt. Der hyperaktive Begriff des „Burnouts" wird dem passiven Begriff der „Depression" vorgezogen, wenngleich ersterem oft ein schlichtes Erschöpfungssyndrom zugrunde liegt. Ist dies tatsächlich ein Grund, stolz auf den autoaggressiven Raubbau zu sein? Wie krank ist eine Gesellschaft, die den zutiefst menschlichen und lebenserhaltenden Trieb nach Erholung negiert und das Problem illegaler Drogen und psychischer Erkrankungen isoliert betrachtet? Nehmen wir den Extremfall: Das Reich der aufgehenden Sonne. In Japan „schenkt" man dem Arbeitgeber gerne fast den gesamten Jahresurlaub und bereist ganz Europa in einer Woche mit der Linse vor den Augen. Nur in eben diesem Japan, einer hoch technisierten Industrienation, gibt es das sogenannte „Mann-zu-Hause-Syndrom": Ein Pensionär der praktisch nur für seinen Arbeitgeber gelebt hat, weiß an seinem wohlverdienten Lebensabend nichts mehr mit sich anzufangen und geht seiner Frau (und anderen) verstärkt auf die Nerven. Was auf den ersten Blick lustig oder süffisant klingt, ist dies ganz und gar nicht. Auch Suizide sind zu beobachten.

Auch bedenklich: Im modernen Arbeitsleben wird derjenige hoch geschätzt, der stets kühl berechnend bleibt. Keine Emotionen beim Geschäftsabschluss – so wird der ideale Manager suggeriert. Nur leider ist dies buchstabengetreu unmenschlich, und zwar im Sinne von „un-(Bindestrich)-menschlich". Das zentrale Nervensystem des Menschen enthält mit dem Belohnungssystem, dem Nucleus accumbens, der Amygdala etc. eine große Menge an Zentren, die seit Anbeginn der Evolution auf Gefühle konditioniert sind. Eine maschinelle Umgebung wie Fritz Lang sie in „Metropolis" dargestellt oder Charlie Chaplin sie in „Moderne Zeiten" persifliert hat, wird dem menschlichen Geist – so er denn seinen Sitz im ZNS hat – nicht gerecht. Erst wer also an der modernen (Arbeits-)Umgebung oder Lebensweise Änderungen intendiert, wird das Drogenproblem kausal bekämpfen.

## Ein persönliches Plädoyer zum Schluss

Wenn ich vor dem Spiegel stehe, vor einem dieser alten Allibert-Badezimmerschränkchen, sehe ich beim Zuklappen der beiden verspiegelten Schrankhälften eine symmetrische Achse von oben nach unten durch meinen Körper laufen. Diese Achse teilt mein Äußeres in zwei nahezu exakt gleiche Hälften – stereochemisch würde man wohl von einer Chiralität sprechen. Dann denke ich stets: „Da ist er, genau da ist er, der Frontverlauf des *War on Drugs*, er geht mitten durch mich durch – schneidet mich mit chirurgischer Präzision in zwei Hälften."

Ich habe in den letzten ca. 30 Jahren auf beiden Seiten der Front gekämpft, mal mit, mal gegen Behörden, mal für und mal gegen den Konsum. Ich habe mit vielen gesprochen: Juristen und Polizisten, Rechtsanwälten und Staatsanwälten, Konsumenten und Dealern, Opfern und Tätern, Tätern die später zu Opfern wurden, ebenso mit Opfern, die später zu Tätern wurden, mit Therapeuten und Psychologen, Psychonauten und Kiffern, Fixern, Alkoholikern, Junkies, Koksnasen und Rauchern, auch mit Ärzten und sogar mit meinen eigenen Berufsständen (was oftmals am schwierigsten war): Apothekern und Professoren (nirgendwo waren Vorurteile und Fehleinschätzungen verbreiteter). Ich habe gelesen und recherchiert, gesprochen und gehört, gesehen und gefühlt, und mir die Finger verbrannt. Und so wie jeder Wissenschaftler habe ich versucht, aus all der Arbeit, aber auch all dem Leid, verallgemeinerbare Erkenntnisse zu gewinnen. Ich wollte so etwas wie Grundsätze oder Hauptsätze, Axiome oder ein naturwissenschaftliches Regelwerk entdecken, etwas, woran man sich in all dem Chaos festhalten kann, etwas, das immer und überall gilt. Ich wollte meine Unsicherheit verlieren und ein wenig Ordnung schaffen, klassifizieren oder eine Systematik entdecken, allein es ist mir nicht gelungen. Das einzig

Konstante dabei war eine recht ernüchternde Erkenntnis. Wenn in der Welt der psychoaktiven Substanzen, ihrer Regulation und der zugehörigen Politik nämlich etwas konstant ist, dann dies: Nichts ist wie es scheint. Es gibt keine Regeln und kein Limit für Leid und Brutalität in diesem Umfeld.

> Die Guten sind nicht immer die Guten und die Bösen sind nicht immer die Bösen.

# Glossar

**Affinität:** Haftneigung bzw. Bindungspräferenz von Pharmaka oder signalvermittelnden Molekülen für spezifische oder unspezifische Rezeptoren oder Zielmoleküle.

**Agonist:** Substanz, die Affinität zu einem gegebenen Rezeptor und intrinsische Aktivität zeigt, den Rezeptor also aktiviert.

**Alkaloide:** vorwiegend pflanzliche Verbindungen, die häufig heterozyklische Bestandteile mit einem oder mehreren Stickstoffatomen enthalten.

**Analgesie:** Unterdrückung der Schmerzempfindung.

**Antagonist:** Substanz, die Affinität zu einem gegebenen Rezeptor besitzt, aber keine intrinsische Aktivität zeigt, den Rezeptor also nicht aktiviert.

**Antidot:** z. B. bei Vergiftungen eingesetzte Substanz, die die Fähigkeit besitzt, die Wirkung eines Giftes zu inaktivieren oder zu antagonisieren.

**Betäubungsmittel:** Stoffe und Zubereitungen von Stoffen, die in den Anlagen I bis III des BtMG aufgelistet sind; Anlage I erfasst die nicht verkehrsfähigen Betäubungsmittel (Handel und Abgabe an Patienten verboten, etwa LSD), Anlage II die verkehrsfähigen, aber nicht verschreibungsfähigen Betäubungsmittel (Handel mit Erlaubnis der Bundesopiumstelle erlaubt, Abgabe an Patienten verboten, etwa Ausgangsstoffe wie Rohopium), Anlage III die verkehrsfähigen und verschreibungsfähigen Betäubungsmittel (Handel mit Erlaubnis der Bundesopiumstelle erlaubt, Abgabe an Patienten nach BtMVV, etwa Morphin).

**Blut-Hirn-Schranke (BHS):** Barriere des menschlichen Körpers, die selektiv den Stoffaustausch im ZNS zwischen Hirnsubstanz (Nervenzellen) und Blutstrom kontrolliert; sie besteht aus drei Schichten: Endothelzellen, Basalmembran und den Fortsätzen der Astrozyten (spezielle Gliazellen).

**Catecholamine:** Gruppe der Neurotransmitter Dopamin und Adrenalin/Noradrenalin des sympathischen Nervensystems; sie enthalten zwei benachbarte phenolische Hydroxylgruppen.

**Chromatographie:** Trennmethode, die eine Auftrennung von Substanzgemischen anhand der unterschiedlichen Affinitäten der enthaltenen Substanzen zu der mobilen und der stationären Phase erlaubt; die Chromatographie ist eine der gebräuchlichsten Methoden in der Arzneistoff- und Suchtstoffanalytik.

**Cross-over-Studie (randomisiert, doppelblind und placebokontrolliert):** Ein bestimmtes Studiendesign in der medizinischen Forschung.

**cross-over:** Die Probanden erhalten das Prüfpräparat und das Kontrollpräparat (z. B. ein Placebo) nacheinander. Die Reihenfolge der Behandlung wird zufällig zugeordnet und zwischen den beiden Behandlungen liegt eine Wash-out-Phase (Auswaschzeit/Ausscheidung des Präparats).

**randomisiert:** Die Zuordnung zu einer Gruppe geschieht nach dem Zufallsprinzip.

**doppelblind:** Patient und Arzt wissen nicht, wer die zu prüfende Substanz und wer ein Placebo (oder Kontrolltherapie) erhält.

**placebokontrolliert**: Eine der beiden Gruppen erhält ein Placebo (die andere erhält die zu prüfende Substanz).

**Derivatisierung:** Vorgang, bei dem Substanzen chemisch modifiziert werden, um ihre physikochemischen Eigenschaften zu beeinflussen.

**Effektivdosis 50 ($ED_{50}$):** Dosis, bei der bei 50 % der untersuchten Individuen der gewünschte Effekt beobachtet werden konnte.

**Enzyme:** Biochemische Makromoleküle (Proteine), die die Fähigkeit besitzen, die Gleichgewichtseinstellung chemischer Reaktionen zu beschleunigen.
**Essenzielle Aminosäuren:** Sind für den Menschen unentbehrlich und können vom Organismus nicht selbst synthetisiert werden. Sie müssen aus externen Quellen (v. a. durch Nahrungsaufnahme) zugeführt werden. Dazu gehören: Histidin, Isoleucin, Phenylalanin, Tryptophan, Methionin, Leucin, Valin, Lysin und Threonin.
**Fertigarzneimittel (früher Arzneispezialitäten):** Nach §4 AMG Arzneimittel, die im Voraus hergestellt und in einer zur Abgabe an den Verbraucher bestimmten Packung in den Verkehr gebracht werden; Fertigarzneimittel stehen im Gegensatz zu Rezepturen (Einzelanfertigungen) und Defekturen („Rezeptur im Voraus").
**Galenik (auch: Pharmazeutische Technologie):** Lehre von der Zubereitung und Herstellung von Arzneimitteln, um den Wirkstoff mit geeigneten Hilfsstoffen in die passende Darreichungsform zu bringen.
**Gaschromatographie (GC):** Chromatographisches Verfahren, bei dem die mobile Phase als Gas vorliegt.
**Hang-over-Effekt:** Nachwirkungen wie Müdigkeit und Abgeschlagenheit durch die Einnahme von Pharmaka (insbesondere von Schlafmitteln aus der Klasse der Barbiturate und Benzodiazepine) am darauffolgenden Tag.
**Hochleistungs-Flüssigkeits-Chromatographie (HPLC):** Chromatographisches Verfahren, bei dem die mobile Phase als Flüssigkeit vorliegt und mit hohem Druck durch eine Säule, welche die stationäre Phase enthält, transportiert wird.
**Hydrolyse:** Spaltung einer chemischen Verbindung durch Reaktion mit Wasser.
**Hyperthermie:** Unphysiologische Überwärmung des Organismus entgegen der Steuerung des Thermoregulationszentrums im Hypothalamus.
**Illegaler Grenzübertritt:** Unerlaubte Einreise in ein Land ohne einen gültigen Aufenthaltstitel oder eine Aufenthaltsberechtigung (z. B. ein Visum); der illegale Grenzübertritt ist je nach Region oftmals verbunden mit dem illegalen Mitführen kontrollierter Substanzen.
**Inhibitorische Konzentration 50 ($IC_{50}$):** Dosis, bei der 50 % der maximalen Hemmwirkung einer Substanz auf ein biologisches System zu beobachten ist.
**Intrinsische Aktivität:** Fähigkeit eines an einen Rezeptor bindenden Stoffes, die Funktion der Zelle (z. B. die Konzentration eines Second Messengers) zu ändern.
**Inverser Agonist:** Substanz, die an einen Rezeptor bindet, aber anders als ein Agonist seine Aktivität unter das Basislevel herabsetzt, also entgegengesetzt reguliert.
**Kataplexie:** Schlafstörung, die mit einer starken Schläfrigkeit und einem nicht kontrollierbaren Zwang zum Schlafen auftritt (Symptom der Narkolepsie).
**Letale Dosis 50 ($LD_{50}$):** Dosis, bei der 50 % der untersuchten Individuen versterben.
**Massenspektroskopie:** Analytische Methode, welche die Bestimmung der Molekülmasse einzelner Moleküle bzw. Molekülfragmente erlaubt.
**Metabolit:** Umwandlungsprodukt einer Substanz innerhalb eines biochemischen Stoffwechselweges; die Umsetzung erfolgt dabei meist enzymkatalysiert. Es wird zwischen unwirksamen und wirksamen Metaboliten von Wirkstoffen unterschieden.
**Monoamin-Oxidase (MAO):** Enzym, das für den Abbau von Monoaminen wie Adrenalin, Noradrenalin und Dopamin verantwortlich ist.
**Mutterkorn:** vom Mutterkornpilz (Claviceps pupurea) befallenes Getreide (meist Roggen, Secale cereale); der Pilz bildet einen holzartigen Korpus auf dem Getreide und Alkaloide, denen die Grundstruktur der Lysergsäure gemein ist. In früheren Jahrhunderten

waren epidemisch auftretende Lebensmittelintoxikationen die Folge eines breitflächigen Befalls von Getreide mit Mutterkorn (Antoniusfeuer). Die Lysergsäure bildet das chemische Grundgerüst des LSD und der von LSD abgeleiteten Designerdrogen.

**Narkolepsie:** Erkrankung, die sich klinisch durch plötzliche, unüberwindliche Schlafanfälle ohne vorangegangene Müdigkeit auszeichnet; die Erkrankung ist sehr einschränkend (Führen von Fahrzeugen, Bedienen von Maschinen etc.). Die Narkolepsie wird mit Substanzen behandelt, die als Grundstrukturen von Designerdrogen bekannt geworden sind (Amphetamin, Methylphenidat, GHB).

**NTID (Narrow therapeutic index drugs):** Substanzen mit einer engen therapeutischen Breite; der Bereich zwischen therapeutischer und toxischer Wirkung ist bei diesen Substanzen gering.

**Opioide:** Morphinartig wirkende Substanzen, die nach Bindung an Opioidrezeptoren eine schmerzdämpfende Wirkung besitzen; sie können natürlich aus Opium gewonnen oder (halb-)synthetisch hergestellt werden.

**Pharmakologischer Rezeptor:** Proteine und Proteinkomplexe, die Signalmoleküle binden und dadurch Signalprozesse im Inneren der Zelle auslösen.

**Pharmazeutischer Unternehmer:** Der pharmazeutische Unternehmer ist bei zulassungs- oder registrierungspflichtigen Arzneimitteln der Inhaber der Zulassung oder Registrierung. Pharmazeutischer Unternehmer ist auch, wer Arzneimittel im Parallelvertrieb oder sonst unter seinem Namen in den Verkehr bringt.

**Pilotstudie:** Explorative Voruntersuchung; Pilotstudien helfen bei der Entwicklung von Hypothesen und dienen meist dazu, Daten als Planungsgrundlage für eine folgende geplante Studie zu generieren.

**Placebo:** Arzneimittel, welches keinen wirksamen Bestandteil enthält und daher nicht zu einem pharmakologischen Effekt führen kann; Placebopräparate werden in klinischen Studien als Kontrolle verwendet, um einen Placeboeffekt von einer pharmakologischen Wirkung abzugrenzen.

**Präfrontaler Cortex:** Vorderer Rindenteil des Frontallappens, der u. a. für das Arbeitsgedächtnis eine wichtige Rolle spielt.

**Prodrug:** Arzneistoffe, die pharmakologisch inaktiv sind und erst durch einen Umwandlungsschritt im Körper in die eigentliche Wirkform überführt werden.

**Psychedelisch:** Durch den Gebrauch von psychotropen Substanzen hervorgerufene Veränderung des Bewusstseinszustands, bspw. optische und akustische Pseudohalluzinationen wie sie durch LSD oder andere Derivate des Tryptamins hervorgerufen werden.

**Psychose:** Psychische Störung, die durch die Veränderung der Selbst- und Umweltwahrnehmung geprägt ist; Psychosen können einen organischen Ursprung haben, können aber auch durch Dysbalancen von Neurotransmittern oder genetische Faktoren ausgelöst werden. Diverse Substanzen können zudem einen psychotischen Zustand herbeiführen, man spricht dann von einer substanzinduzierten Psychose.

**Psychotrop/psychoaktiv:** Substanzen, welche die Psyche des Menschen beeinflussen.

**Public health:** Die Gesundheit der Bevölkerung; sie wird von der WHO wie folgt definiert: „The science and art of promoting health, preventing disease, and prolonging life through the organized efforts of society."

**Research Chemicals:** Synthetisch hergestellte psychotrope Substanzen, die heute als „Neue psychoaktive Stoffe" bezeichnet werden; sie werden entwickelt, um das Betäubungsmittelgesetz (BtMG) zu umgehen und leiten sich von bekannten Strukturen ab (bei-

spielsweise den Phenethylaminen). Sie werden an bestimmten Positionen chemisch modifiziert, was zu veränderten und teilweise nicht vorhersehbaren Wirkungen führt.
**Schizophrenie:** Übergeordneter Begriff für eine Gruppe von psychischen Erkrankungen, die man zu den Psychosen zählt.
**Serotonin-Syndrom:** Komplex aus verschiedenen Symptomen, die durch einen Serotoninüberschuss ausgelöst werden; es tritt häufig medikamenteninduziert auf, z. B. bei der Gabe von Serotonin-Wiederaufnahmeinhibitoren oder trizyklischen Antidepressiva, und kann bei einem schweren Verlauf letal enden. Symptome sind Diarrhoe, Erbrechen, Blutdruckanstieg, Tachykardie, Schwitzen, Verwirrung, Zittern, Muskelzuckungen, Kopfschmerzen und Koordinationsstörungen.
**Struktur-Wirkungsbeziehung (structure-activity relationship, SAR):** Zusammenhang zwischen der chemischen Struktur einer Substanz und ihrer biologischen Wirkung.
**Synapse:** Neuronale Verknüpfungsstelle zweier Nervenzellen; Synapsen dienen der Übertragung von Erregungen durch Neurotransmitter.
**Synaptischer Spalt:** Spalt zwischen zwei Neuronen, in dem elektrische Aktionspotenziale von dem ersten Neuron (Präsynapse) mittels chemischer Botenstoffe (Neurotransmitter) auf ein zweites Neuron (Postsynapse) übertragen und dort wieder in ein elektrisches Signal umgewandelt werden.
**Tachyphylaxie:** Entleerung präsynaptischer Vesikel für Neurotransmitter durch fortgesetzten, hoch dosierten Gebrauch von z. B. Amphetaminen oder Kokain; sind diese Vesikel bereits substanziell entleert und es wird neue Substanz zugeführt („nachgelegt"), ist die Wirkung schwächer als es der Konsument basierend auf der zugeführten Dosis erwartet. Diese Form der erhöhten Toleranz gegenüber der Substanz bezeichnet man als Tachyphylaxie.
**Vollagonist:** Agonist, der die maximal mögliche Wirkung am Rezeptor auslöst, also ein Agonist mit 100 % intrinsischer Aktivität.
**Wiederaufnahmetransporter:** Transportprotein, welches die in den synaptischen Spalt ausgeschütteten Neurotransmitter (unter Energieverbrauch) zurück in die Präsynapse transportiert.
**Zentralgängig:** Bedeutet, dass eine Substanz ZNS-gängig ist, also die Blut-Hirn-Schranke überwinden und auf das ZNS wirken kann.

# Quellenverzeichnis

Al-Mugahed L. Khat chewing in Yemen: turning over a new leaf. Bulletin of the World Health Organization 86(10): 741–742, 2008

Alzghari SK, Amin ZM, Chau S et al. On the Horizon: The Synthetic Opioid U-49900. Cureus 9(9): e1679, 2017

Ameer B, Weintraub RA. Drug Interactions with Grapefruit Juice. Clin Pharmacokinet 33(2): 103–121, 1997

Arbeitskreis Klinische Toxikologie der Gesellschaft für Toxikologische und Forensische Chemie (GTFCh). Empfehlungen des Arbeitskreises Klinische Toxikologie zur Validierung von Methoden zur Bestimmung von Drogen im Blut im Rahmen der 24/7 klinischen Toxikologie. Toxichem Krimtech 85(1): 35, 2018

Arfken CL, Cicero TJ. Postmarketing surveillance for drug abuse. Drug Alcohol Depend. 70(3): S97-S105, 2003

Ator NA, Griffiths RR. Principles of drug abuse liability assessment in laboratory animals. Drug Alcohol Depend 70(3 Suppl): S55-S72, 2003

Backmund M. Heroinabhängigkeit, Hepatitis C, HIV; ecomed MEDIZIN Landsberg, 2008

Baeyer A. Untersuchungen über die Harnsäuregruppe. In: Justus Liebigs Annalen der Chemie. 131(3): 291–302, 1864

Balster EL, Bigelow GE. Guidelines and methodological reviews concerning drug abuse liability assessment. Drug Alcohol Depend 7(3 Suppl): S13-S40, 2003

Bambauer TP et al. Further development of a liquid chromatography-high-resolution mass spectrometry/mass spectrometry – based strategy for analyzing eight biomarkers in human urine indicating toxic mushroom or Ricinus communis ingestions. Drug Test Anal 13(9): 1603–1613, 2021

Banks ML, Bauer CT, Negus SS, Blough BE. Cocaine-like discriminative stimulus effects of phendimetrazine and phenmetrazine in rats. Behav Pharmacol 27(2–3 Spec Iss): 192–195, 2016

Barnes S et al. Training in metabolomics research. I. designing the experiment, collecting and extracting samples and generating metabolomics data. J Mass Spectrom 51(7): 461–475, 2016

Barzaghi N, Leone L, Monteleone M et al. Pharmacokinetics of flutoprazepam, a novel benzodiazepine drug, in normal subjects. Eur J Drug Metab Pharmacokinet 14(4): 293–298, 1989

Battaglia G, Sharkey J, Kuhar MJ, de Souza EB. Neuroanatomic specificity and time course of alterations in rat brain serotonergic pathways induced by MDMA (3,4-methylenedioxymethamphetamine): assessment using quantitative autoradiography. Synapse 8(4): 249–260, 1991

Baumann MH, Ayestas MA, Partilla JS et al. The designer methcathinone analogs, mephedrone and methylone, are substrates for monoamine transporters in brain tissue. Neuropsychopharmacology 37(5): 1192–1203, 2012

Baumann P et al. The AGNP-TDM expert group consensus guidelines: therapeutic drug monitoring in psychiatry. Pharmacopsychiatry 37(6): 243–265, 2004

Beharry S, Gibbons S. An overview of emerging and new psychoactive substances in the United Kingdom. Forensic Sci Int 267: 25–34, 2016

Bennington F, Morin RD, Clark LC. Behavioral and Neuropharmacological Actions of *N*-Aralkylhydroxylamines and Their *O*-Methyl Ethers. J Med Chem 8(1): 100–104, 1965

Bey T, Patel A. Phencyclidine Intoxication and Adverse Effects: A Clinical and Pharmacological Review of an Illicit Drug. Cal J Emerg Med 8(1): 9–14, 2007

Beyer J et al. Screening procedure for detection of diuretics and uricosurics and/or their metabolites in human urine using gas chromatography-mass spectrometry after extractive methylation. Ther Drug Monit 27(4): 509–520, 2005a

Beyer J et al. Screening procedure for detection of stimulant laxatives and/or their metabolites in human urine using gas chromatography-mass spectrometry after enzymatic cleavage of conjugates and extractive methylation. Ther Drug Monit 27(2): 151–157, 2005b

Blakey K et al. What's in fake "Xanax"? A dosage survey of designer benzodiazepines in counterfeit pharmaceutical tablets. Drug Test Anal 14(3): 525–530, 2022

Bonano, JS, Banks ML, Kolanos R, Sakloth F, Barnier ML, Glennon RA, Cozzi NV, Partilla JS, Baumann MH, Negus SS. Quantitative structure-activity relationship analysis of the pharmacology of para-substituted methcathinone analogues. Br J Pharmacol 172(10): 1433–2444, 2015

Braden MR, Parrish JC, Naylor JC, Nichols DE. Molecular interaction of serotonin 5-HT2A receptor residues Phe339(6.51) and Phe340(6.52) with superpotent *N*-benzyl phenethylamine agonists. Mol Pharmacol 70(6): 1956–1964, 2006

Braden MR. Towards a biophysical understanding of hallucinogen action; Purdue University, 2007

Brady JV, Hienz RD, Ator NA. Stimulus Functions of Drugs and the Assessment of Abuse Liability. Drug Dev Res 20(2): 231–249, 1990

Brady JV. Animal Models for Assessing Drugs of Abuse. Neurosci Biobehavioural Rev. 15(1): 35–43, 1991

Brady KT, Lydiard RB, Brady JV. Assessing abuse liability in clinical trials. Drug and Alcohol Depend. 70(3 Suppl): S87-S95, 2003

Brandt SD, Kavanagh PV, Westphal F et al. Return of the lysergamides. Part I: Analytical and behavioral characterization of 1-propionyl-D-lysergic acid diethylamide (1P-LSD). Drug Test Anal 8(9): 891–902, 2016

Brandt SD, Kavanagh PV, Westphal F et al. Return of the lysergamides. Part III: Analytical characterization of *N*-ethyl-6-norlysergic acid diethylamide (ETH-LAD) and 1-propionyl ETH-LAD (1P-ETH-LAD). Drug Test Anal 9(10): 1641–1649, 2017

Brooke C, Khat (Catha Edulis): Its Production and Trade in the Middle East. Geogr J 126(1): 52–59, 1960

Bundestag. Gesetz über den Verkehr mit Arzneimitteln, 2021

Busardò FP, Jones AW. GHB pharmacology and toxicology: acute intoxication, concentrations in blood and urine in forensic cases and treatment of the withdrawal syndrome. Curr Neuropharmacol 13(1): 47–70, 2015

Callaway JC, Mckenna DJ, Grob CS et al. Pharmacokinetics of Hoasca alkaloids in healthy humans. J Ethnopharmacol 65(3): 243–56, 1999

Cannaert A et al. Activity-Based Concept to Screen Biological Matrices for Opiates and (Synthetic) Opioids. Clin Chem 64(8): 1221–1229, 2018

Cannaert A et al. Detection and Activity Profiling of Synthetic Cannabinoids and Their Metabolites with a Newly Developed Bioassay. Anal Chem 88(23): 11476–11485, 2016

Caplan YH, Goldberger BA. Alternative specimens for workplace drug testing. J Anal Toxicol 25(5): 396–399, 2001

Carroll FI, Gao YG, Rahman MA et al. Synthesis, ligand binding, QSAR, and CoMFA study of 3 beta-(p-substituted phenyl)tropane-2 beta-carboxylic acid methyl esters. J Med Chem 34(9): 2719–25, 1991

Cartiser N et al. State-of-the-art of bone marrow analysis in forensic toxicology: a review. Int J Legal Med 125(2): 181–198, 2011

Caspar AT et al. LC-high resolution-MS/MS for identification of 69 metabolites of the new psychoactive substance 1-(4-ethylphenyl-)-*N*-[(2-methoxyphenyl)methyl] propane-2-amine (4-EA-NBOMe) in rat urine and human liver S9 incubates and comparison of its screening power with further MS techniques. Anal Bioanal Chem 410(3): 897–912, 2018

Caspar AT et al. Nano liquid chromatography-high-resolution mass spectrometry for the identification of metabolites of the two new psychoactive substances *N*-(ortho-methoxybenzyl)-3,4-dimethoxyamphetamine and *N*-(ortho-methoxybenzyl)-4-methylmethamphetamine. Talanta 188: 111–123, 2018

Caspar AT et al. Blood plasma level determination using an automated LC-MSn screening system and electronically stored calibrations exemplified for 22 drugs and two active metabolites often requested in emergency toxicology. Drug Test Anal 11(1): 102–111, 2019

Castaneto MS et al. Synthetic cannabinoids: epidemiology, pharmacodynamics, and clinical implications. Drug Alcohol Depend 144: 12–41, 2014

Castaneto MS et al. Synthetic cannabinoids pharmacokinetics and detection methods in biological matrices. Drug Metab Rev 47(2): 124–174, 2015

Castells X, Ramos-quiroga JA, Rigau D et al. Efficacy of methylphenidate for adults with attention-deficit hyperactivity disorder: a meta-regression analysis. CNS Drugs 25(2): 157–69, 2011

Cha HJ, Seong YH, Song MJ et al. Neurotoxicity of Synthetic Cannabinoids JWH-081 and JWH-210. Biomol Ther (Seoul) 23(6): 597–603, 2015

Chang CY, Ke DS, Chen JY. Essential fatty acids and human brain. Acta Neurol Taiwan 18(4): 231–241, 2009

Cho H et al. Regulation of Circadian Behavior and Metabolism by Rev-erbα and Rev-erbβ. Nature 485(7396): 123–127, 2012

Christrup LL. Morphine metabolites. Acta Anaesthesiol Scand 41(1 Pt 2): 116–122, 1997

Clarke EGC. Isolation and Identification of Drugs. The Pharmaceutical Press; 1969

Colestock T et al. Syntheses, analytical and pharmacological characterizations of the “legal high” 4-[1-(3-methoxyphenyl)cyclohexyl]morpholine (3-meo-pcmo) and analogues. Drug Test Anal 10(2): 272–283, 2018

Compton DR, Rice KC, De costa BR et al. Cannabinoid structure-activity relationships: correlation of receptor binding and in vivo activities. J Pharmacol Exp Ther 265(1): 218–226, 1993

Coppola M, Mondola R. Synthetic Cathinones: chemistry, pharmacology and toxicology of a new class of designer drugs of abuse marketed as “bath salts” or “plant food”. Toxicol Lett 211(2): 144–149, 2012

Cuypers E, Flanagan RJ. The interpretation of hair analysis for drugs and drug metabolites. Clin Toxicol (Phila) 56(2): 90–100, 2018

Dal Cason, TA, Young R, Glennon RA. Cathinone: an Investigation of several *N*-alkyl and methylenedioxy-substituted Analogs. Pharmacol Biochem Behav 58(4): 1109–1116, 1997

Dargan PI, Button J, Davies S et al. The first reported UK fatality related to gamma-butyrolactone (GBL) ingestion. J R Soc Med 102(12): 546–547, 2009

De Gregorio D, Comai S, Posa L, Gobbi G. D-Lysergic Acid Diethylamide (LSD) as a Model of Psychosis: Mechanism of Action and Pharmacology. Int J Mol Sci 17(11): 1953, 2016

DEA, Drug Enforcement Administration Intelligence Brief. Counterfeit Prescription Pills Containing Fentanyls: a Global Threat. DEA-DCT-DIB-021–16, 2016, online verfügbar unter www.dea.gov/press-releases/2016/07/22/dea-report-counterfeit-pills-fueling-us-fentanyl-and-opioid-crisis, abgerufen 10. Juni 2022

DGGPN, Deutsche Gesellschaft für Psychiatrie und Psychotherapie, Psychosomatik und Nervenheilkunde e. V. DG-Sucht. S3-Leitlinie Medikamentenbezogene Störungen. Deutsche

Gesellschaft für Psychiatrie und Psychotherapie, Psychosomatik und Nervenheilkunde e. V. (DGPPN) and Deutsche Gesellschaft für Suchtforschung und Suchttherapie e. V. (DG-Sucht), 2020

Dinger J et al. In vitro cytochrome P450 inhibition potential of methylenedioxy-derived designer drugs studied with a two-cocktail approach. Arch Toxicol 90(2): 305–318, 2016a

Dinger J et al. Cytochrome P450 inhibition potential of new psychoactive substances of the tryptamine class. Toxicol Lett 241: 82–94, 2016b

Dolderb PC, Müller F, Schmid Y, Borgwardt SJ, Liechti ME. Direct comparison of the acute subjective, emotional, autonomic, and endocrine effects of MDMA, methylphenidate, and modafinil in healthy subjects. Psychopharmacology (Berl) 235(2): 467–479, 2018

Döring B, Petzinger E. Phase 0 and phase III transport in various organs: Combined concept of phases in xenobiotic transport and metabolism. Drug Metab Rev 46(3): 261–282, 2014

Dowell D, Haegerich TM, Chou R. CDC Guideline for Prescribing Opioids for Chronic Pain – United States, 2016. MMWR Recomm Rep 65(1): 1–49, 2016

Dudzik D et al. Quality assurance procedures for mass spectrometry untargeted metabolomics. a review. Journal of Pharmaceutical and Biomedical Analysis. 2017

Edeleano L. Ueber einige Derivate der Phenylmethacrylsäure und der Phenylisobuttersäure. Berichte der deutschen chemischen Gesellschaft 20(1): 616–622, 1887

Ehlers E. Analytik II – Kurzlehrbuch: Quantitative und Instrumentelle Pharmazeutische Analytik. 12. Aufl., Deutscher Apotheker Verlag, Stuttgart 2015

EMCDDA, The European Monitoring Centre for Drugs and Drug Addiction. Illtic Drug use in the EU: Legislative Approaches. Lissabon: EMCDDA Thematic Papers, Lissabon 2005

EMCDDA, The European Monitoring Centre for Drugs and Drug Addiction. Report on the risk assessment of mephedrone in the framework of the Council Decision on new psychoactive substances, EMCDDA, Lissabon 2011

EMCDDA, The European Monitoring Centre for Drugs and Drug Addiction. New psychoactive Substances. An update from the early warning system, 2015, online verfügbar unter www.emcdda.europa.eu/system/files/publications/65/TD0415135ENN.pdf, abgerufen am 06. Juni 2022

EMCDDA, The European Monitoring Centre for Drugs and Drug Addiction. New psychoactive Substances. Legislation and prosecution – current challenges and solutions, 2016, online verfügbar unter www.emcdda.europa.eu/system/files/publications/3353/TD0416736ENN.pdf, abgerufen am 06. Juni 2022

EMCDDA, The European Monitoring Centre for Drugs and Drug Addiction. Germany Country Drug Report 2017, online verfügbar unter www.emcdda.europa.eu/publications/country-drug-reports/2017/germany_me, abgerufen am 06. Juni2022

EMCDDA, The European Monitoring Centre for Drugs and Drug Addiction. Germany Country Drug Report 2018, online verfügbar unter www.emcdda.europa.eu/publications/country-drug-reports/2018/germany_en, abgerufen am 06. Juni2022

EMCDDA, The European Monitoring Centre for Drugs and Drug Addiction. Germany Country Report 2019, online verfügbar unter www.emcdda.europa.eu/publications/country-drug-reports/2019/germany_en, abgerufen am 06. Juni2022

EMEA/CHMP/SWP/94227/2004, Guideline on the non-clinical investigation of the depence potential of medicinal products, online verfügbar unter www.ema.europa.eu/en/documents/scientific-guideline/guideline-non-clinical-investigation-dependence-potential-medicinal-products_en.pdf

Eshleman AJ, Wolfrum KM, Reed JF et al. Structure-Activity Relationships of Substituted Cathinones, with Transporter Binding, Uptake, and Release. J Pharmacol Exp Ther 360(1): 33–47, 2017

Europäischer Drogenbericht 2019, online verfügbar unter www.emcdda.europa.eu/system/files/publications/11364/20191724_TDAT19001ENN_PDF.pdf, abgerufen am 06. Juni2022

Evans J. Opioid-Krise in den USA – Ein Drama mit vielen Akteuren, online verfügbar unter www.pharmazeutische-zeitung.de/ausgabe-502017/ein-drama-mit-vielen-akteuren/, abgerufen am 10. Juni 2022

Fach-Info Service. Fentanyl – 1 A Pharma® Matrixpflaster. 1 A Pharma GmbH, 2016

Fach-Info Service. Scopoderm TTS. GlaxoSmithKline Consumer HealthcareGmbH & Co. KG, 2018

Fantegrossi WE, Reissig CJ, Katz EB, Yarosh HL, Rice KC, Winter JC. Hallucinogen-like effects of *N,N*-dipropyltryptamine (DPT): possible mediation by serotonin 5-HT1A and 5-HT2A receptors in rodents. Pharmacol Biochem Behav 88(3): 358–65, 2007

Fattore L, Cossu G, Martellotta CM, Fratta W. Intravenous self-administration of the cannabinoid CB1 receptor agonist WIN 55,212–2 in rats. Psychopharmacology (Berl) 156(4): 410–6, 2001

FDA Guidance for Industry, Assessment of Abuse Potential of Drugs, 01/2017

Ferrara SD, Zotti S, Tedeschi L et al. Pharmacokinetics of gamma-hydroxybutyric acid in alcohol dependent patients after single and repeated oral doses. Br J Clin Pharmacol 34(3): 231–235, 1992

Fischer E, von Mering J: Über eine neue Klasse von Schlafmitteln. Therapie der Gegenwart. 44: 97–101, 1903

Flanagan R. Fundamentals of analytical toxicology. John Wiley & Sons; 2007

Fleckenstein AE, Kopajtic TA, Boja JW, Carroll FI, Kuhar MJ. Highly potent Kokaine analogs cause long-lasting increases in locomotor activity. Eur J Pharmacol 311(2–3): 109–14, 1996

Flockhart DA et al. The Flockhart Cytochrome P450 Drug-Drug Interaction Table, 2016

Fox AM, Rieder MJ. Risks and benefits of drugs used in the management of the hyperactive child. Drug Saf 9(1): 38–50, 1993

Freissmuth M, Offersmann S, Böhm S. Pharmakologie und Toxikologie. Von den molekularen Grundlagen zur Pharmakotherapie. 3. überarb. Aufl., Springer, 2020

Freo U, Pietrini P, Pizzolato G, Furey M, Merico A, Ruggero S, Dam M, Battistin L. Cerebral metabolic responses to clomipramine are greatly reduced following pretreatment with the specific serotonin neurotoxin para-chloroamphetamine (PCA). A 2-deoxyglucose study in rats. Neuropsychopharmacology: official publication of the American College of Neuropsychopharmacology 13(3): 215–222, 1995

Freudenmann RW, Oxler F, Bernschneider-Reif S. The origin of MDMA (ecstasy) revisited: the true story reconstructed from the original documents. Addiction 101(9): 1241–1245, 2006

Freye E. Opioide in der Medizin, 9. Aufl., Pabst Science Publishers Lengerich, 2015

Fuhrmann GF. Toxikologie für Naturwissenschaftler. Vieweg+Teubner Verlag, 2006

Gannon BM, Galindo KI, Mesmin MP, Sulima A, Rice KC, Collins GT. Relative reinforcing effects of second-generation synthetic cathinones: Acquisition of self-administration and fixed ratio dose-response curves in rats. Neuropharmacology 134(Pt A): 28–35, 2018

Garbe E, Jobski K, Schmid U. Utilisation of transdermal fentanyl in Germany from 2004 to 2006. Pharmacoepidemiol Drug Safe 21: 191–198, 2012

Gaston TR, Rasmussen GT. Identification of 3,4-methylenedioxymethamphetamine. Microgram 5: 60–63, 1972

Gaujac A et al. Analytical techniques for the determination of tryptamines and β-carbolines in plant matrices and in psychoactive beverages consumed during religious ceremonies and neo-shamanic urban practices. Drug Tast Anal 4(7–8): 636–648, 2012

Geisslinger G, Menzel S, Gudermann T, Hinz B, Ruth P. Mutschler Arzneimittelwirkungen. Pharmakologie – Klinische Pharmakologie – Toxikologie. Begründet von Ernst Mutschler. 11. Aufl., Wissenschaftliche Verlagsgesellschaft Stuttgart, 2020

Gesetz über den Verkehr mit Betäubungsmitteln (Betäubungsmittelgesetz – BTMG) Anlage III (zu § 1 Abs. 1) verkehrsfähige und verschreibungsfähige Betäubungsmittel, BGBl. I, S. 1189–1195, 2001, online verfügbar unter www.gesetze-im-internet.de/btmg_1981/anlage_iii.html, abgerufen am 10. Juni 2022

Gey MH. Massenspektrometrie. In: Gey MH, Hrsg. Instrumentelle Analytik und Bioanalytik. S. 315–342, Springer Berlin Heidelberg, (Springer-Lehrbuch), 2015

Ghanem CI et al. Acetaminophen from liver to brain: New insights into drug pharmacological action and toxicity. Pharmacol Res 109: 119–131, 2016

Gibbons S. "Legal highs" – novel and emerging psychoactive drugs: a chemical overview for the toxicologist. Clin Toxicol (Phila) 50(1): 15–24, 2012

Glennon RA, Dukat M, el-Bermawy M, Law H, De los Angeles J, Teitler M, King A, Herrick-Davis K. Influence of amine substituents on 5-HT2A versus 5-HT2C binding of phenylalkyl- and indolylalkylamines. J Med Chem 37(13): 1929–1935, 1994

Glennon RA, Young R. MDA: An agent mat produces stimulu effects similar to those of 3,4-DMA, LSD, and cocaine. Eur J Pharmacol 99(2–3): 249–250, 184

Gray NM, Cheng BK. 1,2-Diarylethylamines for treatment of neurotoxic injury. Patent No. EP346791A1. G. D. Searle and Co., Chicago 1989

Grecco GG, Kisor DF, Magura JS, Sprague JE. Impact of common clandestine structural modifications on synthetic cathinone "bath salt" pharmacokinetics. Toxicology and applied pharmacology 328: 18–24, 2017

Green AR, Mechan OA, Elliott JM, O'Shea E, Colado MI. The pharmacology and clinical pharmacology of 3,4-methylenedioxymethamphetamine (MDMA, "ecstasy") Pharmacol Rev 55(3): 463–508, 2003

Green AR, King MV, Shortall SE, Fone KC. The preclinical pharmacology of mephedrone; not just MDMA by another name. Br J Pharmacol 171(9): 2251–68, 2014

Greenwald, Gleen. Drug Descriminalization in Portugal: Lessons for crating fair and successful Drug Policies. Washington D. C.: Cato Institute, 2009

Greifenstein FE, Devault M,Yoshitake J, Gajewski JE. A study of a 1-aryl cyclo hexyl amine for anesthesia. Anesth Analg 37(5): 283–294, 1958

Griffiths RR, Bigelow GE, Ator NA.Principles of initial experimental drug abuse liability assessment in humans. Drug Alcohol Depend 70(Suppl): S41-S54, 2003

Grizenko N, Bhat M, Schwartz G, Ter-Stepanian M, Joober R. Efficacy of methylphenidate in children with attention-deficit hyperactivity disorder and learning disabilities: a randomized crossover trial. J Psychiatry Neurosci 31(1): 46–51, 2006

Grof S, Soskin RA, Richards WA, Kurland AA. DPT as an adjunct in psychotherapy of alcoholics., Int Pharmacopsychiatry 8(1): 104–115, 1973

Gross JH. Massenspektrometrie. Springer Berlin Heidelberg; 2012

Grotenhermen F. Pharmacokinetics and pharmacodynamics of cannabinoids. Clin Pharmacokinet 42(4): 327–360, 2003

Grotenhermen F. The toxicology of cannabis and cannabis prohibition. Chem Biodivers 4(8): 1744–1769, 2007

Gunasekaran N et al. Reintoxication: the release of fat-stored delta9-tetrahydrocannabinol (THC) into blood is enhanced by food deprivation or ACTH exposure. Br J Pharmacol 158(5): 1330–1337, 2009

Haasen C, Verthein U, Degkwitz P, Berger J, Krausz M, Naber D. Heroin-assisted treatment for opioid dependence. Randomised controlled trial. Br J Psychiatry 191: 55–62, 2007

Halberstadt AL. Pharmacology and Toxicology of *N*-Benzylphenethylamine ("NBOMe") Hallucinogens. Top Behav Neurosci 32: 283–311, 2017

Halberstadt AL, Geyer MA. Characterization of the head-twitch response induced by hallucinogens in mice: detection of the behavior based on the dynamics of head movement. Psychopharmacology (Berl) 227(4): 727–739, 2013

Halberstadt AL, Chatha M, Stratford A, Grill M, Brandt SD. Comparison of the behavioral responses induced by phenylalkylamine hallucinogens and their tetrahydrobenzodifuran ("FLY") and benzodifuran ("DragonFLY") analogs. Neuropharmacology 144: 368–376, 2019

Hart H, Craine L, Hart D, Kindler N. Organische Chemie. Weinheim: Wiley-VCH

Hasegawa K et al. The standard addition method and its validation in forensic toxicology. Forensic Toxicology. Curr Pharm Des 23(36): 5455–5467, 2021

Hedyden M et al. Handbuch Psychoaktive Substanzen, MDMA – Systematik und Kritik des deutschen Betäubungsmittelrechts und dessen Weiterentwicklungen, Springer-Verlag, Berlin 2018a, online verfügbar unter https://link.springer.com/book/10.1007/978-3-642-55125-3, abgerufen am 14.03.2020

Hedyden M et al. Handbuch Psychoaktive Substanzen, MDMA – Pharmakologie und Toxikologie synthetischer Cannabinoid-Rezeptor-Agonisten, Springer-Verlag, Berlin 2018b

Helander A, Bäckberg M. New Psychoactive Substances (NPS) – the Hydra monster of recreational drugs. Clin Toxicol (Phila) 55(1): 1–3, 2016

Helfer AG et al. Liquid chromatography-high resolution-tandem mass spectrometry using Orbitrap technology for comprehensive screening to detect drugs and their metabolites in blood plasma. Anal Chim Acta 965: 83–95; 2017

Hemp Five Team. Slowly, slowly … Der Kännchen nur draußen- Ansatz. Hemp Five-International Magazin for a high culture (mushroom magazin), 11–01, S. 15, 2016/17

Hiemke C et al. TDM in Psychiatry. First Update of the AGNP Consensus Guidelines. Pharmacopsychiatry 41(05), 2008

Hiemke C et al. AGNP Consensus Guidelines for Therapeutic Drug Monitoring in Psychiatry: Update 2011. Pharmacopsychiatry 44(6): 195–235, 2011

Hoffman AJ, Nichols DE. Synthesis and LSD-like discriminative stimulus properties in a series of N(6)-alkyl norlysergic acid *N,N*-diethylamide derivatives. J Med Chem 28(9): 1252–1255, 1985

Howe GA, Jander G. Plant Immunity to insect herbivores. Annu Rev Plant Biol 59(1): 41–66, 2008

Hurd YL. Cannabidiol: Swinging the Marijuana Pendulum. From "Weed" to Medication to Treat the Opioid Epidemic. Trends Neurosci 40(3): 124–127, 2017

ICH M3(R2), EMA/CPMP/ICH/286/1995, ICH guideline M3(R2) on non-clinical safety studies for the conduct of human clinical trials and marketing authorisation for pharmaceuticals

ICH S7A, CPMP/ICH/539/00, Safety Pharmacology Studies for Human Pharmaceuticals

ICH S7B, CPMP/ICH/423/02, The nonclinical Evaluation of the Potential for delayed Ventricular Repolarization (QT Interval Prolongation) by Human Pharmaceuticals

ICH, The International Council for Harmonisation of Technical Requirements for Pharmaceuticals for Human Use. ICH guideline M10 on bioanalytical method validation, 2020

Jackson JE. Phencyclidine pharmacokinetics after a massive overdose. Ann Intern Med 111(7): 613–5, 1989

Jacobs P. Hilfe für Schwerkranke. Diese beiden Firmen dürfen künftig legal Cannabis in Deutschland anbauen, 2019, online verfügbar unter https://rp-online.de/wirtschaft/unternehmen/cannabis-an-bau-in-deutschland-2020-erwartet-der-bund-die-erste-ernte_aid-38177493, abgerufen am 06. Juni 2022, Stand: 20/04/2019

Jia L, Liu X. The Conduct of Drug Metabolism Studies Considered Good Practice (II): In Vitro Experiments. Curr Drug Metab 8(8): 822–829, 2007

Johanson, CE. The evaluation of the Abuse Liability of Drugs. Drug Safety. 5(Suppl.1): 46–57, 1990

Johanson CE, Balster RL. A summary of results of drug self-administration studies using substitution procedures in rhesus monkeys. Bul Narcotics 30(3): 43–54, 1978

Johnson MP, Hoffman AJ, Nichols DE. Effects of enantiomers of MDA, MDMA and related analogues on [3H]serotonin and [3H]dopamine release from superfused rat brain slices. European Journal of Pharmacology 132(2–3): 269–276, 1986

Jung B. Opioid-Krise: Welche Rolle spielt die Pharmaindustrie? US-Datenbankanalyse. DAZ-Online 28. Januar 2019, online verfügbar unter www.deutsche-apotheker-zeitung.de/news/artikel/2019/01/28/opioid-krise-welche-rolle-spielt-die-pharmaindustrie, abgerufen am 06. Juni 2022

Jung B. Smartpone-App warnt vor Opioid-Überdosierungen. DAZ-Online 14.01.2019, online verfügbar unter www.deutsche-apotheker-zeitung.de/news/artikel/2019/01/14/smartphone-app-warnt-vor-opioid-ueberdosierungen, abgerufen am 06. Juni 2022

Just J, Mucke M, Bleckwenn M. Dependence on prescription opioids – prevention, diagnosis and treatment. Dtsch Arztebl Int 113: 213–220, 2016

Katselou M, Papoutsis I, Nikolaou P, Spiliopoulou Ch, Athanaselis S. α-PVP ("flakka"): a new synthetic cathinone invades the drug arena. Forensic Toxicol 34(1): 41–50, 2016

Kelly JP. Cathinone derivatives: a review of their chemistry, pharmacology and toxicology. Drug Test Anal 3(7–8): 439–453, 2011

Kintz P. Bioanalytical procedures for detection of chemical agents in hair in the case of drug-facilitated crimes. 388(7): 1467–1474, 2007

Klingberg J et al. Collision-Induced Dissociation Studies of Synthetic Opioids for Non-targeted Analysis. Front Chem 7: 331, 2019

Kraus L, Seitz NN, Schulte B, Cremer-Schaeffer P, Braun B, Verthein U, Pfeiffer-Gerschel T. Estimation of the number of people with opioid addiction in Germany. Dtsch Arztebl Int 116(9): 137–143, 2019

Krotulski AJ, Papsun DM, De martinis BS, Mohr ALA, Logan BK. *N*-Ethyl Pentylone (Ephylone) Intoxications: Quantitative Confirmation and Metabolite Identification in Authentic Human Biological Specimens. J Anal Toxicol 42(7): 467–475, 2018

Krueger J, Sachs H, Musshoff F et al. First detection of ethylphenidate in human fatalities after ethylphenidate intake. Forensic Sci Int 243: 126–129, 2014

Kurzer K. Sucht- und Drogenpolitik im internationalen Vergleich – Ein normativer Überblick mit historischen, kulturellen und sozi-ökonomischen Bezügen. Dissertation Fachbereich Rechtswissenschaften, Universität Bremen, Bremen 2005

Lancelot JC, Robba M, Bonnet JJ, Vaugeois JM, Costentin J. Synthesis and preliminary study of the activity of thiophene analogues of pyrovalerone on the neuronal uptake of the monoamines. European Journal of Medicinal Chemistry 27(3): 297–300, 1992

Langner A, Mehnert W et al. Biopharmazie: Pharmakokinetik – Bioverfügbarkeit – Biotransformation. 5. Aufl., Wissenschaftliche Verlagsgesellschaft Stuttgart, 2019

Lauwers LF et al. Scopolamine intoxications 9: 283–285, 1983

Lemaire D, Jacob P, Shulgin AT. Ring-substituted beta-methoxyphenethylamines: a new class of psychotomimetic agents active in man. J Pharm Pharmacol 37(8): 575–577, 1985

Leth-Petersen S, Bundgaard C, Hansen M, Carnerup MA, Kehler J, Kristensen JL. Correlating the metabolic stability of psychedelic 5-$HT_2A$ agonists with anecdotal reports of human oral bioavailability. Neurochem Res 39(10): 2018–2023, 2014

Li C et al. Lysergic acid diethylamide – associated intoxication in Hong Kong: a case series. Hong Kong Med J 25(4): 323–325, 2019

Linden M, Müller WE. Rehabilitations-Psychopharmakotherapie: Arzneimittelbehandlung chronifizierender und chronifizierter psychischer Syndrome. Deutscher Ärzte-Verlag, Köln 2005

Lindner R. Schneesturm und Seelenfinsternis, Frankfurter Allgemeine Zeitung; 100: 3, 2019

Lo D et al. "Eye Dropping" – A Case Report of Transconjunctival Lysergic Acid Diethylamide Drug Abuse. Cornea 37(10): 1324–1325, 2018

Lopez G. The opioid epidemic, explained – 2015 was the worst year for drug overdose deaths. Then 2016 came along, 2016, online verfügbar unter www.vox.com/science-and-health/2017/8/3/16079772/opioid-epidemic-drug-overdoses, abgerufen 26.07.2022

López-arnau R, Martínez-clemente J, Pubill D, Escubedo E, Camarasa J. Comparative neuropharmacology of three psychostimulant cathinone derivatives: butylone, mephedrone and methylone. Br J Pharmacol 167(2): 407–420, 2012

Luethi D, Liechti ME. Monoamine Transporter and Receptor Interaction Profiles in Vitro Predict Reported Human Doses of Novel Psychoactive Stimulants and Psychedelics. Int J Neuropsychopharmacol 21(10): 926–931, 2018

Luethi D, Kaeser PJ, Brandt SD, Krähenbühl S, Hoener MC, Liechti ME. Pharmacological profile of methylphenidate-based designer drugs. Neuropharmacology 134(Pt A):133–140, 2018

Lüllmann H. Pharmakologie und Toxikologie. 18th ed. Thieme, Stuttgart 2016

Lüllmann H, Mohr K, Hein L, Wehling M. Pharmakologie und Toxikologie Arzneimittelwirkungen verstehen – Medikamente gezielt einsetzen. Thieme, Stuttgart 2016

Lüllmann H, Mohr K, Ziegler A. Taschenatlas der Pharmakologie. Thieme, Stuttgart 1996

Lüthi D. Pharmacological and toxicological investigations of new psychoactive substances. Dissertation; Universität Basel, Basel 2018

Maddox VH. The historical development of phencyclidine, in PCP (Phencyclidine): Historical and Current Perspectives. (Ed: E. Domino). NPP Books, Michigan 1981

Manier SK et al. Different in vitro and in vivo tools for elucidating the human metabolism of alpha-cathinone-derived drugs of abuse. Drug Test Anal 10(7): 1119–1130, 2018

Manier SK et al. Use of UPLC-HRMS/MS for In Vitro and In Vivo Metabolite Identification of Three Methylphenidate-derived New Psychoactive Substances. J Anal Toxicol 44(2): 156–162, 2019a

Manier SK et al. Untargeted metabolomics by high resolution mass spectrometry coupled to normal and reversed phase liquid chromatography as a tool to study the in vitro biotransformation of new psychoactive substances. Sci Rep 9(1), 2019b

Manier SK et al. The metabolic fate of two new psychoactive substances – 2-aminoindane and *N*-methyl-2-aminoindane – studied in vitro and in vivo to support drug testing. Drug Test Anal 12(1): 145–151, 2019c

Manier SK, Meyer MR. Current Situation of the Metabolomics Techniques Used for the Metabolism Studies of New Psychoactive Substances. Ther Drug Monit 42(1): 93–97, 2020

Manier SK et al. Liquid Chromatography-High-Resolution Mass Spectrometry-Based In Vitro Toxicometabolomics of the Synthetic cathinones 4-MPD and 4-MEAP in Pooled Human Liver Microsomes. Metabolites 11(1): 3, 2020a

Manier SK et al. Studies on the In Vitro and In Vivo Metabolic Fate of the New Psychoactive Substance *N*-Ethyl-*N*-Propyltryptamine for Analytical Purposes. J Anal Toxicol 45(2): 195–202, 2020b

Manier SK et al. Toxicometabolomics of the new psychoactive substances α-PBP and α-PEP studied in HepaRG cell incubates by means of untargeted metabolomics revealed unexpected amino acid adducts. Arch Toxicol 94(6): 2047–2059, 2020c

Marc B. Current clinical aspects of drug-facilitated sexual assaults in sexually abused victims examined in a forensic emergency unit. Ther Drug Monit 30(2): 218–224, 2008

Marcher-Rørsted E, Halberstadt AL, Klein AK, Chatha M, Jademyr S, Jensen AA, Kristensen JL. Investigation of the 2,5-Dimethoxy Motif in Phenethylamine Serotonin 2A Receptor Agonists. ACS Chem Neurosci 11(9): 1238–1244, 2020

Mardal M et al. Metabolism of the synthetic cannabinoid 5F-PY-PICA by human and rat hepatocytes and identification of biliary analytical targets by directional efflux in sandwich-cultured rat hepatocytes using UHPLC-HR-MS/MS. J Pharm Biomed Anal 149: 296–307, 2018

Markowitz JS, Zhu HJ, Patrick KS. Isopropylphenidate: an ester homolog of methylphenidate with sustained and selective dopaminergic activity and reduced drug interaction liability. J Child Adolesc Psychopharmacol 23(10): 648–54, 2013

Marquardt H et al. Toxikologie. Wissenschaftliche Verlagsgesellschaft Stuttgart, 2013

Marschall U, L'Hoest H, Radbruch L, Hauser W. Long-term opioid therapy for chronic non-cancer pain in Germany. Eur J Pain 20(5): 767–776, 2016

Martel A. Preludin (Phenmetrazine) in the Treatment of Obesity. Can Med Assoc J 76(2): 117–120, 1957

Maurer HH. Hyphenated mass spectrometric techniques – indispensable tools in clinical and forensic toxicology and in doping control. J Mass Spectrom 41(11): 1399–1413, 2006

Maurer HH. Demands on scientific studies in clinical toxicology. Forensic Sci Int 165(2–3): 194–198, 2007

Maurer HH. Analytical toxicology. In: Luch, A. Molecular, Clinical and Environmental Toxicology: Volume 2: Clinical Toxicology, 2010a

Maurer HH. Perspectives of liquid chromatography coupled to low- and high-resolution mass spectrometry for screening, identification, and quantification of drugs in clinical and forensic toxicology. Ther Drug Monit 32(3): 324–327, 2010b

Maurer HH et al. Mass Spectral and GC Data of Drugs, Poisons, Pesticides, Pollutants and Their Metabolites. Wiley-VCH, 2011

Mccann UD, Ridenour A, Shaham Y, Ricaurte GA. Serotonin neurotoxicity after (+/-)3,4-methylenedioxymethamphetamine (MDMA; "Ecstasy"): a controlled study in humans. Neuropsychopharmacology 10(2): 129–38, 1994

McCarron MM et al. Confirmation of LSD intoxication by analysis of serum and urine. J Anal Toxicol 14(3): 165–167, 1990

Mclaughlin G, Morris N, Kavanagh PV, et al. Test purchase, synthesis and characterization of 3-fluorophenmetrazine (3-FPM) and differentiation from its ortho- and para-substituted isomers. Drug Test Anal 9(3): 369–377, 2017

Meier SI et al. Analysis of drugs of abuse in Cerumen – correlation of postmortem analysis results with those for blood, urine and hair. 9(10): 1572–1585, 2017

Meili D. Vom Züricher Platzspitz zur Heroinverschreibung – oder: Die progressive Drogenpolitik der Schweiz. Suchttheraphie (Thieme) 8(2): 50–56, 2007

Meltzer PC, Butler D, Deschamps JR, Madras BK. 1-(4-Methylphenyl)-2-pyrrolidin-1-yl-pentan-1-one (Pyrovalerone) analogues: a promising class of monoamine uptake inhibitors. J Med Chem 49(4): 1420–32, 2006

Michely J et al. New Psychoactive Substances 3-Methoxyphencyclidine (3-MeO-PCP) and 3-Methoxyrolicyclidine (3-MeO-PCPy): Metabolic Fate Elucidated with Rat Urine and Human Liver Lreparations and their Detectability in Urine by GC-MS, "LC-(High Resolution)-MSn", and "LC-High Resolution-MS/MS". Curr Neuropharmacol 15(5): 692–712, 2017

Michely JA, Maurer HH. A multi-analyte approach to help in assessing the severity of acute poisonings – Development and validation of a fast LC-MS/MS quantification approach for 45 drugs and their relevant metabolites with one-point calibration. Drug Test Anal 10(1): 164–176, 2017

Mills EM, Banks ML, Sprague JE, Finkel T. Pharmacology: Uncoupling the agony from ecstasy. Nature 426(6965): 403–404, 2003

Monte AP, Marona-lewicka D, Cozzi NV, Nichols DE. Synthesis and pharmacological examination of benzofuran, indan, and tetralin analogues of 3,4-(methylenedioxy)amphetamine. J Med Chem. 36(23): 3700–3706, 1993

Mozaner Bordin DC et al. A rapid assay for the simultaneous determination of nicotine, cocaine and metabolites in meconium using disposable pipette extraction and gas chromatography-mass spectrometry (GC-MS). J anal Toxicol 38(1): 31–38, 2014

Müller JL. Love potions and the ointment of witches: historical aspects of the nightshade alkaloids. 36(6): 617–627, 1998

Müller-Goymann C, Schubert R et al. Pharmazeutische Technologie. 11. Aufl., Wissenschaftliche Verlagsgesellschaft Stuttgart, 2022

Musshoff F. Ilegal or legitimate use? Precursor compounds to amphetamine and methamphetamine. Drug Metab Rev 32(1): 15–44, 2000

Musto DF. Opium, cocaine and marijuana in American History. Sci Am 265(1): 40–47, 1991

Nagai F, Nonaka R, Satoh Hisashi Kamimura K. The effects of non-medically used psychoactive drugs on monoamine neurotransmission in rat brain. Eur J Pharmacol 559(23): 132–7, 2007

Nagai N. Kanyaku maou seibun kenkyuu seiseki (zoku). J Pharm Soc Jpn 13(139): 901–933, 1893

Nichols DE. Structure-activity relationships of serotonin 5-HT 2A agonists. WIREs Membr Transp Signal 1: 559–579, 2012

Niesters M, Martini C, Dahan A. Ketamine for chronis pain: risks and benefits. Br J Clin Pharmacol, 77: 157–367; 2014

NM M. Ritalin (methylphenidate). Physicians' Desk Reference. 11$^{th}$ ed. Oradell, J Med Econ. 441–442, 1956

Nutt D, ein König L, Saulsbury W, Blakemore C. Entwicklung einer rationalen Skala zur Bewertung des Schadens von Drogen bei potenziellem Missbrauch. Lanzette 369(9566): 1047–1053, 2007

Oberlender R, Nichols DE. Structural variation and (+)-amphetamine-1ike discriminative srirnulu properties. Pharmacol Biochem Behav 38(3): 581–586, 1991

Oberlender R et al. Stereoselective LSD-like activity in D-lysergic acid amides of *R*- and *S*-2-aminobutane. J Med Chem 35(2):203–211, 1992

Panizzon L. La preparazione di piridil-e piperidil-arilacetonitrili e di alcuni prodotti di trasformazione (Parte I) Anal Chim Acta 27: 1748–1757, 1944

Pantano F, Tittarelli R, Mannocchi G et al. Neurotoxicity Induced by Mephedrone: An up-to-date Review. Current Neuropharmacol 15(5): 738–749, 2017

Papaseit E, Pérez-Mañá C, Mateus J-A et al. Human Pharmacology of Mephedrone in Comparison with MDMA. Neuropsychopharmacology 41(11): 2704–2713, 2016

Papsun D et al. Observed Carfentanil Concentrations in 355 Blood Specimens from Forensic Investigations. J Anal Toxicol 41(9): 777–778, 2017

Parkin MC, Brailsford AD. Retrospective drug detection in cases of drug-facilitated sexual assault: challenges and perspectives for the forensic toxicologist. Bioanalysis 1(5): 1001–1013, 2009

Patrick KS, Mueller RA, Gualtieri CT et al. Pharmacokinetics and actions of methylphenidate. In: Meltzer HY. (Ed.) Psychopharmacology: The third generation of Progress. 3rd ed., S. 1397–1396, NY: Raven Press, New York 1987

Patrick KS, Straughn AB, Minhinnett RR, et al. Influence of ethanol and gender on methylphenidate pharmacokinetics and pharmacodynamics. Clin Pharmacol Ther 81(3): 346–353, 2007

Patrick KS, Corbin TR, Murphy CE. Ethylphenidate as a selective dopaminergic agonist and methylphenidate-ethanol transesterification biomarker. J Pharm Sci 103(12): 3834–3842, 2014

Paulozzi MD, Jones PharmD, Mack PhD, Rudd MSPH. Vital Signs: Overdoses of Prescription Opioid Pain Relievers – United States, 1999–2008. Division of Unintentional Injury Prevention, National Center for Injury Prevention and Control, Center for Disease Control and Prevention. 60: 5, 2011

Peters FT et al. Anhang B zur Richtlinie der GTFCh zur Qualitätssicherung bei forensisch-toxikologischen Untersuchungen – Anforderungen an die Validierung von Analysenmethoden. Toxichem Krimtech 76(3): 185–208, 2009

Peters FT, Meyer MR. In vitro approaches to studying the metabolism of new psychoactive compounds. Drug Test Anal 3(7–8): 483–495, 2011

Peters FT et al. Validation of new methods. Forensic Sci Int 165(2–3): 216–224, 2007

Peters FT et al. Forensic toxicology. In: Analytical & Bioanalytical Chemistry. 400(1): 7–8, 2011

Pinter EJ, Pattee CJ. Fat-mobilizing action of amphetamine. J Clin Invest 47(2): 394–402, 1968

Pinterova N, Horsley RR, Palenicek T. Synthetic Aminoindanes: A Summary of Existing Knowledge. Front Psychiatry 8: 236, 2017

Piper BJ et al. Substitution of medial cannabis for pharmaceutical agents for pains, anxiety, and sleep. J Psychopharmacol (Oxf), 2017

Płotka-Wasylka, J et al. New Polymeric Materials for Solid Phase Extraction. Crit Rev Anal Chem 47(5): 373–383, 2017

Poster J et al. Addiction rare in patients tretaed with narcotics. N Engl J Med 302(2): 123, 1980, online verfügbar unter www.nejm.org/doi/pdf/10.1056/NEJM198001103020221, abgerufen am 06. Juni 2022

Pottie E, Cannaert A, Stove CP. In vitro structure-activity relationship determination of 30 psychedelic new psychoactive substances by means of β-arrestin 2 recruitment to the serotonin 2A receptor. Archives of toxicology [Online] 2020.

Radbruch L et al. Topical Review in the Abuse and Misuse Potential of Tramdol and Tilidine in Germany. Routledge Taylor & Francis Group 2013

Ralf Heim. Synthese und Pharmakologie potenter 5-HT2A-Rezeptoragonisten mit *N*-2-Methoxybenzyl-Partialstruktur, Entwicklung eines neuen Struktur-Wirkungskonzepts: Entwicklung eines neuen Struktur-Wirkungskonzepts. Dissertation; Freie Universität Berlin, Berlin 2003

Richter LHJ et al. New psychoactive substances: Studies on the metabolism of XLR-11, AB-PINACA, FUB-PB-22, 4-methoxy-α-PVP, 25-I-NBOMe, and meclonazepam using human liver preparations in comparison to primary human hepatocytes, and human urine. Toxicol Lett 280: 142–150, 2017a

Richter LHJ et al. Pooled human liver preparations, HeapRG, or HepG2 cell lines for metabolism studies of new psychoactive substances? a study using MDMA, MDBD, butylone, MDPPP, MDPV, MDPB, 5-MAPB, and 5-API as examples. J Pharm Biomed Anal 143: 32–42, 2017b

Richter LHJ et al. Tools for studying the metabolism of new psychoactive substances for toxicological screening purposes – A comparative study using pooled human liver S9, HepaRG cells, and zebrafish larvae. Toxicol Lett 305: 73–80, 2019

Rickli A, Hoener MC, Liechti ME. Monoamine transporter and receptor interaction profiles of novel psychoactive substances: para-halogenated amphetamines and pyrovalerone Cathinones. Eur Neuropsychopharmacol 25(3): 365–76, 2015

Ridderbusch K. Trumps Drogen-Dilemma. 9. April 2018, online verfügbar unter www.welt.de/politik/ausland/article175231682/Donald-Trump-und-der-Drogenkrieg-Amtshilfe-von-den-Lieblingsfeinden.html, abgerufen am 10. Juni 2022

Rietbrock N, Lassmann A, Woodcock BG. Toleranz – Pharmakokinetische und pharmakodynamische Aspekte. In: Kober G, Kaltenbach M. (Hrsg.) Nitrate und Nitrattoleranz in der Behandlung der koronaren Herzerkrankung. Steinkopff, Heidelberg 1983, online verfügbar unter https://doi.org/10.1007/978-3-662-12598-4_1

Robinson DM, Keating GM. Sodium oxybate: a review of its use in the management of narcolepsy. CNS Drugs 21(4): 337–354, 2007

Rücker G et al. Instrumentelle pharmazeutische Analytik. Wissenschaftliche Verlagsgesellschaft mbH, 2013

Sarkar S, Schmued L. Neurotoxicity of ecstasy (MDMA): an overview. Curr Pharm Biotechnol 11(5): 460–469, 2010

Saytzeff A. 4. Ueber die Reduction des Succinylchlorids. Justus Liebigs Ann Chem 171: 258–290, 1874

Schaub M. Auswirkungen der Schweizer Drogenpolitik aus Sicht der Suchtforschung. Sucht Magazin 6: 37–39, 2013

Schaumann O. Analgetika und „protektives“ System. Naturwissenschaften 41(4): 96, 1954

Scherbaum N. Das Drogentaschenbuch, 5. Auflage, Georg Thieme Verlag, Stuttgart/New-York 2017

Schmid M. Drogenhilfe in Deutschland: Entstehung und Entwicklung 1970–2000. Frankfurt/Main New York: Campus, 2003

Schnädelbach H. Erkenntnistheorie zur Einführung. Junius Verlag GmbH; 2013

Schulz M et al. Therapeutic and toxic blood concentrations of nearly 1,000 drugs and other xenobiotics. Crit Care 16(4): R136, 2012

Schulz M et al. Revisited: Therapeutic and toxic blood concentrations of more than 1100 drugs and other xenobiotics. Crit Care 24(1): 195, 2020

Schulze-Alexandru M, Kovar K-A, Vedani A. Quasi-atomistic Receptor Surrogates for the 5-HT2A Receptor: A 3D-QSAR Study on Hallucinogenic Substances. Quant Struct-Act Relat 18: 548–560, 1999

Schwabe U, Paffrath D, Ludwig W-D, Klauber J (Hrsg.). Arzneimittelverordnungs-Report. Springer Berlin 2018

Schweda E. Anorganische Chemie I. 19. Aufl., und Anorganische Chemie II., 18. Aufl., S. Hirzel Verlag, Stuttgart 2022

Seeger E. Compositions and methods for stimulating the central nervous system and increasing the blood pressure. US Patent 328721, 1966

Sessa B. MDMA and PTSD treatment: PTSD: From novel pathophysiology to innovative therapeutics. Neurosci Lett 649: 176–180, 2017

Sharma P, Murthy P, Bharath MMS. Chemistry, Metabolism, and Toxicology of Cannabis: Clinical Implications. Iran J Psychiatry 7(4): 149–156, 2012

Sharma V, McNeill JH. To scale or not to scale: the principles of dose extrapolation. Br J Pharmacol 157(6): 907–921, 2009

Shulgin, A.; Shulgin, A. PiHKAL. A chemical love story, 1. ed., 2. print; Transform Press: Berkeley, Californien 1992

Siebert CD. Das Bioisosterie-Konzept: Arzneistoffentwicklung. In: Chemie in unserer Zeit 38: 320–324, 2004

Simmel U. Elchtest für die schweizerische Drogenpolitik. Sucht Magazin 5: 35–40, 2008

Simmler LD, Buser TA, Donzelli M et al. Pharmacological characterization of designer Cathinones in vitro. Br J Pharmacol 168(2): 458–70, 2013

Simmler LD, Liechti ME. Pharmacology of MDMA- and Amphetamine-Like New Psychoactive Substances. Handb Exp Pharmacol 252: 143–164, 2018

Sinner B, Graf BM. Ketamine. Handb Exp Pharmacol 182: 313–333, 2008

Sinz MA. In vitro and in vivo models of drug metabolism. In: Encyclopedia of Drug Metabolism and Interactions, 2012

Sinz MW, Kim S. Stem cells, immortalized cells and primary cells in ADMET assays. Drug Discovery Today. 3(1): 79–85, 2006

Soussan C, Kjellgren A. "Chasing the High" – Experiences of Ethylphenidate as Described on International Internet Forums. Substance Abuse: Research and Treatment. 9: 9–16, 2015

Stein SE, Scott DR. Optimization and testing of mass spectral library search algorithms for compound identification. Journal of the American Society for Mass Spectrometry. 5(9): 859–866, 1994

Steinhilber D, Zsilavecz M, Roth H. Medizinische Chemie : Targets – Arzneistoffe – chemische Biologie, 191 Tabellen. Stuttgart: Dt. Apotheker-Verl.

Stevens CL. Aminoketones and methods for their production. Patent no. US3254124A. Parke Davis, Detroit 1962

Suyama JA, Sakloth F, Kolanos R, Glennon RA, Lazenka MF, Negus SS, Banks ML. Abuse-Related Neurochemical Effects of Para-Substituted Methcathinone Analogs in Rats: Microdialysis Studies of Nucleus Accumbens Dopamine and Serotonin. The J Pharmacol Exp Ther 356(1): 182–190, 2016

Teipelke J, Schwermer F, Eckstein N. Die Opioid-Krise. Dtsch Apoth Ztg 159(36): 64–69, 2019

Tenore PL. Advanced Urine Toxicology Testing. J Addict Dis 29(4): 436–448, 2010

Thiagaraj HV, Russo EB, Burnett A, Goldstein E, Thompson CM, Parker KK. Binding properties of dipropyltryptamine at the human 5-HT1a receptor. Pharmacology 74(4): 193–199, 2005

Thomas K. Verfahren zur herstellung von tertiären aminen, ihren säureadditionssalzen und quaternären ammoniumverbindugen. Patent No. 1124496, 1962.

Trachsel D. Fluorine in psychedelic phenethylamines. Drug Test Anal 4(7–8): 577–590, 2012

Trecki J, Gerona RR, Schwartz MD. Synthetic Cannabinoid-Related Illnesses and Deaths. N Engl J Med 373(2): 103–107, 2015

Trepel M. Neuroanatomie Struktur und Funktion – mit StudentConsult-Zugang. München: Urban & Fischer in Elsevier, 2015

UNODC, United Nations Office on Drug and Crime. Synthetic cannabinoids in herbal products, Vienna, Austria 2011

Valente MJ, Guedes de pinho P, De lourdes bastos M, Carvalho F, Carvalho M. Khat and synthetic Cathinones: a review. Arch Toxicol 88(1): 15–45, 2014

Van den Heuvel CJ, Ferguson SA, Macchi MM, Dawson D. Melatonin as a hypnotic: con. Sleep Med Rev 9(1): 71–80, 2005

Van der Schoot JB. Wek-Aminen: central stimulating phenylethylamines. Doktorarbeit; Radboud University Nijmegen, Nijmegen, 1961

Van hout MC, Hearne E. "Word of mouse": indigenous harm reduction and online consumerism of the synthetic compound methoxphenidine. J Psychoactive Drugs 47(1): 30–41, 2015

Verthein U, Bonorden-Kleij K, Degkwitz P, Dilg C, Köhler WK, Passie T, Soyka M, Tanger S, Vogel M, Haasen C. Long-term effects of heroin-assisted treatment in Germany. Addiction, 2008a

Verthein U, Degkwitz P, Haasen C. Die Wirksamkeit der Diamorphinbehandlung im Vergleich zur Methadonsubstitution – Ergebnisse der 1. und 2. Studienphase. In: Bundesministerium für Gesundheit (BMG) (Hrsg.) Das bundesdeutsche Modellprojekt zur heroingestützten Behandlung Opiatabhängiger. Band 1. Baden-Baden: Nomos, 2008b

Verthein U, Kuhn S, Haasen C. Das bundesdeutsche Modellprojekt zur heroingestützten Behandlung Opiatabhängiger – eine multizentrische, randomisierte, kontrollierte Therapiestudie. Klinischer Studienbericht zum Abschluss der Follow-up Phase, ZIS, Universität Hamburg, 2008c, online verfügbar unter www.heroinstudie.de/H-Bericht_FU.pdf, abgerufen am 10. Juni 2022

Volkow ND, Ding YS, Fowler JS, et al. Is methylphenidate like Cocaine? Studies on their pharmacokinetics and distribution in the human brain. Arch Gen Psychiatry 52(6): 456–463, 1995

Volkow ND, Wang GJ, Fowler JS, et al. Association of methylphenidate-induced craving with changes in right striato-orbitofrontal metabolism in Cocaine abusers: implications in addiction. Am J Psychiatry 156(1): 19–26, 1999

von Mach M-A et al. Comparison of urinary on-site immunoassay screening and gas chromatography-mass spectrometry results of 111 patients with suspected poisoning presenting at an emergency department. Ther Drug Monit 29(1): 27–39, 2007

Wabe NT. Chemistry, Pharmacology, and Toxicology of Khat (Catha Edulis Forsk): A Review. Addiction Health 3(3–4): 137–149, 2011

WADA. Prohibited List 2021. World Anti-Doping Agency, 2021

Wagmann L, Brandt SD, Stratford A, Maurer HH, Meyer MR. Interactions of phenethylamine-derived psychoactive substances of the 2C-series with human monoamine oxidases. Drug Test Anal 11(2): 318–324, 2018

Wagmann L et al. Toxicokinetic studies of the four new psychoactive substances 4-chloroethcathinone, *N*-ethylnorpentylone, *N*-ethylhexedrone, and 4-fluoro-alpha-pyrrolidinohexiophenone. Forensic Toxicol 38(1): 59–69, 2019a

Wagmann L et al. In vitro metabolic fate of nine LSD-based new psychoactive substances and their analytical detectability in different urinary screening procedures. Anal Bioanal Chem (19): 4751–4763, 2019b

Wallach JV. Structure activity relationship (SAR) studies of arylcyclohexylamines as *N*-methyl-D-aspartate receptor antagonists. Ph.D. dissertation, University of the Sciences, Philadelphia 2014

Wallach J, Brandt SD. 1,2-Diarylethylamine- and Ketamine-Based New Psychoactive Substances. Handb Exp Pharmacol 252: 305–352, 2018

Wallach J et al. Syntheses and analytical characterizations of *N*-alkyl-arylcyclohexylamines. Drug Test Anal 8: 801–815, 2016

Wallach J, Kang H, Colestock T et al. Pharmacological Investigations of the Dissociative "Legal Highs" Diphenidine, Methoxphenidine and Analogues. PLoS ONE. 11(6): e0157021, 2016

Wang Y, Kojetin D, Burris TP. Anti-Proliferative Actions of a Synthetic REV-ERBα/β Agonist in Breast Cancer Cells. Biochem Pharmacol 96(4): 315–322, 2015

Webster SH. The development of the Marsh test for arsenic. ASC 24(10): 487, 1947

Wennig R. Back to the roots of modern analytical toxicology: Jean Servais Stas and the Bocarmé murder case. Drug Test Anal 1(4): 153–155, 2009

Westhoff B. Fentanyl: Neue Drogenkartelle und die tödliche Welle der Opioidkise. S. Hirzel Verlag, Stuttgart 2021

Westin AA et al. Can Physical Exercise or Food Deprivation Cause Release of Fat-Stored Cannabinoids? BCPT 115(5): 467–471, 2014

WHO advisory group. Review of the pharmacology of khat. Bull Narc 32(3): 83–93, 1980

Wilkes S. The use of bupropion SR in cigarette smoking cessation. Int J Chron Obstruct Pulmon 3(1): 45–53, 2008

Wishart DS et al. HMDB: the Human Metabolome Database. Nucleic Acids Res 35(Database): D521-D526, 2007

Wishart DS et al. HMDB: a knowledgebase for the human metabolome. Nucleic Acids Research. 2009;37(Database issue): D603-D610, 2009

Wishart DS et al. HMDB 3.0-The Human Metabolome Database in 2013. Nucleic Acids Res 41(Database issue): D801-D807, 2013

Wishart DS et al. HMDB 4.0: the human metabolome database for 2018. Nucleic Acids Res 46(Database issue): D608-D617, 2018

Wissenbach DK et al. Drugs of abuse screening in urine as part of a metabolite-based LC-msn screening concept. Anal Bioanal Chem 400(10): 3481–3489, 2011

Wong A et al. Exercise increases plasma THC concentrations in regular cannabis users. Drug Alcohol Depend 133(2): 763–767, 2013

Wright CRA. XLIX. – On the action of organic acids and their anhydrides on the natural alkaloïds. Part I. J Chem Soc 27: 1031–1043, 1874

Xu JQ, Murphy SL, Kochanek KD, Bastian B, Arias E. Deaths: Final data for 2016. National Vital Statistics Reports; vol 67 no 5. Hyattsville, MD: National Center for Health Statistics. 2018, online verfügbar unter www.cdc.gov/nchs/data/nvsr/nvsr67/nvsr67_05.pdf, abgerufen am 05.03.2019

Yoon, K. S.; Gu, S. M.; Cha, H. J.; Kim, Y.-H.; Yun, J.; Lee, J.-M. 25I-NBOMe, a phenethylamine derivative, induces adverse cardiovascular effects in rodents: possible involvement of p21 (CDC42/RAC)-activated kinase 1. Drug Chem Toxicol 45(2): 898–906, 2022

Zagermann-Muncke P. Grapefruit und Arzneimittel. Pharmazeutische Zeitung, 2005

Zawilska JB et al. NBOMes–Highly Potent and Toxic Alternatives of LSD. Front Neurosci 14: 78, 2020

Zhou X, Luethi D, Sanvee GM, Bouitbir J, Liechti ME, Krähenbühl S. Molecular Toxicological Mechanisms of Synthetic Cathinones on C2C12 Myoblasts. Int J Mol Sci 20(7): 1561, 2019

Zobel F, Marthaler M. Neue Entwicklung in der Regulierung des Cannabismarkts – Von A (Anchorage) bis Z (Zürich). 3. Aktualisierte Auflage des Berichts Von den Rocky Mountains bis zu den Alpen. Lausanne: Sucht Schweiz, 2016

## Internetquellen

Bundeszentrale für gesundheitliche Aufklärung (BZgA): www.drugcom.de, abgerufen am 06. Juni 2022

Bundeszentrale für gesundheitliche Aufklärung (BZgA): www.drugcom.de/news/hinweise-auf-stoerung-der-gehirnentwicklung-durch-ketaminkonsum/, abgerufen am 06. Juni 2022

Collège romand de médecine de l'addiction: www.praxis-suchtmedizin.ch/praxis-suchtmedizin/images/stories/pdf/neurowissenschaften_und_sucht_100401.pdf, abgerufen am 06. Juni 2022

Deutsches Krebsforschungszentrum: www.dkfz.de/de/rauchertelefon/Nikotin_Wirkung.html, abgerufen am 06. Juni 2022

DocCheck Community (Flexikon): https://flexikon.doccheck.com/de/Kernrezeptor#:~:text=Die%20f%C3%BCr%20Steroidhormone%20zust%C3%A4ndigen%20Rezeptoren,an%20Hitzeschockproteine%20(Hsp90)%20stabilisiert, abgerufen am 06. Juni 2022

DocCheck Community (Flexikon): https://flexikon.doccheck.com/de/Peroxisom-Proliferator-aktivierter_Rezeptor, abgerufen am 06. Juni 2022

European Review for Medical and Pharmacological Sciences: www.europeanreview.org/wp/wp-content/uploads/7-16-Hepatotoxicity-associated-with-illicit-use-of-anabolic-androgenic-steroids-in-doping.pdf, abgerufen am 06. Juni 2022

Gannikus: www.gannikus.de/medizin/was-sind-sarms-und-wie-wirken-sie/, abgerufen am 06. Juni 2022

Mz-Store: www.mz-store.de/blog/was-ist-sr9009-sarm/, abgerufen am 06. Juni 2022

Nationale Anti Doping Agentur Deutschland: www.nada.de/fileadmin/user_upload/nada/Medizin/191126_WADA-Verbotsliste_2020_-_Informatorische_UEbersetzung.pdf, abgerufen am 06. Juni 2022

Neurotorium: https://institute.progress.im/en/content/fundamentals-neurobiology

Neurowissenschaftliche Gesellschaft e. V.: www.dasgehirn.info, abgerufen am 06. Juni 2022

Pschyrembel Online: www.pschyrembel.de/Glutamat/K08XN, abgerufen am 06. Juni 2022

ScienceDirect: www.sciencedirect.com/topics/neuroscience/growth-hormone-secretagogues, abgerufen am 06. Juni 2022

Strafrecht Bundesweit (Dr. jur. S. Böttner): www.strafrecht-bundesweit.de/strafrecht-blog/anti-doping-gesetz-antidopg-strafbarkeit-der-einnahme-von-dopingmitteln/#, abgerufen am 06. Juni 2022

The World Anti-Doping Agency: www.wada-ama.org/sites/default/files/resources/files/2015-wadc-final-de.pdf, abgerufen am 06. Juni 2022

Theranostics: www.thno.org/v10p4168.htm, abgerufen am 06. Juni 2022

# Weiterführende Literatur und andere Informationsquellen

## Buchtitel

Gelegentlich kommt die Frage auf, wie man sich als Laie ohne chemisch-pharmazeutischen Hintergrund mit vertretbarem Aufwand ein gutes Bild über Historie, Distributionswege, derzeitige Entwicklungen und Geldflüsse (in Bezug auf die Drogenthematik) ein Bild machen kann. Zu diesem Zweck empfehlen sich vor allem die ersten drei der im Folgenden genannten Bücher.

- **Narconomics: Ein Drogenkartell erfolgreich führen**, Tom Wainwright, ISBN: 978-3-8966-7553-8. Eine hellsichtige und faszinierende Analyse der Ökonomie, die der Drogenlieferkette und den Geldflüssen zugrunde liegt. Das Buch enthält zudem Ansätze zur Lösung und kann als Plädoyer verstanden werden, einen Politikwechsel weg von einem rein militärischen Ansatz zu initiieren.
- **Fentanyl inc. – how rogue chemists are creating the deadliest wave of the opioid epidemic**, Ben Westhoff, ISBN 978-3-7776-2852-3. Ben Westhoff, ein US-amerikanischer investigativer Journalist hat ca. 5 Jahre für dieses Buch recherchiert. Herausgekommen ist ein umfassendes Werk, das ohne chemische oder pharmazeutische Fachkenntnis zu erfordern, weit über den Titel des Buches hinausgeht. Der Titel des Buches ist insofern irreführend, als dass er suggeriert, es ginge in diesem Buch allein um eine Substanz, nämlich das Fentanyl. Tatsächlich gewährt dieses Buch viel mehr einen umfassenden Einblick in die Thematik der NPS, ihrer Ursprünge und heutigen Lieferanten im Vergleich zu klassischen Drogen im Sinne von BtM. Wie gesagt, haben wir als Autorenkonsortium vor dem Verfassen des hier vorliegenden Buchs eruiert, dass es eine Vielzahl an Literatur über BtM gibt (bspw. siehe unten: „Das Drogentaschenbuch“, von Norbert Scherbaum) jedoch nicht viel über NPS, abgesehen von Primär- und Sekundärliteratur. Ben Westhoff schließt diese Lücke für ein reines Laienpublikum – das Buch kommt ohne jede Strukturformel aus.
- **El Narco: The Bloody Rise of Mexican Drug Cartels**, Ioan Grillo, ISBN 978-1-4088-8946-6. Die wahrscheinlich beste tiefgehende Analyse der Historie des Mexikanischen Drogenkrieges. Das Buch liegt leider nicht in deutscher Übersetzung vor und kann daher nur auf Englisch oder Spanisch bezogen werden. Die Brutalität des Drogenkrieges und ihre Ursachen werden allerdings schonungslos dargestellt. Das Buch ist daher sicherlich nur für eine volljährige Leserschaft zu empfehlen.
- **Narcoland: The Mexican Drug Lords and Their Godfathers**, Anabel Hernandez, ISBN 1-781-68296-8, 2014. Ein unglaublich hellsichtiges Enthüllungsbuch von einer sehr mutigen Autorin. Das Buch legt mit gnadenloser Härte die enge Verflechtung von Drogenkartellen und Politik offen und scheut sich auch nicht, Namen zu nennen. Das Buch hat eine intensive, teils sehr scharf geführte, landesweite Diskussion in Mexiko ausgelöst. Ähnlich wie ihr italienischer Counterpart, Roberto Saviano (der Autor von Gomorrha, zero zero zero, der Clan der Kinder), lebt auch Anabel Hernandez seit der Veröffentlichung des Buches unter ständigem Personenschutz. Auch Narcoland ist, ähnlich wie El Narco, aufgrund der Gewalt in diesem Themenkreis nur volljährigen Lesern zu empfehlen und auch dieses Buch wurde nicht ins Deutsche übersetzt.
- **Eine höhere Form des Tötens – die unbekannte Geschichte der B- und C-Waffen**, Robert Harris, Jeremy Paxman, ISBN 3-430-14052-8, 1985. Ein verstörendes Buch, das

darlegt, mit welchem nahezu unfassbaren Aufwand der Mensch bereit ist, zu forschen und in widerwärtigsten Versuchs-Settings die Wirkung von biologischen und chemischen Massenvernichtungswaffen an Tieren und Kriegsgefangenen zu testen. Es wurde 1985, also vor dem Fall der Berliner Mauer, zum letzten Mal verlegt. Betrachtet man den weiteren Verlauf dessen, was über den Stand der Entwicklung chemischer Waffen wahrscheinlich nur als Spitze des Eisbergs bekannt geworden ist, so ist man wohl fast schon froh, wenig zu wissen. Die Anwendung von Kampfgas (wahrscheinlich Sarin) im Syrienkrieg, Novitschok zur Ermordung des Halbbruders des Nordkoreanischen Diktators, 2-Methyl-Fentanyl (oder ein anderes der hochwirksamen Fentanylderivate) beim Erstürmen des von Terroristen besetzten Moskauer Musicals Nord-Ost lassen vermuten, dass es mittlerweile weitere, noch tödlichere chemische Waffen (teilweise auf der Basis psychotroper Substanzen) gibt.

- **PiHKAL (Phenethylamines I have known and loved) A Chemical Love Story**, Alexander (Sasha) Shulgin, Ann Shulgin, ISBN 978-0-9630-0960-9. PiHKAL ist sozusagen „das Buch der Bücher“, wenn es um NPS aus der Gruppe der Phenethylamine geht. Sasha Shulgin als genial verschrobener Chemiker hat in einem recht skurril anmutenden Heimlabor eine Unmenge an strukturell neuartigen Substanzen synthetisiert und gemeinsam mit seiner Frau Ann Shulgin – teilweise auch mit engen Freunden und Bekannten – im Selbstversuch getestet. Es gibt wohl nur sehr wenige Personen, die derart grenzgängerisch wie Sasha Shulgin Wohl und Wehe der psychotropen Substanzen verkörpern. Einerseits hat er zu einem immensen Erkenntnisgewinn über Phenethylamine (sowie durch sein zweites Buch TiHKAL über Tryptamine) beigetragen, andererseits werden beide Bücher – PiHKAL und TiHKAL – oftmals bei Razzien in illegalen Untergrundlaboren als „Kochanleitung“ gefunden.
- **Psychedelische Chemie**, Daniel Trachsel, ISBN 978-3-9070-8053-5. Ein Buch, das einen Ausschnitt der Pharmazeutischen Chemie genauer betrachtet. Im Fokus stehen ca. 50 klassische Drogen und in der aktuellen Auflage auch einige Designerdrogen. Behandelt werden die naturwissenschaftlichen und pharmakologischen Profile der Substanzen.
- **DMT – Das Molekül des Bewusstseins**, Rick Strassman, ISBN 978-3-8550-2967-9. Ein Buch über eines der stärksten (wenn nicht *das* stärkste) Halluzinogene überhaupt. Aufgrund der bestehenden Vermutung, dass DMT beim Vorgang des Sterbens in erhöhter Menge im Organismus ausgeschüttet wird, werden DMT-Erfahrungen oftmals als Nahtoderlebnisse beschrieben. Auch die perorale Anwendung in südamerikanischen Schamanen-Ritualen wird thematisiert.
- **LSD mein Sorgenkind**, Albert Hofmann, ISBN 978-3-6089-4618-5. Das Buch vom Entdecker über die Entdeckung des LSD. Hofmann beschreibt in leicht eingängiger und Laien-verständlicher Sprache den Weg von der Entdeckung über die klinische Anwendung bis zur Prohibition der Substanz, die so viel Aufsehen erregt hat. Hofmann selbst hat zwar diese und andere Substanzen an sich selbst ausprobiert, steht aber der Herangehensweise eines Timothy Leary kritisch gegenüber. Die Frage, wer unter welchen Bedingungen eine Substanz konsumieren dürfen soll, bleibt, ohne explizit adressiert zu werden, unbeantwortet.
- **Schwarzbuch Doping: Methoden, Mittel, Machenschaften**, Norman Schöffel, David A. Groneberg, et al., ISBN 978-3-9546-6226-5. Ein Grundlagenbuch, das die Machenschaften rund um das Thema Doping behandelt.

- **Wie man Männer in Schweine verwandelt und wie man sich vor solch üblen Tricks schützt**, Monika Niehaus, Michael Wink, ISBN 978-3-7776-2842-4. Ein spannendes Gedankenexperiment, das basierend auf Ilias und Odyssee versucht, die toxikologischen und pharmakologischen Korrelate aus Homers Erzählungen in der Pflanzen- und Tierwelt zu finden. Eine im positivsten Sinne wunderbar-verrückte Idee, die interessante Infoboxen aus dem Bereich der Pharmazeutischen Biologie/Phytotherapie enthält.
- **9 Tage wach**, Eric Stehfest, Michael J. Stephan, ISBN 978-3-8419-0518-5. Buch und Film sind eine Art Lebensbericht des ostdeutschen Film- und Serienstars Eric Stehfest über seine jahrelange Abhängigkeit von Methamphetamin. Ein schonungslos offener Seelen-Striptease, der teilweise nur schwer für den Leser/Zuschauer auszuhalten ist. Eine sehr empfehlenswerte Lektüre über die zerstörerische Kraft einer echten Horrordroge unserer Zeit.
- **Drogen: Die Geschichte eines langen Krieges**, Johann Hari, ISBN 978-3-5960-3419-2. Eine Kombination aus anekdotischen Berichten über persönliche Leidenswege und einer Recherche, die viele interessante Aspekte des *War on Drugs* beinhaltet.
- **Narco Wars: Der globale Drogenkrieg**, Martin Specht, ISBN 978-3-8615-3911-7. Historie und Ist-Zustand eines der sinnlosesten Kriege der aktuellen Zeitgeschichte.
- **Taschenatlas der Pharmakologie**, Lutz Hein, ISBN 978-3-1324-2613-9. Ein kurzes Buch, das jedoch eine immens hohe Informationsdichte enthält. Zudem ist jedes Thema in hervorragender Weise intuitiv verständlich bebildert.
- **Mutschler Arzneimittelwirkungen: Pharmakologie – Klinische Pharmakologie – Toxikologie**, Gerd Geisslinger, Sabine Menzel, Thomas Gudermann, Burkhard Hinz, Peter Ruth, Ernst Mutschler, ISBN 978-3-8047-3663-4. Eines der großen, klassischen Lehrbücher der Pharmakologie und Toxikologie. Deutlich ausführlicher als der Taschenatlas der Pharmakologie.
- **Es reicht! Der Fall Mexiko: Warum wir eine neue globale Drogenpolitik brauchen**, Carmen Boullosa, Mike Wallace, ISBN 978-3-9561-4059-4. Basierend auf dem Fall der 43 entführten und ermordeten Studierenden im mexikanischen Bundesstaat Guerrero werden die Historie und der Ist-Stand des mexikanischen Drogenkriegs eruiert.
- **Eine Geschichte der Gewalt: Leben und Sterben in Lateinamerika**, Oscar Martinez, ISBN 978-3-9561-4099-0. Ein Sachbuch, in dem abgesehen von der Kartellbildung auch und dezidiert auf die Mara-Problematik der mittelamerikanischen Länder Honduras, Guatemala und El Salvador eingegangen wird.
- **Handbuch der Rauschdrogen**, Wolfgang Schmidbauer, Jürgen vom Scheidt, ISBN 978-3-4360-2329-4. Ein hervorragendes Übersichtswerk, das leider seit vielen Jahren nicht mehr neu aufgelegt wurde. Das Fehlen von neuen, überarbeiteten und erweiterten Auflagen dieses Werkes bildete die ursprüngliche Idee, das hier vorliegende Buch zu verfassen.
- **Das Drogentaschenbuch**, Norbert Scherbaum, ISBN 978-3-1324-3182-9. Ein hervorragendes Buch, das nach Art einer Monographie jede der „klassischen" Drogen (im Sinne von BTM) detailliert unter naturwissenschaftlichen und medizinisch-klinischen Aspekten aufführt, politische Implikationen und regulatorische Aspekte dafür weniger ausführlich behandelt. Das Buch ist ein absolutes Muss für jeden an der Thematik Interessierten.
- **Psychoaktive Pflanzen**, Bert Marco Schuldes, ISBN 978-3-9258-1764. Ein Buch, das sich vornehmlich der Aspekte unter dem Blickwinkel der pharmazeutischen Biologie

annimmt. Synthetische und partialsynthetische psychoaktive Substanzen werden nicht thematisiert.

- **Cannabis – Was man weiß, was man wissen sollte**, Peter Cremer-Schaeffer, ISBN 978-3-7776-2664-2. Ein Buch, das vom Leiter der Abteilung „Bundesopiumstelle" (BOPST) des BfArM verfasst wurde. Wie der Titel bereits ankündigt, steht hier alles zu lesen, was man über das Thema „Cannabis" wissen sollte, wenn man der gesellschaftlichen Diskussion folgen möchte: viel Wissenswertes, hervorragend recherchiert und die Aussagen werden sauber durch wissenschaftliche Literatur belegt. Das Werk ist allerdings unter dem bestehenden Status quo ohne Ansätze einer Neuausrichtung der Drogenpolitik verfasst (was sicherlich auch der Funktion des Autors geschuldet ist). Besonders positiv fällt auf, dass dieses Buch auch als Hörbuch erhältlich ist. Man kann sich also, zumindest im Bereich Cannabis, auch auf Auto- bzw. Zugfahrten auf einen aktuellen Stand bringen.
- **Handbuch der Arzneipflanzen**, Ben-Erik van Wyk, Coralie Wink, Michael Wink, ISBN 978-3-8047-3409-8. Ein Standardwerk aus einer Vielzahl an Monographien aus dem Bereich der Pharmazeutischen Biologie.

## Filme und Dokumentationen

- **Amerikas längster Krieg**: Eine eindrucksvolle Dokumentation über den US-amerikanischen War on Drugs und dessen Auswirkungen vornehmlich auf die schwarze Bevölkerung (z. B. Massenverhaftungen, engl. *mass incarceration*).
- **Oxyana:** Das Städtchen Oceana in West Virginia ist der Hauptschauplatz dieser Dokumentation. Die amerikanische Opioidkrise – vornehmlich beruhend auf der Substanz Oxycodon, daher der Name – schlägt hier erbarmungslos zu. Ein schonungsloses Portrait, was die Medikamente in einer ehemaligen Arbeiterstadt anrichten können.
- **Drogen kann man nicht erschießen:** Eine Dokumentation über die Auswirkungen der globalen Prohibitionspolitik. Es kommen Betroffene zu Wort, vor allem aber auch – das macht die Dokumentation einzigartig – kommen ehemalige Politiker zu Wort, die vom Weg der reinen Prohibitionspolitik abgewichen sind (Stadt Zürich, Mexiko, Portugal etc.). Ein subluminales Plädoyer für ein Umdenken.
- **Cocaine: History Between the Lines:** Eine sehr gut gemachte Dokumentation über die gesamte Lieferkette des Kokainhandels von der Erzeugung über den Schmuggel bis hin zu den Konsumenten.
- **Cocaine Cowboys:** Die ursprüngliche Dokumentation der 70er und 80er-Jahre, in denen Florida das Einfallstor für Kokain in die USA war. Die Dokumentation ist mit Musik von Jan Hammer unterlegt wie auch die 80er-Jahre Serie Miami Vice, sodass eine Art Wiedererkennung entsteht. Der Spielfilm Miami Vice von 2006 hat zwar nur Unterhaltungscharakter, fiel jedoch dadurch auf, dass die Dreharbeiten für mehrere Tage unterbrochen werden mussten, da man an Originalschauplätzen gedreht hatte (Dominikanische Republik) und unversehens in die Nähe einer echten Schießerei mit scharfen Waffen und echten Drogenhändlern geriet.
- **Cocaine Cowboys II:** Der zweite Teil der Dokumentation beschreibt das extrem brutale Agieren von einer der wenigen weiblichen Drogenkriminellen, Griselda Blanco (*the Godmother*), einer geborenen Kolumbianerin, die sich in Florida und Kalifornien durch Drogenhandel und vielfache Morde hervortat.
- **Cocaine Cowboys III:** Der Film scheint dem Namen nach in einer Reihe mit den Dokumentationen Cocaine Cowboys und Cocaine Cowboys II zu stehen, was aller-

dings nicht der Fall ist. Cocaine Cowboys III beschreibt vielmehr anhand von ehemaligen Akteuren der Szene, wer auf welcher Ebene des Drogenhandels und -schmuggels wie agiert und wie viel Geld damit verdient.

- **Der Trinker**: Ein Film über die Tücken der Alkoholsucht. Der Film verliert wahrscheinlich in der heutigen Generation von Kindern und Jugendlichen an Bedeutung für die Aufklärung über die Gefahren des Alkoholkonsums, da ihnen Harald Juhnke nicht mehr allzu bekannt sein dürfte. Ältere Zuschauer, die ihn als Hauptfigur in der „Der Trinker“ noch kennen, beschleicht beim Zuschauen, angesichts seiner Alkohol-Schwerstabhängigkeit, ein mulmiges Gefühl. Schlussendlich ist Juhnke nach unzähligen Rückfällen und einem Korsakov-Syndrom ja auch der Krankheit zum Opfer gefallen.
- **Rückfälle:** Ein Spielfilm aus den 1970er-Jahren mit Günter Lamprecht über einen alkoholkranken Mann, der trotz initial erfolgreicher Entzugsbehandlung nicht wieder zurück in ein „normales“ Leben findet. Der Film sollte (wie „der Trinker“ auch) von alkoholkranken Personen nicht allein angeschaut werden.
- **9 Tage wach:** Die Verfilmung des gleichnamigen Romans von Eric Stehfest
- **Drugs inc.** (Dokumentationsreihe, dt. **Drogen im Visier**): Eine Dokumentationsreihe, die vornehmlich in den USA den Alltag von Konsumenten, Dealern und Strafverfolgungsbehörden zeigt. Die Reihe ist allerdings wenig reflektierend aufgebaut und hinterfragt nicht, welche Effekte die Substanzen selbst haben und welche Effekte durch deren Prohibition ausgelöst werden.
- **Silk Road – Gebieter des Darknets**: Die Lebensgeschichte von Ross Ulbricht, dem Gründer der ersten riesigen Drogenhandelsplattform namens „Silk Road“ im Darknet.
- **Drogen, eine Weltgeschichte**: Eine zweiteilige ZDF-Dokumentation. Im Gegensatz zur Reihe „Drogen im Visier“ geht diese deutsche Mini-Serie sehr viel reflektierter zu Werke. Die Herkunft vieler psychoaktiver Substanzen auf dem Arzneimittelmarkt wird genauso sehr beleuchtet, wie auch ein kritischer Blick auf die Verbotspolitik nicht fehlt: empfehlenswert in der Ausgewogenheit von Argumenten und neutralen, wissenschaftlich fundierten Informationen.
- **Der große Rausch:** Eine dreiteilige Arte-Dokumentation. Die wahrscheinlich beste Mini-Serie, wenn man sich über die lange Geschichte des Drogenhandels und über die Jahrhunderte seines Bestehens hinweg informieren will. Sehr empfehlenswert und ausgezeichnet recherchiert.
- **Wir Kinder vom Bahnhof Zoo:** Die Verfilmung des gleichnamigen Romans von Christiane F. Der aufklärerische und abschreckende Charakter von Buch und Film darf wohl zurecht bezweifelt werden. Es stellt sich die Frage, ob eine zu gut gemeinte Abschreckung nicht eher verlockend wirkt. Bei wie vielen gerade jungen Menschen Film und Buch wohl die Neugier auf eine Substanz, die so unwiderstehlich sein muss, dass eine 15-Jährige sogar bereit ist, ihren Körper dafür zu verkaufen, geweckt hat? Gerade die No-future-Generation bis hin zu Kurt Cobain zeigen eher ein tödlich-konsequent nihilistisches Verhalten, das den Sinn dieser Art der Abschreckung bezweifeln lässt.
- **Drug Lords:** Eine kurze Dokumentationsserie über einige der eher bekannteren Bandenchefs und Kartellbosse.
- **Das Geschäft mit Drogen:** Eine Dokumentation, in der eine ehemalige CIA-Analystin der Spur des Geldes in Bezug auf unterschiedliche Substanzen folgt.

- **Die echten Narcos:** Ein ehemaliges Mitglied einer Spezialeinheit zur Bekämpfung der Drogenkriminalität interviewt Drogenschmuggler und begleitet die Lieferketten in Peru, Kolumbien und Mexiko.

## Bildnachweis

▸ Seite 3: Couperfield/stock.adobe.com; ▸ Seite 5: mettus/stock.adobe.com; ▸ Seite 10: Milan/stock.adobe.com; ▸ Seite 15: www.emcdda.europa.eu; ▸ Seite 17: Tiko/stock.adobe.com; ▸ Seite 18: Arcady/stock.adobe.com; ▸ Seite 25: mates/stock.adobe.com; ▸ Seite 29: Jchize/stock.adobe.com; ▸ Seite 32: alexshyripa/stock.adobe.com; ▸ Seite 35: www.safer-party.ch/diz.html; ▸ Seite 36: Screenshots aus der App KnowDrugs; ▸ Seite 37: Анатолий Савицкий/stock.adobe.com; ▸ Seite 39 (links, rechts): Fotos Niels Eckstein und Mitarbeitende; ▸ Seite 43 (oben, Mitte, unten): Screenshots aus dem Darknet; ▸ Seite 44 (oben): Screenshot aus dem Darknet; ▸ Seite 44 (unten): Bitboy, Public domain, via Wikimedia Commons; ▸ Seite 49: DedMityay/stock.adobe.com; ▸ Seite 52: Andrew/stock.adobe.com; ▸ Seite 54: https://ptaforum.pharmazeutische-zeitung.de/ausgabe-042012/was-im-gehirn-passiert/; ▸ Seite 58: Alexander Raths/stock.adobe.com; ▸ Seite 61: eyewave/stock.adobe.com; ▸ Seite 64: kameramann/stock.adobe.com; ▸ Seite 66: creative-familiy/stock.adobe.com; ▸ Seite 69: blackday/stock.adobe.com; ▸ Seite 73: Purdue Pharma, Public domain, via Wikimedia Commons; ▸ Seite 78: Science Museum, London, CC BY 4.0, via Wikimedia Commons; ▸ Seite 83: West Midlands Polizeimuseum, CC BY-SA 2.0, via Wikimedia Commons; ▸ Seite 87: Charlie Llewellin from Austin, USA, CC BY-SA 2.0, via Wikimedia Commons; ▸ Seite 91: vitaliy melnik/stock.adobe.com; ▸ Seite 94: Mdy Edwards/stock.adobe.com; ▸ Seite 98: Modifiziert nach Dake, Nrets, CC BY-SA-3.0, via Wikimedia Commons; ▸ Seite 130: Nick Newberry, Public domain, via Wikimedia Commons; ▸ Seite 133 (oben): Jan Wellen, CC BY-SA 3.0, via Wikimedia Commons; ▸ Seite 133 (unten): AHMEDO/istockphoto.com/de; ▸ Seite 134: chones/stock.adobe.com; ▸ Seite 137: Johanna Goodyear/stock.adobe.com; ▸ Seite 139: Alcibiades, Public domain, via Wikimedia Commons; ▸ Seite 144: Innovates Captures/stock.adobe.com; ▸ Seite 145: Лицензия Editorial/istockphoto.com/de; ▸ Seite 149: eskymaks/istockphoto.com/de; ▸ Seite 157: azure/stock.adobe.com; ▸ Seite 158: viennetta14/stock.adobe.com; ▸ Seite 163: Comicsans/stock.adobe.com; ▸ Seite 167: Screenshot von der Internetseite des Onlineanbieters; ▸ Seite 169: Rafael Ben-Ari/stock.adobe.com; ▸ Seite 175: Mitch/stock.adobe.com; ▸ Seite 177: SkyLine/stock.adobe.com; ▸ Seite 185: imdproduction/stock.adobe.com; ▸ Seite 189: 3smavr/stock.adobe.com; ▸ Seite 201: Michael Barkmann/stock.adobe.com; ▸ Seite 202: Rob hyrons/stock.adobe.com; ▸ Seite 203: Abu/stock.adobe.com; ▸ Seite 204: Gresei/stock.adobe.com; ▸ Seite 214: janvier/stock.adobe.com; ▸ Seite 215: eranicle/stock.adobe.com; ▸ Seite 226: stockphotograf/stock.adobe.com; ▸ Seite 227: Onlooka/stock.adobe.com; ▸ Seite 230: Pikovit44/stock.adobe.com; ▸ Seite 231 (oben): roxxyphotos/stock.adobe.com; ▸ Seite 231 (unten): roxxyphotos/stock.adobe.com; ▸ Seite 233 (oben): egorxfi/stock.adobe.com; ▸ Seite 233 (unten): Tobias Arhelger/stock.adobe.com; ▸ Seite 236: Sandra Matic/stock.adobe.com; ▸ Seite 238: Y. L. Photographies/stock.adobe.com; ▸ Seite 249: Anatolii/stock.adobe.com; ▸ Seite 253: ako photography/stock.adobe.com; ▸ Seite 257: drummatra/stock.adobe.com; ▸ Seite 258: Timon/stock.adobe.com; ▸ Seite 260: Pikovit44/stock.adobe.com; ▸ Seite 261: https://archives.drugabuse.gov/news-events/nida-notes/2006/04/animal-experiments-in-addiction-science; ▸ Seite 262: Farinoza/stock.adobe.com; ▸ Seite 267: Syda Productions/stock.adobe.com; ▸ Seite 268–269: www.deutsche-apotheker-zeitung.de/daz-az/2019/daz-36-2019/die-opioid-krise; ▸ Seite 271: www.deutsche-apotheker-zeitung.de/daz-az/2019/daz-36-2019/die-opioid-krise; ▸ Seite 275: New Brunswick/Nouveau-Brunswick, CC0, via Wikimedia Commons; ▸ Seite 279: konoplizkaya/stock.adobe.

com; ▸ Seite 281: Modifiziert nach Cerveaugenie, CC BY-SA 3.0, via Wikimedia Commons; ▸ Seite 282: Bill Larkins, CC BY-SA 2.0, via Wikimedia Commons; ▸ Seite 284: Murilo/stock.adobe.com; ▸ Seite 289: H_Ko/stock.adobe.com; ▸ Seite 290: WH Graphic Design/stock.adobe.com; ▸ Seite 291: irishmaster/stock.adobe.com; ▸ Seite 292: Ingo Manhard/stock.adobe.com; ▸ Seite 295: CIGI/stock.adobe.com; ▸ Seite 297: MKS/stock.adobe.com; ▸ Seite 301: Andrey Iudin/stock.adobe.com; ▸ Seite 305: Stephen/stock.adobe.com; ▸ Seite 307: Ralf/stock.adobe.com; ▸ Seite 308: Nationalarchiv im College Park, Public domain, via Wikimedia Commons; ▸ Seite 309: Matyas Rehak/stock.adobe.com; ▸ Seite 312: William P. Gottlieb, Public domain, via Wikimedia Commons; ▸ Seite 315: Kenjo/stock.adobe.com; ▸ Seite 316: Uros Petrovic/stock.adobe.com; ▸ Seite 317 (oben): Aurelija Diljue/stock.adobe.com; ▸ Seite 317 (unten): Mpv_51, Public domain, via Wikimedia Commons; ▸ Seite 319: German government, Public domain, via Wikimedia Commons; ▸ Seite 320 (oben): Federal Bureau of Investigation, Public domain, via Wikimedia Commons; ▸ Seite 320 (unten): United States Federal Government, Public domain, via Wikimedia Commons; ▸ Seite 321: The Allery/stock.adobe.com; ▸ Seite 322 (oben): US government, Public domain, via Wikimedia Commons; ▸ Seite 322 (unten): LRafael/stock.adobe.com; ▸ Seite 324: lesniewski/stock.adobe.com ▸ Seite 326: Official White House Photo by Pete Souza, Public domain, via Wikimedia Commons; ▸ Seite 329: Aleksey/stock.adobe.com; ▸ Seite 333: ArtoPhotoDesigno/stock.adobe.com; ▸ Seite 338 (links): hansdeni/stock.adobe.com; ▸ Seite 338 (rechts): Danyel/stock.adobe.com; ▸ Seite 339: dinozzaver/stock.adobe.com; ▸ Seite 342 (oben links): greentellect/stock.adobe.com; ▸ Seite 342 (oben rechts): Stevage, CC BY-SA 3.0, via Wikimedia Commons; ▸ Seite 342 (unten): Paravis, CC BY-SA 3.0, via Wikimedia Commons; ▸ Seite 345: mates/stock.adobe.com; ▸ Seite 349 (oben): Leo Malsam/Wirestock/stock.adobe.com; ▸ Seite 349 (unten): Rita Priemer/stock.adobe.com

Detaillierte Lizenztexte für Bilder unter Creative-Commons-Lizensierung sind einsehbar unter: http://de.creativecommons.org.

**Formelzeichnungen/Grafiken:** FOXDESIGNER (Rebecca Wahner, Hannsjörg Wahner); Dr. Gabriele Lauser

# Sachregister

## C



## D

## E

## T



## U



## V



## W



## X



## Y



## Z

## Autor und Mitarbeitende

### Niels Eckstein

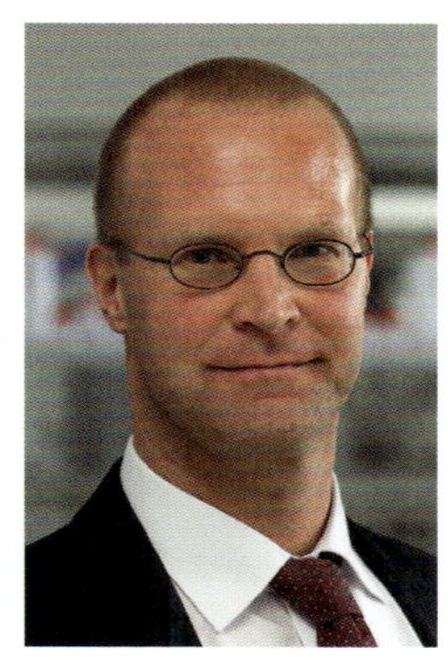

Prof. Dr. Niels Eckstein (geb. 1971) studierte als Stipendiat der Studienstiftung des Deutschen Volkes Pharmazie. Anschließend promovierte er in Bonn und San Francisco im Fach Pharmakologie. Bevor er 2011 klinischer Assessor am Bundesinstitut für Arzneimittel und Medizinprodukte (BfArM) in der Abteilung für Arzneimittel-Zulassung wurde, war er wissenschaftlicher Mitarbeiter an verschiedenen Universitäten und außeruniversitären Forschungsinstituten. 2014 wurde er auf den Lehrstuhl für Drug Regulatory Affairs an die Hochschule Kaiserslautern berufen. Prof. Eckstein ist Autor zahlreicher Publikationen, Mitglied in verschiedenen wissenschaftlichen Fachgesellschaften und Lehrbeauftragter für die Fächer GMP, klinische Prüfung und Drug Regulatory Affairs an diversen Universitäten und Hochschulen.

### Meike Grzonka

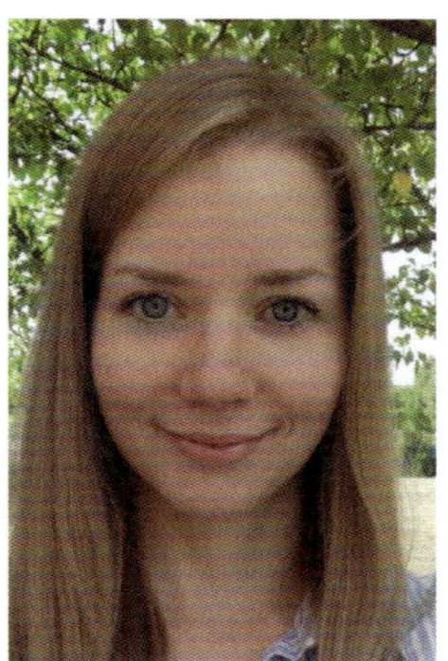

Meike Grzonka hat Angewandte Pharmazie in Pirmasens studiert und war als wissenschaftliche Hilfskraft bei Professor Eckstein im Projekt „Illegale Distributionswege von Rx-Arzneimitteln und Research Chemicals" tätig.

### Bodo Haas

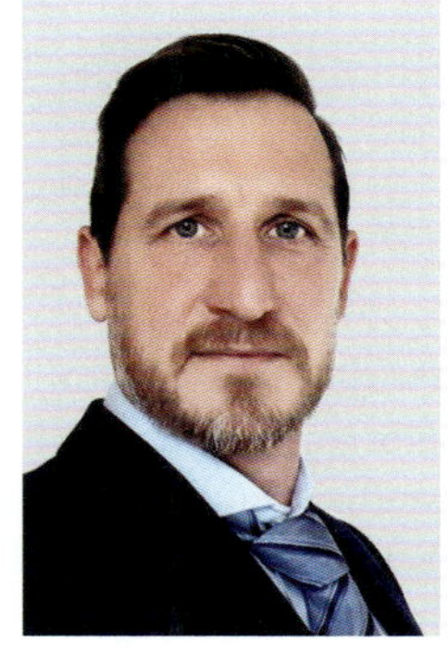

Dr. Bodo Haas ist promovierter Apotheker und präklinischer Assessor beim Bundesinstitut für Arzneimittel und Medizinprodukte (BfArM). Er ist Fachtoxikologe und European Registered Toxicologist (ERT). Dr. Haas ist Autor zahlreicher wissenschaftlicher Publikationen und Buchbeiträge.

### Karen Hilss

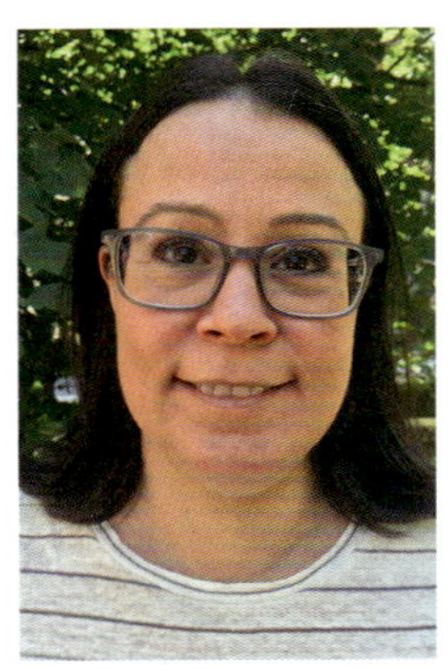

Dr. Karen Hilss ist promovierte Diplom-Biologin und Koordinatorin für Klinische Studien in Kaiserslautern. Sie ist Autorin zahlreicher wissenschaftlicher Arbeiten, unter anderem über biologische Waffen und die Regulatorik psychotroper Substanzen.

### Sascha Manier

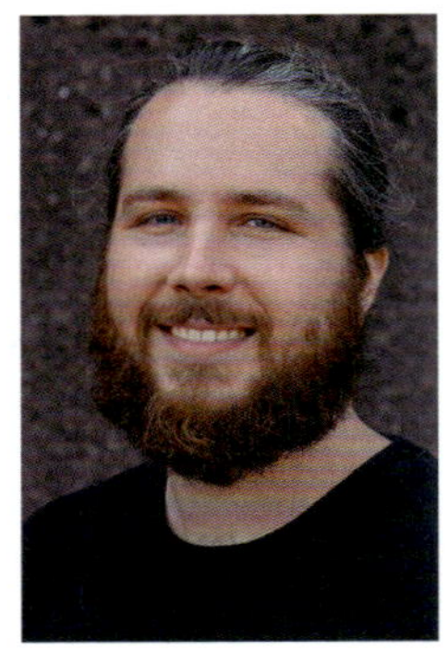

Dr. Sascha Manier ist Apotheker und hat mit einer Dissertation über instrumentelle Analytik von Neuen psychoaktiven Substanzen promoviert. Er ist Fachapotheker für pharmazeutische Analytik. Dr. Manier ist Autor zahlreicher wissenschaftlicher Publikationen über Analytik und Metabolismus von Neuen psychoaktiven Substanzen.

### Izabela Reluga

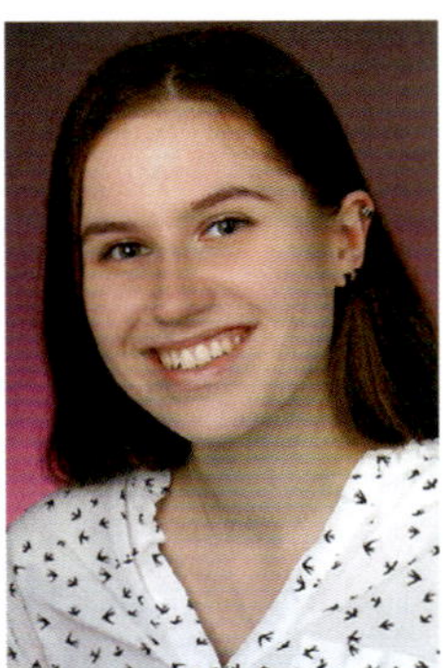

Izabela Reluga studiert angewandte Pharmazie am Campus Pirmasens der Hochschule Kaiserslautern. Sie ist als wissenschaftliche Hilfskraft bei Professor Eckstein in mehreren Projekten tätig.

### Florian Schwermer

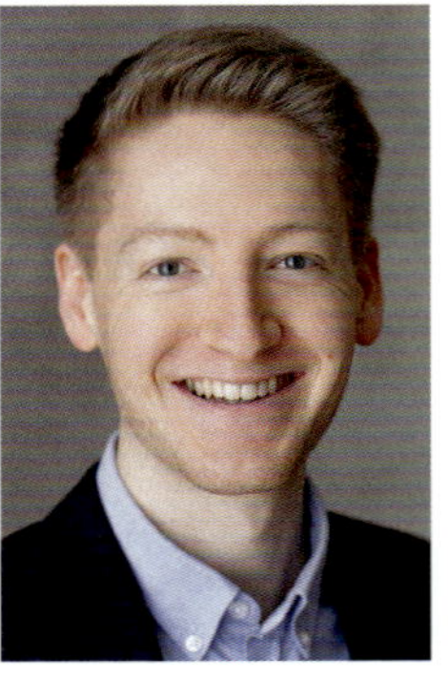

Florian Schwermer hat Angewandte Pharmazie in Pirmasens studiert und war als wissenschaftliche Hilfskraft bei Professor Eckstein im Projekt „Illegale Distributionswege von Rx-Arzneimitteln und Research Chemicals“ tätig.

### Jenni Teipelke

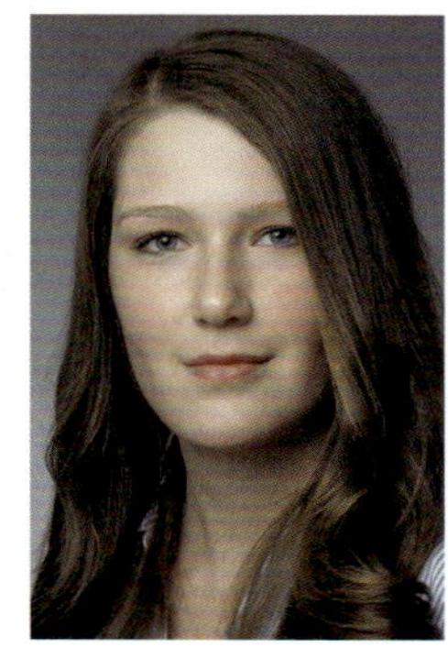

Jenni Teipelke hat Angewandte Pharmazie in Pirmasens studiert und war als wissenschaftliche Hilfskraft bei Professor Eckstein im Projekt „Illegale Distributionswege von Rx-Arzneimitteln und Research Chemicals" tätig.

### Matthias Vogel

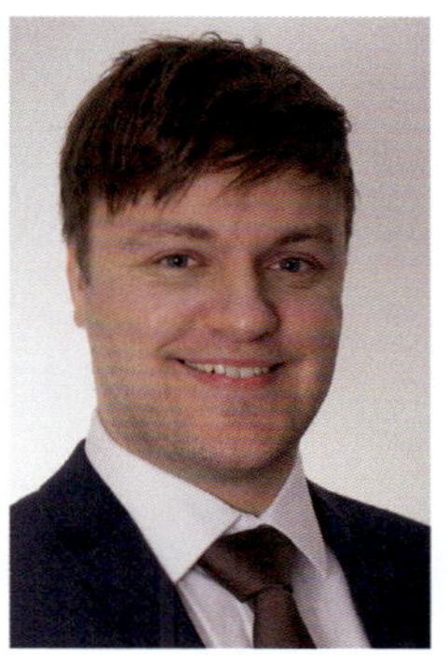

Dr. Matthias Vogel ist Apotheker und hat mit einer Dissertation über die Analytik von Doping-Substanzen an der Sporthochschule Köln promoviert. Er ist Spezialist für HPLC-Tandem-Massenspektroskopie am Bundesinstitut für Arzneimittel und Medizinprodukte (BfArM).

### Alexander Voltz

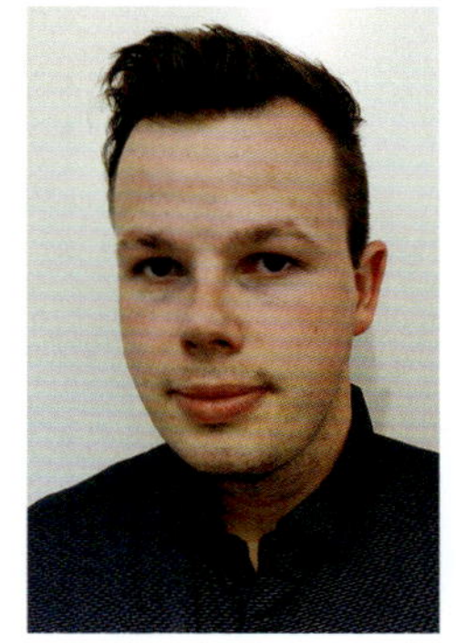

Alexander Voltz hat Angewandte Pharmazie in Pirmasens studiert und als langjährige wissenschaftliche Hilfskraft bei Professor Eckstein den Forschungsschwerpunkt mit aufgebaut. Herr Voltz hat seine Abschlussarbeit bei Professor Eckstein über Distributionswege und Analytik von Research Chemicals angefertigt.